最新版

カラダを考える東洋医学

北里大学東洋医学総合研究所
漢方鍼灸治療センター　副センター長
伊藤 剛

朝日新聞出版

はじめに

私の本来の医師としての専門は消化器内科や自律神経ですが、医学部学生の時より東洋医学研究会というサークルで東洋医学を学び始めました。研修医になると鍼や漢方薬の治療を開始し、一般病院を経て大学に戻ってからは内科や消化器の専門外来以外に、特殊治療外来を開き不定愁訴や心身症の患者さんたちを漢方薬や鍼治療で治療してきました。その後、東洋医学総合研究所に移る機会を得て、初めて本格的な漢方（湯液）や鍼灸に接し、新たに診療と研究においても研鑽してきました。その間、専門の消化器疾患はもちろん、不定愁訴、心身症、精神疾患、難病や不治の病などの患者さんたちの治療に携わり、特に冷え症においては最先端の研究や治療を行ってきたつもりです。

そもそも私がこのように漢方薬や鍼灸に関心を持ち、東洋医学を志した理由としては、中学生の時に、眼科医が匙を投げた母親の病気を、薬剤師だった父が漢方薬と灸治療で治し、そしてその母が43歳で鍼灸師になり今も現役で仕事をしていることなどが影響しています。現代西洋医学が重要なことは変わりないとしても、西洋医学でも解決が難しい場合に、歴史的に多くの解決法を提示してくれる東洋医学は魅力的な医療です。

私は、医者の不養生のためか、交通事故で医師としては致命的な右肩を失い、がんも患

西洋医学とともに東洋医学により生かされていることに気づかされるのです。

して仕事を続けられる現在も、西洋医学とともに東洋医学を志した自分が、いつの間にか

気がつくと東洋医学を学び始めた学生から現在まで、すでに42年が経ちましたが、こう

のことを身をもって学ぶ機会を得て、患者さんの治療にも生かすことができました。

い、さらに慢性疾患も抱えています。外科手術も9回受けてきましたが、そのたびに多く

本書は、難解な東洋医学や漢方医学の考え方や用語を一般の方にもわかりやすく解説したのはもちろん、「東洋医学のバイブル」的な役割が果たせるように、できるだけ現代医学的にも理解しやすく、これまで専門書にしか書かれなかった内容も重要で役立つものは一部盛り込み、図版も多く掲載しました。

まだまだ不十分ではありますが、漢方（湯液）と鍼灸の両面から治療を行ってきた数少ない専門医としての私の経験が、東洋医学や漢方医学に関心のある方や、鍼灸や漢方薬についてこれから学び始める学生の方、そして実際に医療の現場にいてさらに技術を深めていきたい鍼灸師、看護師、薬剤師、医師の方などに少しでもお役に立つことを願っております。

北里大学東洋医学総合研究所　伊藤　剛

もくじ

4章 漢方薬の基礎知識〈生薬・処方〉

本書の特徴と使い方

本書は序章を含め全6章で構成されています。東洋医学について知りたいと思う初心者の方から、資格試験を目指している人、実際に東洋医学に関連する仕事をしている方にも役立つ、幅広い知識をわかりやすく説明しています。章ごとに興味のあるところから読むこともできます。

序章　東洋医学の基礎知識

「東洋医学」や「漢方医学」とは何なのか、どのような考え方なのかを詳しく解説しています。歴史についてもこの章で紹介しています。

1章　漢方医学から見た身体のしくみ

漢方医学に欠かせない陰陽や虚実、寒熱、気血水などについて解説します。東洋医学を知るうえでも基礎となる考えを学びましょう。

2章　漢方医学の診察と診断

漢方医学ではどのような診察を行っているのでしょうか？　診察の流れと病気の診断方法について紹介しています。

3章　鍼灸の基礎知識

鍼灸治療は漢方医学においても欠かせない治療方法です。覚えておくと便利なツボもあわせて紹介します。

4章　漢方薬の基礎知識

漢方薬と西洋薬の違いを解説しつつ、漢方薬の特徴と服用方法などについても詳しく解説しています。漢方薬処方に配合されている生薬についても知ることができます。

5章　［症状別］漢方医学治療とは

肩こりや腰痛、風邪など、体調不良のときに役立つツボや漢方薬を紹介しています。ツボ押しやセルフケアを行う際の参考になります。

巻末資料

急な体調不良にもすぐに使える奇穴と、漢方薬の構成生薬一覧をまとめてあります。

索引

用語索引とツボ名索引を掲載しています。ツボの名前の後ろにはWHOによる英語表記を記しています。

はり師、きゅう師、あん摩マッサージ指圧師になるために

はり師、きゅう師、あん摩マッサージ指圧師になるためには国家資格を取る必要があります。受験資格や試験内容についは下記のホームページをご参照ください。

公益財団法人東洋療法研修試験財団　http://www.ahaki.or.jp/

公益社団法人東洋療法学校協会　http://www.toyoryoho.or.jp/

序章

東洋医学の基礎知識

まず序章では、東洋医学とはどのような医療なのか、どんな考えに基づいているのか、そして「中医学」「漢方医学」の違いについて解説していきます。

古代中国医学と東洋医学

東洋医学とは、アジア一帯で発生した伝統医学の総称。しかし最近まで日本では漢方薬（湯液）と鍼灸を合わせた医療を東洋医学と呼んでいました。

古代中国医学の歴史と三大古典

日本漢方の基礎となった古代中国医学は、今から約三千年前頃に誕生し、春秋戦国時代に、自然哲学思想の陰陽や五行の思想を取り入れて体系化されていきました。

その後、紀元前三世紀～紀元後三世紀には理論が確立され、特に、およそ二千年前の前漢代には**『黄《こう》帝内経《ていだいけい》』**の原著が成立し、医学理論と鍼灸療法の基礎が築かれ、一～二世紀の後漢代になると、中国最古の薬物学書**『神農本草経《しんのうほんぞうきょう》』**が成立し、張仲景《ちょうちゅうけい》による**『張仲景方（傷寒雑病論《しょうかんざつびょうろん》）』**が著され、現代にも通じる臨床的な治療法がまとめられました。これら3書籍は現在でも、漢方の三大古典として重要視されています。

◆東洋医学と漢方

世界の伝統医学の中で、古代中国医学、古代インド医学（アーユルヴェーダ）、古代ギリシャ医学を源とするイスラム伝統医学のユナニ医学は**世界三大伝統医学**といわれており、その後長い歴史の中で互いに影響し合いながら発展してきました。

東洋医学は、本来はこうした古代から**東洋と呼ばれるアジア一帯で発生し体系化された伝統医学の総称**です。しかし、日本で用いられてきた「東洋医学」という用語は、実は非常に曖昧なのです。明治時代には**東亜医学**といわれていました。昭和時代以降は、朝鮮半島を経由して伝来した古代中国医学をベースに、日本の風土や文化に合わせて独自の発展を遂げた**漢方薬治療と鍼灸治療を合わせた医**

用語解説　**湯液**：漢方薬はもともと、生薬を水から煮出して作るためこう呼ばれている。

学が東洋医学と呼ばれていました。

「漢方」という言葉も、漢方薬治療を意味するだけではありません。江戸時代までは医学といえば、現在の漢方医学を指していましたが、明治時代になってオランダやイギリスなどの西洋医学を「蘭《らん》方《ぽう》」と呼び、区別するために「漢方」という言葉が用いられるようになったのです。

本来、生薬による煎じ薬を湯液《とうえき》といいますが、漢方の中には、この湯液治療（漢方薬治療）以外にも、鍼《はり》と灸《きゅう》で経穴《けいけつ》（ツボ）を刺激する鍼灸《しんきゅう》、素手で身体を刺激するあん摩、体操・運動療法の導引《どういん》、健康で長生きする術の養生《ようじょう》などが含まれます。現代では、これらすべての医療を含め、「漢方医学」と呼んでいます。

アジア各地で誕生・発展した東洋医学

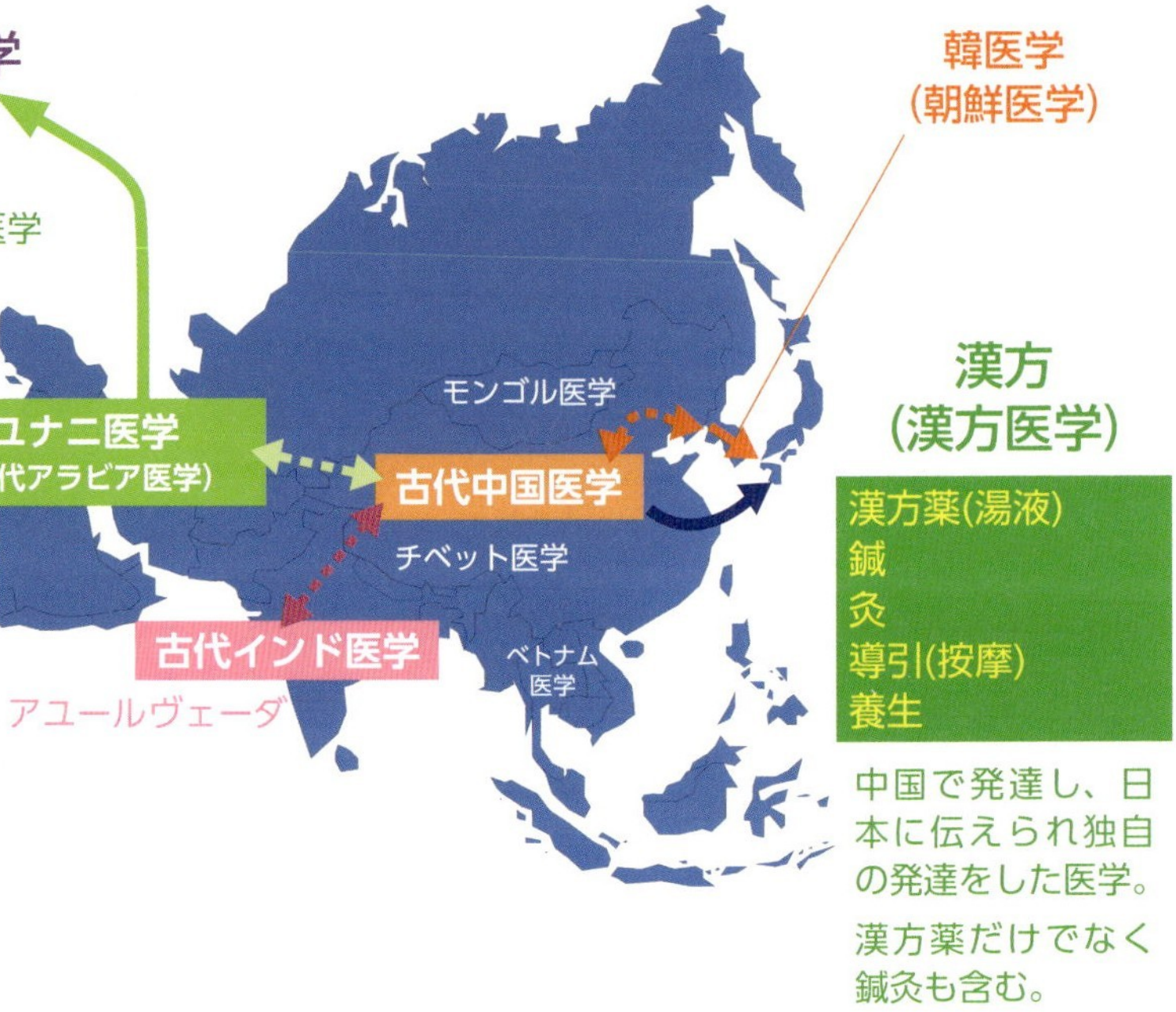

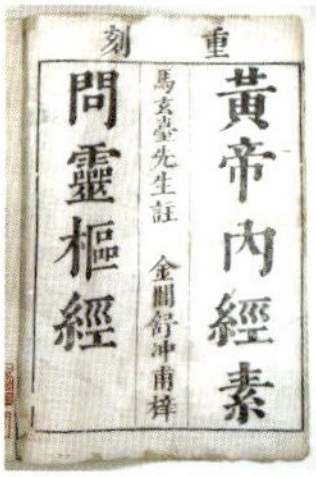

『黄帝内経』

用語解説 『**張仲景方**』：成立当初の書名で、のちに『傷寒雑病論』と呼ばれた。いつしか傷寒（急性熱性病）と雑病に分けて本が作られ、1065年に『傷寒論』、1066年に『金匱要略』として出版された。

現代中医学と漢方医学

近代になって中国で復興した「中医学」の特徴と、「漢方医学」との違いをしっかり把握しておきましょう。

復興して再構築された中医学

古代中国医学は、発祥の中国では、前王朝の医学を否定する王朝もありましたが、伝統はある程度継承されていました。

ところが、1911年（明治44年）の**辛亥革命**で中華民国が成立。**孫文**による近代改革の中で、**国の医療は西洋医学に定められました**。2000年以上続いた古代中国医学の伝統は、明治時代の日本と同様に一時中断を強いられることになったのです。

1949年、**毛沢東**により中華人民共和国が成立すると、西洋医学だけでは多くの人民の医療を支えることができないとの判断から、中国伝統医学の価値が見直され再構築された**中医学**が新たに復興しました。その後、西洋医学と中医学を結合する「中西結合」が進められ、今日に至っています。

ですから、現代の中医学は伝統的な中国医学とは同一なものではなく、日本の「漢方医学」とも異なる新しい医学体系といえるのです。

◆漢方医学は実用的

中医学と漢方医学では、**中医学は論理的**、**漢方医学は具体的で実用的という特徴**があります。漢方医学では、四診（P76）や気血水（P64）により証《しょう》を決めて治療を進めます（随証《ずいしょう》治療）。

一方の中医学は、病気が起こるメカニズムを表裏《ひょうり》、寒熱《かんねつ》、虚《きょ》実《じつ》、陰陽《いんよう》の八綱から理論的に診断し**（八綱弁証《はっこうべんしょう》）**、身体の状態や病因を説明してから証を導き出します（詳しくは1章参照）。

日本と中国の医学史

年代	時代	年	中国の医学史	時代	年	日本の医学史
BC 1600	殷(商)	~1100	酒剤と湯剤が作られる			
1100	周(西周)	~800	『周礼《しゅれい》』望診・問診・脈診が記載	縄文		
500	春秋	~300	『黄帝内経《こうていだいけい》』の原著成立			
	戦国		扁鵲《へんじゃく》が中国諸国で医療			
	秦		馬王堆《まおうたい》医書『五十二病方』など			
200	前漢	~100	『神農本草経《しんのうほんぞうきょう》』の原著成立			
AD 5	後漢	~210	『難経《なんぎょう》』成立	弥生		
		208	華佗(五禽戯《ごきんぎ》・外科手術)没す			
200		210	張仲景(『傷寒雑病論《しょうかんざつびょうろん》』著)没す			
	魏・呉・蜀	258	王叔和(『脈経《みゃくきょう》』編著)没す		238	卑弥呼、魏と交流あり金印授かる
	晋(西晋)	282	皇甫謐(『鍼灸甲乙経《しんきゅうこうおつけい》』著)没す	古墳		
300						
400	南北朝	473	陳延之(『小品方』著)没す			
500					514	鍼灸術が朝鮮経由で日本に伝わる
					552	中国から『鍼経』が欽明天皇に贈呈
	隋			飛鳥	562	知聡が医薬書をもたらす
600		610	巣元方ら『諸病源候論』を著す		630	遣唐使により中国から医書が渡来
	唐	650	孫思邈『千金方《せんきんぽう》』を著す			
700		752	王燾『外台秘要方』を著す	奈良	701	大宝律令で湯液・鍼灸は国の医学に
					720	日本最古の歴史書『日本書紀』完成
					753	鑑真、渡来し仏教・薬・鍼を伝う
800				平安	822	景戒『日本霊異記』を著す
900	梁	1065	『傷寒論《しょうかんろん》』出版		984	丹波康頼『医心方《いしんぽう》』を著す
1000	宗(北宋)	1107	『和剤局方《わざいきょくほう》』編纂			
1100						
			陳師文ら『和剤局方』を編纂	鎌倉		僧医の出現・お灸の普及
1200	南宋		金元医学理論が登場			『病草紙』刊行
			李杲『脾胃論《ひいろん》』を著す			
1300	元	1341	滑寿『十四経発揮』を著す		1303	梶原性全『頓医抄《とんいしょう》』を著す
1400	明			室町	1498	田代三喜《たしろさんき》、李朱医学を広める
1500		1578	李時珍『本草綱目《ほんぞうこうもく》』出版			
		1587	龔廷賢『万病回春』出版	安土桃山	1574	曲直瀬道三《まなせどうさん》『啓迪集』を著す
1600		1601	楊継洲『鍼灸大成』刊行	江戸	1616	御薗意斎《みそのいさい》(夢分流打鍼術)没す
					1694	杉山和一(管鍼法)没す
					1696	名古屋玄医(古医方)没す
1700	清	1742	呉謙『医宗金鑑《いそうきんかん》』刊行		1713	貝原益軒《かいばらえきけん》『養生訓』を著す
		1746	葉桂『温熱論』を著す		1733	後藤艮山(一気留滞説・古方)没す
		1772	清朝、『四庫全書』編集		1755	香川修庵(儒医一本論・古方)没す
			温病理論が展開		1759	山脇東洋、解剖図録『蔵志』など著す
		1798	呉鞠通『温病条弁』を著す		1762	吉益東洞《よしますとうどう》(古方)『類聚方』を著す
					1774	杉田玄白、前野良沢ら『解体新書』翻訳
					1770	津田玄仙(後世方)『療治茶談』を著す
1800		1822	清朝による針灸科の永久廃止		1803	和田東郭(門人筆記『蕉窓雑話』)没す
					1804	華岡青洲、全麻の乳癌手術に成功
					1813	吉益南涯《よしますなんがい》(『気血水薬徴』著)没す
				明治	1875	医術開業試験にて漢方は衰退
					1894	浅田宗伯没、漢方の伝統絶える
					1910	和田啓十郎『医界之鉄椎』を著す
					1911	鍼術灸術営業取締規制により鍼灸禁止
1900	中華民国	1912	辛亥革命で中国伝統医学は廃止	大正	1927	湯本求真《ゆもときゅうしん》『皇漢医学』を著す
		1928	毛沢東、中西両方治療を主張	昭和	1934	大塚敬節《おおつかよしのり》、矢数道明《やかずどうめい》ら、漢方復興運動
	中華人民		中国伝統医学復興			柳谷素霊《やなぎやそれい》らの伝統鍼灸復興運動
	共和国	1959	現代中医学理論が整理		1950	日本東洋医学会設立
			文化大革命、老中医の迫害		1976	保険診療で医療用漢方製剤が認可
2000			中国伝統医学(中医学)の拡大	平成		日本医療における漢方医学の普及

日本で発展した漢方と漢方医学

古代中国医学は日本に伝来後、より実用的な理論や技術が重視され、独自の漢方として発展しました。

湯液《とうえき》や鍼灸治療が飛鳥時代に国の医療に

古代中国医学は、日本には514年ごろ、鍼灸が朝鮮半島を経由して伝わったのが最初とされています。552年には**『鍼経《しんきょう》（黄《こう》帝内経霊枢《ていだいけいれいすう》）』**が中国より送られ、飛鳥時代には、遣隋使・遣唐使により中国の伝統医学が伝来しました。701年に制定された**「大宝《たいほう》律令《りつりょう》」**では、湯液《とうえき》（漢方薬）や鍼灸などの治療が国の医療として定められ、日本の医学が発展する基礎が築かれました。

その後、日本は中国から学びつつも独自の研究や経験を重ね、平安時代には中国から日本に帰化した丹波康頼《たんばやすより》が本格的な医書**『医心方《いしんぽう》』**を編纂しました。室町時代には田代三喜《たしろさんき》が李朱《りしゅ》医学（金元《きんげん》医学）を学んで帰国し、安土桃山時代には曲直瀬道三《まなせどうさん》が陰陽五行論《いんようごぎょうろん》を基本とし、後に**後世方派《ごせいほうは》**と呼ばれる医学を築きました。

◆江戸時代の治療

一方、江戸時代になると陰陽五行論は観念的だとして、**『傷寒雑病論《しょうかんざつびょうろん》』**に基づく実用的な「証」による治療（随証治療）を重視する**古方派《こほうは》**が台頭し、吉益東洞《よしますとうどう》を筆頭に湯液による攻撃的な治療が行われました。

しかしその後、行き過ぎは弊害があるとし、臨床を第一主義にしながらも、後世方派と古方派の長所を取り入れた和田東郭《わだとうかく》などの折衷派が登場します。この古方派や折衷派による『傷寒論』重視の傾向は今日の日本の漢方医学の底流となっています。

また、蘭学との折衷も行われ、

用語解説
古方派：江戸中期に名古屋玄医《なごやげんい》により創設された学派。「傷寒論」「金匱要略」をベースに、腹診を重視したより実用的な治療法を確立した。

華岡青洲《はなおかせいしゅう》は、世界で初めて麻酔薬（通仙散）を完成させ全身麻酔による乳がん手術を成功させました。

明治以降の衰退と復興

ところが、明治時代になると明治政府は、医術開業試験の実施と鍼術灸術営業者取締規則の公布により、**「西洋医学」を中心とした教育と医師免許制度**を導入しました。それにより、漢方の伝統は折衷派の浅田宗伯《あさだそうはく》を最後として一時途絶え、また鍼灸は盲人の慰安業として一部残されたものの、衰退の危機にさらされたのです。

しかし、明治初期には和田啓十《わだけいじゅう》郎《ろう》が『医界之鉄椎』により西洋医学批判と東洋医学の復興を唱えました。大正・昭和時代に入ると、湯本求真《ゆもときゅうしん》の**『皇漢医学《こうかんいがく》』**を発端に、湯液では大塚敬節《おおつかよしのり》、矢数道明《やかずどうめい》ら、鍼灸では柳谷素霊《やなぎやそれい》らにより、漢方の復興運動が起こりました。

1950年には日本東洋医学会が設立され、1972年には日本で最初の東洋医学の研究診療施設（東洋医学総合研究所）が北里研究所内に設立されたのでした。

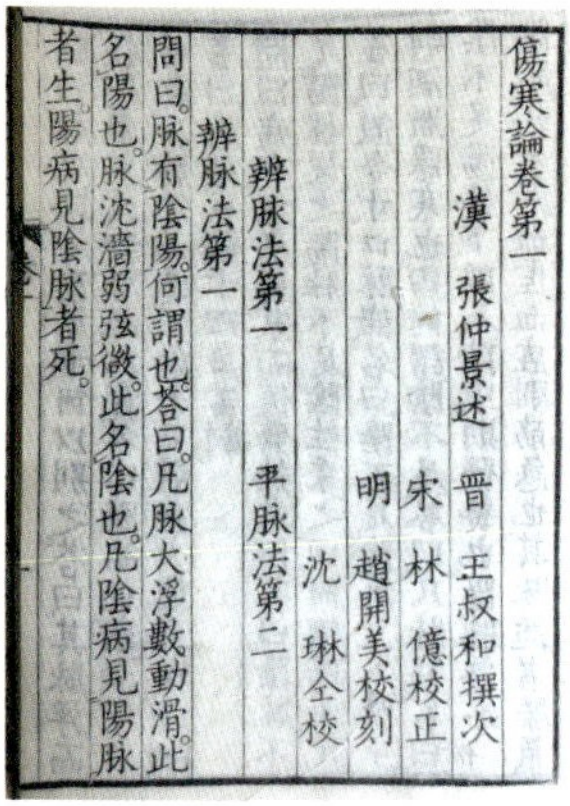
傷寒論巻第一
漢　張仲景述　晋　王叔和撰次
宋　林　億校正
明　趙開美校刻
沈　琳仝校
辨脉法第一　平脉法第二
辨脉法第一
問曰。脉有陰陽。何謂也。答曰。凡脉大浮數動滑。此名陽也。脉沈濇弱弦微。此名陰也。凡陰病見陽脉者生。陽病見陰脉者死。

『傷寒論』

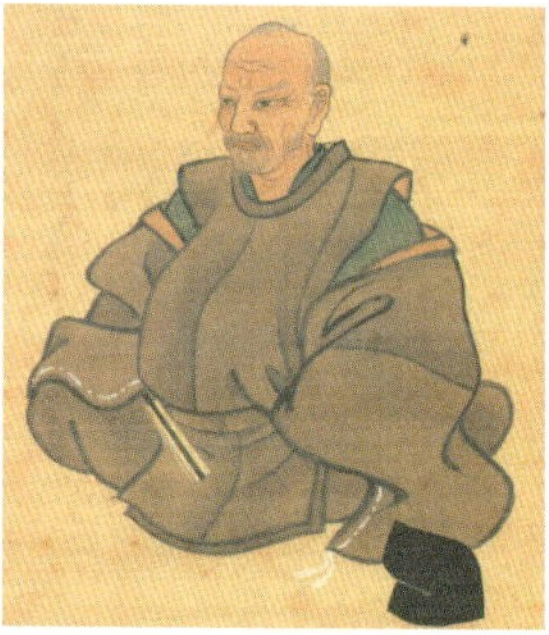
吉益東洞

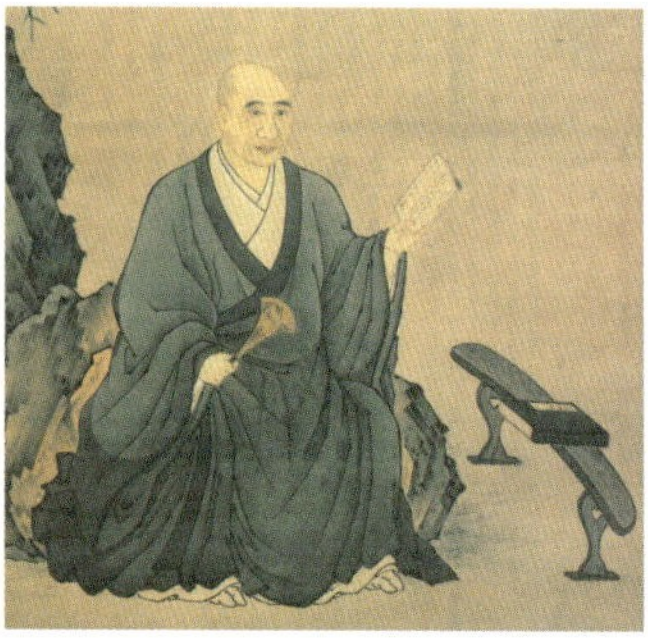
曲直瀬道三

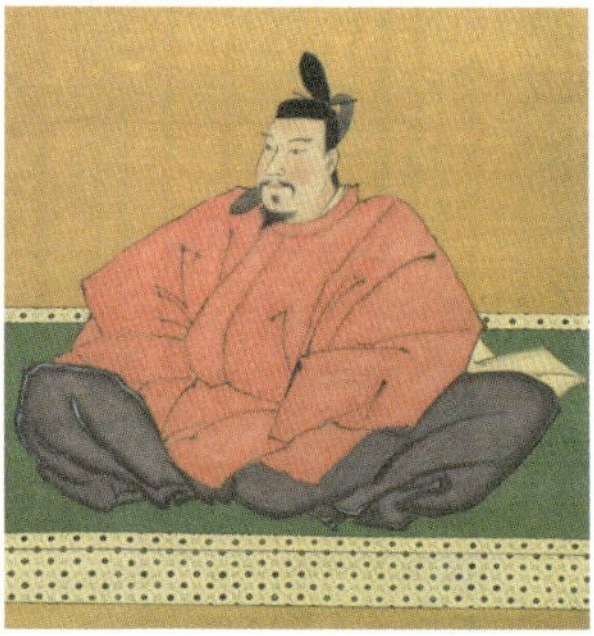
丹波康頼

（武田科学振興財団 杏雨書屋収蔵）

用語解説　**一般社団法人　日本東洋医学会**：漢方医学の研究・普及に努める学術学会。1991年、日本医学会への加盟を果たした。

東西医学の違いと統合医療

近年、西洋医学の問題点が明らかとなり、鍼灸・湯液を含む伝統医学と西洋医学を融合して治療する、統合医療が注目されています。

東洋医学は心と身体を診る医学

東西両医学の違いは、**「病気を診る西洋医学」**、**「人を診る東洋医学」**という言葉に表わされています。西洋医学は、身体の病気を主に検査で判断し、その原因や異常部位を集中的に治療します。診療科も胃腸科、耳鼻咽喉科など臓器ごと専門分野に分かれて治療を行います。

一方の東洋医学は、**その人の心と身体の不調や症状を個別かつ全体的に診察**を行い、その診断に基づき、**自己の治癒力**を生かしながら、不調や病の改善を図ります。治療は主に**漢方薬（湯液）や鍼灸**などによって行われます。

また、西洋医学では近年になり薬の副作用が問題視されるようになりました。また、アレルギーや免疫疾患、慢性疾患の一部、さらに不定愁訴や自律神経失調症などといわれる病態には弱いこともわかってきました。

そこで注目が集まってきたのが、副作用が少なく、病気を全人的に診る東洋医学です。西洋医学では検査に現れない**肩こり、めまい、冷え、体質、不定愁訴**はもちろん、**心身症など心の病気**の改善も期待されているのです。

◆統合医療の提唱

最近は、西洋医学以外の様々な治療法（代替《だいたい》医療《いりょう》）が見直されつつあります。鍼灸や湯液を含む伝統医学などの**「相補・補完医療」**です。世界保健機関（ＷＨＯ）も、現代医学と伝統医学は世界の医療の両輪と位置づけています。

最近では、西洋医学では弱点と

用語解説　**代替医療**：近代西洋医学以外に用いられる医療のこと。現在では「相補・補完医療」という言葉が用いられている。鍼灸、ハーブテラピー（漢方薬も含む）、アロマテラピーなど様々な療法が含まれる。

される病気に対し西洋医学と融合させ、治療の効果をあげようという**「統合医療」**という考えも提唱されています。

日本でも2012年に厚生労働省は「統合医療」を、「近代西洋医学を前提としながらも、**代替医療**や**伝統医学**を組み合わせて医師主導で治療を行い、患者のQOLを向上させる医療」と位置づけています。

東西医学の違い

西洋医学	東洋医学
抽象論的	現象論的
普遍性の医学	個別性の医学
分析的	包括的
心身二元論	心身一如
診断と治療は別	診断即治療
局所病因的治療	全身調整治療
病名診断治療	随証治療
臨床検査重視	診察重視(四診)
既病を治す	未病を治す
生活の質(QOL)	養生

代替医療と伝統医療

療法の分類	療法の例	
	国家資格等、国の制度に組み込まれているもの	その他
食や経口摂取に関するもの	食事療法、サプリメントの一部〔特別用途食品(特定保健用食品含む)・栄養機能食品〕	左記以外の食事療法、サプリメント、断食療法、ホメオパシー
身体への物理的刺激を伴うもの	鍼灸(はり師・きゅう師)	温熱療法、磁器療法
手技的行為を行うもの	マッサージの一部(あん摩マッサージ指圧師)、骨接ぎ・接骨(柔道整復師)	左記以外のマッサージ、整体、カイロプラクティック
感覚を通じて行うもの	−	アロマテラピー、音楽療法
環境を利用するもの	−	温泉療法、森林セラピー
身体の動作を伴うもの	−	ヨガ、気功
動物や植物との関わりを利用するもの	−	アニマルセラピー、園芸療法
伝統医学、民族療法	漢方医学の一部	左記以外の漢方医学、中国伝統医学、アーユル・ヴェーダ

※厚生労働省『これまでの議論の整理 2013年2月「総合医療」のあり方に関する検討会』より、一部改変

用語解説　**ホメオパシー**：1796年にドイツ人医師のザームエル・ハーネマンが創始した治療術の体系。病状と同じ症状を引き起こす薬を処方し、自然治癒力を引き出す療法。

心身一如の概念と養生

東洋医学の概念のひとつである「心身《しんしん》一如《いちにょ》」とは、道教や仏教を起源とする考えで、後に医学にも導入されたものです。

相反する「心身一如《しんしんいちにょ》」と「心身二元論《しんしんにげんろん》」

「人を診る東洋医学」では、心と身体は一体ととらえ治療します。その基本にあるのが、**「心身一如《しんしんいちにょ》」**という考え方です。

この「一」という概念は、古代中国の占いの書である**『易経《えききょう》』**に由来し、陰陽に二分される以前、宇宙の始まりを示します。「心身一如」とは、心も身体も全体的にみなければ本質は理解できない、という意味です。

「心身一如」と対極の概念が、キリスト教の宗教教義やフランスの哲学者・デカルトの**「心身二元論」**です。精神（心）と肉体（身体）をそれぞれ別のものとしてとらえる心身二元論は、西洋医学にも大きな影響を与え、現在でも心の病気は精神科、胃腸の病気は消化器科といったように診療が区分されているのです。

◆進化の過程で分化した腸と脳

近年では、「心身一如」の科学的正統性が、**脳と腸の関係**から少しずつ明らかになってきました。

以前は、脳が心と身体のすべてを支配していると考えられていました。ところが、１９８０年代に腸は脳から指令を受けなくても独立して免疫やホルモン分泌などを調節できる神経細胞ネットワークをもっていることを神経生理学者ガーションは著書『セカンドブレイン』で述べ、腸は**第二の脳**として一躍注目を浴びました。

一方で、脳と腸は密接なつながりをもち、**脳が強いストレスを受けると、胃痛や下痢などが引き起こされます**。また、暴飲暴食など

用語解説　**一如**：「一のごとし」という意味は、その後、「絶対的に同一である真実の姿」を表わす仏教用語に転化され、後世になってから中国伝統医学でも使用されるようになったと考えられる。

で腸内環境が乱れると、それが脳の機能に影響を与えます。脳と腸のこの関係は脳腸相関といわれ、現在、医学的にも注目されています。

そもそも動物の共通祖先は、クラゲやサンゴなどの腔腸《こうちょう》動物です。口が肛門を兼ね、食物を吸収する腸、腸を動かす神経といった単純な構造ですが、進化の過程で触手や眼などの神経が発達し、一部が脊髄になり、さらに脳が形成されていったのです。このように、脳はもともと腸から分化発達したという事実が、心身一如を理解するうえで重要な意味をもつのです。

日本にも根づいた養生の考え方

漢方において養生は基本的に重要な要素です。養生とは、中国漢代に発達した、保健・強壮・疾病予防・老化防止の方法のことです。**老子《ろうし》**や**荘子《そうし》**は静をもって生を養う**気功**を、華佗は動をもって生を養う**五禽戯《ごきんぎ》**という運動療法を編み出し、孔子は動と静の養生を有機的に結合させることを重視しました。

隋・唐代の傑出した医薬学者、**孫思邈《そんしばく》**は『**千金翼方《せんきんよくほう》**』などで養生の重要性を説き、日本にも大きな影響を与えました。日本では、江戸時代に**貝原益軒《かいばらえきけん》**が著した『**養生《ようじょう》訓《くん》**』により、庶民の間に養生法が普及し、今日の日本文化にも大きな影響を残しました。その後、**平《ひら》野重誠《のしげなり》**は、病気の治療に養生の大切さを示した世界最初の看護書『**病家須知《びょうかすち》**』を著しました。

主な養生法

食事
飲み過ぎ食べ過ぎを避け、腹八分目を心掛ける。

生活
規則正しい生活習慣で、欲は控える。

睡眠
睡眠をしっかりとり、疲労をためない。ただし寝過ぎはよくない。

呼吸法・気功
身体に気を取り入れ、全身を巡らせる。

運動
激し過ぎない適度な運動を定期的に行う。

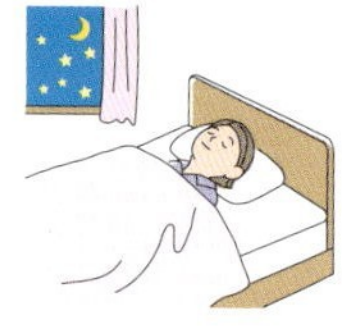

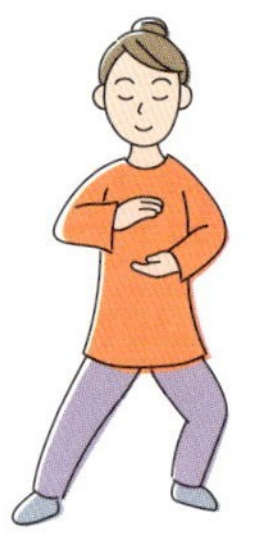

用語解説
腔腸動物：5億年前に現れた動物の共通先祖といわれる。イソギンチャクやクラゲ、サンゴなどの水中動物。体は袋状で内部に消化器の役割をする腔腸がある。口は1つで、食べ物を摂取したり、排泄したりする。

未病と健康・病気の概念

未病は現代の医学にも影響を与えています。古代中国医学には現代でいう健康という概念はなく、発病は「正気《せいき》」と「邪気《じゃき》」の関係で表されていました。

現代医学につながる未病の考え

「未病《みびょう》」とは、「まだ病気になっていないが放っておくと病気になる可能性のある状態」と考えられ、現代医学的には**病前状態**、**半健康状態**などと解されています。

しかし、もともと未病という言葉は、「上工（優れた医者）は、未だ病まざるを治す（病がまだ現れないうちにその異常を治療し）、**已病**は治せず（すでに重くなった病には手をつけない）」という古代中国医学の鍼医学書『黄帝内経』の「霊枢」に書かれた「治未病」という言葉が基になっています。

後漢時代に書かれた鍼医学書『難経《なんぎょう》』にも、この一節が引用されていますが、後半は「已病（すでに発症した病）の治療ばかりするのは中工（普通の医者）」と変えられています。湯液の古典では『金匱要略《きんきようりゃく》』にこの話が引用されています。

こうした未病の考えは、養生につながり、現代医学においては予防医学、公衆衛生学などからも、その重要性が認識されているものです。

◆健康と病気

一方、『黄帝内経《こうていだいけい》』には、現代でよく用いる「健康」という概念や言葉はありません。それは、現代でいう健康から病気の間に**「未病《みびょう》」**という状態があると考えていたからです。

古代中国医学が伝来した日本でも、江戸時代後期までは「健康」という言葉はありませんでした。その代わり「元気」「丈夫」「健《すこ》やか」といった言葉が、病気でな

用語解説 **ヒポクラテス**：（紀元前460－370頃）。病人の観察や経験を重視し、医学の基礎を築いた。のちのアラビア医学や西洋医学に大きな影響を与え、西洋医学の父、医聖などと呼ばれる。

い状態や体力を表す言葉として使われていました。

「健康」という言葉は、江戸後期の1836年、医師である高野《たかの》長英《ちょうえい》が、著書『漢洋内景説《かんようないけいせつ》』の中で初めて使用し、その後、江戸時代の蘭学者である緒方洪庵《おがたこうあん》が「健康」という言葉を公に用い、明治以降は弟子の福沢諭吉らにより用いられ広まりました。それは富国《ふこく》強兵策《きょうへいさく》において健康人と病人を区別する必要があったからです。

◆正気と邪気

『黄帝内経』には、発病のしくみについて、「正気が邪気《じゃき》に負けると病気になる」ことが書かれています。

中医学や漢方医学では、**「正気」**は身体の抵抗力を、**「邪気」**は病気を引き起こす原因を指します。病気は、正気（身体の抵抗力）と邪気（病気の原因）の戦いで決まり、その結果が病気の進行や病状に現れると考えられていったのです。

古代ギリシャ医学における病気の概念

こうした正気と邪気の関係に共通するのが、西洋医学の父とされる古代ギリシャの医学者ヒポクラテスが提唱した「フィシス（自然）」と「外因」の関係です。

人間には自然、つまり**自然治癒力があり、外因（気候や土地などの生活環境）との均衡が保たれていれば健康、均衡が破れると病気になる**という考えです。古代では東西医学共通の概念をもっていたことがわかります。

古代東西医学における発病のしくみ

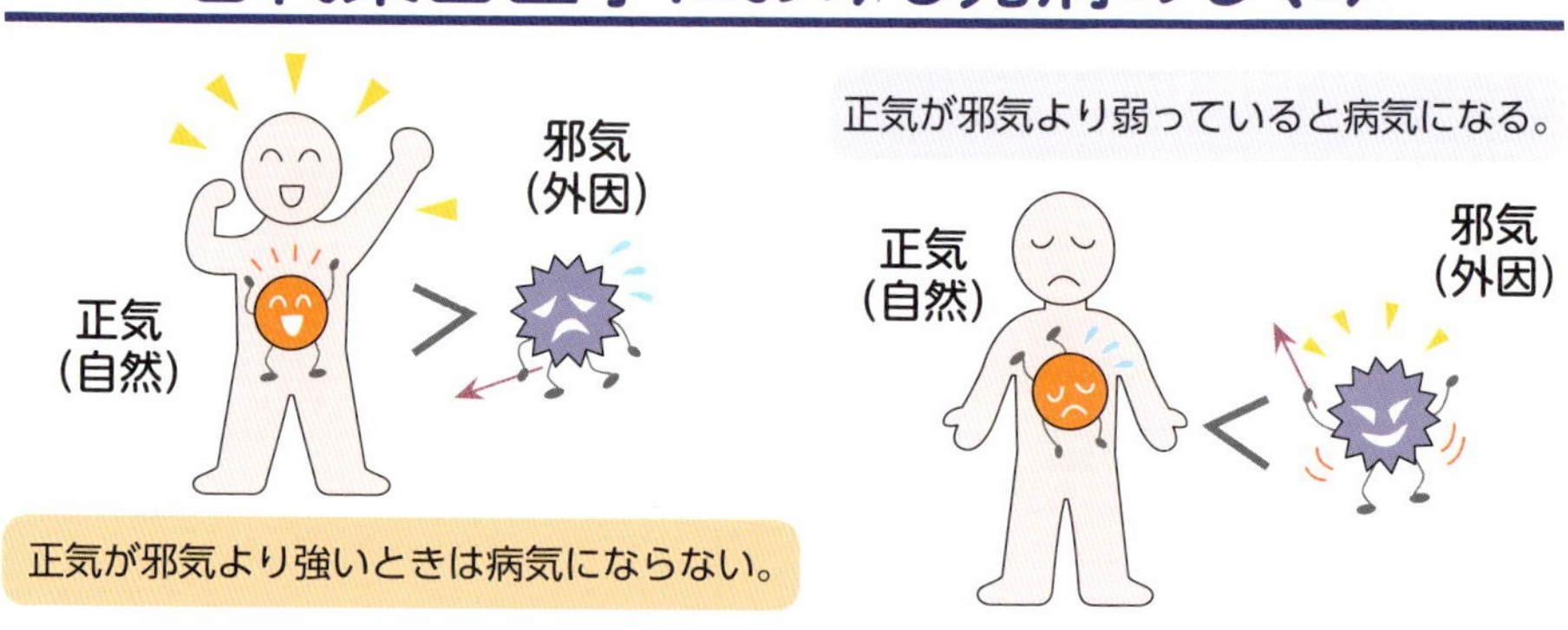

用語解説　**フィシス**：ギリシャ語のフィシス（Physis）という言葉は、自然という意味で、現代のPhysician（医師）の語源にもなっている。

Column

すぐに使えるセルフケア術①
背中・腰・臀・足の痛みや冷えに

ボールツボ押し

ボールツボ押しは、通常自分で押せない背中や腰、臀部や足のツボを刺激できます。異常のあるツボは痛みに敏感（痛覚過敏）になっているため、少し押すだけで圧痛が出ます。押して痛いツボやトリガーポイントは、治療すべきツボの可能性があります。ただし、圧痛のあるツボは、ゴリゴリ押し動かしたりせず、体重をのせるだけにしてください。また触らなくても痛みのある場所は、炎症がある可能性がありますので、押さないでください。

【道具】

野球の軟式のボールかソフトボール用のボールを１個。
※２つ同時に使うとツボを押す方向が異なってしまうため効果が十分発揮できない。

【方法】

ボールをベッドや布団の上に置き、その上に仰向けになる。ツボの位置はP135、249で確認。

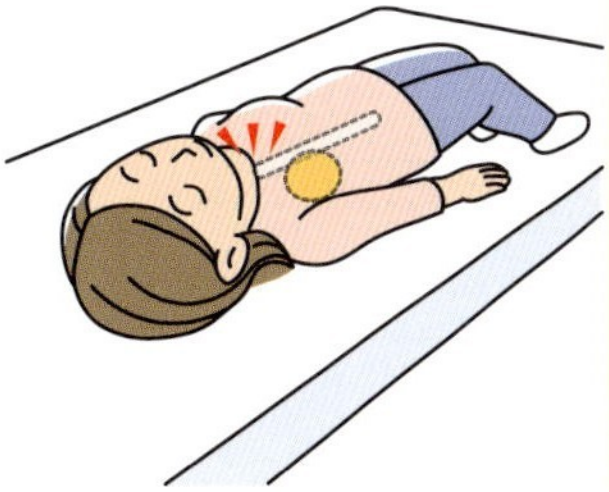

●肩……肩の方にボールを置き、お尻を浮かせて体重を肩の方にかけて押す。
●背中・腰……胸椎《きょうつい》の棘突起《きょくとっき》と肩甲骨の間にある脊《せき》柱起立《ちゅうりっきん》筋上の膀胱経の経脈に沿って背中から腰までを身体を上にずらしながら、ボールで押し伸ばす。
●臀部……左右それぞれのお尻の真ん中辺りにボールがくるよう、身体を傾けながらお尻の筋肉(梨《り》状筋《じょうきん》など)上にある胞肓、臀中、環跳などのツボを押す。

さらに……


　仕事中など、身体を横にできない場合でも、イスの背もたれや壁と、背中や腰の間にボールを挟み、イスや壁に寄りかかるようにして、ボールでツボを押すこともできます。

　ボールの大きさは、身体の大きさや体重に合わせて選ぶとよいでしょう。野球の軟式ボールには大きい順に大人用・学童用・子ども用、ソフトボールも大きさが三段階あります。

　ボールの種類は、腰、臀部などはソフトボールが最適です。なお、テニスボールはゴムが薄く、体重をかけると変形したり、パンクしたりしやすいので子どもや高齢者以外には向きません。

1章

漢方医学から見た身体のしくみ

第1章では、漢方医学における病気の概念や症状の種類について説明します。考え方の基本となる「五臓五腑」や「気血水」についても詳しく解説していきます。

古代中国の基本思想「陰陽」

「陰陽《いんよう》」は、漢方医学理論の根幹となる重要な要素のひとつです。陰陽による人体の分類や生理現象の解釈を理解しておきましょう。

陰陽は常に変化しながらバランスを保持

古代中国の占いの書『易経《えききょう》』（P20）に「全宇宙に存在するものはすべて、宇宙の根元である太極《たいきょく》から陰陽《いんよう》に分けられ、これがまた太極に統合される」と書かれています。「易《えき》」の八卦《はっか》（はっけ）はこの大極から分かれて生じたものです。

こうした陰陽思想は、天体の動きや自然現象、人の営みなどの森羅万象を読み解くために、古代中国で考え出された法則です。

生活に根づいている陰陽

陰陽の分類の基準は、**明るく動的で上昇傾向にあるものが陽、暗く静的で下降傾向にあるものが陰とされ、「日、昼、夏、男」は陽、「月、夜、冬、女」は陰となります。**「陽気」、「陰気」といった言葉のように、私たちの生活の中に、知らない間に根づいている陰陽の言葉もあります。

陰と陽は、相反しつつも、他方がなければ存在できず、常に変化しながらバランスを保っていると考えられ、それをわかりやすく表わしたのが、**「陰陽太極図《いんようたいきょくず》（陰魚）」**（左図参照）です。円は宇宙の根元の太極、白い部分は陽、黒い部分は陰を意味しています。

陽と陰、それぞれの中にある小さな円は、**「陽中の陰」、「陰中の陽」**を表わしています。どんなに晴れた日でも日陰があるように、曇った日でも光があるように、陽も陰も一定ではないことを意味しています。

用語解説 **陰陽太極図**：中国の三大宗教のひとつである「道教」は、陰陽《おんみょう》道を思想に取り入れ、この図をシンボルマークとしたことから中国全土に広まった。

陰陽の分類例

陰	地	月	夜	冬	暗	女	母	寒	裏	下	右	北	静	雨
陽	天	日	昼	夏	明	男	父	熱	表	上	左	南	動	晴

陰陽太極図

1日は昼と夜が交互にやってきて、正午は陽が極まった状態、夜中は陰が極まった状態である。季節の変化も陰陽に当てはめられ、陰と陽は時間によっても変化する。

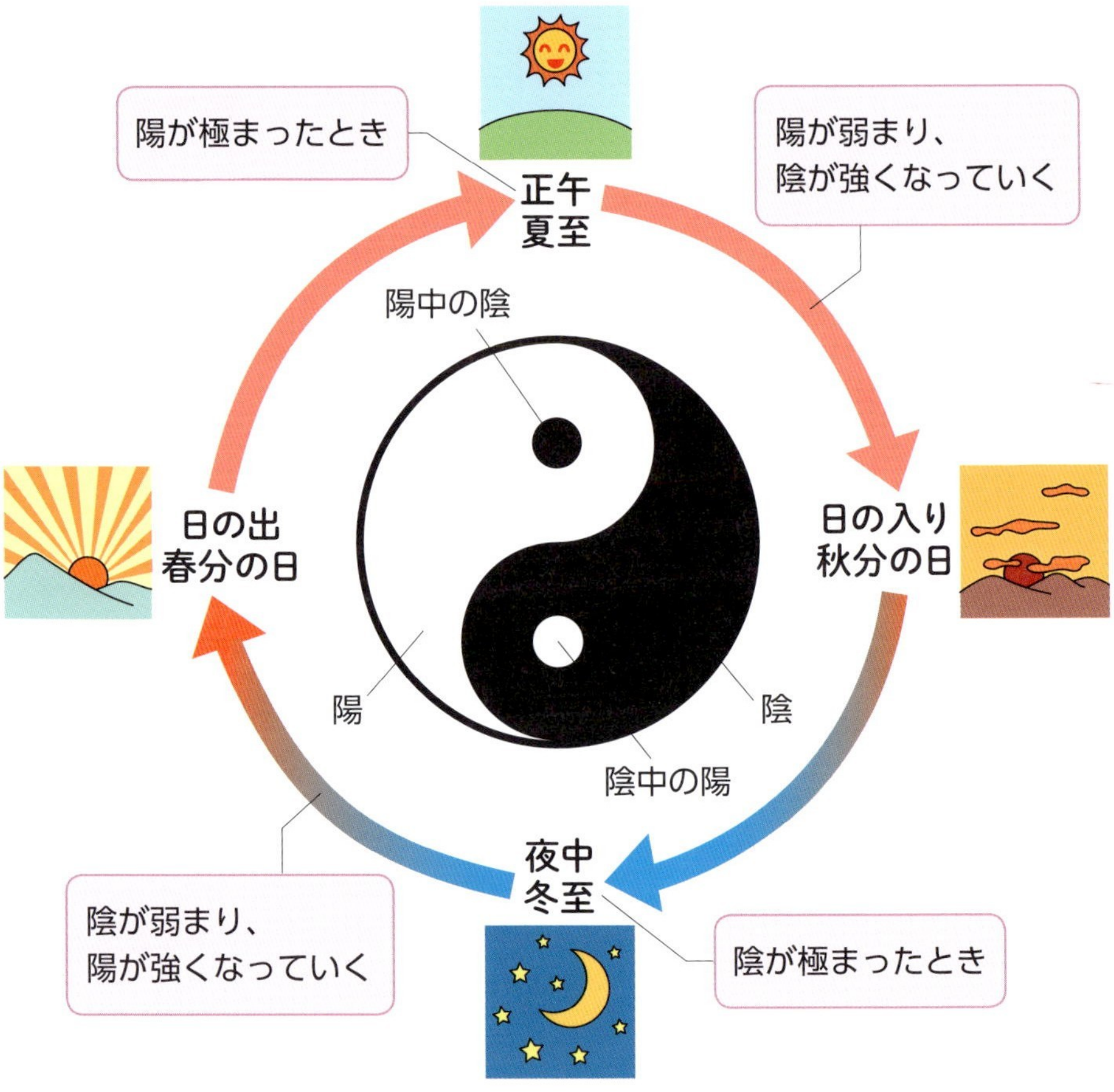

身体や生理的現象を陰陽に当てはめる

陰陽思想は時代を経るとともに、占いや哲学、宗教だけでなく、医学理論にも用いられるようになりました。古代中国医学の古典『黄《こう》帝内経《ていだいけい》』では、**人体そのものを小宇宙**としてとらえ、身体の部位や生理的現象に陰陽の二極理論を当てはめて説明しています。

たとえば鍼灸では、身体の表面で日の当たる上半身や背中は陽、日の当たらない下半身やお腹は陰としています。生理現象では、新陳代謝が亢進し、神経や脈がたかぶっている状態を陽、新陳代謝や生体機能全般が低下している状態が陰です。

赤ら顔、暑がり、汗かきという

人体の陰陽

陰	陽
下半身	上半身
体内部（裏）	体表面（表）
腹部	背部
右側	左側
臓（肝・心・脾・肺・腎・心包）	腑（胆・胃・小腸・大腸・膀胱・三焦）

日が当たりにくい陰になる部分を通る経脈

- 太陰肺経
- 太陰脾経
- 少陰心経
- 少陰腎経
- 厥陰心包経
- 厥陰肝経

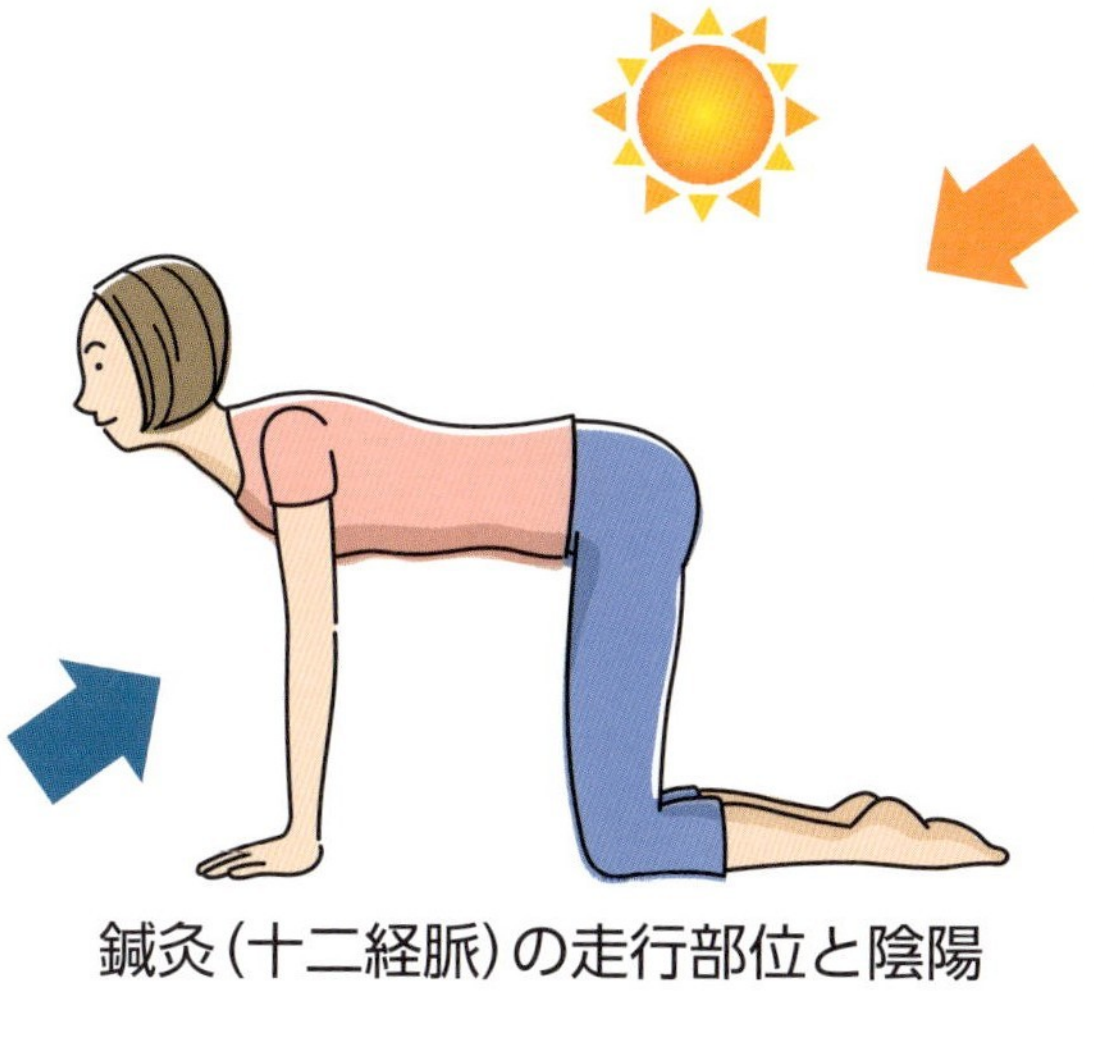

陽明大腸経
陽明胃経
太陽小腸経
太陽膀胱経
少陽三焦経
少陽胆経

日が当たりやすい場所を通る経脈

鍼灸（十二経脈）の走行部位と陰陽

用語解説 **『黄帝内経』**：約2000年前に編纂された医学総合理論書。医学理論の「素問《そもん》」全９巻、鍼灸理論の「霊《れい》枢《すう》」全９巻で構成されていたとされるが、現在伝わっている「素問」は一部散逸した部分がある。

症状は陽を示し、血圧は高めで炎症反応が強くなります。

一方、顔色が悪く、寒がり、汗が出にくいという症状は陰を示し、血圧は低く、炎症反応は弱くなります。

人体は陰陽バランスが崩れると病気に

この人体の陰陽は、常に変化していて、バランスが崩れると病気になるとされています。

古代中国医学でも現代の漢方医学でも、陰陽のバランスが崩れたときに、**人が本来備えている自然治癒力を引き出し、正常な状態に戻すこと**を治療目的とします。そのために用いられるのが鍼灸や漢方薬なのです。

陰陽の病態

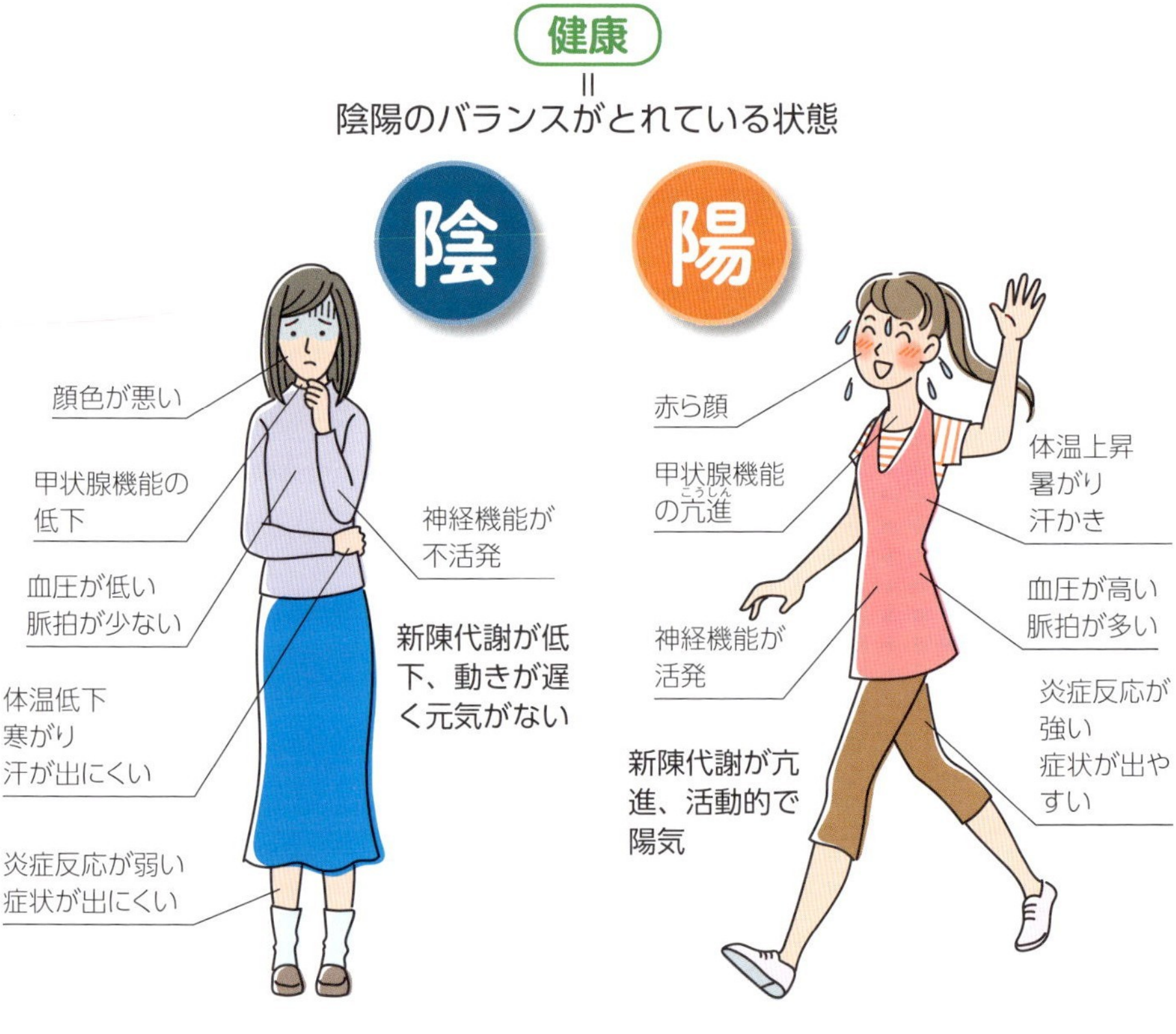
健康
＝
陰陽のバランスがとれている状態
陰
陽
顔色が悪い
甲状腺機能の低下
血圧が低い
脈拍が少ない
体温低下
寒がり
汗が出にくい
炎症反応が弱い
症状が出にくい
神経機能が不活発
新陳代謝が低下、動きが遅く元気がない
赤ら顔
甲状腺機能の亢進《こうしん》
体温上昇
暑がり
汗かき
血圧が高い
脈拍が多い
神経機能が活発
炎症反応が強い
症状が出やすい
新陳代謝が亢進、活動的で陽気

身体の抵抗力を表す虚実

正気（身体の抵抗力）の強弱で、「虚《きょ》」か「実《じつ》」かが診断されます。病気になったとき、虚と実では治療法がまったく異なるので、その見極めが大切です。

虚は不足を補い 実は除く

私たちの身体は常に、**正気《せいき》（身体の抵抗力）が邪気《じゃき》（病気の原因）と戦い**ながら、病気になるのを防ぎ、戦いに負けると病気になると考えられています。

正気と邪気の状態により**「虚《きょ》」**と**「実《じつ》」**の2つのタイプに分かれ、これらは身体の抵抗力の強さを表します。

「虚」「実」によって治療の方法がまったく異なってきます。

◆「虚」の治療

「虚」は、正気が不足したり弱っていたりするため邪気の勢いに負けやすい状態か、負けてしまった状態です。

この場合の治療は、補剤（P180）を用いて**正気を回復させ抵抗力を高める**ことが必要で、陰陽や五臓《ごぞう》五腑《ごふ》、気血水《きけつすい》などにおける不足（虚）を判断して、不足を補う治療を行います。

◆「実」の治療

「実」は、正気が充実して、邪気より勝っている健康な状態を示す場合と、正気は弱まっていないのに、邪気の勢いがそれ以上に強い場合の両方の意味があります。

この場合の治療は、瀉剤（P180）を用いて**病気の原因となっている邪気が何かを特定して除く（瀉《しゃ》す）**のが基本となります。

内臓機能など（五臓五腑）の異常は、**臓腑の名前の後に、虚または実をつけて表現します**。たとえば、肝の機能が弱っているときは肝虚《かんきょ》、強いときは肝実《かんじつ》といいます。

鍼灸治療で行う脈診《みゃくしん》（P94）判定でも、腎虚《じんきょ》のように使われます。

用語解説　**瀉す**：余っている邪気を体外に排出する、またはほかへ移すこと。「不足（虚）は補い、過剰（実）は瀉す」のが治療の原則とされている。

病気と虚実の関係

虚実は、身体の抵抗力の強さを表す診断方法のひとつ。

健康

実

正気（抵抗力）が充実して、邪気よりも強い状態。いわゆる健康な状態も「実」と診断される。

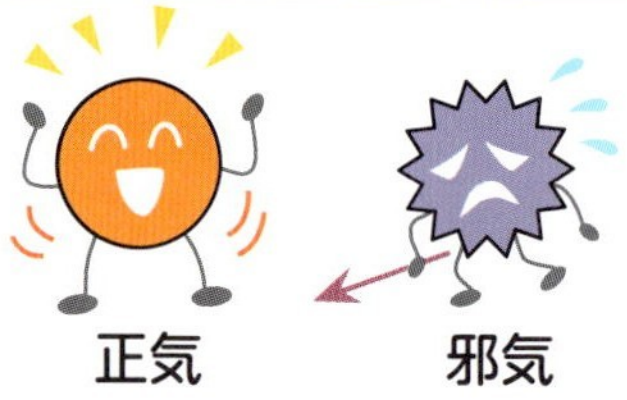

病気

虚

正気が弱っているときに、邪気に抵抗できずに病気になった状態。

実

正気は弱っていないが、邪気の勢いが強くて邪気に支配されてしまった状態。

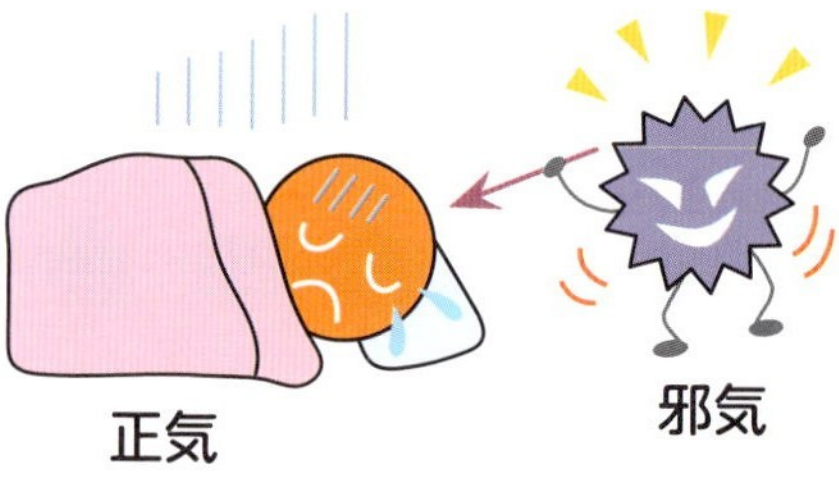

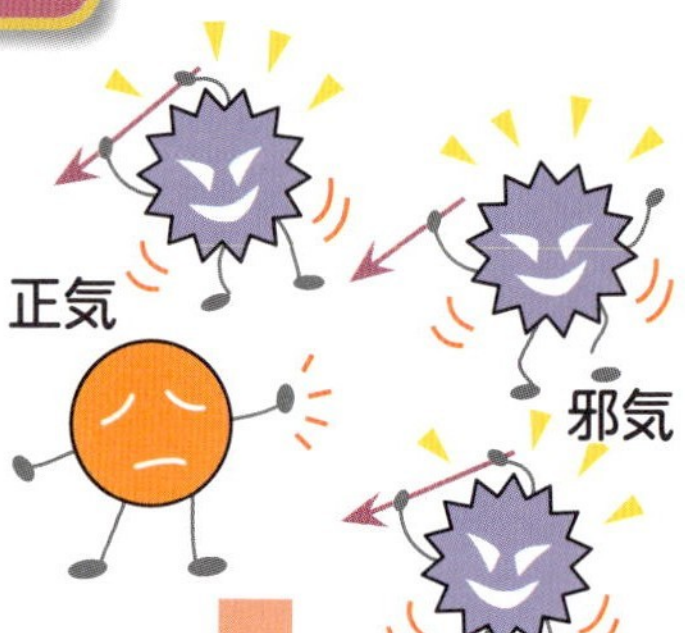

治療法　**補す（補う）**

弱っている原因を突き止め、正気（抵抗力）を強くするものを補う。

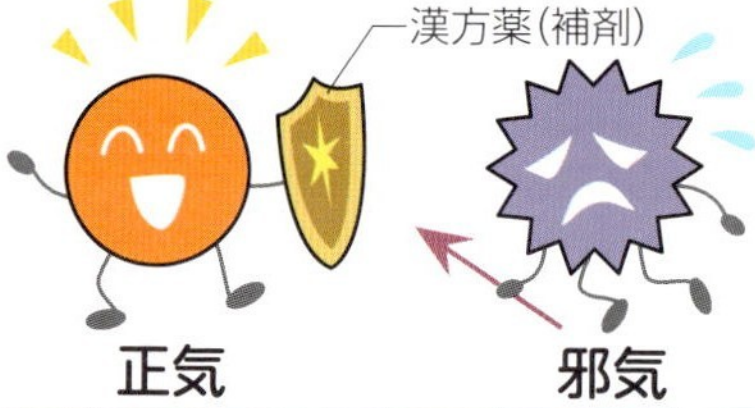

治療法　**瀉す（除く）**

邪気（病気の原因）が何かを突き止め、漢方薬などで除く。

用語解説　**五臓五腑**：五臓とは、肝、心、脾、肺、腎。五腑とは、胆、小腸、胃、大腸、膀胱。心包と三焦を加え、六臓六腑として用いる場合もある。

寒熱で見る身体の状態

「寒《かん》」「熱《ねつ》」は陰陽の一形態として証《しょう》の診断に使われる重要な要素のひとつです。身体の冷えや熱の状態、分布などで病態が診断されます。

病状の発生する場所と状態

病気に共通して現れる症状には、冷えや寒気、発熱や熱感などがあります。漢方医学では、それぞれの症状が発生する場所や身体の状態から異常を見つけ出し、治療につなげていきます。

漢方医学では、冷えの状態は総称して「寒《かん》」と呼ばれますが、冷えを自覚している場合は**「寒」**、自覚に関わらず診断で冷えが認められた場合を**「冷《れい》」**とすることもあります。

◆「表寒《ひょうかん》」より症状が重い「裏寒《りかん》」

漢方医学では、冷える部位によっても呼び方を分けます。皮膚など身体の表面が冷えることを**表寒《ひょうかん》**、内臓（特に消化管）が冷えることを**裏寒《りかん》**としています。

2つを比べると裏寒のほうが症状は重く、悪寒《おかん》や吐き気、腹部膨満感、腹痛、下痢、便秘など、消化器機能の低下や異常が起こりやすくなります。表寒は顔色が青白くなっていたり、寒気がしたりします。

熱の様々な症状と汗も病気の診断材料になる

一方、全身のほてりや熱さ、炎症による局部の熱感などを総称して**「熱《ねつ》」**と呼びます。

熱の状態は虚実《きょじつ》で2種類に分けられます。身体の抵抗力が弱く、熱を調節できないために体温が上昇する状態を**虚熱《きょねつ》**、身体に熱が多くたまっている状態を**実熱《じつねつ》**といいます。

さらに寒と同様に熱も、場所やパターンで細かく分類され、証《しょう》を

寒熱（証）の種類と部位

寒

「寒証《かんしょう》」ともいう。手足が冷える現象は「厥《けつ》（冷《れい》）」という（P35）。

冷えの状態による２タイプ

寒	主観的に冷えを自覚している状態。
冷	冷えの自覚の有無にかかわらず、客観的に診断などで他者から認められる状態。

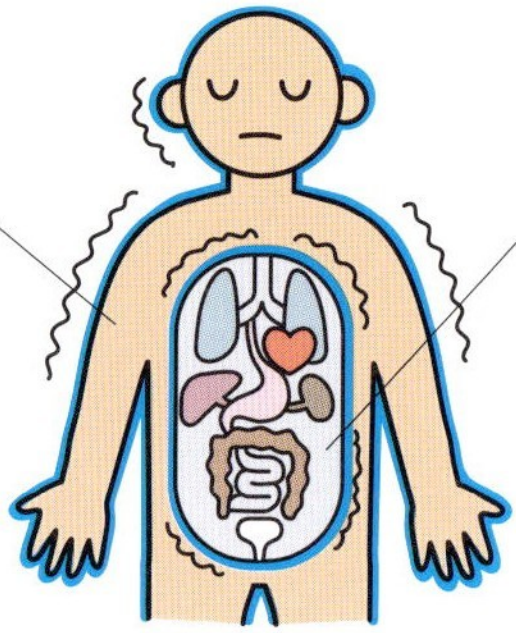

表寒

身体の表面が冷えている状態のこと。顔色が青白い、寒気がするなどの症状が出る。

裏寒

身体の内部（内臓）が冷えている状態のこと。悪寒や四肢の冷えのほか、腹部膨満感、腹痛、下痢、便秘、吐き気など、消化器系の症状が出やすい。

熱

「熱証《ねつしょう》」ともいう。熱や汗の出方により、さらに細かく分類され、診断に使われる。

熱の状態による２タイプ

虚熱	身体の抵抗力が弱く、熱を調整できない状態。
実熱	身体の抵抗力はあるが、熱がたまっている状態。

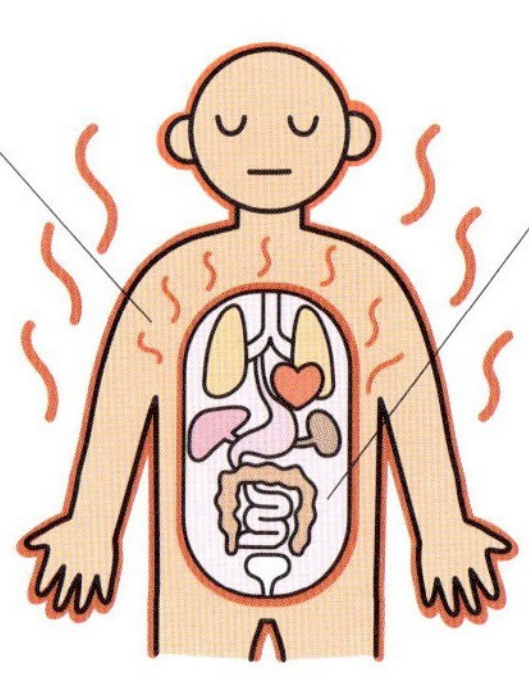

表熱

身体の表面全体や局部に熱がある状態。同時に内部にも熱をもつ場合と、逆に冷えている場合がある。

裏熱

身体の内部に熱がたまっている状態。消化管など内臓が熱をもつ。汗は病状により出たり出なかったりする。

温

身体に異常な冷えも熱もない状態。いわゆる健康な状態をいう。

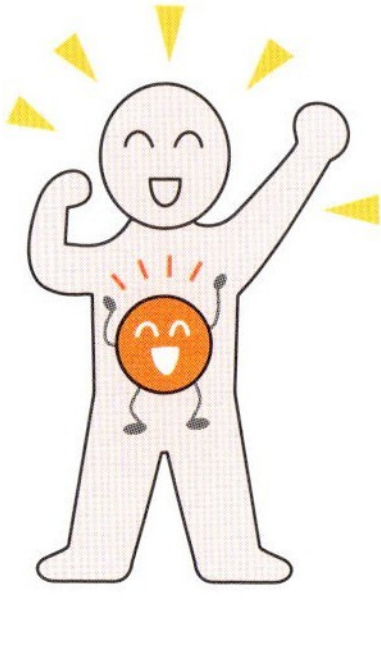

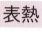

決めるときの判断材料に使われます（Ｐ76）。

身体の表面に熱があるときは表熱《ひょうねつ》といい、太陽病《たいようびょう》（Ｐ72）などでは発汗を伴うことがあります。身体の内部に生じる熱を裏熱《りねつ》といい、一般的に陽明病《ようめいびょう》の証《しょう》とされています。

また、熱は出る時間帯や周期、症状によって名称が異なります。発熱《ほつねつ》は時間帯に関係なく出る熱で、通常は陽証《ようしょう》となりますが、陰証《いんしょう》で起こることもあります。潮の干満のように決まった時間帯に出現する熱を潮熱《ちょうねつ》、夕方に出る熱を晡熱《ほねつ》といいます。発汗は、熱の症状のひとつととらえられ、熱と同様に病気の診断に重要です（Ｐ36）。

寒《かん》と熱が身体の中で存在する場所と自覚症状は複雑で、寒と熱が混在することもあります。漢方医学では、それらを正確に診断したうえで治療を行います。

◆上熱下寒と表熱裏寒

体の上半身に熱感や口渇《こうかつ》などの熱性の症状があるにもかかわらず、下半身では冷えや下痢などの寒性の症状があることを上熱下寒《じょうねつげかん》といいます。中高年の女性によくある「下半身が冷えるのに上半身は熱い」症状は「冷えのぼせ」として昔から知られています。

また、「身体表面は熱いのに寒気がある」といった、内臓の冷え（裏寒《りかん》）がありながら身体の表面に熱を帯びている病態を、表熱裏寒《ひょうねつりかん》（裏寒外熱《りかんがいねつ》）といい、治療は基本的に寒に対して行います。

◆真寒仮熱

顔面の紅潮《こうちょう》やのぼせ感などがあっても寒証《かんしょう》の場合があるので注意が必要です。このときの熱は、発熱のような実熱ではなく、身体の内側の冷えが強くなり、熱を外側に押し出している状態で、そのような熱を真寒仮熱《しんかんかねつ》ともいいます。

◆表寒裏熱と仮寒真熱

表面は冷えているのに内側に熱がある状態を表寒裏熱《ひょうかんりねつ》（外寒裏熱《がいかんりねつ》）といいます。風邪の発症時、悪寒《おかん》があって体はガタガタ震えているにもかかわらず体温が高くなっている場合など、内側にこもった熱がまだ表面まで届かないために生じる仮の寒さです。仮寒真熱《かかんしんねつ》ともいい、熱証に対する治療を行います。このような寒と熱が混在する場合の治療は、「先表後裏《せんぴょうこうり》の原則」が一般的で、表証の治療を優先して裏証を後にします。

用語解説　**陽明病**：病気の進行（病期）を表す六病位《ろくびょうい》のかなり進んだ段階。邪気《じゃき》が身体の奥まで入り、内部に熱がこもって苦しいことが多い。

様々な寒証

表寒、裏寒のほか、冷えの場所や感じ方により、細かく分類されている。

悪寒《おかん》

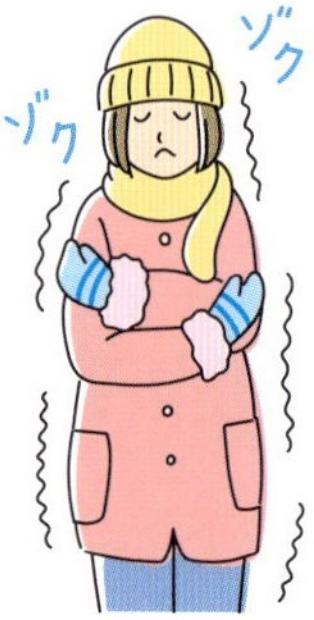

症状

身体がゾクゾクしたりガタガタ震えるような寒気のこと。ふるえ熱産生により、筋肉を収縮させて熱を作る現象による。身体の中心部の冷えを背中で感じるのは背微悪寒《はいびおかん》。

悪風《おふう》

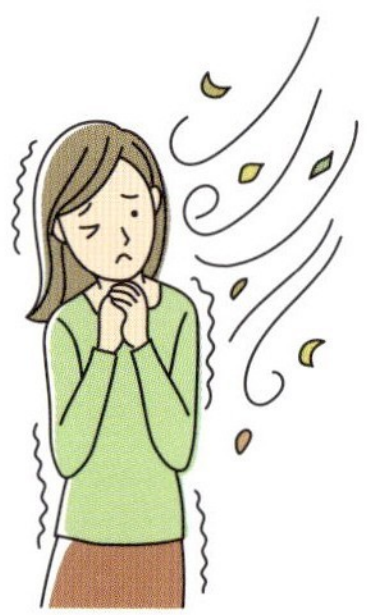

症状

風にあたると寒気を感じる状態。悪寒とは違い、風に当たらなければ寒気はおさまる。悪寒より程度は軽い。

厥《けつ》・厥冷《けつれい》

手足末端が冷える現象をいう。重症の場合は、身体の内側の状態により下記のように分類される。

寒厥《かんけつ》

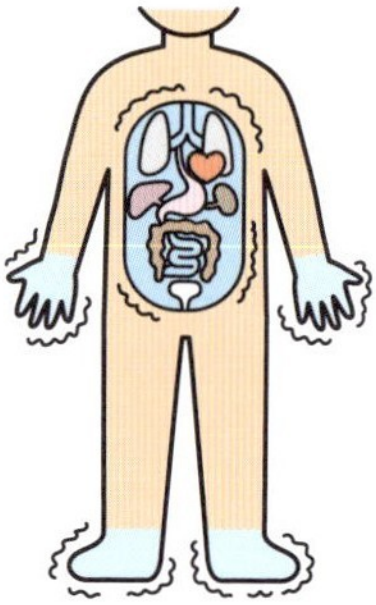

症状

自覚的・客観的に四肢に冷えを感じ、身体の内部も冷えている状態。下痢を起こしやすい。

熱厥《ねつけつ》

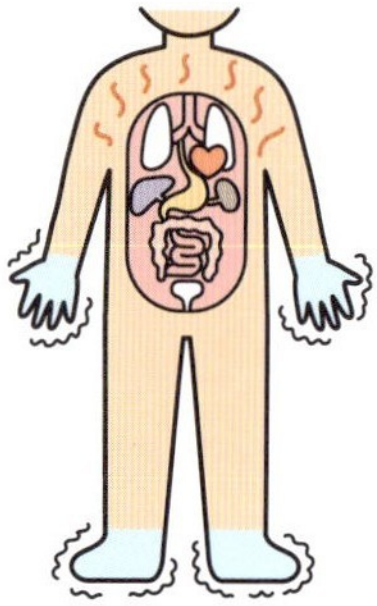

症状

手足に冷えを感じるが、身体の内部には熱がこもっている状態。便秘になることが多い。

手足厥寒《しゅそくけつかん》（主観的冷え）

症状

外からの寒冷刺激に反応して、自覚的に手足の先から冷えを感じる。身体内部は、比較的温かい場合が多い。

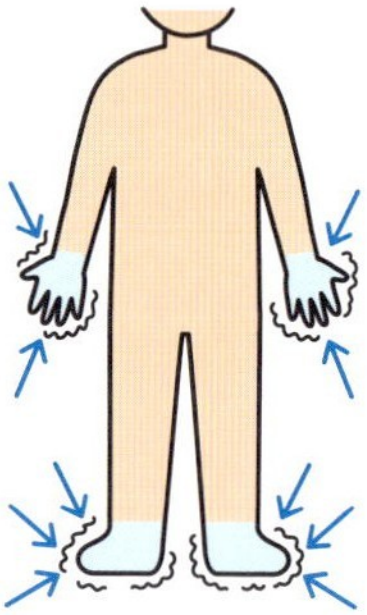

手足厥冷《しゅそくけつれい》（客観的冷え）

症状

手足の先から広がる冷えが客観的にもわかる状態。身体内部まで冷えている場合（裏寒）は、手足厥寒より冷えは全身的で深刻。

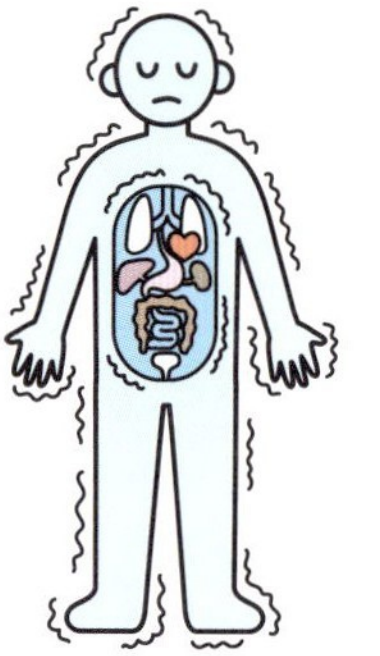

熱の種類と病状

「熱」といっても、漢方医学では様々な種類と病状がある。

熱の種類	病　状
発熱《ほつねつ》	熱やほてりなどを感じ、時間帯に関係なく起きる。
微熱《びねつ》	軽度の発熱。本人は熱を感じるが、体温はそれほど高くない状態。
往来寒熱《おうらいかんねつ》	一定の周期で発熱と悪寒が交互に現れる。少陽病《しょうようびょう》(P72)の熱。
潮熱《ちょうねつ》	潮の干満のように、一定の周期で発熱を繰り返す。
晡熱《ほねつ》	夕方4時から5時ごろ出る熱。
内熱《ないねつ》	身体の内側(内臓)にたまった熱。心の抑制がきかなくなり、気分が落ち着かなくなることもある。
身熱《しんねつ》	全身性で汗を伴わない熱。
悪熱《おねつ》	熱に耐え難く苦しむこと。陽明病の裏熱証《りねつしょう》に多い。
煩熱《はんねつ》	熱のために胸苦しく苦悶すること。その他、手足の裏がほてる場合。
結熱《けつねつ》	熱がうっ血したまま続き、臓器の機能障害を引き起こす熱。
瘀熱《おねつ》	瘀血《おけつ》と裏熱《りねつ》があわさった状態。身体の内側に熱がたまる。

汗の種類と症状

汗は熱証や寒証の症状のひとつで、身体の状態が判断できる。

種類	病　状
自汗《じかん》	主に昼間に、安静時や少し動いただけで出る汗。気虚《ききょ》(P66)の症状でもある。
虚汗《きょかん》	身体が冷えているのにかく汗。冷や汗。
盗汗《とうかん》	寝ているときにかくが、起きると止まる汗。寝汗。陰虚《いんきょ》が原因の場合が多い。
無汗《むかん》	暑いときや入浴中、飲食中にも汗をかかない状態。代謝が低下していたり皮膚が緊張している場合が多い。
熱越《ねつえつ》	発熱と発汗《はっかん》が同時に起こること。
頭汗《ずかん》	頭部のみ発汗すること。
手足汗《しゅそくかん》	手足に汗をかくこと。

寒熱が混在している主な病状

「寒」と「熱」が同時に存在する病状として、次のものがある。

表熱裏寒《ひょうねつりかん》

（別名「裏寒外熱」、「内寒外熱」）

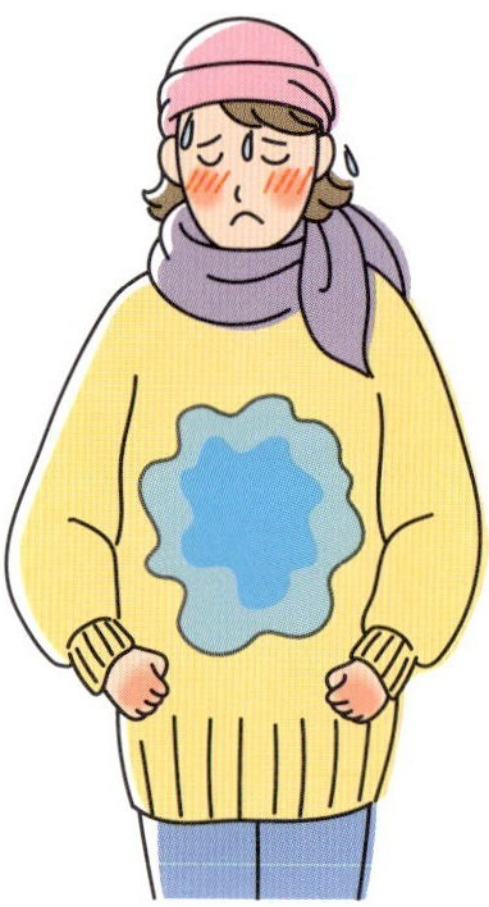

身体の内部の血流が悪いため、身体の外側を流れる血流が増えたために生じる場合と、もともと体表面を流れる血流が多く、熱が大量に放散されるために、身体の内部が冷える場合がある。表熱の症状として、発熱や頭痛、咽痛など、裏寒の症状として、尿量が多い、水状の便などが表れる。身体が熱いのに厚着をしたり、水を飲まないなどの症状が出る。

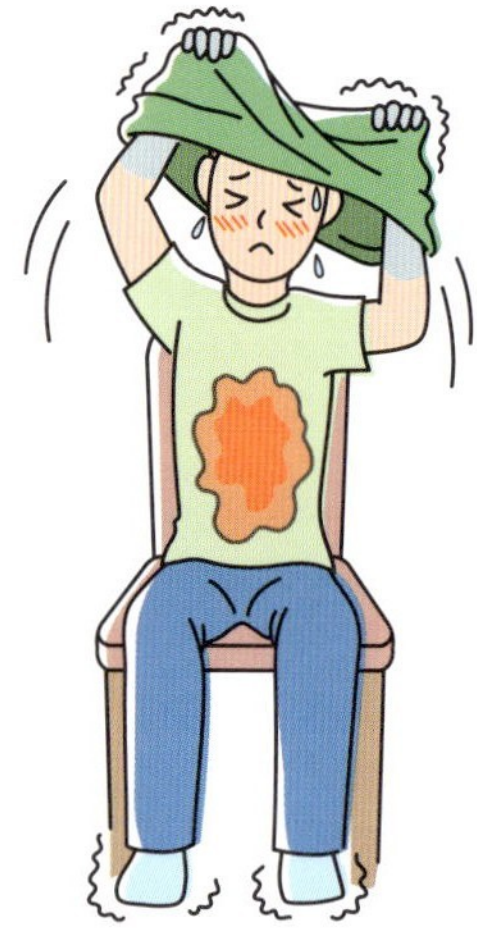

表寒裏熱《ひょうかんりねつ》

（別名「外寒裏熱」）

熱が身体の内側にこもって、外側にまで届かないため表面が冷える。表寒の症状として、悪寒や発熱、身体痛など、裏熱の症状として、便秘、口渇などが表れる。手足は冷たいが顔だけ熱い、身体が冷たいのに服を脱ごうとするなどの症状がある。

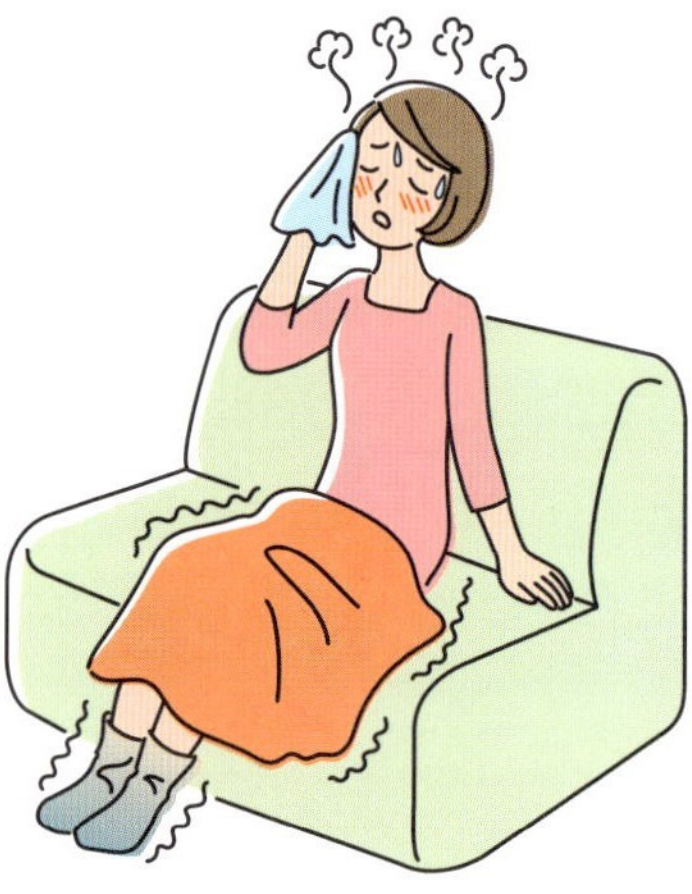

上熱下寒《じょうねつげかん》

身体の上部に熱性の症状が出て頭がのぼせたり、上半身がほてって汗をかいたりするが、下部には寒性の症状が出て足腰に冷えやだるさを感じる。ただし夜寝ているときは、足にほてりの症状が出ることもある。

万物の構成を表す五行

陰陽とともに、漢方医学を理解するために重要な概念です。万物を構成する5つの要素の特性と関係をしっかり頭に入れておきましょう。

万物を構成する木《もく》・火《か》・土《ど》・金《こん》・水《すい》

万物が**木・火・土・金・水**の5つの要素**（五行）**から構成されているという理論を**五行説《ごぎょうせつ》**といいます。古代中国では、五行の木・火・土・金・水それぞれの性質や互いの関係性の法則を根拠に、様々なものや現象を説明する手段として用いたのです。

五行それぞれの関係性は、母と子の関係のようにひとつの要素が**ほかの要素を生み出す相生関係《そうじょうかんけい》**（母子関係）と、ひとつの要素が**ほかの要素を抑制する相剋関係《そうこくかんけい》**（抑制関係）の2つがあります。

たとえば相生関係の解釈では、木は摩擦により火を生じ、火で燃やすと灰土を生じ、土からは金属を生じ、金属は結露して水を生じ、水によって木が育まれる、となります。

また、相剋関係の解釈では、木は土の中に根を張って土を砕き、土は流れる水をせき止め、水は燃える火を消し、火は金属を熱で溶かし、金属で作った斧や鉈は木を切り倒す、となります。

この五行説は**季節、色、香りなど**に当てはめられ、さらには四柱推命《しちゅうすいめい》などの占いや宗教的思想の中にも取り入れられていきました。

その後、五行説は医学理論にも用いられるようになり、古代中国の西周王朝から戦国時代までの官制が書かれた書物である『**周礼《しゅらい》**』には、疾医（内科医）は、五味、五穀、五薬を用いて病を養うことが記載されています。今から約2000年前に編纂された『**黄帝内経《こうていだいけい》**』においては、すでに医学

用語解説 **相生関係**：五行の要素のひとつ。生み出したり、育てたりする関係。「母子関係」「親子関係」ともいう。木火土金水の順でつながっている。

の基礎理論となり、治療法の中では、木・火・土・金・水を人体の器官や臓腑に当てはめ（五行配当表）、相生、相剋関係から、それぞれの機能や相互の働きなどを説明しています。

五行説では、土をほかの４つよりも強い存在としてとらえる五行《ごぎょう》土王説《どおうせつ》もあります。この説では、病気の治療は土＝脾（消化器系）の強化を中心に行うことを説いています。これは後に「脾胃論《ひいろん》」となり、漢方の分野にも強い影響を与えました。

五行の5つの要素と特徴

相生関係（母子関係）

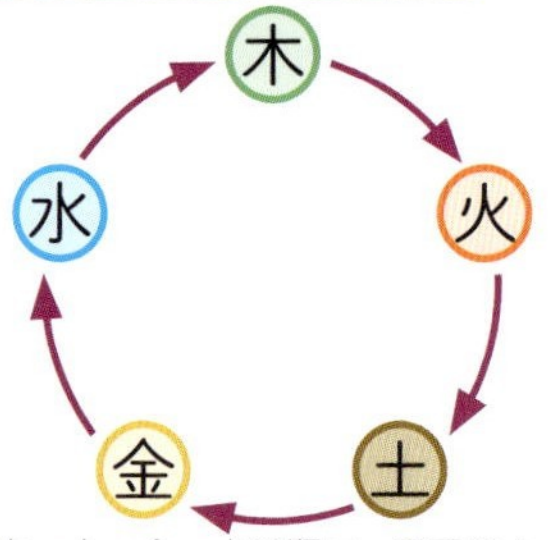

木→火→土→金→水の順に、母子のようにほかの要素を生み出す関係にある。

相剋関係（抑制関係）

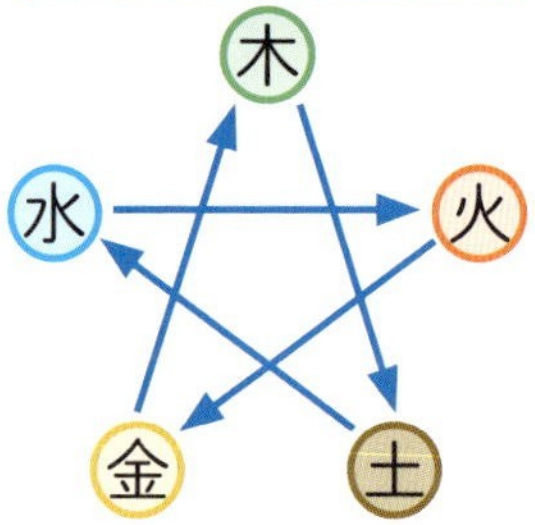

木→土→水→火→金→木のひとつおきの順に、ほかの要素の成長や働きを抑制する関係にある。

木 木のように自由にのびのびと成長する性質があります。

火 火のように熱く、様々なものを燃やします。

土 土を象徴し、どっしり動かず万物に栄養を与えて育みます。

金 金属の強固さ、輝きをもち、形を自由に変化させます。

水 水のように冷たく、万物を潤し、生命を育てます。

五行配当表（生命活動の五行分類）

五行	木	火	土	金	水
五臓	肝	心	脾	肺	腎
五腑	胆	小腸	胃	大腸	膀胱
五体	筋（膜）	血脉	肌肉	皮（毛）	骨（髄）
五官	眼	舌	口	鼻	耳
五華	爪	面色	唇	体毛	髪
五神	魂	神	意	魄	志
五志	怒	喜	思	憂	恐
五声	呼	笑	歌	哭	呻
五労	歩	視	坐	臥	立

用語解説　**相剋関係**：相剋には打ち勝つという意味があり、抑制する関係を表す。鍼灸の脈診や証判定に使われる。

陰陽五行説と漢方医学

陰陽《いんよう》思想と五行《ごぎょう》説を組み合わせた理論は臓腑にも当てはめられ、臨床診断と治療システムに応用されてきました。

臓腑の相生《そうじょう》・相剋《そうこく》関係が治療の手がかりに

古代中国では陰陽《いんよう》思想と五行《ごぎょう》説の起源は異なりますが、陰陽家が五行学説を取り入れ、政治や宗教に応用されていきました。

その後、陰陽思想と五行説は**陰陽五行説**として、互いに依存し合う重要な医学基本思想として発展していきます。

身体を陰陽に分け（P28）、五行ではさらに、内臓機能や皮膚の色、においなどを5つの要素に対応させ、診察や治療に応用しました。

特に五臓とその機能を、**肝は木、心は火、脾は土、肺は金、腎は水**に割り当て、それぞれの関係性を**相生《そうじょう》関係**と**相剋《そうこく》関係**で表したのです（左図）。

五行のバランスがとれている状態が健康で、バランスが崩れると病気になるなど、様々な不調も病気も、相生関係や相剋関係に沿って現れると考えたのです。

たとえば、相生（母子）関係では、母である肝（木）がダメージを受けると、子である心（火）に影響が及び、不眠などの症状が出ます。また相剋関係では、ストレスなどで肝（木）の働きが強まると、脾（土）の働きを抑制し、胃痛や下痢などの胃腸症状が出ます。

現代にも通じる陰陽五行論

日本において、陰陽五行説は後《ご》世方《せいほう》派の基本的な医学理論でした。

ところが、江戸時代になると五行学説は病態を5つの要素に当てはめただけで観念的であるとする古《こ》方《ほう》派が台頭し、医学理論としての

用語解説 Feed Forward：相生関係の現代医学用語。体内の臓器などで、生理反応が連鎖的に起こること。相互依存関係という意味もある。

価値が否定された時期もありました。

しかし現代医学からみると、相生関係とは、体内で起こる**相互依存的な生理反応**（Feed《フィード》 Forward《フォワード》）であり、相剋関係は、**相互抑制的な生理反応**（Negative《ネガティブ》 Feed《フィード》 Back《バック》）を示しており、これらの関係は現代にも通じるシステムと考えられます。

実は、陰陽五行理論は、古代の人々が複雑な生理現象を説明するために生み出した苦肉の策でもあったのです。

ところで、日本で用いている曜日も、五行の「木」「火」「土」「金」「水」に、陰陽の「月」と「日」を加えたものです。陰陽五行説は、日本文化にも影響しているのです。

陰陽五行と五臓の関係

相生関係	相剋関係
肝が貯蔵する血が心を養う	肝が脾の働きを抑える
心が作り出す熱が脾を温める	心が肺の働きを抑える
脾が作り出す栄養が肺を養う	脾が腎の働きを抑える
肺が運ぶ気が腎の働きを助ける	肺が肝の働きを抑える
腎の働きが肝を養う	腎が心の働きを抑える

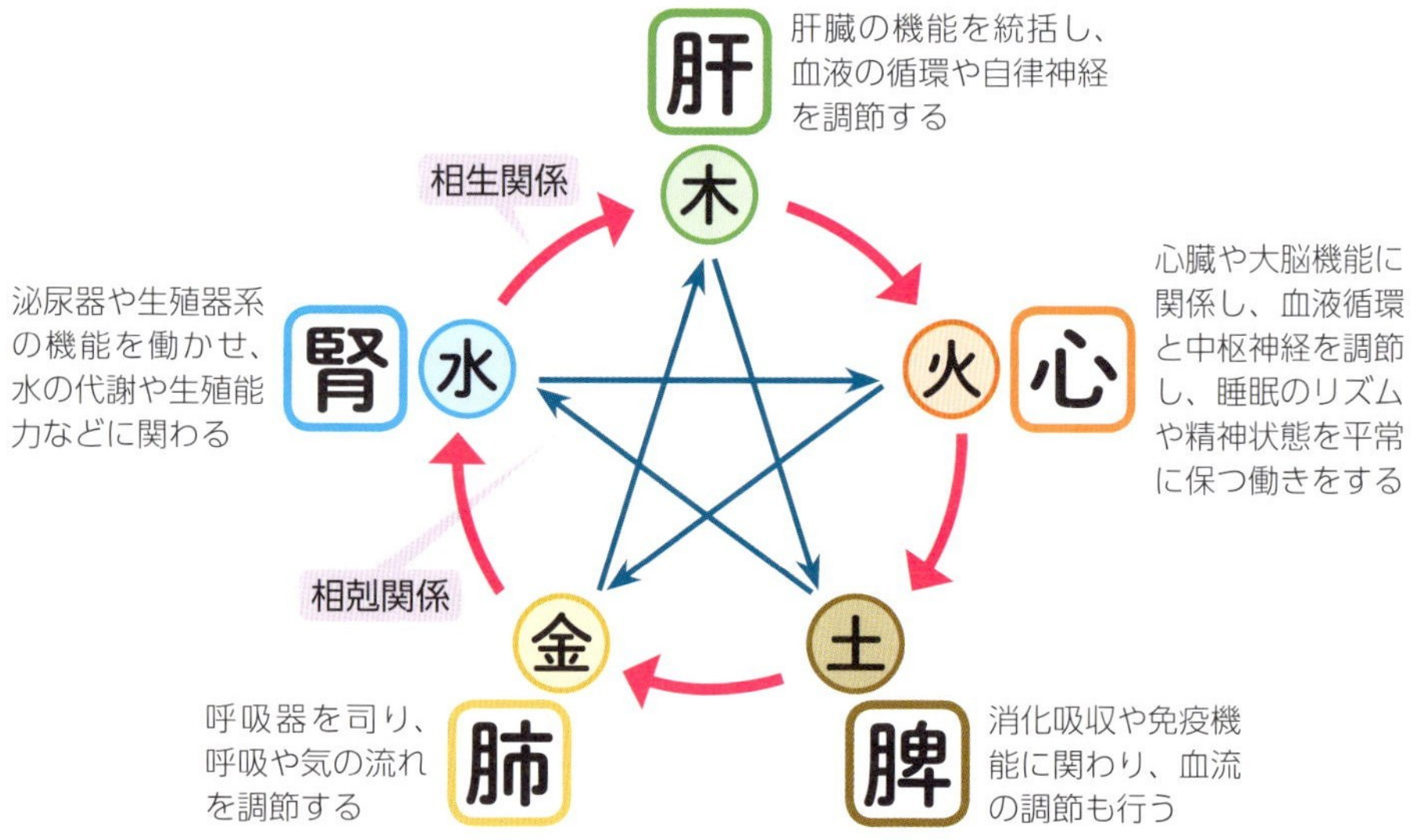

用語解説 Negative Feed Back：相剋関係の現代医学用語。体内の臓器などが、ほかの臓器の働きを抑制すること。相互抑制関係という意味もある。

五臓五腑の機能と働き

陰陽五行《いんようごぎょう》と五臓五腑《ごぞうごふ》を関連づけた理論は、病気の診断や治療にも用いられてきました。

身体の中心的機能をもつ肝《かん》・心《しん》・脾《ひ》・肺《はい》・腎《じん》

陰陽五行説では、人の身体の部位や病気の症状を**五行**の性質に合わせて分けています（P38）。なかでも、五臓《ごぞう》の**肝・心・脾・肺・腎**は中心的な役割を果たし、五腑《ごふ》の**胆《たん》・小腸・胃・大腸・膀胱《ぼうこう》**はそれを補助する働きがあります。

ただし、漢方医学でいう機能は、西洋医学の内臓機能とまったく同じではありません。たとえば「心」には、心臓と同様に血液を循環させる働きがありますが、精神的活動をコントロールする働きも含みます。

このような違いが生じた原因は、江戸時代に西洋医学の解剖書である『解体新書《かいたいしんしょ》』を日本語に翻訳する際、漢方医学で使っていた五臓五腑の名称を内臓の名前としてそのまま使ってしまったことにあります。

六臓六腑《ろくぞうろっぷ》の臓は「心包《しんぽう》」腑は「三焦《さんしょう》」

我が国でも昔から「五臓六腑《ろっぷ》に染み渡る」などのように五臓六腑は内臓全体を示す言葉として用いられてきましたが、鍼灸では、脈診や経絡《けいらく》名で**「六臓六腑《ろくぞうろっぷ》」**が使われています。

五臓五腑に加わる6つめの臓は**「心包《しんぽう》」**、腑は**「三焦《さんしょう》」**です。どちらも、解剖学的に実態のない臓器名ですが、心包は心嚢《しんのう》（心臓の周りを覆っている膜）や胸膜《きょうまく》（肺と胸郭《きょうかく》の内側を覆う膜）の一部であるとする考えや、三焦では膵臓《すいぞう》などの消化機能と内分泌《ないぶんぴつ》機能《きのう》を示すという考えもあります。

用語解説 『解体新書』：西洋医学の解剖書の日本初の訳本。本文４巻と解体図１巻からなる。訳者は、江戸中期から後期に活躍した蘭方医の杉田玄白《すぎたげんぱく》、前野良沢《まえのりょうたく》ら。

五臓五腑の主な働き

五臓　肝・心・脾・肺・腎

「臓」とは、中が詰まっていて硬い実質臓器のこと。

肝
肝臓機能を統括し、血液の循環を調節する。自律神経の働きも調節する。

心
血液を全身に循環させ、睡眠・集中力・思考をコントロールする。

脾
消化吸収した栄養や水を全身に運ぶ。血流や免疫機能を調整する働きもある。

肺
呼吸機能を調整し、全身の気の流れをコントロールする。皮膚の状態を正常に保つ働きもする。

腎
水分代謝を調節し、肺の働きを助け、呼吸機能や体液維持にも関与する。成長と生殖《せいしょく》機《き》能《のう》もコントロール。

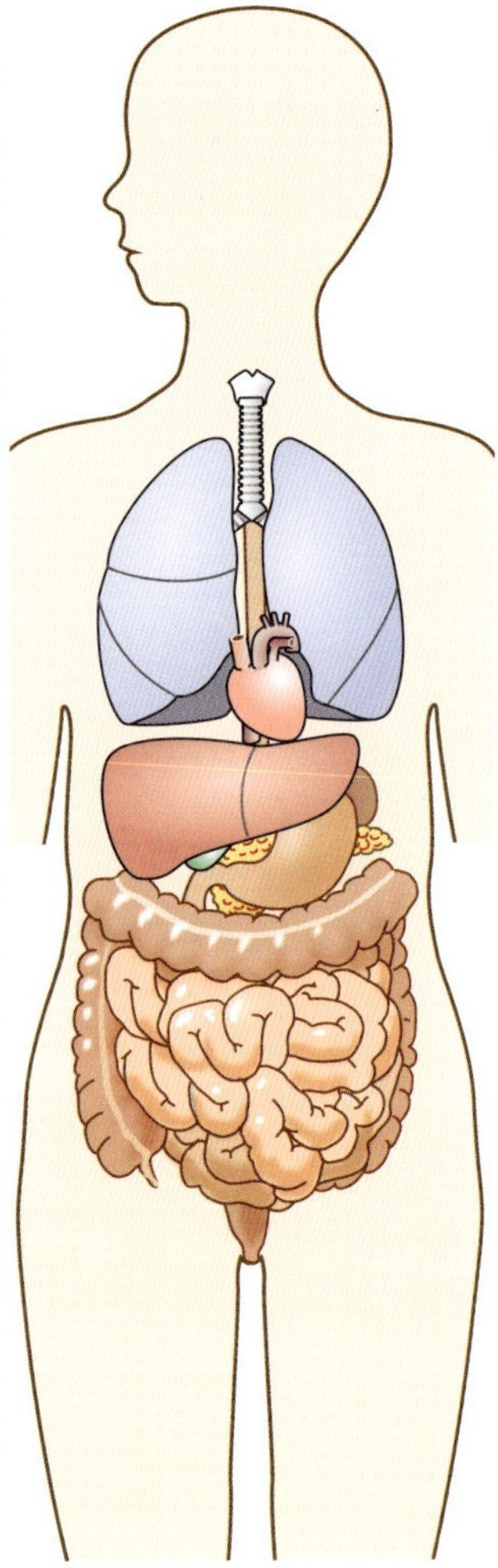

五腑　胆・小腸・胃・大腸・膀胱

「腑」とは、中が中空な管腔臓器のこと。

胆
主に胆嚢《たんのう》と同じ機能をもち、胆汁《たんじゅう》の蓄積や小腸への分泌で消化を助ける。

小腸
脾や胃で消化された飲食物をさらに消化して、栄養や水分に分ける働きをする。

胃
身体に入ってきた飲食物を消化して、小腸に送る。

大腸
消化物の余分な水分を吸収し、便を作って排泄する。

膀胱
余分な水分を吸収し、尿を作って排泄する。

肝《かん》

胆《たん》

五行で関連する部位や症状

五主 **筋**
五竅 **目**
五華 **爪**
五色 **青**
五液 **涙**
五志 **怒**
五声 **呼**

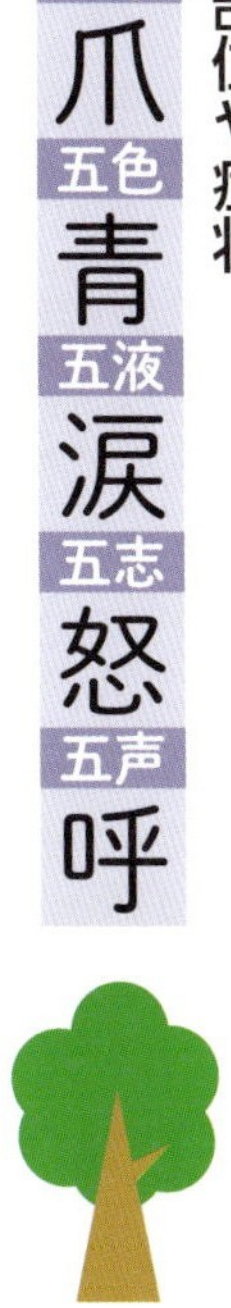

●肝と胆の働きと関係

漢方医学でいう「肝」の主な働きは、**血液を貯蔵し**、**全身に流れる血液の量をコントロールする**、**精神を安定させる**、そして**自律神経の働きを調節して体調を整える**、があります。

ほかにも栄養と代謝、**解毒《げどく》**、**骨格筋の調整**、運動能力や平衡感覚《へいこうかんかく》のコントロールなどにも関わっているとされています。気血水《きけつすい》の気血の流れにも大きく関係しています。感情面では**「怒」**の感情と関係が深いとされています。

五行で肝と同じ木に属する腑《ふ》である「胆」は、決断力にも関係します。現代医学的には肝で作られた胆汁《たんじゅう》を蓄え、必要に応じて小腸に分泌させて消化を助ける働きがあります。肝には、この胆の働きをコントロールする働きもあります。

●肝の異常による症状

肝の働きが強まると（肝実）、**目のかすみ・充血《じゅうけつ》**のほか、**めまいや頭痛**などが起こりやすくなります。肝の不調で自律神経《じりつしんけい》が乱れると、**月経異常**、**貧血**、**じんましん**などが現れやすくなります。精神面では神経が過敏になり、**焦り**、**イライラ**、**怒りっぽくなる**など気分が不安定になります。

肝の働きが弱まると（肝虚）、肝は栄養と代謝にも関わるため、**消化不良**、**下痢**、**耳鳴り**などの症状が現れます。また、筋力が落ち、手足に**痙攣《けいれん》**などが起きやすくなったり、**爪が薄くなり**、**割れやすくなったり**します。

一方、胆の働きが弱まると、口に苦みを生じたり、黄疸《おうだん》が現れたり、判断力が低下したりします。

肝と胆の機能と症状

現代医学的に見た主な機能

肝

血液の貯蔵
循環血液量を
調節

精神と
自律神経の
バランスを保つ

解毒・骨格筋の
調節

胆

胆汁を蓄え、
小腸に分泌して
消化を助ける

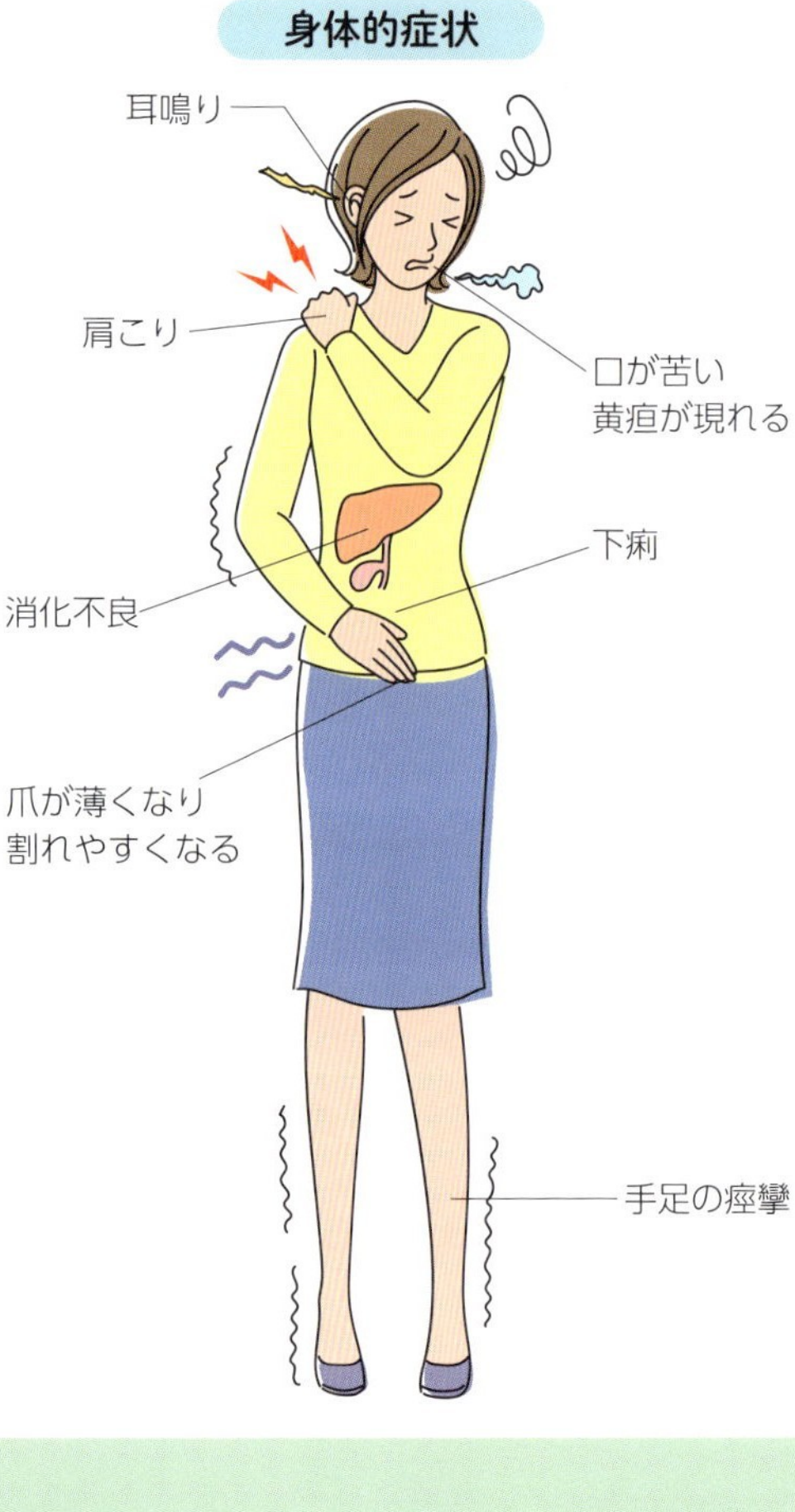

精神的症状

- 神経が過敏になる
- 気持ちが焦る
- イライラして怒りっぽくなる

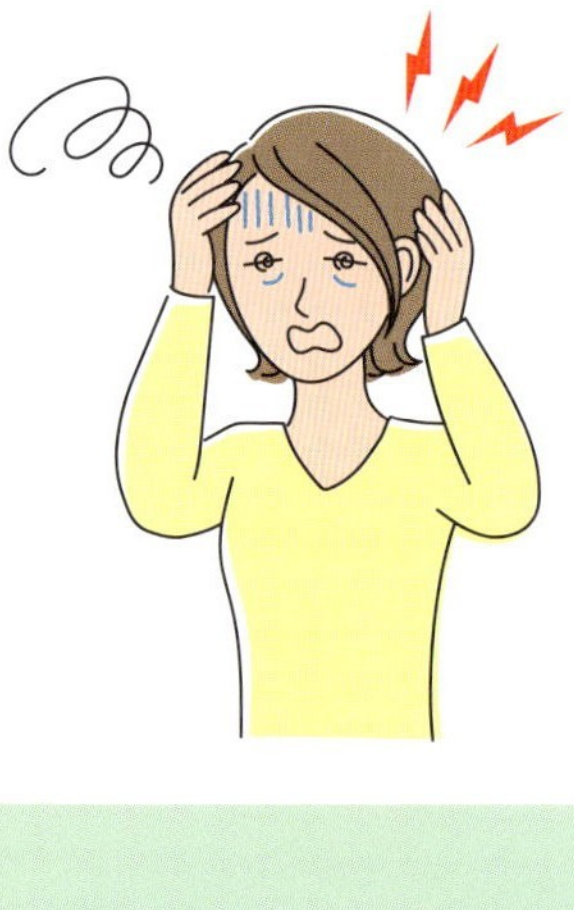

心《しん》

小腸

五行で関連する部位や症状

五主 脈
五竅 舌
五華 面
五色 赤
五液 汗
五志 喜
五声 笑

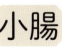

●心と小腸の働きと関係

東洋医学でいう心には西洋医学でいう心臓と脳の一部の働きがあります。そのため、**全身に血液を循環させ、身体のすみずみまで栄養を運ぶ機能**や、**意識や思考をコントロール**したり、**睡眠と覚醒《かくせい》のリズムを調節**したりする機能があります。さらに**体温や発汗《はっかん》の調節**にも、心の働きが関わっています。心は**「喜」**や**「笑い」**の感情と関係が深いとされます。

　五行で同じ火に属する腑《ふ》である小腸は、主に水分を吸収する働きがあります。西洋医学でいう、栄養を吸収する働きとは、多少異なります。心の熱は小腸に伝わりやすく、正常なときには小腸が温まり、バランスが保たれるとされています。

●心の異常による症状

心の働きが異常に強まると（心実）、**動悸や息切れ、胸の痛み**などの症状が現われます。症状は、同じ五行の顔にも現れ、発作的に顔が赤く染まり、熱っぽさ（熱感）を感じることもあります。

精神的には心の高まりにより、高揚感や楽観的になる傾向が現われますが、強過ぎると**興奮やイライラ**が生じたり、**夜眠れない、眠りが浅い、夢を多く見る**などの睡眠障害も起こったりします。

　一方、心の働きが低下すると（心虚）、集中力は低下し、物忘れがひどくなったり、昼間眠くなったりする障害も起こります。

　心の不調が小腸に伝わると、下痢や排尿時の痛みなどの症状が現われます。逆に小腸にトラブルが起こると、不眠や精神不安定になることもあります。

心と小腸の機能と異常時の症状

現代医学的に見た主な機能

心

- 全身に血液と栄養を運ぶ
- 意識・思考・睡眠をコントロール
- 体温や発汗の調節

小腸

- 消化吸収を行い、主に水分を吸収する

精神的症状

- 集中力が低下する
- 気分が落ち込む
- 物忘れがひどい
- 興奮、高揚感
- 楽観的になる

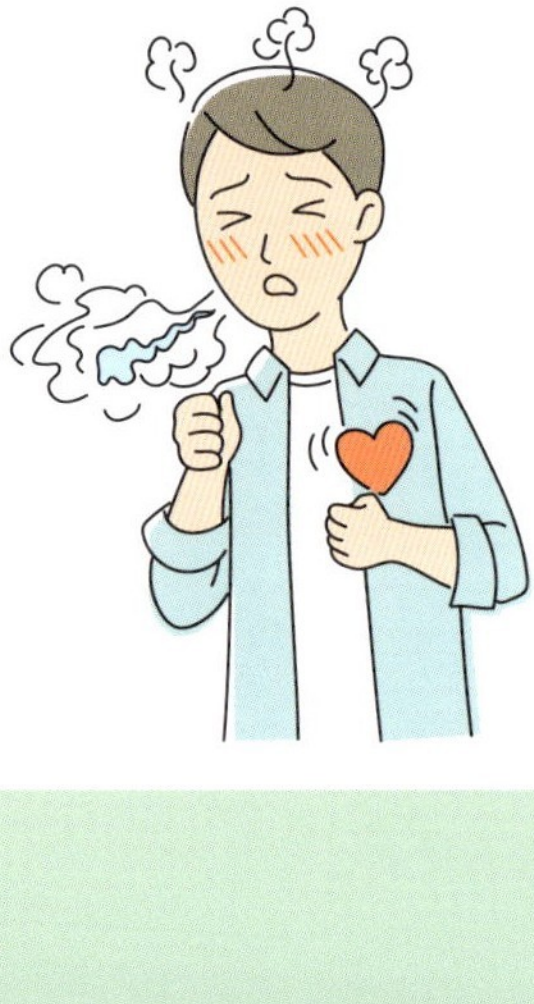

身体的症状

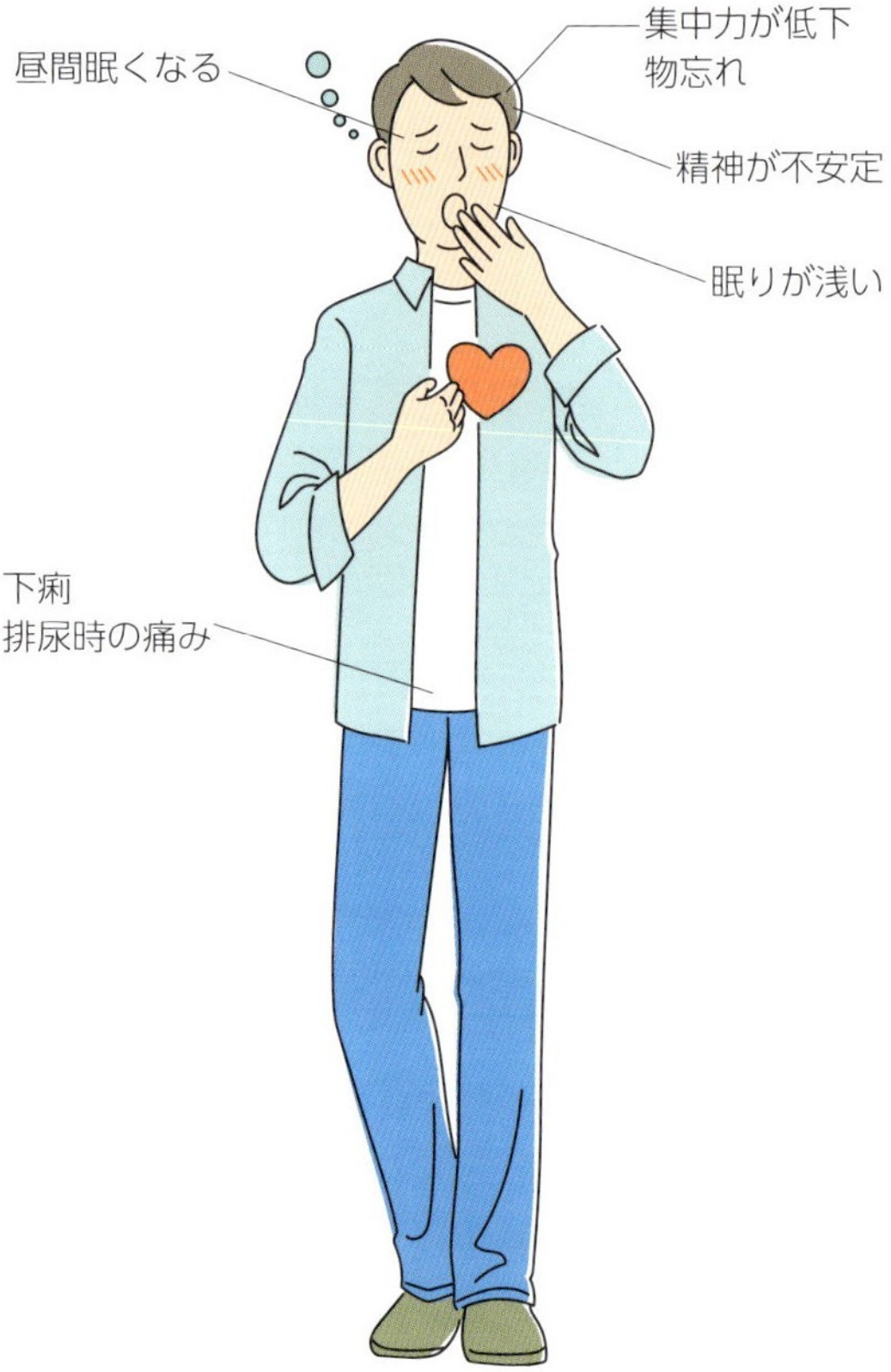

脾《ひ》

胃

五行で関連する部位や症状

五主 肉
五竅 口
五華 唇
五色 黄
五液 涎
五志 思
五声 歌

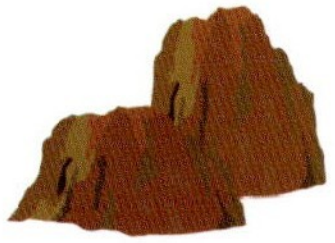

●脾と胃の働きと関係

脾の主な機能は胃や小腸などの、**消化吸収機能をコントロール**する働きで、消化によって作られた**栄養や水を吸収して全身に運ぶ**だけでなく、西洋医学でいう**腸管免疫**《ちょうかんめんえき》の働きにも関わっています。

また、脾には**血液が血管から漏れないように調節する働き**や、**皮膚や筋肉を作り維持する働き**もあります。感情面では「**思い**」と関係が深いとされています。

同じ土のグループの胃は、脾と協力して消化吸収を行い、消化した飲食物を小腸に送る働きをします。胃は脾の影響とともに、精神的な影響を受けやすい性質があります。

●脾の異常による症状

脾の機能が高まると（脾虚）、消化機能がダメージを受け、**食欲不振、消化不良、吐き気、膨満感**《ぼうまんかん》などの症状が現われます。

免疫機能は低下し、疲れやすくなったりもします。血液が血管から漏れやすくなるため、皮下出血《ひかしゅっけつ》が起こりやすくなります。また、筋肉が弱ったり萎縮《いしゅく》したりして、脱力感が出たり四肢がだるくなったりします。

同じ五行の口や唇にも変化が現れやすく、**味覚が鈍くなる、唇の赤味やつやがなくなる**などの症状が出ます。

さらに精神的には、ささいなことが気になって思い悩むことが多くなり、抑《よく》うつ状態に陥ることもあります。

脾の不調は胃にも伝わり、腹痛や下痢などを起こしたり、口内炎や口臭を発生させることもあります。

用語解説 **脾**：西洋医学でいう脾臓は胃の左後ろに位置し、消化機能はなく、血液を蓄えたり、免疫機能に重要なリンパ球を作る働きがある。

脾と胃の機能と異常時の症状

現代医学的に見た主な機能

脾

消化吸収機能を統括

免疫機能を正常に保つ

血管から血液が漏れないようにする

胃

胃に入ってきた飲食物を消化し、小腸に送る

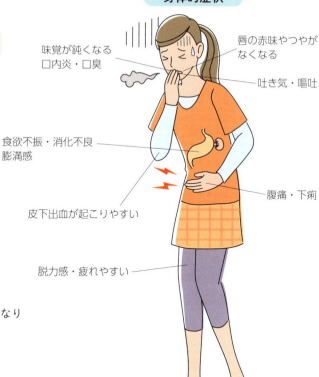

身体的症状

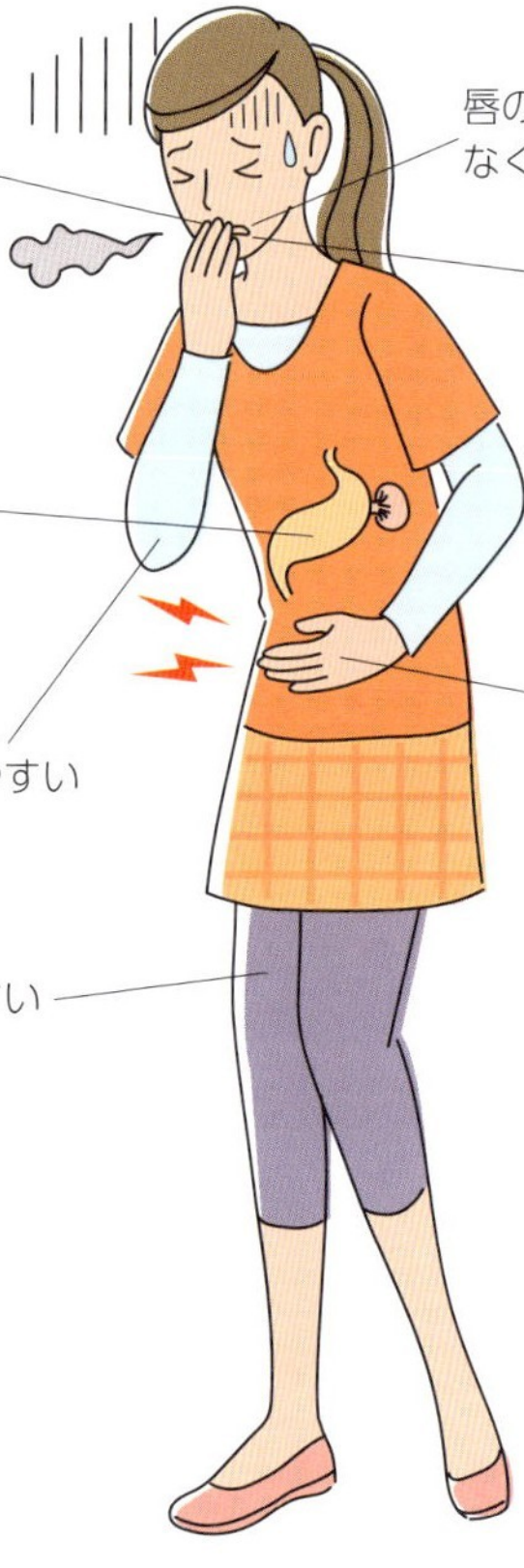

精神的症状

- ささいなことが気になり思い悩む
- 抑うつ状態になる

用語解説 **腸管免疫**：細菌、ウイルス、寄生虫、化学物質などの異物から身を守るため、発達したしくみ。食事によって腸管から吸収される栄養素への過剰な応答を抑制。

肺

大腸

五行で関連する部位や症状

五主 皮
五竅 鼻
五華 毛
五色 白
五液 涕
五志 憂
五声 哭

●肺と大腸の働きと関係

肺は、**呼吸機能の調節を行い、**体内の汚れた空気を外に出し、きれいな空気を体内に取り込む働きをします。そのため、肺は**全身の気の流れを統括する**重要な役目があるのです。

肺は五行の鼻や皮膚とも関係があるため、**呼吸機能や皮膚の機能を調節する働き**もあります。また肺は、血と水の生成も行うため、水は肺から全身に送られて汗となり、膀胱《ぼうこう》に送られると尿として排出されます。

感情面では**「憂《うれ》い」**や**「悲しみ」**などに関係します。

五行で同じ金の腑である大腸は、小腸から送られてきた消化物から余分な水分を吸収して便を作り、排泄する働きをします。大腸のこの働きは、肺の呼吸機能がスムーズになるのを助けています。

●肺の異常による症状

肺の機能が弱まると（肺虚）、**咳や痰《たん》**が出たり、**息切れや呼吸困難、喘息《ぜんそく》、胸の痛み**などの症状が現われます。また、水の流れが滞り、**むくみや排尿障害**が起こります。鼻では鼻水、くしゃみ、鼻づまりの症状が出て、風邪を引きやすくなります。皮膚では、**乾燥によるかゆみや肌荒れ、発汗《はっかん》異常《いじょう》**が起こります。

また、精神的に悲観的になったり、気分が落ち込みやすくなったります。

大腸は、肺の不調で水が届きにくくなると、便秘になりやすくなります。逆に、大腸にトラブルが起きると肺に影響が及び、せきや呼吸困難を引き起こすことがあります。

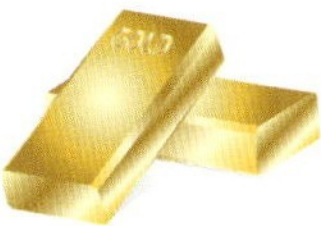

用語解説 **気**：目には見えないが、生命エネルギーの源とされている。食べ物や空気から取り込まれ、全身を絶えず巡っている（P66）。

肺と大腸の機能と異常時の症状

現代医学的に見た主な機能

肺

- 呼吸機能の調節を行う
- 血と水の生成と流れの調節
- 皮膚を正常に保つ

大腸

- 消化物から余分な水分を吸収して便を作り、排泄する

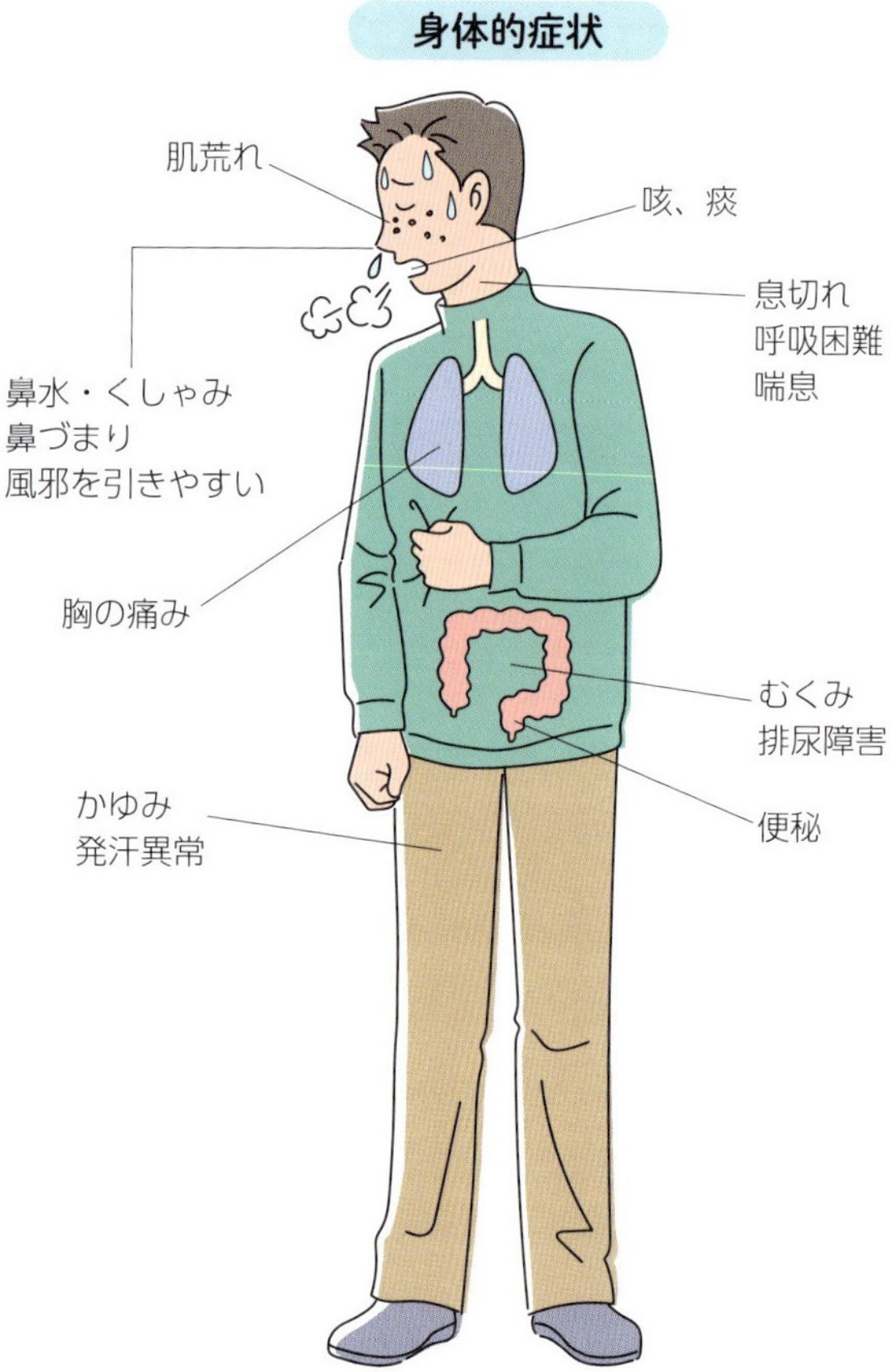

精神的症状

- 悲しんだり悲観的になりやすい
- 気分が落ち込みやすくなる

用語解説　**水**：現代医学の体液とほぼ同じ。全身をすみずみまで潤し、体調を整える（P70）。

腎《じん》

膀胱《ぼうこう》

五行で関連する部位や症状

五主 骨
五竅 耳
五華 髪
五色 黒
五液 唾
五志 恐
五声 呻

●腎と膀胱の働きと関係

腎は、**体内の水分代謝を調節し、**不要な物質や水分を尿として体外に排出します。水分代謝をスムーズにすることで肺の働きを助け、**呼吸機能や体液の維持、思考力の維持**にも大きく関わっています。

また、腎には副腎皮質《ふくじんひしつ》ホルモンや性ホルモンなどの分泌機能も含まれ、成長と生殖機能もコントロールし、**歯や骨、髪の成長を助け、生殖器の機能を維持**します。感情面では「恐《おそ》れ」の感情と関係があります。

五行で同じ水に属する腑である膀胱は、腎から送られてきた余分な水分を尿として蓄え、排泄する働きを担います。腎とは互いに密接な関係があります。

●腎の異常による症状

腎の機能が弱まると（腎虚）、体内に余剰な水分がたまり、**むくみが生じます**。すると肺の呼吸機能も不調となり、**咳や息切れ、皮膚の乾燥**などの症状が出てくることもあります。

成長や生殖機能に影響が及ぶと、**性欲が低下し、女性は妊娠しにくくなります**。

五行で関連する骨、耳、髪にも症状が現れます。**歯や骨がもろくなり、ひざや腰のだるさや痛み、耳鳴りや聴力低下、髪が抜けやすくなったり、白髪が増えたりする**など、老化が進むのです。

精神的には、些細なことにも**恐れたり怖がったり、忘れっぽくなったり、根気がなくなったり**します。一方、膀胱の機能が低下すると、腎の水分調節に問題を生じ、頻尿や夜間尿などの排尿障害や水分の代謝に影響が出ます。

腎と膀胱の機能と異常時の症状

現代医学的に見た主な機能

腎

体内の水分代謝を調節

呼吸機能や体液を維持

成長・生殖機能をコントロール

膀胱

余分な水分を吸収・排泄し、腎の水分調節を助ける

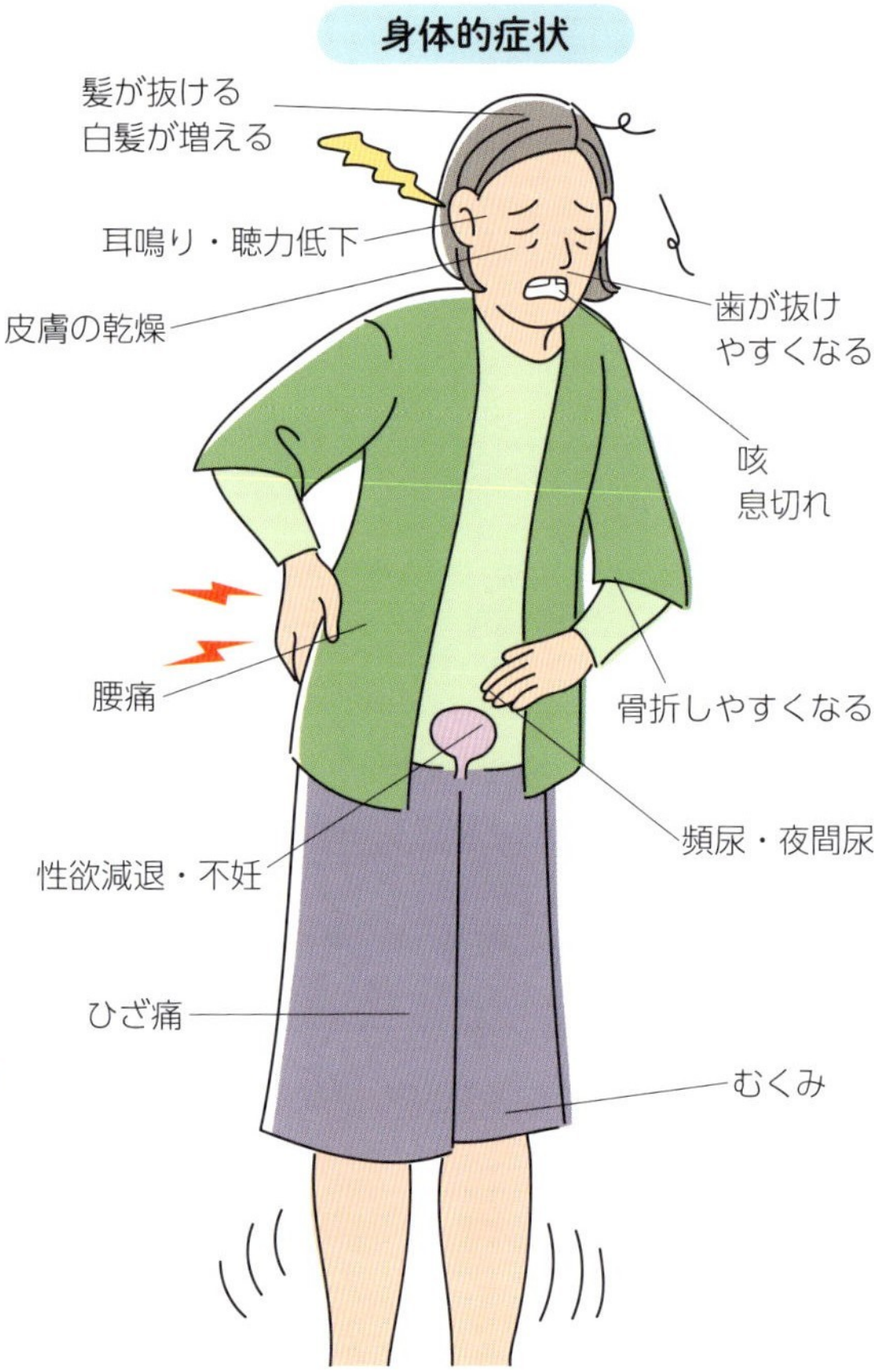

精神的症状

- ちょっとしたことに驚いたり怖がったりする
- 強迫観念が強くなる
- 忘れっぽくなる
- 根気がなくなる

病気の場所を表す 表裏・内外・上中下

漢方医学では、病気の場所を示す用語があり、身体の範囲がそれぞれ決められています。

病気の位置を示す 表裏・内外・上中下

漢方医学では、病気の存在する場所を**表裏**《ひょうり》**・内外**《ないがい》**・上中下**《じょうちゅうげ》などで表します。**表**は、皮膚表面や体表《たいひょう》近くの筋肉を示し、**裏**は、身体の内部の臓腑《ぞうふ》、つまり**内臓の中でも特に消化管**を意味します。また、表から裏への移行部分を**半表半裏**《はんぴょうはんり》といい、深部の筋肉や縦隔《じゅうかく》、気管支などに該当します。一般的に感染症などの病気は表（身体の表面）から侵入して、裏（内臓）に入り込んで重症化するとされています。

表裏は、虚実《きょじつ》（Ｐ30）や寒熱《かんねつ》（Ｐ32）と組み合わせて、異常がある部位や状態を表します。たとえば表虚《ひょうきょ》や表熱《ひょうねつ》、また裏実《りじつ》や裏寒《りかん》といった使い方をします。

一方、表裏と似た概念に**内**と**外**があります。表裏の裏は内臓を主に示しますが、内は単に**身体の内部を指す**ときに用いられます。外も単に身体の外側を示す用語で、範囲は表より広く、皮膚表面だけでなく半表半裏が含まれる場合もあります。

上中下で身体上の位置を示す

病気や異常のある場所の、身体上の位置を表すのが、**上中下**です（左図参照）。また、広義では上中下と同じ意味で、**上焦**《じょうしょう》**・中焦**《ちゅうしょう》**・下**《げ》**焦**《しょう》という言葉も用いられます。一方、狭義では身体の胴体部分を特に三焦《さんしょう》に分け、上焦は**みぞおちより上の心胸部**、中焦は**剣状突起**《けんじょうとっき》**（みぞおちにある突起）からへそまでの間**、下焦は**へそより下の下腹部**を指す場合もあります。

病気の存在する場所

表裏・内外

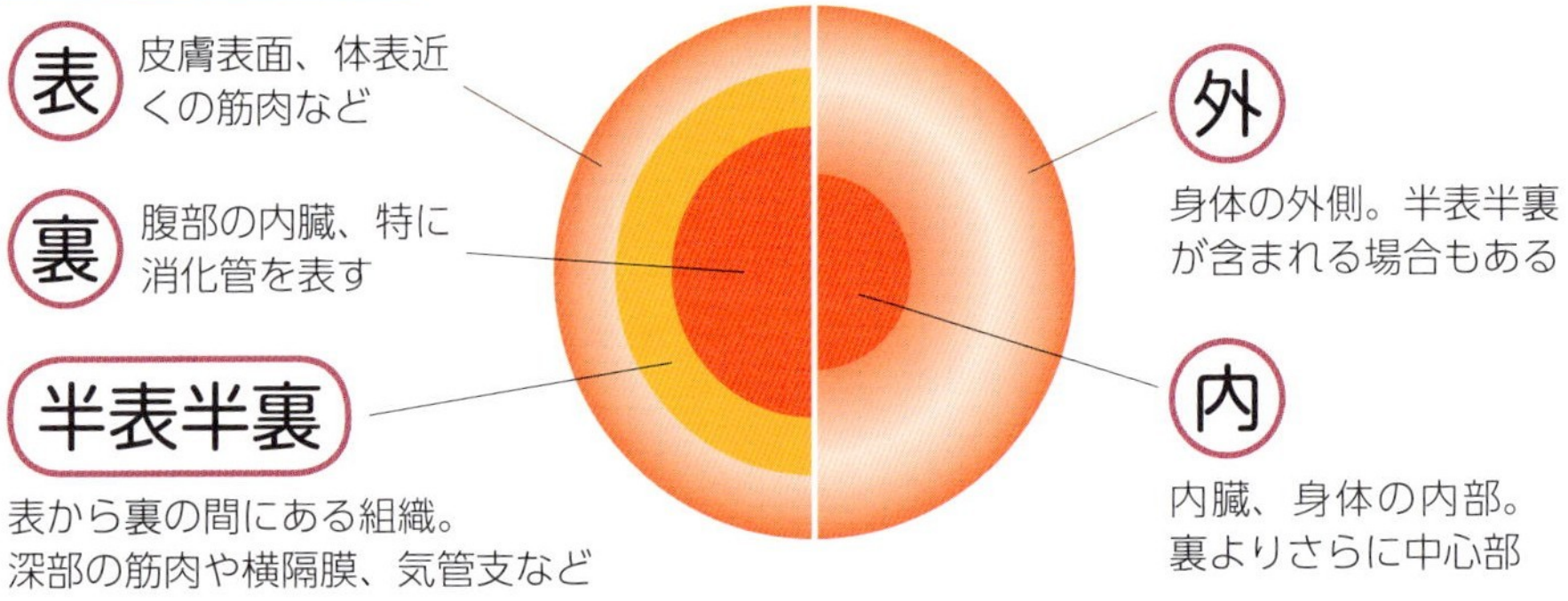
表
皮膚表面、体表近くの筋肉など
裏
腹部の内臓、特に消化管を表す
半表半裏
表から裏の間にある組織。深部の筋肉や横隔膜、気管支など
外
身体の外側。半表半裏が含まれる場合もある
内
内臓、身体の内部。裏よりさらに中心部

広義

上中下

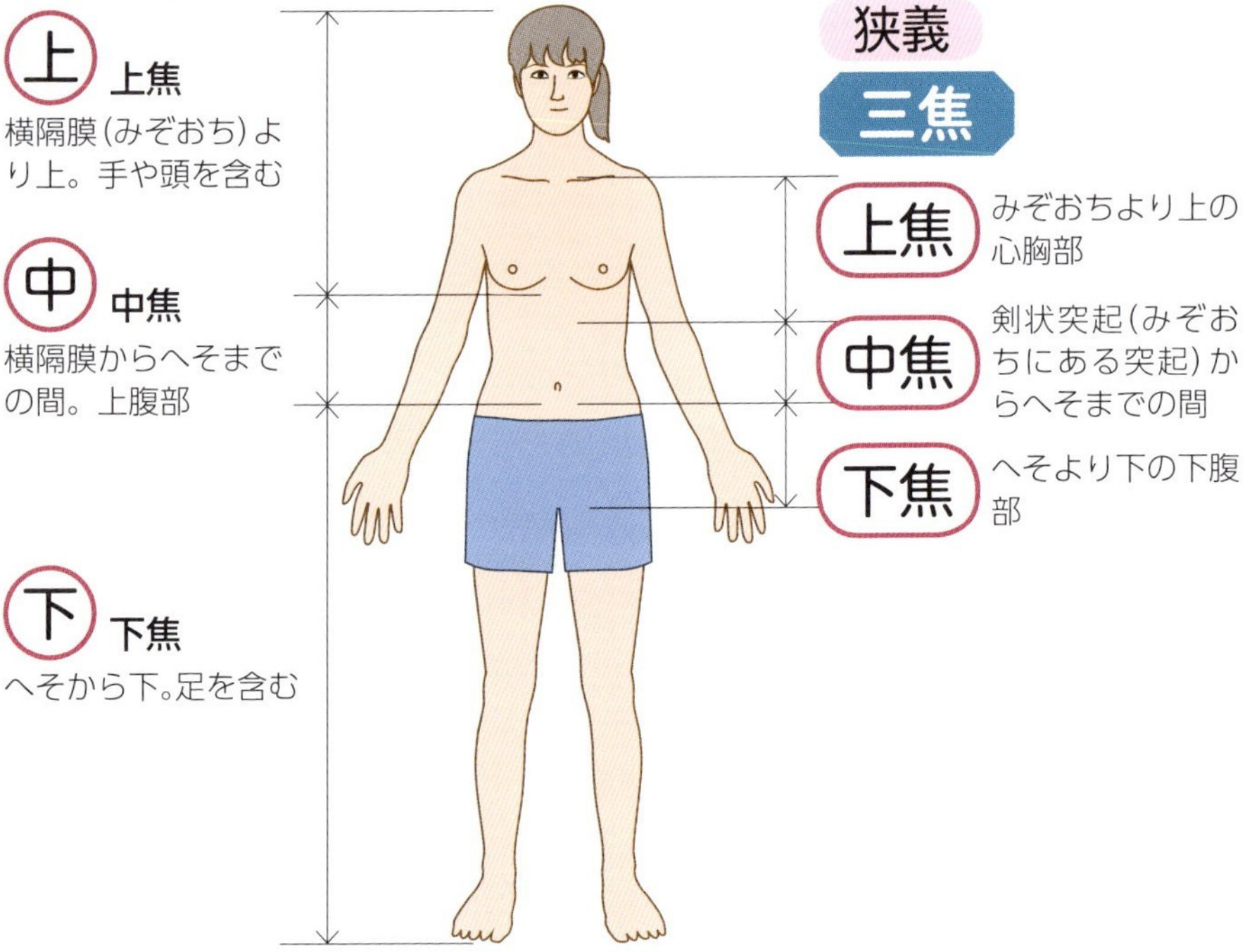
上 上焦
横隔膜（みぞおち）より上。手や頭を含む
中 中焦
横隔膜からへそまでの間。上腹部
下 下焦
へそから下。足を含む
狭義
三焦
上焦
みぞおちより上の心胸部
中焦
剣状突起（みぞおちにある突起）からへそまでの間
下焦
へそより下の下腹部

病気を起こす病因

病気の原因は、外因《がいいん》・内因《ないいん》・不内外因《ふないがいいん》の3種類に分けられます。病気になったときは、原因を特定することが治療の第一歩です。

古代中国における病因

古代中国医学では正気《せいき》（身体の抵抗力）が邪気《じゃき》（病気の原因）に負けると病気になるとされましたが、この邪気とは、現代医学的には身体ストレスや情動ストレスに相当すると考えられます。

約3000年前に書かれた儒教の経典『周礼《しゅらい》』には、**気候の変化（外因）に逆らうことや七情《しちじょう》の乱れ（内因）が病気の原因**になると記載されています。

また、中国最古の医学理論の古典『黄帝内経《こうていだいけい》』では、病因として過剰な七情とは別に、**生活習慣の乱れなど不内外因**が区別されています。

内因・外因・不内外因の三因論

宋の時代に成立した臨床医学書『三因極一病証方論《さんいんきょくいつびょうしょうほうろん》』（三因方《さんいんぽう》）により、病因を**外因**《がいいん》、**内因**《ないいん》、**不内外因**《ふないがいいん》に分けた**三因論**《さんいんろん》が提唱され、病因ごとの予防法や治療法についてもまとめられました。この三因論は後世に大きな影響を与えており、今日の漢方医学にも踏襲《とうしゅう》されています。

治療をするときは、まずはこれらの病因を特定することが重要になります。

◆それぞれの病因

病気になる原因のうち、外因とは身体の外から来る病因です。内因とは、身体の内側から起こる病因、不内外因は外因にも内因にも属さない病因です。それぞれどのように特徴があるのか、次ページから詳しく解説していきます。

漢方医学における3種類の病因

現代医学的原因分類	漢方医学的病因		
	内因 (→P.60参照) 身体の内側で起こる病因	外因 (→P.58参照) 身体の外からくる病因	不内外因 (→P.62参照) 外因でも内因でもない病因
身体ストレス 物理的ストレス		六邪《ろくじゃ》(六淫《ろくいん》) (→P.58参照) 寒・暑・燥・湿・風・熱 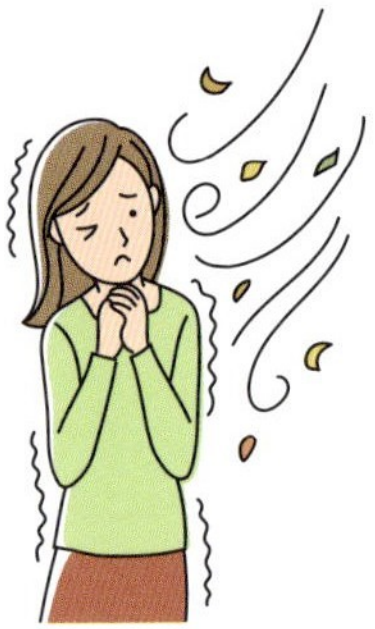	内因・外因以外の特殊なもの 自然の理法に背くもの 飲食の不摂生(飢餓・飽食) 声の出し過ぎ・心身の過労 不規則な生活・不測の障害 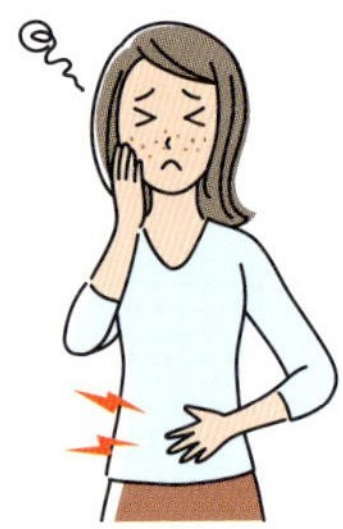
生物的ストレス		温疫の気 (→P.58参照) 急性伝染病の病原体	
情動ストレス	七情 (→P.60参照) 怒・喜・思・憂・悲・恐・驚 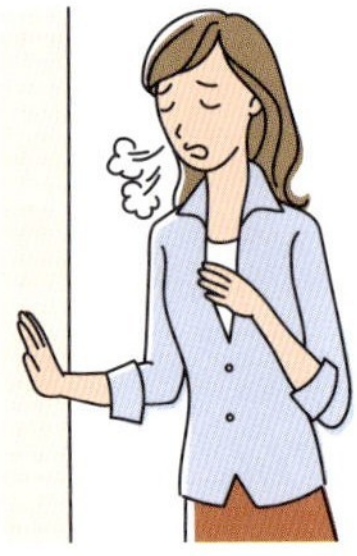		心身の過労 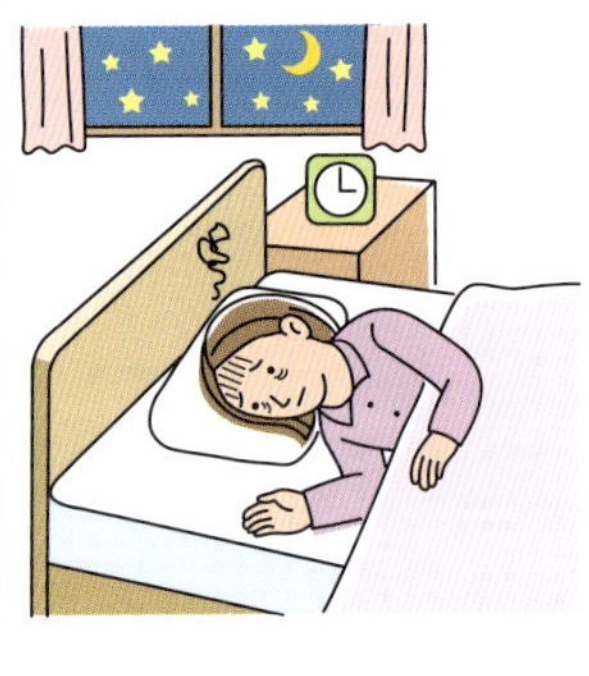

用語解説　**『三因極一病証方論』**：宋《そう》の時代の1174年に、陳言《ちんげん》（960－1279）によって書かれたとされている。全18巻。

外因となる六邪

外因とは、身体に影響する異常な気候と、ウイルスや細菌など、身体の外から入ってくる病気の原因を意味します。

6種類の気候の刺激が強いと病因に

古代において気候の変化は現代以上に深刻な病因でした。そもそも気候の変化は、「寒《かん》・暑《しょ》・湿《しつ》・燥《そう》・風《ふう》・熱《ねつ》」の六気に分けられます。

寒は寒さ、暑は暑さ、燥は乾燥、湿は湿気、風は空気の対流で起こる風、熱は熱波など猛烈な暑さのことです。

六気の現象が強過ぎると身体に悪影響を及ぼします。冬でも寒過ぎると身体の冷えがひどくなり、血液や体液の循環が悪くなりますし、冬なのに暖か過ぎると体調を崩しやすくなります。このように六気が強くなると、病気の原因となり、六邪《ろくじゃ》（六淫《ろくいん》）へ転化します。

◆六邪とは

六邪は、それぞれ寒邪《かんじゃ》、暑邪《しょじゃ》、燥邪《そうじゃ》、湿邪《しつじゃ》、熱邪《ねつじゃ》、風邪《ふうじゃ》と呼ばれ、種類によって、身体に様々な症状が現れますが、風邪《ふうじゃ》という言葉が現代では「かぜ」を意味するように、我々の生活にも馴染みの深い言葉になっています。また、六邪は単独で身体に入って発症する場合と、複数で一緒に入り込む場合があります。

清代になると、温病《おんびょう》学ではこの六邪のほか、「温疫《おんえき》の気」と呼ばれる、今でいうインフルエンザなど感染力の強い急性伝染病の病原体に相当する病因が加わりますが、これも外因の一種と考えられます。

現代医学からみると、六邪の外因は物理的ストレス、温疫の気は生物的ストレスと考えられます。

こうした外因は、まず身体の経《けい》絡《らく》に侵入し、そこから臓腑に及ぶと考えられていました。

用語解説 **温疫の気**：流行性や急性の伝染病をもたらす原因となるウイルスや細菌などの病原体のこと。

六邪の種類と特徴

次の六気が強くなり、病気の原因となる。

暑

夏の暑い盛りに多い。体温が上昇したり、汗が過剰に出たりすることで、脱水症状などが起こりやすい。同時に気も不足して、倦怠感が現れることも。

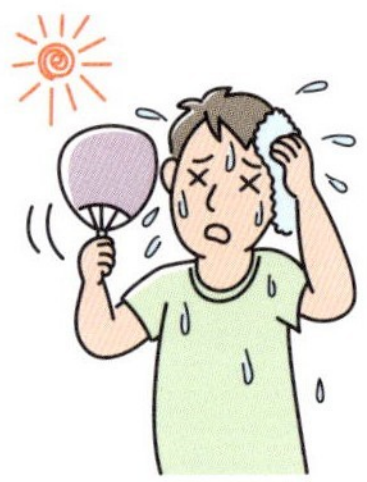

寒

冬の気温が低い時期に多い。血液や体液の巡りが悪くなり、手足や身体の冷えが起こる。寒邪が内臓に入ると、吐き気や下痢の症状が見られることもある。

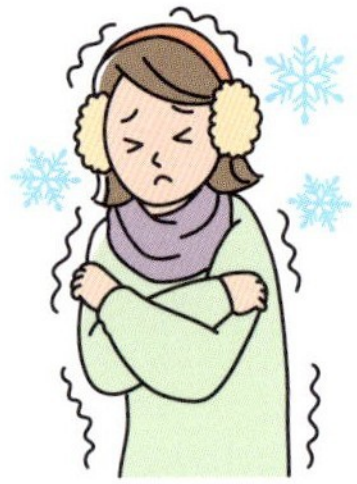

燥

秋から冬の乾燥の強い時期に現れやすい。皮膚や髪、口や鼻などが乾燥しやすくなる。肺に侵入すると、せきが出やすくなり、喘息が発生することもある。

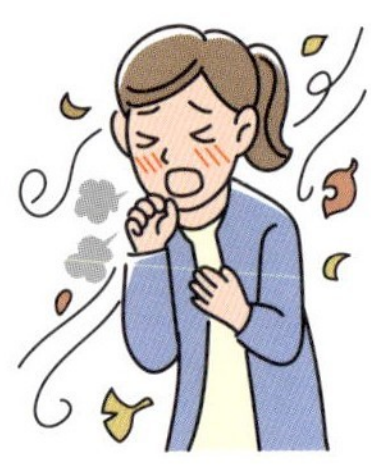

湿

梅雨や夏の湿度が高い時期に多い。体内に侵入すると、頭が重く圧迫されるような症状やむくみが出たり、下痢になりやすい。病気が治りにくくなる。

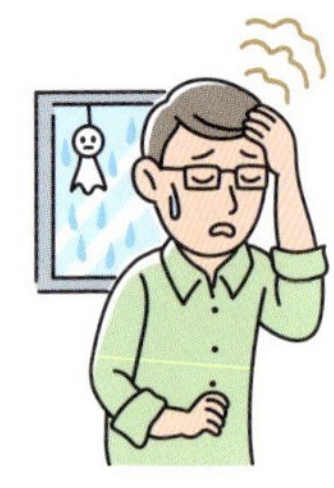

熱

季節性はなく、ほかの邪気が熱化して起こる。高熱が出たり、顔が赤くなったり、汗が出るなどの症状が出る。体力を消耗し、全身が乾燥する。精神不安定になることも。

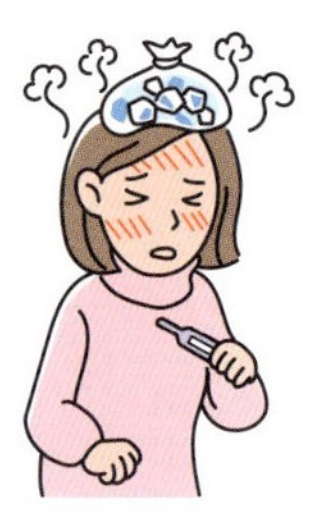

風

1年を通して現れやすいが、特に春によく見られる。急性の場合が多く、風が吹くように患部や症状が変わる。ほかの邪気を一緒に引き込むことがある。

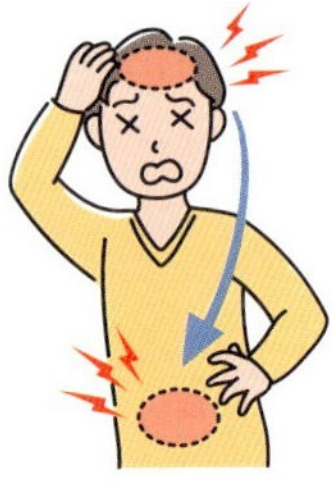

用語解説　温病《おんびょう》（うんびょう）：中国清代に確立した病因論。感染症において傷寒論は寒に対する治療を主体とするのに対し、温病学では熱に対する治療が主体となる。

内因となる七情

感情の急激な変化や持続は、身体の内側から起きる病気の原因とされてきました。

七情《しちじょう》は精神的ストレス理論と一致

古代中国医学では、**怒り・喜び・思い・憂《うれ》い・悲しみ・恐れ・驚きの7つの感情を「七情《しちじょう》」**と呼びます。

この7つの感情は、普通であれば病気の原因になりませんが、強い感情の変化が急に起こったり、強過ぎたり、長く続いたりすると、病気の原因**「内因」**となり、身体に悪い影響を与えます。それぞれの感情は、五臓と関係しているため、怒りが激し過ぎると肝《かん》、喜びが大き過ぎると心など、特定の五臓を痛めて、不調を招くことがあります（左図参照）。

また、七情の変化は気にも影響を与えます。七情と気の関係は、「恐により気は下がる」、「驚により気が乱れる」、「怒により気が上がる」、「思により気は結ぶ」、「喜により気が緩む」、「悲と憂により気が消える」とされています。驚き過ぎると気が乱れて精神的に不安定になる、思い（考え）過ぎると脾を傷つけ気が落ち込むなどです。「病は気から」とは、まさにこの状態を指した言葉なのです。

◆七情の変化とストレス

こうした七情の変化は、驚きと恐れが**急性のストレス期**、思いや怒りが**持続的なストレス期**、悲しみと憂いが**慢性的なストレス期**に引き起こされる感情といえます。喜びはストレスからの解放でも起こりますが、喜び過ぎは身体には悪い影響を与えるのです。現代医学のストレス理論や心身医学が現れる数千年も昔から、古代中国医学では心身と病気の関係が注目されていたのです。

七情の種類と特徴

七情は過剰になると、関係が深い臓腑と気血水を乱し、病気を引き起こす。

肺	悲 憂(気が消える) 過剰な悲しみと憂いは、呼吸器の働きに影響を与え、気と水の流れを妨げる。
肝	怒(気が上がる) 激しい怒りは肝を傷つけ、気と血が上昇して頭痛やめまいなどの症状が起こることもある。
心	喜(気が緩む) 喜び過ぎると気が緩み、集中力が低下したり不眠になったりする。
脾	思(気を結ぶ) 思い悩み過ぎると脾《ひ》の働きが弱くなり気は停滞。食欲不振、腹痛などが起こり、やる気も低下する。
腎	恐(気が下がる)・驚(気が乱れる) 過度な恐れは、気を下げて腎《じん》を傷つけ、失禁してしまうことも。また、極度の驚きは気が乱れる。動悸や不眠、精神不安定などの症状が出る。

七情とストレスの関係

七情は現在のストレスの経過に当てはめて考えることができる。

第1段階 急性のストレス期

恐れ　驚き

第2段階 持続的なストレス期

怒り　思い

第3段階 慢性的なストレス期

憂い　悲しみ

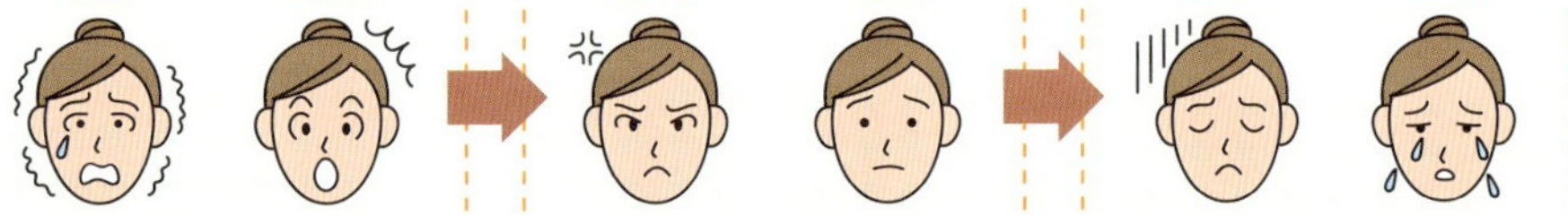

交感神経が強く働く。

交感神経と副交感神経がともに強く働く。

交感神経と副交感神経の働きがともに弱まる(抑《よく》うつ的状態)。

ストレスからの解放

喜び

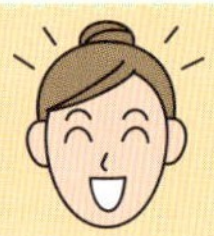

副交感神経が働く。

ただし、喜び過ぎは自律神経バランスを崩す

不内外因となる生活習慣

現代でも大きな問題になっている生活習慣の乱れは、古代中国医学では不内《ふない》外因《がいいん》に分類され、すでに注意が促されていました。

食生活の乱れと過労には特に注意

不内外因《ふないがいいん》は、外因にも内因にも属さない病気の原因です。今でいう生活習慣病や外傷などがこれにあたります。生活習慣の中でも病因になりやすいのが、**食生活の乱れと過労**です。

食生活では特に、**少食、過食、偏食**が問題です。食事量が少な過ぎると、栄養不足となり、気血《きけつ》が不足し、正気（身体の抵抗力）も不足します。食べ過ぎると、脾《ひ》をはじめとする臓腑に負担がかかり、気血の流れは乱れ、体調不良となります。

また、甘いものや脂っこいもの、冷たいものなどを食べ続けると、臓腑に負担をかけ、腹痛、下痢や便秘など、身体に悪影響を及ぼします。

適度な労働、運動、睡眠休養を

過労は、**仕事や勉強、運動などのし過ぎ**、遊びやセックスのし過ぎなどでも起こります。

身体に疲れがたまると、気血が消耗して、疲労感や無気力など様々な症状が現われます。

また、心労が蓄積すると脾や心が傷つき、動悸や食欲不振となります。立ちっぱなし、歩きっぱなし、座りっぱなし、寝たきりなど、同じ動作を長時間続けることも、五臓に悪い影響を与えます。

反対に、体を動かさない怠惰な生活をしても、気血も停滞します。臓腑の働きは低下し、病気の予防には**適度な労働や運動、休養**が大切です。

不内外因の種類

食生活の乱れ

少食

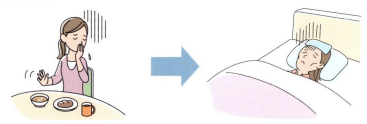

栄養不足になり気血が不足する

正気（身体の抵抗力）が低下

過食

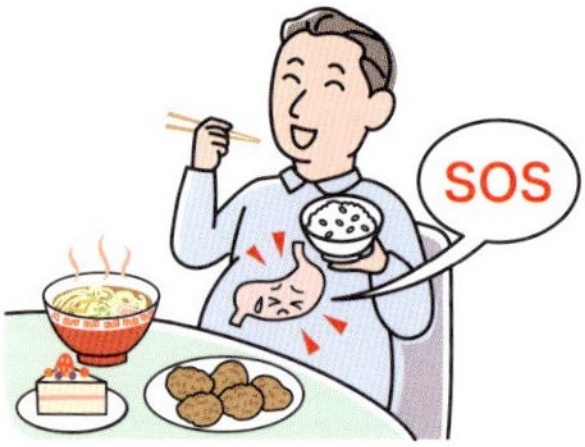

内臓への負担が大きく、気血の流れが乱れる

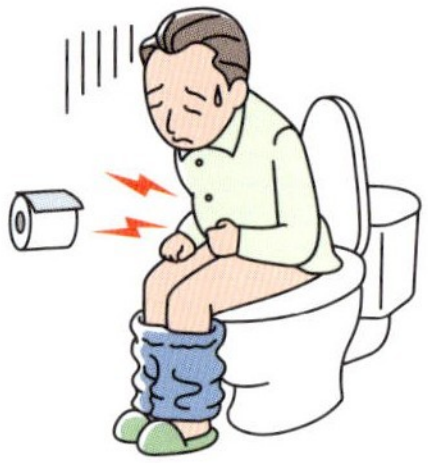

腹痛、便秘などの様々な不調が現れる

偏食

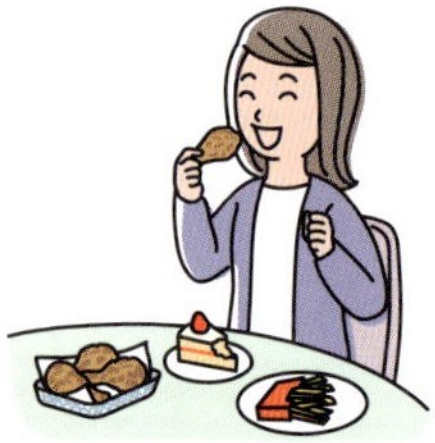

甘いもの・脂っこいもの・冷たいもの
➡消化不良・腹痛や下痢

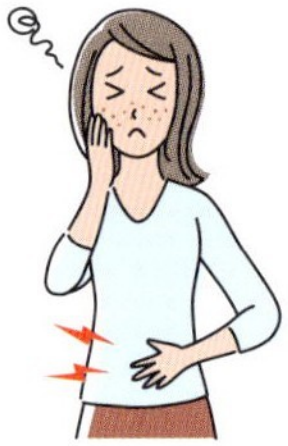

身体に様々な不調が現れる

過労

- 過度な労働・勉強
- 過度な遊び・運動
- 過度な性生活
- 目の酷使
- 座りっぱなし、立ちっぱなし、歩きっぱなし
- 睡眠不足

その他

- 切り傷、打撲、骨折、やけどなど
- 休み過ぎ、怠惰な生活
- 寝たきり
- 心労（考え過ぎ、悩み過ぎ）

日本で育まれた気血水理論

気《き》・血《けつ》・水《すい》のバランスが崩れると病気になる、という気血水理論は、古代中国医学の基礎の上に日本で発展させた医学理論です。

身体を構成する気《き》・血《けつ》・水《すい》

気《き》・血《けつ》・水《すい》は身体を構成する要素です。これらのバランスが崩れると病気になります。

◆気は生きる力

気は、人が生きていくために必要なエネルギーのことです。目で見ることはできませんが、「元気」「やる気」のように、身体や心で感じることができます。

気の概念は古くからあり、中国では戦国時代の書物、『呂氏春秋《りょししゅんじゅう》』に記されています。それによると、天気には天の気と地の気があり、天の気は太陽の光や熱、空気など宇宙からのエネルギー、地の気は流れる水や大地に育まれた食物などが発する大地からのエネルギーを指しています。

人は、**これらのエネルギーを呼吸や食物摂取により体内に取り入れ**、全身を満たすことで生きる力としているのです。

◆全身に栄養を運ぶ血

血は、目に見えない気のエネルギーが実体化したもので、**全身に栄養を運びます**。現代医学の血液に近いものと考えられます。気・血が全身を絶え間なく巡っている状態が健康で、巡りが悪くなると、身体に不調が現われます。

◆水は体液に近いもの

水は、身体を潤す血以外の液体で、古代中国医学では**「津液《しんえき》」**と呼んでいるものに該当し、現代医学でいう体液に近いものです。**水が全身にバランスよく満たされているのが理想の状態**です。

余分な水が体外に出るときは、汗、涙、尿などになります。

用語解説 **呂氏春秋**：中国の戦国時代の末期、紀元前239年に編纂された26巻からなる百科全書。道家や儒家の思想から陰陽論、農学論などジャンルを超えた古代中国の知恵と知識を収載。

中国の気血論をもとに気血水理論を考案

この気血水理論は、江戸後期の医師、吉益南涯《よしますなんがい》がそれまで古方《こほう》派が否定した中国の気血思想を日本的に復活させ、気血と水（血以外の体液）による理論を構築し、著書『医範《いはん》』や『気血水薬徴《きけつすいやくちょう》』にて紹介しました。以降、気血水理論は、日本独自の発展を遂げ、漢方医学では、この**気・血・水のいずれかに不足や停滞が起こると、病気が現れる**とされ、主に診断や治療で使われています。

鍼灸においても気血は、経絡《けいらく》に沿って全身を流れる（流注《るちゅう》）とされ、経絡上にある経穴《けいけつ》（ツボ）を鍼や灸で刺激し巡らせることが、治療のポイントとなります。

身体を構成する気血水

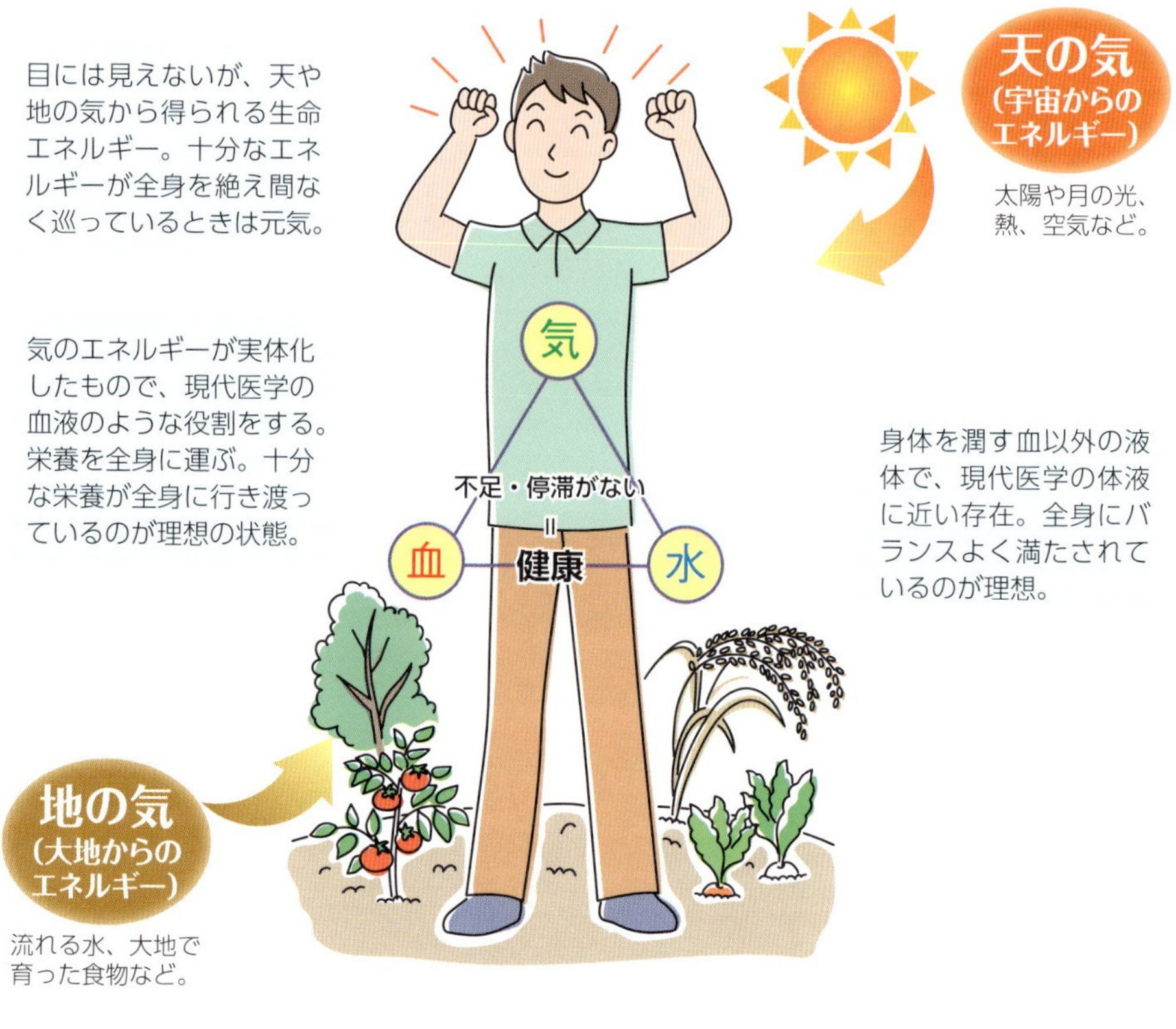
目には見えないが、天や地の気から得られる生命エネルギー。十分なエネルギーが全身を絶え間なく巡っているときは元気。
天の気（宇宙からのエネルギー）
太陽や月の光、熱、空気など。
気
気のエネルギーが実体化したもので、現代医学の血液のような役割をする。栄養を全身に運ぶ。十分な栄養が全身に行き渡っているのが理想の状態。
身体を潤す血以外の液体で、現代医学の体液に近い存在。全身にバランスよく満たされているのが理想。
不足・停滞がない
＝
健康
血
水
地の気（大地からのエネルギー）
流れる水、大地で育った食物など。

用語解説　**気血思想**：古代中国医学の基本思想。気と血が身体を巡ることで生命活動が維持されているという考え方。血をさらに、血と水（血以外の体液）に分けたのが気血水理論。

気の異常と症状

全身を巡る生命エネルギーの気が乱れると、様々な不調が現われます。症状や治療法は、気の異常の違いにより異なります。

気の乱れは4つに分けられる

気《き》・血《けつ》・水《すい》の中でも、気は人が元気に過ごすために最も重要とされ、気が病むことが**「病気」**とされました。気の乱れは、生命エネルギーの不足や停滞などによって起こります。気の異常で起こる病態には**「気虚《ききょ》」「気滞《きたい》」「気鬱《きうつ》」「気逆《きぎゃく》」**などがあり、それぞれ症状や対処法が異なります。

◆気虚

生命エネルギーの気が不足した状態が気虚です。元気がない、食欲がない、疲れやすいなどの症状が出ることがあります。漢方薬治療では、**補気剤《ほきざい》**で気を補います。補気剤は、呼吸や食物から生命エネルギーを取り入れる肺機能や胃腸機能などを高める薬です。

◆気滞と気鬱

気が滞っている状態が気滞で、頭が重い、喉が詰まる感じ（**咽中《いんちゅう》炙臠《しゃれん》**）などの症状が出ることがあります。**気の停滞によって気がふさがった状態**（**肝気鬱結《かんきうっけつ》**）**が気鬱**です。気分が重い、落ち込みやすいほか、うつ病のような症状が現れることがあります。また、気滞と症状が一部重なることもあります。漢方薬治療には気を巡らす**行《こう》気剤《きざい》**が用いられます。

◆気逆

全身を巡る気が逆行、または上半身に上気した状態が気逆です。のぼせ、げっぷ、発汗、頭痛、動悸、肩こりなどの症状があります。漢方薬治療では、気を落ち着かせる**降気剤《こうきざい》**を使います。これら気を整えるために使われる漢方薬を総称して**気剤**といいます。

用語解説 **病気**：中国最古の医学書『黄帝内経《こうていだいけい》』にある、「百病は気より生ず」（すべての病気は気の乱れから生まれる）という一文が、病気の語源になったといわれている。

気の異常による症状と対処法

気虚

気の総体量が不足した状態

処方される漢方薬

● 補気剤《ほきざい》

四君子湯《しくんしとう》、六君子湯《りっくんしとう》、人参湯《にんじんとう》、補中益気湯《ほちゅうえっきとう》など(人参、黄耆《おうぎ》、大棗《たいそう》、白朮《びゃくじゅつ》、茯苓《ぶくりょう》などを含む生薬)

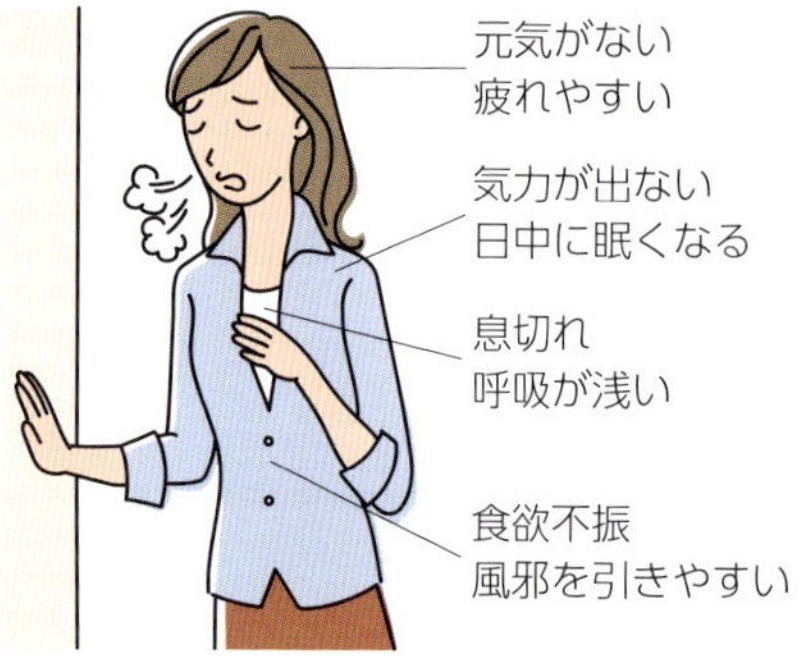
元気がない
疲れやすい
気力が出ない
日中に眠くなる
息切れ
呼吸が浅い
食欲不振
風邪を引きやすい

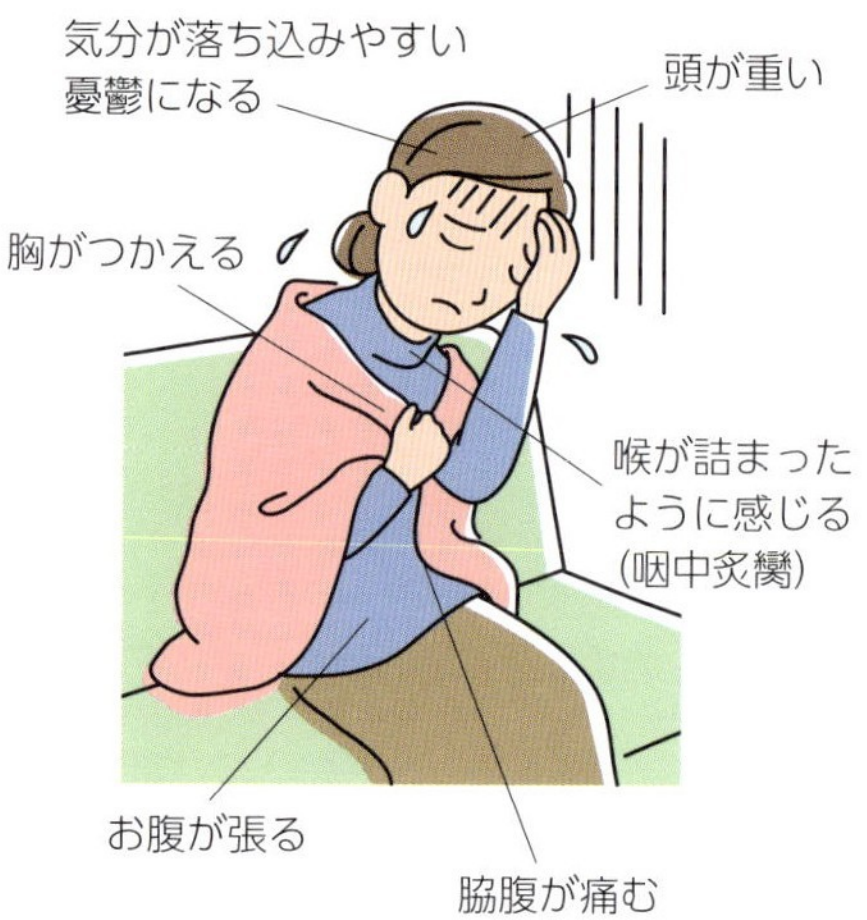
気分が落ち込みやすい
憂鬱になる
頭が重い
胸がつかえる
喉が詰まった
ように感じる
(咽中炙臠)
お腹が張る
脇腹が痛む

気滞

気が滞っている状態

処方される漢方薬

● 行気剤《こうきざい》

半夏厚朴湯《はんげこうぼくとう》、香蘇散《こうそさん》など(厚朴、紫蘇葉《しそよう》、半夏、香附子《こうぶし》、甘草《かんぞう》などを含む生薬)

気鬱

気がふさがっている状態(肝気鬱結《かんきうっけつ》)

処方される漢方薬

● 行気剤《こうきざい》

四逆散《しぎゃくさん》、加味帰脾湯《かみきひとう》など(柴胡《さいこ》を含む生薬)

気逆

気が逆行または上気した状態

処方される漢方薬

● 降気剤《こうきざい》

半夏厚朴湯《はんげこうぼくとう》、苓桂甘棗湯《りょうけいかんそうとう》、桂枝加竜骨牡蠣湯《けいしかりゅうこつぼれいとう》など(蘇子《そし》、杏仁《きょうにん》、半夏、桂枝などを含む生薬)

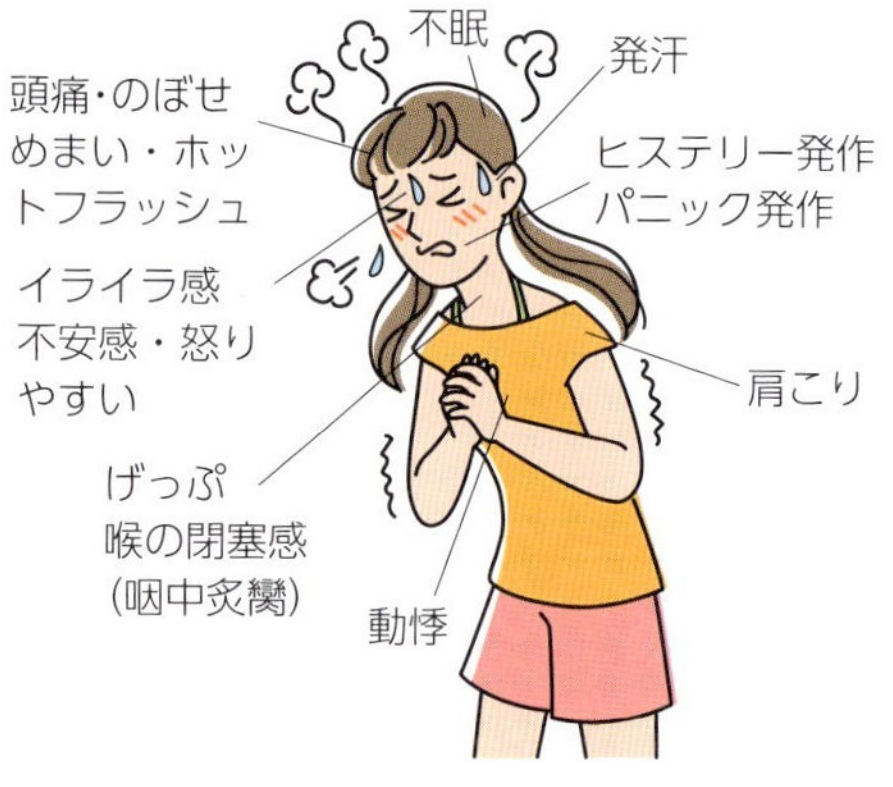
不眠
発汗
頭痛・のぼせ
めまい・ホッ
トフラッシュ
ヒステリー発作
パニック発作
イライラ感
不安感・怒り
やすい
肩こり
げっぷ
喉の閉塞感
(咽中炙臠)
動悸

用語解説　**気剤**：気の不足（気虚）・停滞（気滞・気うつ）・逆行（気逆）などを改善する際に処方される。四君子湯、四逆散、桂枝加竜骨牡蠣湯など。

血の異常と症状

血が全身を巡らないと、気のエネルギーの停滞や栄養の不足が起きて心身に不調が現われます。女性に多い症状のため注意が必要です。

症状のタイプは「血虚《けっきょ》」と「瘀血《おけつ》」

常に全身を巡っている血は、不足したり滞ったりすると、全身に気のエネルギーや栄養が十分に行き届かなくなり、様々な不調が現れてきます。

血液の不足や血を作る機能低下で起こるのが**「血虚《けっきょ》」**、血液の流れが滞って起こるのが**「瘀血《おけつ》」**です。

◆血虚

「血虚」の状態になると、様々な部位で栄養や潤いが不足し、**皮膚の老化、肌の乾燥、髪のぱさつき、爪がもろくなる、貧血、冷え、こむら返り**などの症状が現われやすくなります。脳などの中枢神経《ちゅうすうしんけい》に異常が及ぶと、集中力の低下や不眠などが起こることもあります。

血虚の漢方薬治療では、血を補う**補血剤《ほけつざい》**を使います。

◆瘀血

「瘀血」状態になると、**口の渇き、目の下のくま、痔、月経痛増強、月経不順、腰痛、便秘**などの症状が現れることがあります。なお、水分摂取が不足すると、瘀血状態を悪化させる場合があります。

「瘀血」は、現代医学的には、毛細血管《もうさいけっかん》での血流の停滞や低下（微小循環障害《びしょうじゅんかんしょうがい》）により引き起こされる病態です。血小板が過剰に付着したり、赤血球が塊になったりして、いわゆる**血液がどろどろになって細い血管を通れなくなる状態**だと考えられています。

瘀血の漢方薬治療では、血の流れをスムーズにする**駆瘀血剤《くおけつざい》**を用います。このように血のバランスを整えるために使われる漢方薬は、総称して**血剤《けつざい》**と呼ばれます。

血の異常による症状と対処法

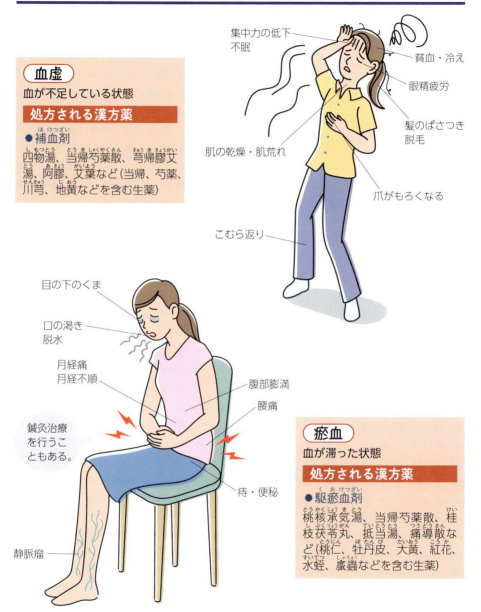

血虚

血が不足している状態

処方される漢方薬

● 補血剤《ほけつざい》

四物湯《しもつとう》、当帰芍薬散《とうきしゃくやくさん》、芎帰膠艾湯《きゅうききょうがいとう》、阿膠《あきょう》、艾葉《がいよう》など(当帰、芍薬、川芎《せんきゅう》、地黄《じおう》などを含む生薬)

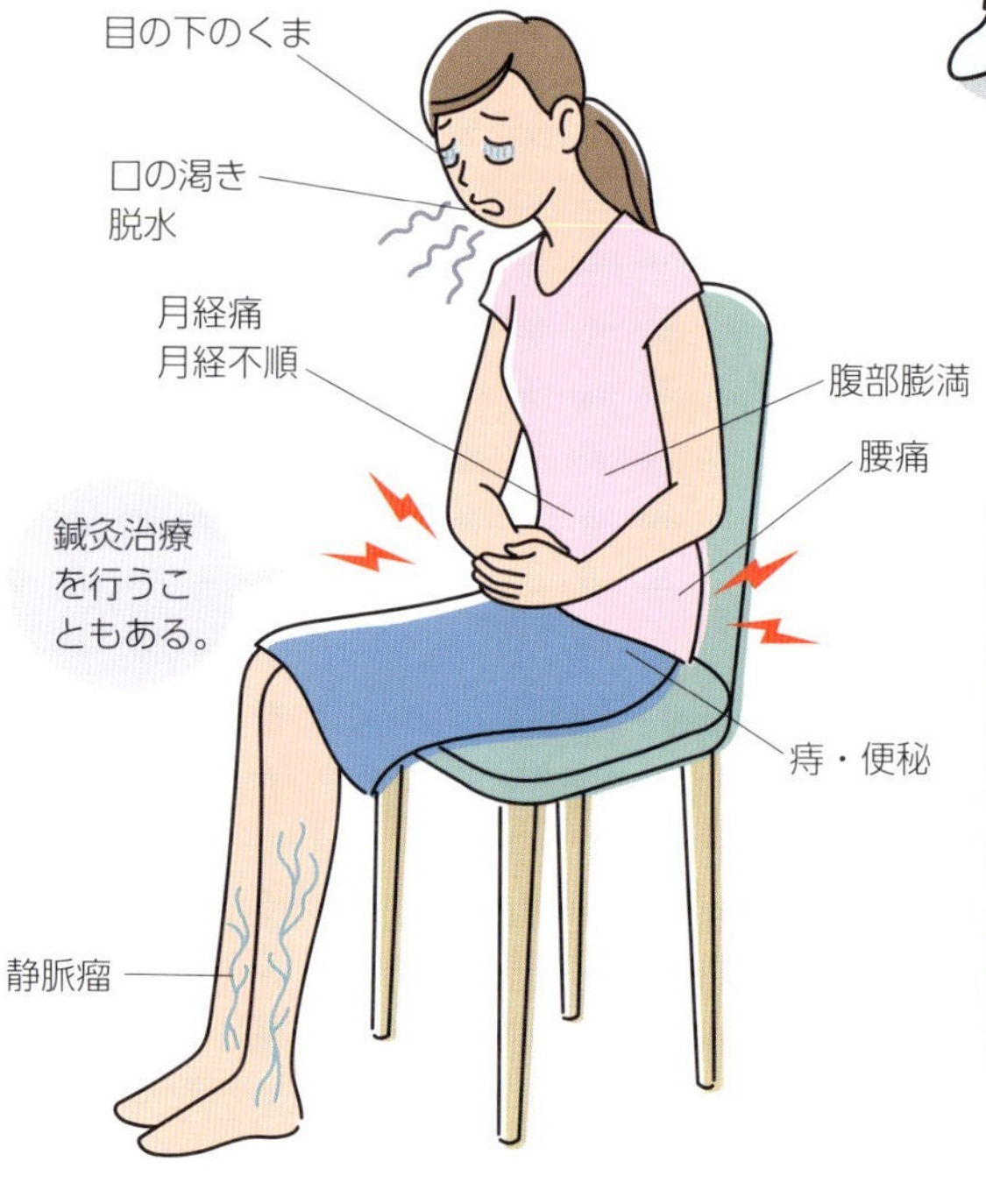

瘀血

血が滞った状態

処方される漢方薬

● 駆瘀血剤《くおけつざい》

桃核承気湯《とうかくじょうきとう》、当帰芍薬散、桂枝茯苓丸《けいしぶくりょうがん》、抵当湯《ていとうとう》、痛導散《つうどうさん》など(桃仁《とうにん》、牡丹皮《ぼたんぴ》、大黄《だいおう》、紅花《こうか》、水蛭《すいてつ》、䗪蟲《しゃちゅう》などを含む生薬)

水の異常と症状

身体全体を潤す水は、代謝機能の異常や停滞、偏在などでバランスが崩れると不調が現われます。

体液に近い概念「水」の働き

水は、古代中国医学の気・血・津液《しんえき》・(精) の理論がもとになっています。「水」は、中医学でいう**「津液《しんえき》」**とほぼ同じで、江戸時代、吉益南涯《よしますなんがい》が津液を水として再構築した概念です (P65)。

これは、高温多湿の日本の風土により引き起こされる不調を説明するために、必然性のある考え方だったといえます。

水は現代医学では体液に近い概念で、**身体全体を潤し栄養をすみずみまで運ぶ役割**を果たします。

身体への水の吸収、発汗・排尿などの代謝機能の異常や水の分布の異常、流れの停滞などが起こると、水のバランスが崩れて様々な症状が現れてきます。

症状のタイプは「水毒《すいどく》」と「水滞《すいたい》」

水毒と水滞はほぼ同じ意味で使われてきましたが、水の代謝障害を**「水毒《すいどく》」**、水の不足や停滞を**「水滞《すいたい》」**と考えるとよいでしょう。

2つの症状や治療法は、重なることが多いため、ここでは一緒に紹介します。

水毒や水滞の原因は、身体の冷えや水分のとり過ぎ、塩分の濃いものの食べ過ぎ、運動不足などが挙げられます。

症状にはめまい、立ちくらみ、耳鳴り、頭痛や頭重感《ずじゅうかん》、吐き気のほか、むくみ、冷え、下痢、尿量減少などがあります。

水毒、水滞に対する漢方薬治療としては、どちらにも水をさばく**利水剤《りすいざい》**を用います。

用語解説 **水毒**：解釈によっては、水毒は水によるトラブル全体を意味する広い概念。水滞はその中の、水の流れが停滞した一現象を表す言葉とされることもある。

水の異常による症状と対処法

水毒・水滞

水の代謝異常、水の不足や停滞

処方される漢方薬

● 利水剤《りすいざい》

桂枝加朮附湯《けいしかじゅつぶとう》、防已黄耆湯《ぼういおうぎとう》、越《えっ》婢加朮湯《ぴかじゅつとう》など（茯苓《ぶくりょう》、蒼朮《そうじゅつ》、白《びゃく》朮《じゅつ》、沢瀉《たくしゃ》、猪苓《ちょれい》などを含む生薬）

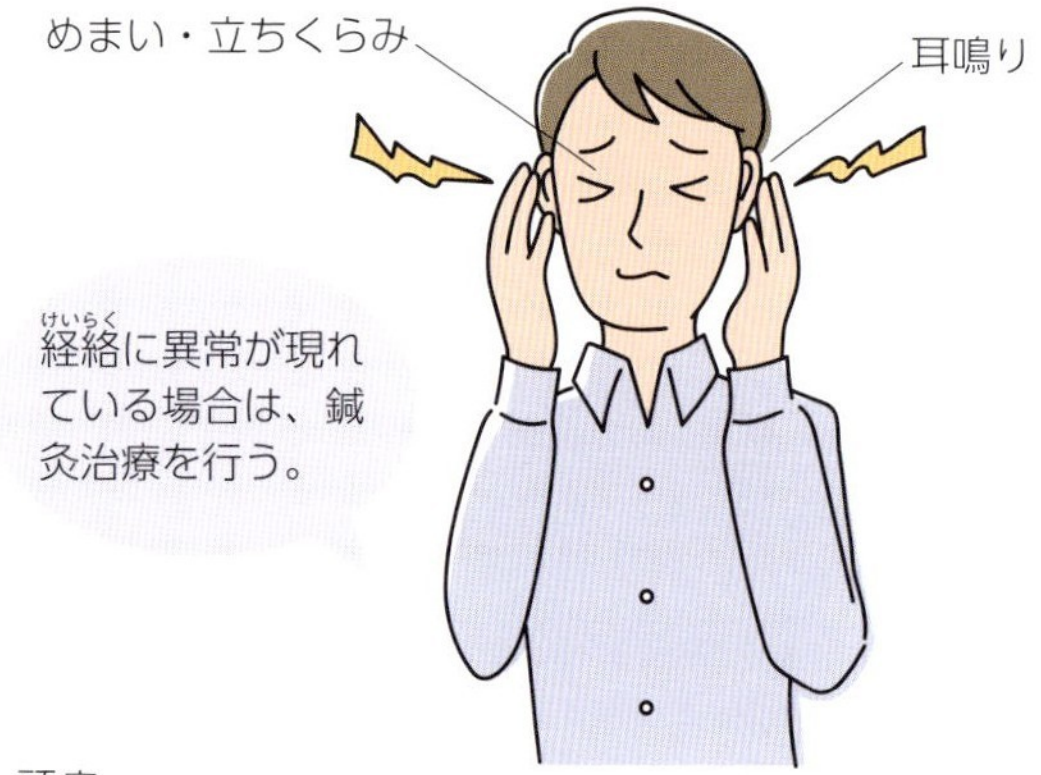
めまい・立ちくらみ
耳鳴り
経絡《けいらく》に異常が現れている場合は、鍼灸治療を行う。

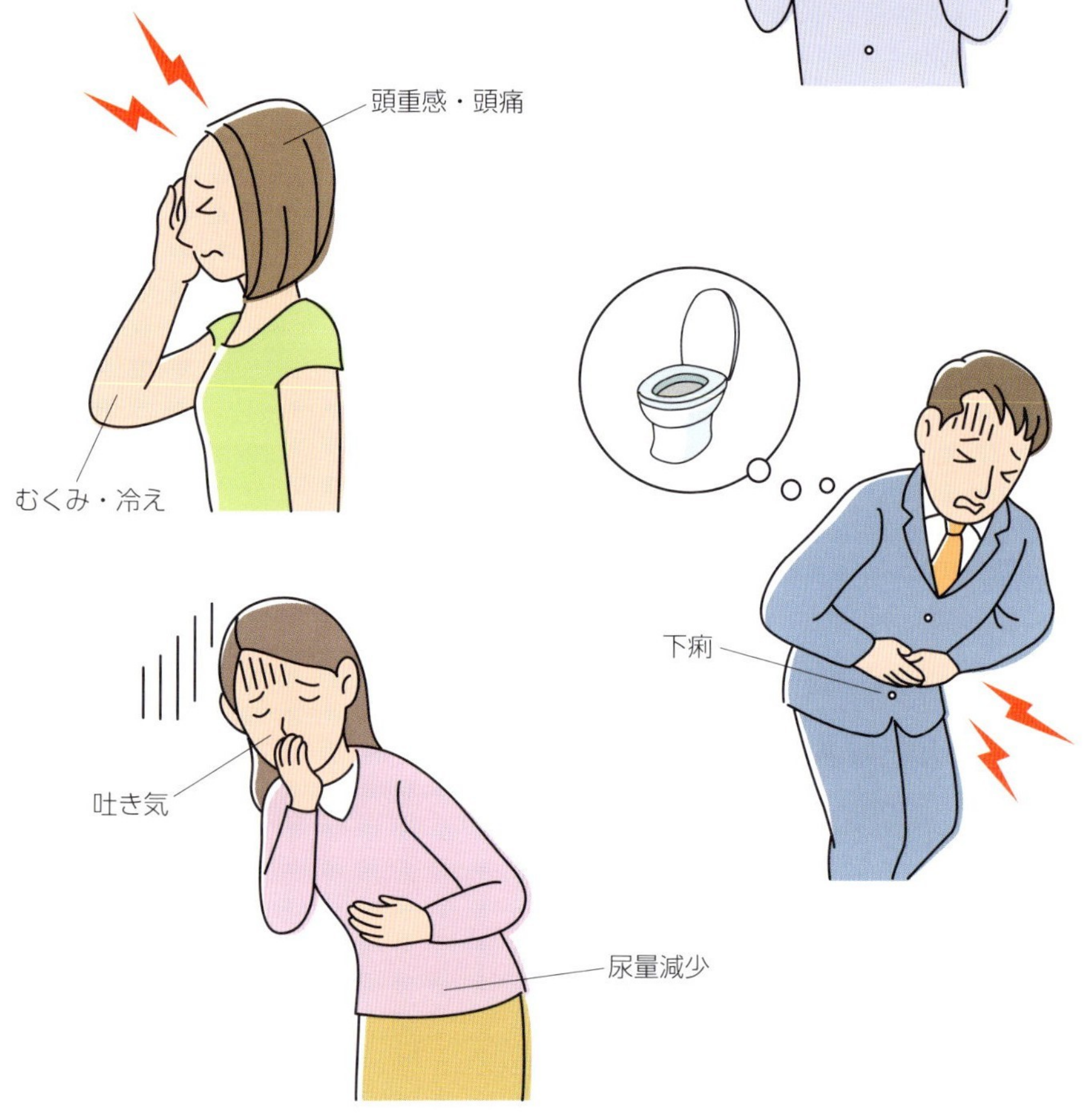
頭重感・頭痛
むくみ・冷え
下痢
吐き気
尿量減少

用語解説 **精**：現在の中医学では、人体を構成する基本的な物質に精も挙げられる。身体を動かす活力の源。

病気のステージを表す六病位

急性の感染症は、6つの段階を経て進行していき、病態や治療法がそれぞれ異なります。

熱性の三陽《さんよう》と寒性の三陰《さんいん》

古代中国医学では現代のインフルエンザや風邪、チフスなどの急性感染症を「傷寒《しょうかん》」と呼びました。その臨床的な治療法をまとめた古典の『傷寒論』では、病気の進行を外邪《がいじゃ》の進行状況より6つのステージに分けています。これは**六《ろく》病位《びょうい》**と呼ばれ、**太陽病《たいようびょう》、少陽病《しょうようびょう》、陽明病《ようめいびょう》、太陰病《たいいんびょう》、少陰病《しょういんびょう》、厥陰病《けついんびょう》**の6つの病期から構成されています。太陽、少陽、陽明をまとめて**三陽《さんよう》**、太陰、少陰、厥陰をまとめて**三陰《さんいん》**といいます。

◆太陽病期と少陽病期と陽明病期

太陽病期は最も初期の段階で、外邪は表にあるため、**悪寒《おかん》**や**発熱**を生じ、首や肩などの筋肉がこわばる（頸項強《けいこうきょう》・項背強《こうはいきょう》など）時期を指します。

少陽病期は、「**往来寒熱《おうらいかんねつ》**」といって寒気と発熱が交互に出現する熱が持続し、せきなどの呼吸器症状や、吐き気、食欲不振などの消化器症状が出たりする時期です。

陽明病期は、外邪は裏に入り**悪熱**や**潮熱**のため、身体の内部に熱がこもるため苦しくなり、便秘になりやすい時期です。

◆太陰病期と少陰病期と厥陰病期

太陰病期は内臓が冷えるため（裏寒《りかん》）、吐き気や嘔吐、下痢や胃痛などの症状が出たりして体力を消耗するのが特徴です。

少陰病期はさらに身体がだるくなり、すぐ横になりたくなるほどに気力も体力も衰えるのが特徴です。

厥陰病期は寒《かん》が極まった状態とされ、足が冷えるのに上半身はのぼせたりすることもあります（上

用語解説　**外邪**：病気を引き起こす外因の六邪や温疫の気を総称して外邪という。

熱下寒）。

ストレス学説における病期

20世紀初頭、カナダの生理学者セリエは、激しいストレッサーにさらされると、どんな病期にも共通する身体の適応反応として、「汎適応症候群」が起こることを発見しました。その病期を、**警告反応期**、**抵抗期**、**疲憊期**《ひはいき》の三期に分け、警告反応期はさらに、早期の**ショック相**とその後の**反ショック相**に分かれます。

この汎適応症候群の病期は、漢方医学の「六病位」と合致し、警告反応期は太陽病期、抵抗期は陽明病期と小陽病期、疲憊期は太陰病・少陰病・厥陰病の三陰病期に当てはまるのです。

東西両医学における病期と寒熱

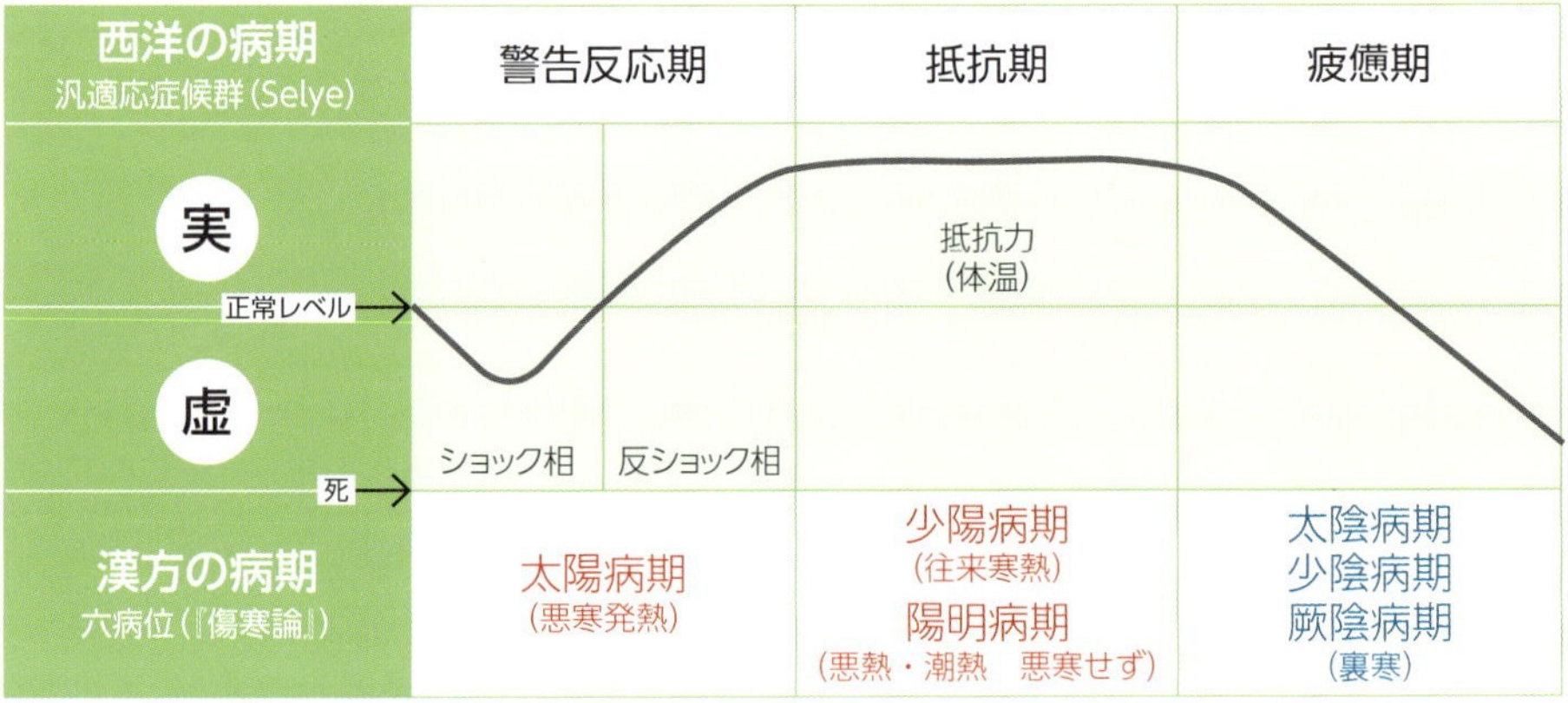

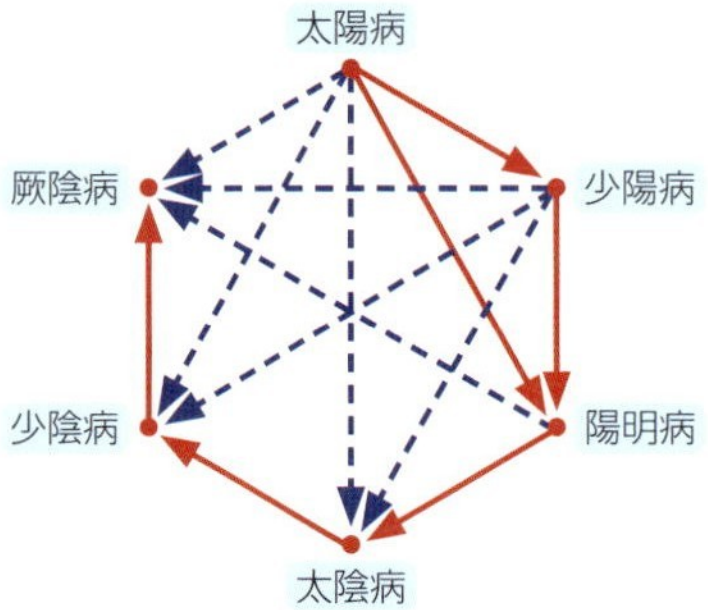

通常、病気は太陽病から始まり、少陽病、陽明病へと進み、三陰は太陰病、小陰病、厥陰病へと進む。しかし急激な病気の場合は、太陽病から陽明病に移行したり、太陽病から太陰病へ一気に移行することもある。

用語解説　**六病位**：六病位を大きく２つの病期に分けると、三陽は、正気が外邪と熱を出して戦っている状態を特徴とし、三陰は、正気が外邪に負けて抵抗力が弱まり、身体の内側の腹部の内臓（裏）が冷えた裏寒の状態を特徴とする。中医学では「六経分類」という。

六病位で見る病気の進行

病気は通常、太陽病から1ステージずつ進行していくが、正気や外邪の状態によっては太陽病から陽明病や太陰病へ急激に進行することもある。

太陽病

外邪が身体に入り、皮膚や筋肉の表面近くの浅いところで正気と戦う。

悪寒・発熱があるが汗は出ず、頭痛や筋肉のこわばりが起こる。

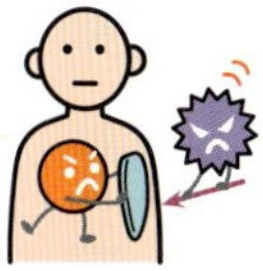

少陽病

外邪が内部の縦隔《じゅうかく》・気管支、上部消化管などの半表半裏《はんぴょうはんり》に侵入、正気は抵抗して戦う。

悪寒と発熱が交互に現れ、便秘や吐き気など消化器の症状や、めまいが起きる。

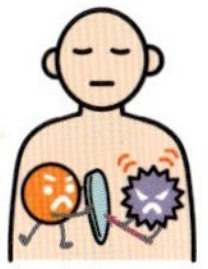

陽明病

外邪が身体の深部まで入り込むが、正気はまだなお抵抗する。

内臓の中でも特に消化管に熱がこもる裏熱証《りねつしょう》となる。高熱が続き、便秘になりやすい。

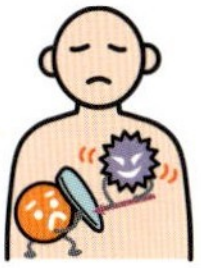

太陰病

外邪が身体の深部まで入り、正気が外邪に抵抗できなくなった状態。

内臓が冷え、機能が低下。裏寒虚証《りかんきょしょう》となる。嘔吐や下痢の症状が出やすい。

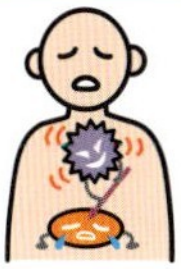

少陰病

正気が外邪に負けた状態。

気力が衰えて伏せることが多くなる。身体の表面が冷える表寒証《ひょうかんしょう》では頭痛、悪寒、身体の痛み、裏寒証《りかんしょう》では腹痛や下痢が起こりやすい。

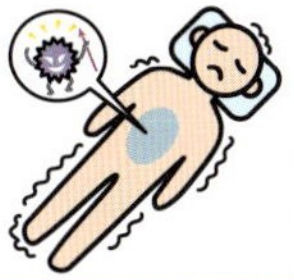

厥陰病

正気が外邪に大敗した状態。

陽の気が昇るため、上半身はのぼせて口が渇くが足は冷える。尿の出が悪くなり、食事はとれない状況となる。

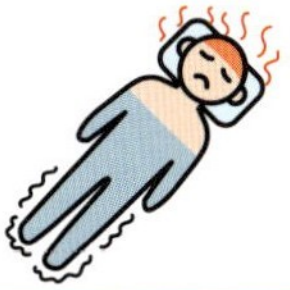

2章

漢方医学の診察と診断

漢方医学では、治療者の五感（味覚除く）を使って、患者の身体の状態を診察します。どのような方法で何を診ているのか、どんな状態が異常だと診断されるのか、詳しく解説していきます。

証を決める四診

診察では四診《ししん》により、治療者の味覚以外の五感を駆使して患者の身体の状態を詳細にチェックします。

治療者の知識と経験が必須の診察法

患者の心身の状態をしっかり把握し証を決めるために行う漢方医学ならではの診察方法が**四診《ししん》**で、**望診《ぼうしん》**、**聞診《ぶんしん》**、**問診《もんしん》**、**切診《せっしん》**の4つから成り立っています。**望聞問切《ぼうぶんもんせつ》**と略して呼ばれることもあります。古代中国の古典**『難経《なんぎょう》』**に記載されたものが、現在の四診の基本となっています。四診は、治療者の味覚以外の五感を駆使して行われ、豊富な知識と経験が必要です。

望診は、**視覚を使って**患者の動作や状態を観察する診察法です。皮膚や舌の状態、体型や動きなどから異常を診断します。この望診でも、舌の状態を診る**舌診《ぜっしん》**が特に重要です。

聞診は、**聴覚と嗅覚を使って**患者から発せられる音やにおいから診断する診察法です。声や話し方、せきやお腹の音、口臭や体臭などから異常を見つけ出します。

問診は、基本的には西洋医学で行われる問診と同じですが、**患者に自覚症状や生活習慣、病歴（既往歴と現病歴）などについて質問**し、情報を集めます。漢方医学ではさらに証を決定するのに重要な症状の有無を聞き出します。

切診は触診の意味で、**触覚など**の**体性感覚**を使って、患者の身体に直接触れて行う診察法です。湯液《とうえき》（漢方薬）治療の切診では主に**脈診《みゃくしん》（脈状診《みゃくじょうしん》）**、**腹診《ふくしん》**を行い、伝統的な鍼灸治療においては**脈診（脈差診《みゃくさしん》）**、**背診《はいしん》**のほか、経絡《けいらく》や経穴《けいけつ》（ツボ）に触れて異常を診断する**切経《せっけい》**を行います。実際は、問診と同時に望診や聞診も行われます。

用語解説　**難経**：『黄帝内経』の理論を踏まえ、後漢の時代以降に成立したと考えられている。正式名は『黄帝八十一難経』。鍼術の理論と臨床をまとめたもので、今日の伝統的鍼灸の基本となっている。

四診による診察

全身の状態を様々な角度から診察し、証を立てるための判断材料とする。

問診

患者の話から様々な情報を集める診断法。自覚症状や生活習慣、病歴、経過などを質問する。

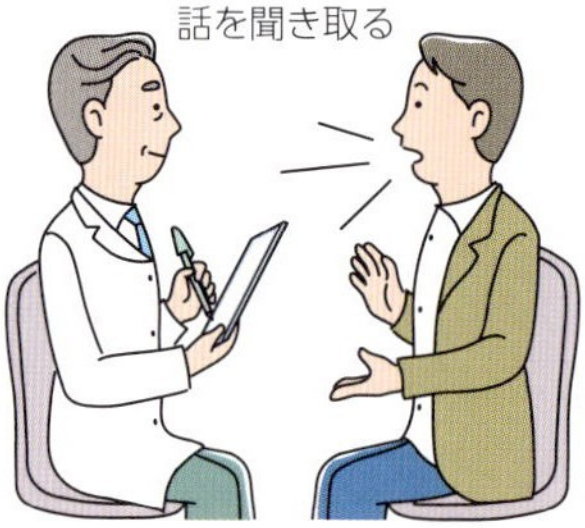

切診

患者の身体に直接触れて診察する。湯液（漢方）治療では主に脈とお腹を触診する。鍼灸治療では、脈診に加え、背中と経絡と経穴（ツボ）の触診も行う。

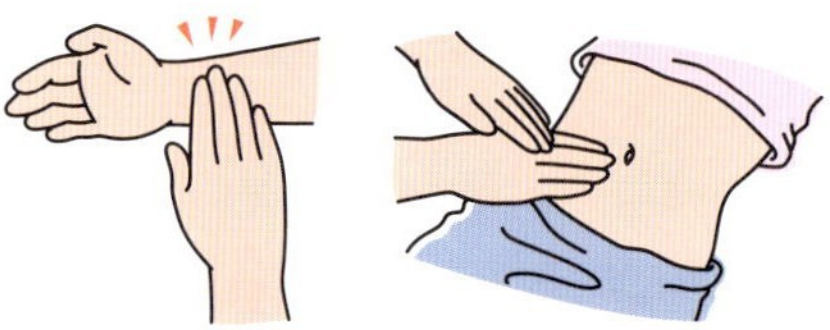

伝統的漢方薬治療（湯液）

脈診（脈状診）：脈の深さ、強さ、早さなど脈の状態を診る。
腹診：お腹の緊張度や圧痛とその部位を診る。
背診：実際はあまり行われていない。

伝統的鍼灸治療

脈診（脈差診）：左右の六臓の脈の強さの差を診て証を決める。
腹診：湯液の腹診法とは異なる。あまり行われない。
背診：背部筋肉のこりや圧痛、脊椎の歪みなどを診る。
切経：経絡と経穴（ツボ）の異常を指で探りながら診る。

望診

患者が診察室に入ってきたときから観察を始め、歩き方や体型、顔色、舌の状態などを観察して異常を見極める。舌診は特に重要。

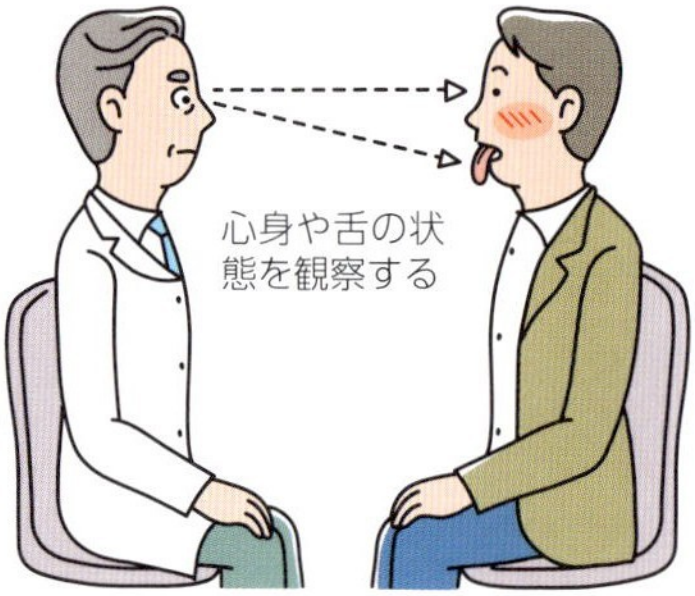

聞診

患者が発する声や呼吸・せきなどの音を聞き（聴診）、汗のにおいや口臭などを嗅いで（嗅診）診察する。「聞」には「嗅ぐ」という意味もある。

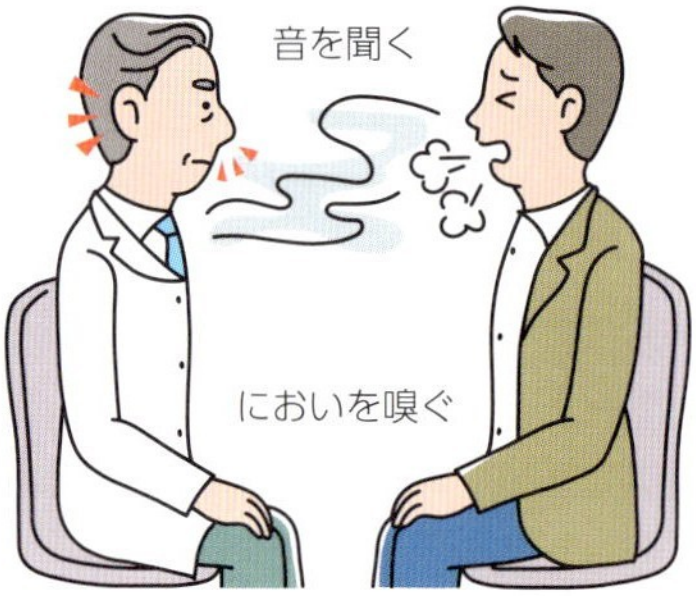

用語解説　**体性感覚**：触覚、痛覚などの皮膚感覚と、位置覚や振動覚などの深部感覚を指す。

治療の前に証を立てる

治療を行うためには、治療方針となる証が必要です。その導き方は、漢方医学の中でも湯液と鍼灸で異なります。

湯液と鍼灸で異なる証の考え方

漢方医学では、治療の前に治療方針となる**証**《しょう》を決定します。証は患者に現れた症状や兆候から得られる病状のパターンで、これにより治療法が即座に決定され、治療者はそれを手がかりに治療を行います。西洋医学における病名や診断名は、必ずしも必要ではありません。

この証を導くために**四診**《ししん》（P76）が行われ、患者の症状や体調を診ながら**陰陽**、**虚実**、**寒熱**、**表裏**、**五臓五腑**、**気血水**などから総合的に判断して証を立てます。

日本の湯液治療では、『傷寒論』に基づく〝証に従って治す〟**随証**《ずいしょう》**治療**が重視されています。それ以外に、優れた漢方医家による診断ポイントが記された**口訣**《くけつ》による処方決定も日本漢方の特徴です。

一方、日本の伝統的鍼灸の場合も、証に従って治療をする点では同じです。しかし、証を決定するのに最も重要なのが脈診であり、その脈診法は湯液（古方派《こほうは》）の脈診法とは異なりますが、湯液（後世方派）と同じ**六部定位**《ろくぶじょうい》**脈診**です。

この六部定位脈診では、六臓六腑のうち、主に肝・腎・肺・脾・心・心包に対応する6カ所の脈の虚実（反発力の強弱）とそのパターンなどから十二経脈の状態などを診断し、腎虚証や肝虚証などといった証を決定します。それに対して日本の**現代医学的鍼灸**は証ではなく、解剖学的診断や機能診断から治療を決定します。また、**現代中医学の鍼灸**では脈診による証の決定は必ずしも行われていないのが実情です。

用語解説 **口訣**：口で直接言い伝える秘伝のこと。特に江戸時代の漢方医家による優れた口訣が多い。

漢方医学における証の立て方

湯液治療の場合

四診による診察 → 全身の状態を診断 → 証を決めて治療

- 望診 ── 舌診
- 聞診
- 問診
- 切診 ── 脈診
  - 腹診
  - （背診）

診断要素
- 陰陽（P26）
- 虚実（P30）
- 寒熱（P32）
- 表裏（P54）
- 五臓五腑（P42）
- 気血水（P64）

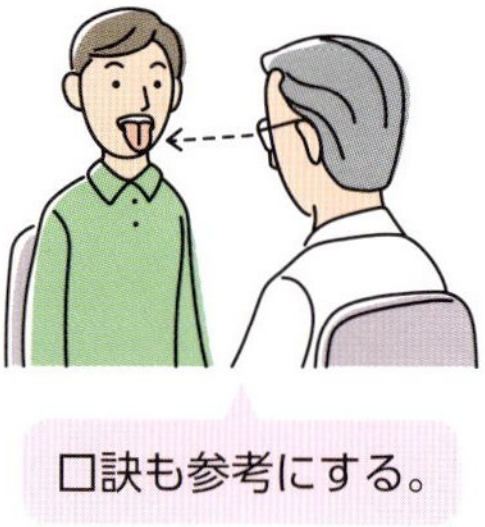

治療方針の原則

1．新しい病気を先に治し、古い病気を後にする。
2．虚実の証が錯綜しているときは、まず虚を補い、後で実を攻める。
3．表証と裏証が混在しているときは、表を先に治す（先表後裏の原則）。
4．表・裏ともに虚する場合、表裏同時に治す場合と、裏を先に治す場合がある。
5．虚実の判定に迷うときは、まず虚とみなして治療する。

伝統的鍼灸治療の場合

四診による診察 → 全身の状態を診断 → 証を決めて治療

- 望診
- 聞診
- 問診
- 切診 ── 脈診
  - 切経
  - 背診
  - （腹診）

診断要素
- 陰陽
- 虚実
- 寒熱
- 六臓六腑
- 経絡

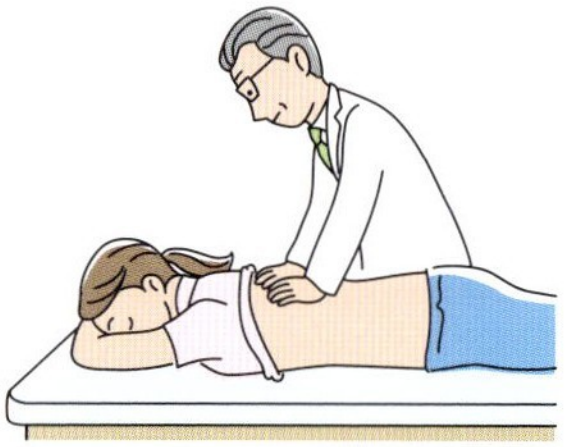

用語解説　**証**：証という言葉が最初に出てきたのは、『傷寒論』の中の「随《ずい》証《しょう》治《ち》之《し》」（証に従って治す）という言葉といわれている。

視覚情報から診断する望診

総合的な判断が要求される望診は、患者の身体の情報を視覚により的確に収集し、診断につなげています。

気血水の状態がわかる顔色と目の周り

望診の「望」は「遠くから望み診る」という意味をもち、診察は患者が部屋に入ってくるところから始まります。**患者の表情、歩き方、体型、栄養状態、手足の筋肉や骨格の状態、顔のむくみ、肌の色、しぐさ**などをつぶさに観察しながら、身体のどこに異常があるのかを判断するための情報を収集します。

患者と向かい合ってからは顔色や顔のつくり（顔貌《がんぼう》）、身体の皮膚の色や状態、発汗状態、黄疸《おうだん》の有無、眼や結膜の状態、爪の形や血色、毛髪のつやなどもしっかり観察します。特に顔色や目の周りは、気血水の状態を判断するための情報源として重要です。

たとえば、顔色が青いと、血や水が停滞し冷えている可能性があります。目の下のくま、毛細血管の拡張、暗紫色の皮膚や唇などは、瘀血《おけつ》と診断されます。

望診の中でも舌自体と舌の苔（舌苔《ぜったい》）の性状で病状を診断する**舌診《ぜっしん》**は特に重要ですが、舌診については次の項で解説します（P82）。

◆治療者の知識と経験が必要

古代中国では瞬時に望診だけで王の予後を診断したという華佗《かだ》の神業的な伝説もあります。ですから、望診は、身体の表面に現れた変化だけで、身体の異常を診断するため、ある意味では四診の中でも最も難しい診断法といえるかもしれません。

それだけに、治療者の豊富な知識と経験に基づいた直感が必要とされます。

用語解説 **華佗**：後漢後期の医師。当時としてはめずらしい外科手術も行っていたとされる。

望診のポイント（舌診を除く）

患者の全身の状態を観察して、心身の異常を見つけるための情報を収集する。

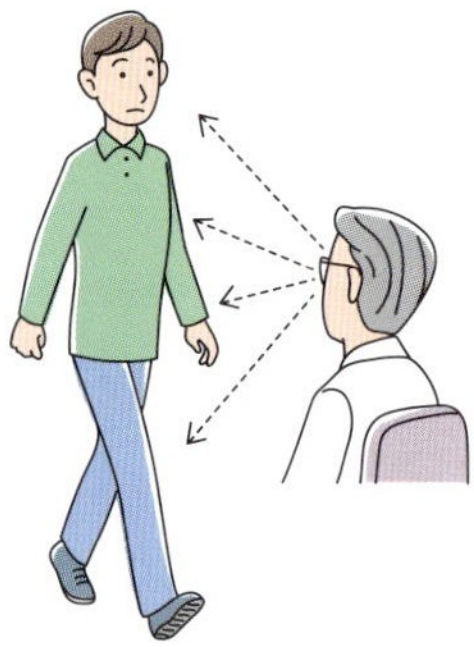

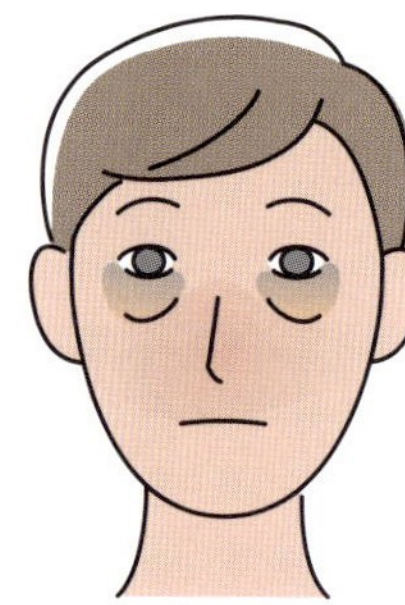

表情

眼がつり上がり、イライラしている感じは「肝」の異常を示唆。眼の充血は心火旺や気逆などを示唆。

眼光

眼に力があるのは気の充実、眼がうつろで力がないのは気虚を示唆。

顔色

顔色が潮紅している場合は、熱、興奮、気逆または瘀血を示唆。顔面が蒼白の場合は冷え、血虚、陰虚または水毒を示唆。

顔貌

顔面に毛細血管の拡張や色素沈着、眼のまわりのクマは瘀血を示唆。眼の周囲が腫れぼったい場合は水毒、黒ずむ場合は腎虚や瘀血を示唆。

頭髪

髪の毛が細い、艶がない、抜け毛が異常に多い場合は血虚を示唆。

皮膚

皮膚がカサカサしているのは血虚、色素沈着は瘀血を示唆。

爪

爪がもろい、縦しわが多い場合は、血虚や気血両虚を示唆。爪の色が悪いのは瘀血を示唆。

体型

肥満や筋肉質は実証、痩せや姿勢が悪いのは虚証を示唆。

動作・歩行状態

動作が異常に緩慢な場合は気虚、血虚、気うつを示唆。歩行に障害がある場合は、腎虚、瘀血、水毒を示唆。

望診で重視される舌診

望診の中のひとつである舌診《ぜっしん》は、舌自体の色や形、動き、舌苔《ぜったい》の性状から、病態の診断を行います。

舌質《ぜっしつ》と舌苔《ぜったい》が診断のポイント

舌診《ぜっしん》は望診の中でも重要な診断で、中国最古の医学書『黄帝内《こうていだい》経《けい》』にはすでに、舌の形や動きの所見が記されています。

舌は、**胃腸**をはじめとする**内臓や体液、代謝などの異常を反映しやすく**、舌を観察することは、証を立てるために必要です。

舌診では、舌全体の舌質と、舌に付着した舌苔に着目して診断を行います。また舌の状態は、病気

舌診で観察するポイント

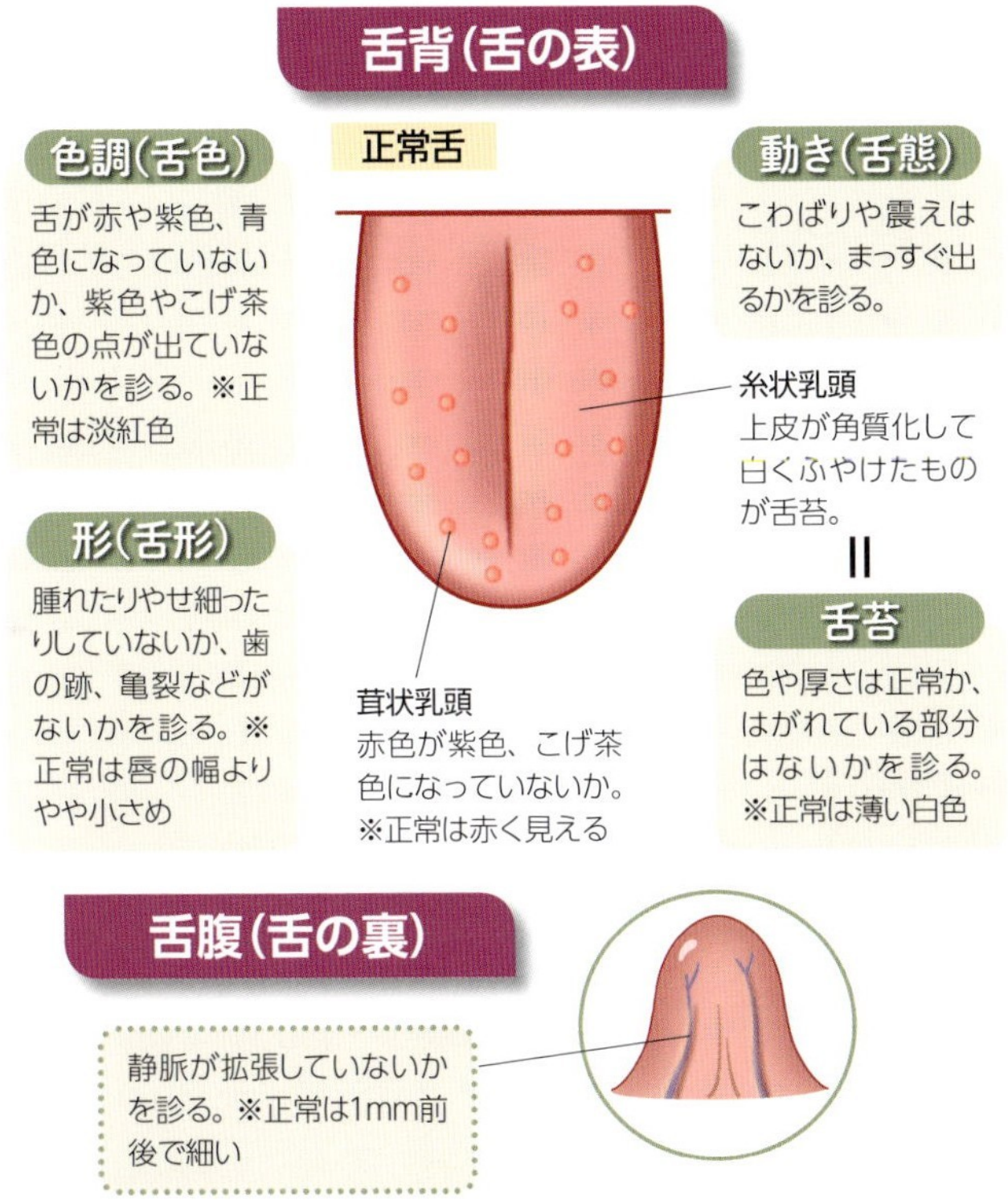

舌背（舌の表）
正常舌
色調（舌色）
舌が赤や紫色、青色になっていないか、紫色やこげ茶色の点が出ていないかを診る。※正常は淡紅色
形（舌形）
腫れたりやせ細ったりしていないか、歯の跡、亀裂などがないかを診る。※正常は唇の幅よりやや小さめ
動き（舌態）
こわばりや震えはないか、まっすぐ出るかを診る。
糸状乳頭
上皮が角質化して白くふやけたものが舌苔。
＝
舌苔
色や厚さは正常か、はがれている部分はないかを診る。※正常は薄い白色
茸状乳頭
赤色が紫色、こげ茶色になっていないか。※正常は赤く見える
舌腹（舌の裏）
静脈が拡張していないかを診る。※正常は1mm前後で細い

用語解説 **茸状乳頭**：乳頭の形がきのこの形に似ていることからついた名。赤い粒々の色の変化が診断の基準となる。

の進行による身体の変化によって変わるため、風邪などの病期の診断と治療法の選択にも重要です。

◆舌質の観察

舌質では、舌そのものの**色調（舌色《ぜっしょく》）**、**大きさや形（舌形《ぜっけい》）**、**動き方（舌態《ぜったい》）**を観察し、病態などを判断します。

舌の表面を**舌背《ぜっぱい》**、裏面を**舌腹《ぜっぷく》**といいますが、舌背の表面には、小さな無数の突起からなる4種類の**乳頭《にゅうとう》**があります。

主なものは舌全体を覆う**糸状《しじょう》乳頭**で、舌先に多く赤い点のように見える**茸状《じじょう》乳頭**、舌の側面に分布する**葉状《ようじょう》乳頭**、そして舌の奥にある**有郭《ゆうかく》乳頭**の四種類です。このうち舌診で重要なのは、**糸状乳頭**と**茸状乳頭**です。

糸状乳頭は、死滅した舌の上皮《じょうひ》細胞が角質化して傷つきやすい舌の粘膜を守っています。この角質が唾液でふやけて白くなり、白い苔のように見えるものを舌苔と呼びます。

なお、茸状乳頭は角質化しないため、赤い点のように見えます。

この舌苔により、舌苔の量や乾湿（舌苔質）と色（舌苔色）を観察することで、水分の代謝状態や内臓機能の働き、病気の状態などを読み解きます。

なお、甘味、塩辛味、酸味、苦味を感じる味蕾《みらい》は糸状乳頭を除くほかの乳頭間に点在しています。

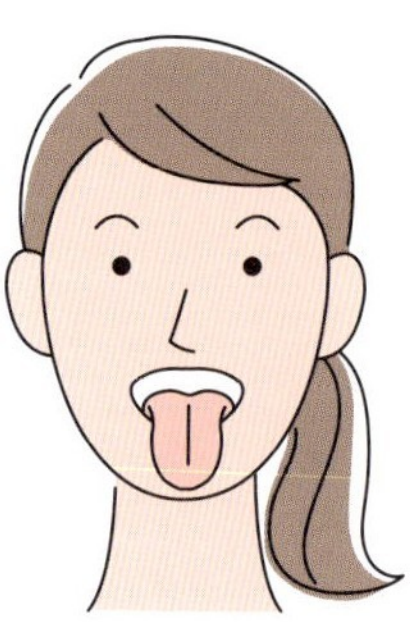

風邪の症状と舌の状態

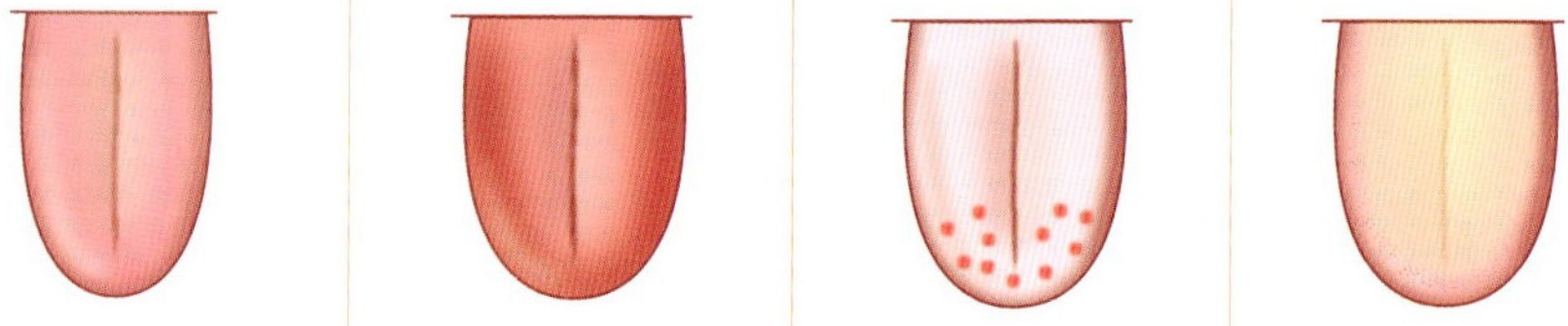

正常	発熱（初期）	熱の持続（中期）	便秘・喉の渇き（後期）
全体が淡紅色でつやがあり、舌の表面には薄白苔がついている。	充血して舌全体が赤く（紅舌）なっている。（太陽病）	舌は紅色で、舌苔は白く、赤い紅点が出ている。消化機能が低下している状態。（小陽病）	舌が乾燥して、舌苔は黄色くなっている。身体に熱がこもっている状態。（陽明病）

用語解説　**糸状乳頭**：乳頭の頭が糸のような形をしていることからついた名。この乳頭のみ、角質化して白い苔のようになる。

舌質《ぜっしつ》による診断

舌診のうち、舌質による診断は、舌全体の色、形、動きがポイント。

舌色《ぜっしょく》

舌苔を除く舌本来の色調で判断する。淡紅色（正常）はP82参照。

淡白色

淡白舌《たんぱくぜつ》

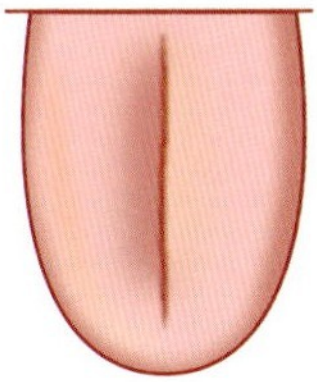

正常時の淡紅色よりも淡白な色で血色がない状態。舌組織の気血不足、貧血、むくみが原因のことも。

濃い赤色

紅舌《こうぜつ》

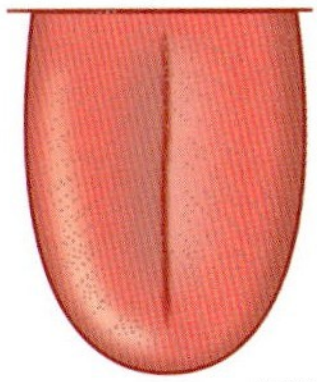

虚熱《きょねつ》でも見られるが、発熱時の実熱《じつねつ》証の場合が多い。毛細血管の拡張、充血、血が停滞している瘀血、脱水状態、陰虚《いんきょ》で診られることも。

深い赤色

暗紅舌《あんこうぜつ》（絳舌《こうぜつ》）

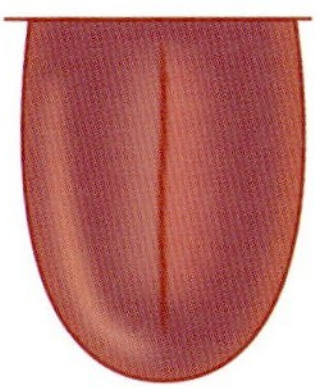

紅舌より色が濃い暗赤色。急性熱性疾患の陽明病期や水分不足のときに起きやすく、脱水を伴う熱証や瘀血による血液停滞や凝縮で診られる。

紫色・青色

紫舌《しぜつ》 青舌《せいぜつ》

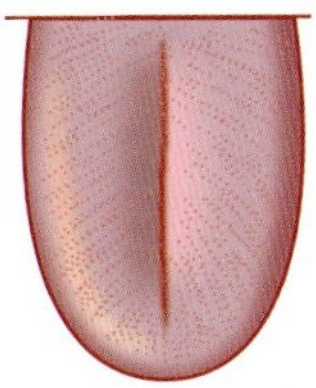

血液の循環が悪く、瘀血の兆候がある。舌内の静脈の拡張や血液内の酸素減少が原因。紫舌は瘀血症、青舌は冷え症などで見られる。

舌態《ぜったい》

舌の動き方や振動が判断基準になる。

震えがある

舌戦《ぜっせん》

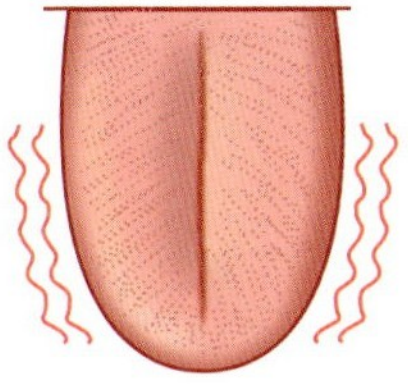

周期的に舌が震える状態。自律神経疾患やパーキンソン病などで起こることが多い。

萎縮・斜め

痿軟《いなん》

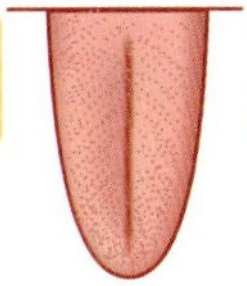

歪斜《わいしゃ》

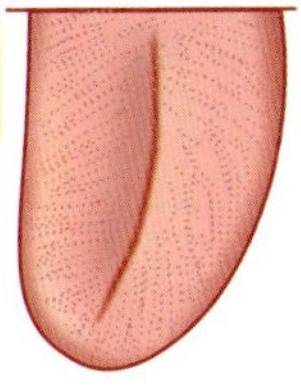

萎縮した舌を痿軟、舌が左右どちらかに傾いた状態を歪斜という。脳梗塞や脳出血などによる運動障害や麻痺が原因のことが多い。

舌形《ぜっけい》　舌の大きさや形、舌腹《ぜっぷく》の静脈を診る。

赤い点

紅点《こうてん》

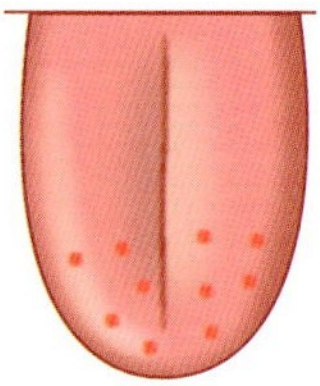

舌の先に赤い点が見える。熱証や瘀血症が主な原因。赤い点は、茸状乳頭内の毛細血管が拡張・充血した状態。

歯型

歯痕《しこん》

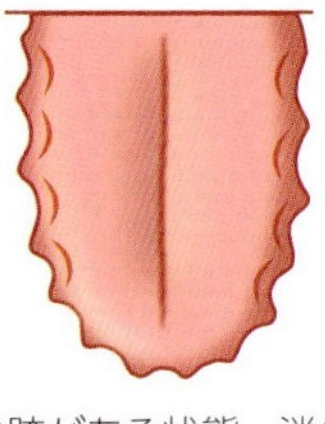

舌の縁に歯型の跡がある状態。消化器系が弱っている脾虚《ひきょ》や気虚《ききょ》、陽虚《ようきょ》証で見られる。胖大舌《はんだいぜつ》を伴うときは、陽虚や水毒が原因。

肥大・痩せ

胖大舌《はんだいぜつ》
痩薄舌《そうはくぜつ》

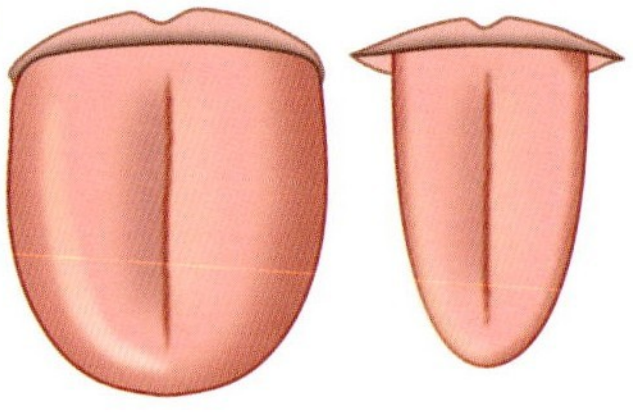

大きく膨らんでいるときは、実証では舌のむくみ、陽虚証では気虚や水毒などが原因。薄く痩せた舌は、気血水の不足（気虚・血虚・水分不足）のことが多い。

ひだ・溝

皺裂《すうれつ》

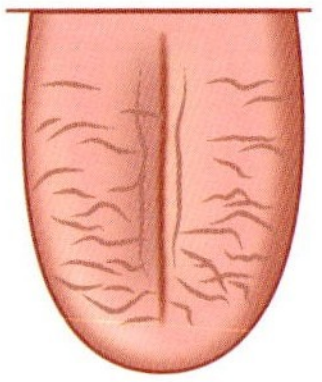

舌の表面にひだや溝ができている。水分不足が原因で、紅色の場合は陰虚証、淡紅から紅色は気陰両虚、淡白色の場合は血虚や気血両虚《きけつりょうきょ》と診断される。

斑点・瘀斑・静脈怒張

瘀点《おてん》
瘀斑《おはん》

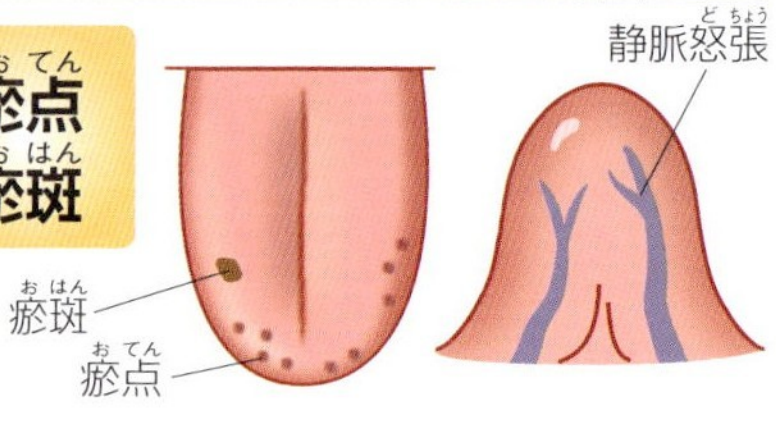

舌背に茶や紫色の斑点、または青紫や黒紫のしみのような模様が見える。舌腹の静脈が太く拡張している（舌下の静脈怒張）。いずれも瘀血が原因。

毛羽立ち

芒刺《ぼうし》

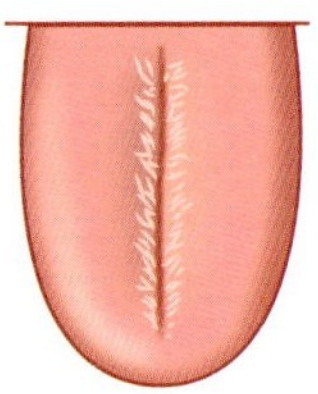

舌の中央にある縦ひだ付近の糸状乳頭の先が毛羽立った状態。熱邪による高熱、イライラ、口の渇きなどに関連する。

舌苔による診断

量や色には、睡眠、飲酒、喫煙、便秘、唾液分泌量や唾液のpHなどが関係。

舌苔色

色は喫煙や食品着色料などの影響を受けやすいので、診断には注意が必要。

薄く白い　正常

薄白苔《はくはくたい》（微白苔《びはくたい》）

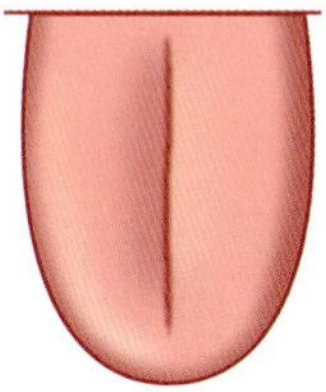

舌の表面にうっすらと舌苔が広がる正常な状態。舌苔は点状で小さいため、周りの隙間からは茸状乳頭などの薄赤い斑点が診える。

白い

白苔《はくたい》

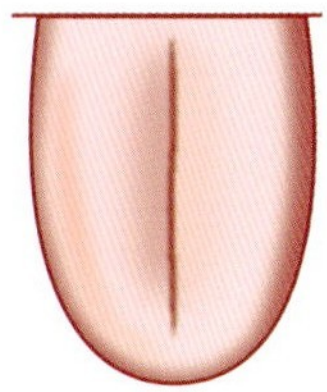

舌の表面が全体に苔で白くなった状態。胃腸機能の低下や小陽病期の発熱で診られることが多い。

白く黄色い

白黄苔《はくおうたい》（微黄苔《びおうたい》）

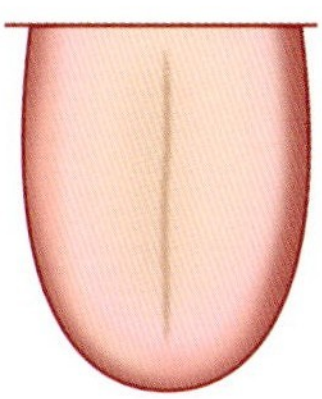

黄苔に、少し白苔が混じっている状態。熱性の疾患による消化機能の停滞が考えられる。

黄色い

黄苔《おうたい》

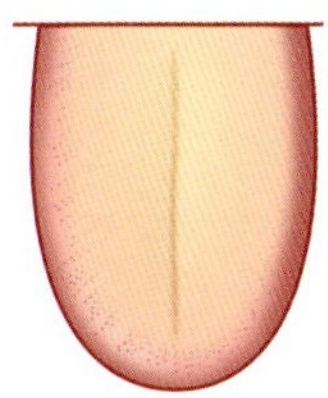

舌苔が淡黄色から深黄色に変色した状態。雑菌などの繁殖が原因で、胃熱や便秘の可能性が考えられる。

灰色から茶色

灰苔《かいたい》

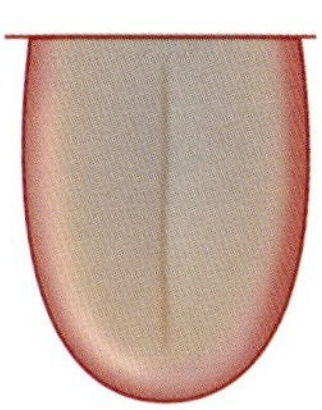

舌苔が灰色から茶色に変色した状態。裏熱、寒湿、水滞などの兆候。裏証では、黄苔より程度が強い状態と考えられる。

黒い

黒苔《こくたい》

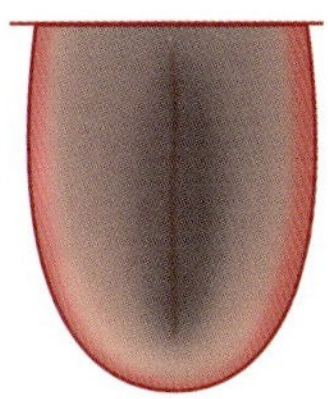

裏証で、熱の極期や病気の重篤な状態。抗生物質の長期投与や末期がんの患者などで診られることも多い。

舌苔質　舌苔の厚さや乾湿などで診断する。

厚い

厚苔《こうたい》

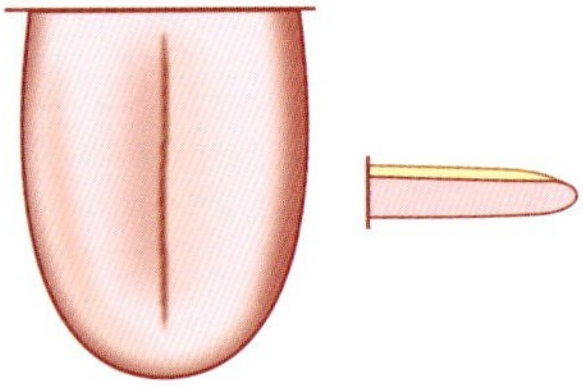

舌苔が厚いほど、病期が長いことを示す。外邪が身体の内部に入った裏の状態や、胃や腸の機能低下などが原因。

粘ってべっとりしている

膩苔《じたい》

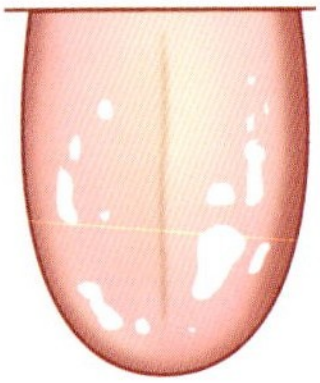

粘り気のある油のような舌苔が舌にしっかり付着している状態。色が白いときは白膩苔《はくじたい》、黄色いときは微黄膩苔《びおうじたい》という。湿熱や水の停滞、消化不良などが考えられる。

はがれている

地図《ちず》状舌《じょうぜつ》

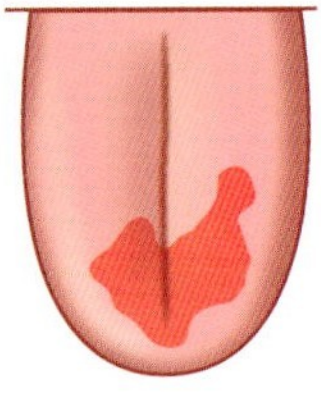

舌苔の一部が地図のようにはがれている。部分的な糸状乳頭の萎縮や消失が原因で、心身症や免疫、アレルギーに関連した疾患の可能性がある。

ない・薄い

無苔《むたい》
薄苔《はくたい》

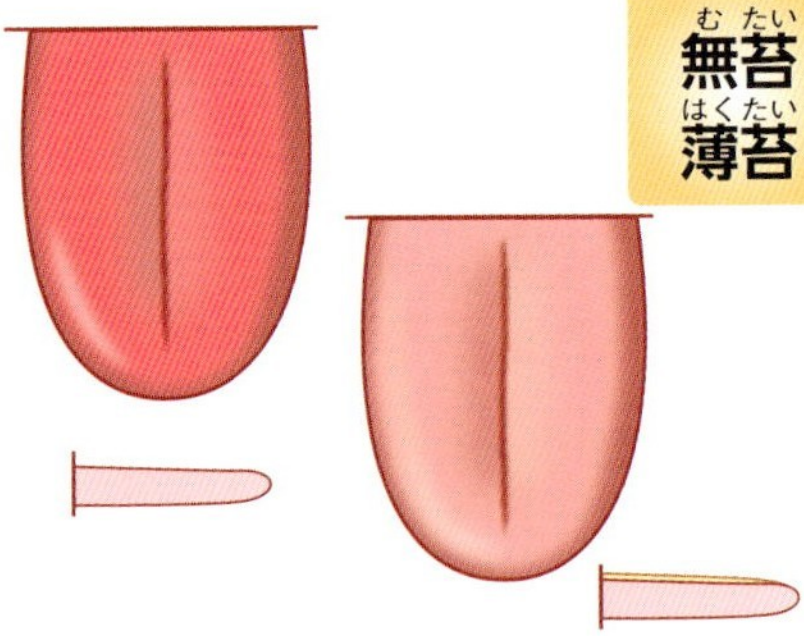

無苔は気虚や陰虚の場合が多い。薄苔は、正常または邪気が弱かったり、病変が軽度の場合に診られる。

乾いている・湿っている

乾・湿

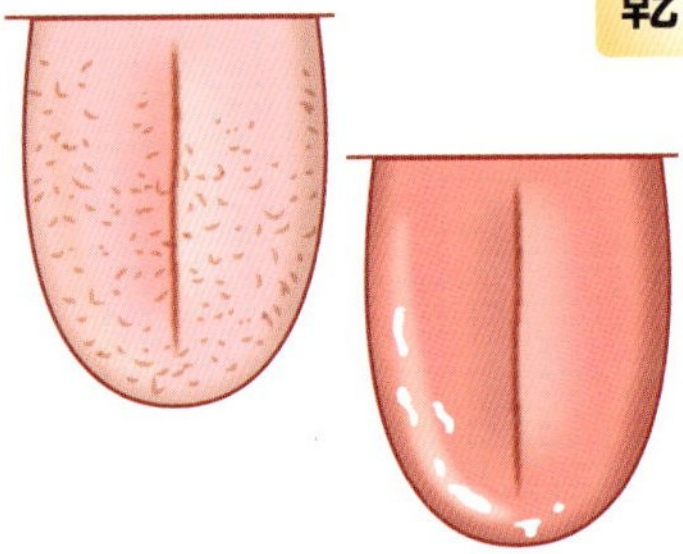

乾いている状態は、陽証の兆候で、脱水または瘀血証が原因。湿っているか水分過多でつるつるした状態（滑苔《かったい》）のときは、陰証の兆候で水毒の可能性がある。

聴覚と嗅覚から診断する聞診

聞診《ぶんしん》には、患者から発せられる様々な音で診断する聴診《ちょうしん》と、においから身体の異常を見つけ出す嗅診《きゅうしん》があります。

声・呼吸音などを聞く聴診

聴診《ちょうしん》では、**声の強弱や話し方、呼吸音、咳、お腹の鳴る音**などから身体の異常を判断します。

声は、高い声や大きな声でよくしゃべる場合は**実証や熱証**、低い声や弱い声で言葉少ない場合は**虚証や寒証**と判断します。声がかすれたり、弱々しいのは**気虚**と判断します。

呼吸では、**息切れ（短気）**や**浅くて弱い呼吸（小気）、咳（咳嗽《がいそう》）**などの異常を診断します。また、**しゃっくり（吃逆《きつぎゃく》）**や**げっぷ（曖《あい》気《き》）、お腹の鳴る音（腹鳴《ふくめい》）**が強い場合なども、診断上の重要な手がかりになります。

聴診は、ほかの診察と同時に行うこともあります。たとえば、腹診で腹壁をたたいて、チャポチャポとする音**（胃内停水）**などで胃の運動能を判断します。

口臭・体臭などを嗅ぐ嗅診

嗅診《きゅうしん》では、患者の**口臭**や**体臭**のほか、傷口から出る膿《うみ》のにおい、おりもの（帯下《たいげ》）臭、小便・大便臭などの分泌物や排泄物のにおいも診断の対象となります。

五臓（肝・心・脾・肺・腎）の状態は、それぞれ五行の五香である、**臊《そう》（脂臭い）・焦《しょう》（焦げ臭い）・香《こう》（香ばしい）・腥《せい》（生臭い）・腐《ふ》（腐臭）**が判定の参考にされることもあります。

たとえば、口臭や体臭が脂臭い（臊）ときは、肝に異常の可能性がある、という具合に判断されるのです。

聞診のポイント

治療者は、患者の身体の異常を正しく診断するため、聴覚と嗅覚を研ぎ澄ませて情報を収集する。

嗅診

においから異常を察知する

口

口の中の異常や痰のにおい、胃液のにおいなどの口臭、げっぷから診断。

診断例

すっぱいようなにおい➡胃の消化機能の低下、胃酸過多
腐ったようなにおい➡歯周病や虫歯、口内炎など

身体

内臓機能が低下すると、体臭となって現れる。また、特有のにおいを発する病気もある。

診断例

脂臭さや生臭いにおい➡内臓の代謝異常の可能性
甘いにおいや甘酸っぱいにおい➡糖尿病
便のにおい➡ひどい便秘

分泌物・排泄物

傷口から出る膿、おりもの（帯下）、尿や便も身体の異常を知らせる情報源となる。

診断例

尿や便、分泌物のにおいが強い➡熱証・実証
においが弱い➡寒証
強烈なにおいのおりもの➡子宮がんなどの可能性

聴診

様々な音から身体の状態を読み取る

声・話し方

声の大きさやトーン、話す早さや勢いで虚実や寒熱、肺の状態を診断できる。

診断例

高い声でよく話す➡実証や熱証
低い声であまり話さない➡虚証や寒証
声がかすれ弱々しい➡気虚

呼吸

呼吸の早さや深さ、咳やげっぷの有無などで、虚実や寒熱、様々な身体の異常がわかる。

診断例

呼吸が浅く弱い（小気）➡虚証や慢性病
痰は出ない乾いた咳（咳嗽《がいそう》）➡肺の陰虚証など
げっぷ（噯気《あいき》）➡肝や胃の機能低下など

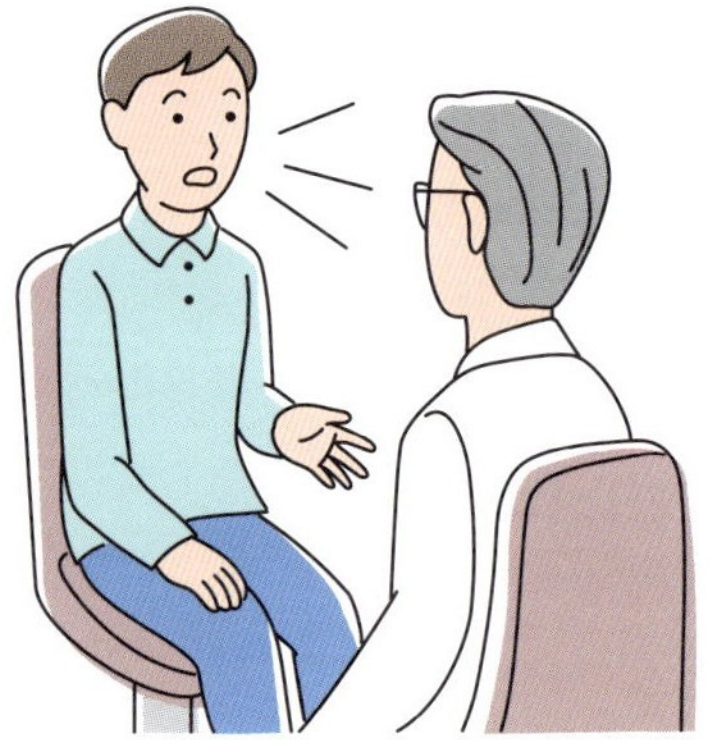

腹鳴

消化管の中を通るガスの音（腸音）で、胃や腸の働きがわかる。

診断例

腸がグルグル鳴る➡腸の運動機能の抗進
腹診で胃の中でチャポチャポ音がする（胃内停水）➡胃の運動機能の低下、水毒など

詳細な情報を収集する問診

漢方医学の問診は、現代医学より詳細な情報を患者から引き出す必要があり、専門用語も多数存在します。

口の渇きを表す口渇《こうかつ》と口乾《こうかん》

漢方医学の**問診**は、基本的には現代医学で行われている質問とほぼ同じです。主な症状や現病歴、既往歴、家族の病歴、生活習慣などを聞き、病気の原因や治療の手がかりを得るための情報を収集します。

現代医学と漢方医学で異なるのは、患者から聞き出した情報を、陰陽、虚実、寒熱、五臓五腑、気血水などの視点から、患者の体質

問診のポイントと判断材料

全身状態を問う
体力低下、倦怠感、寝汗、身体の違和感、運動機能異常、ふらつきなど全身の状態から、虚実、気虚、気滞、血虚、肺虚などを判断する。

呼吸を問う
呼吸器疾患の有無、咳、痰の有無や性状、息苦しさなど呼吸の状態から、水毒、気滞、陰虚、肺虚、病期などを判断する。

精神を問う
不安、抑うつ、無気力、興奮、精神の不安定などから、気滞、気うつ、気虚、気逆、陽虚、奔豚気、気の乱れなど、肝・心の状態の手がかりを得る。

痛みを問う
頭痛、腹痛、関節痛など痛みの強さや性質、場所などから虚実、寒熱、瘀血、水毒などを判断する。鍼灸では経絡とつながる臓腑の異常を推測する。

睡眠を問う
入眠困難、睡眠中に目が覚める、夢が多い、食後の眠気、嗜眠などから、気虚、気うつ、気逆、血虚、瘀血、脾虚などを判断する。

皮膚などを問う
皮膚の乾燥やかさつき、かゆみ、外傷の有無、しもやけの有無、化膿しやすさ、脱毛などから、陰虚、血虚、瘀血、水毒などの異常を判断する。

や身体の異常を診断して証の手がかりとしていく点です。そのため、より詳細な情報を患者から引き出す必要があり、漢方医学の専門用語も多く使われています。

たとえば、口の渇きは口渇《こうかつ》と口《こう》乾《かん》、下痢は痢疾《りしつ》と泄瀉《せっしゃ》、不眠は不《ふ》寐《じゃく》と虚煩《きょはん》など原因が異なるために使い分けして用いる用語があります（P93）。

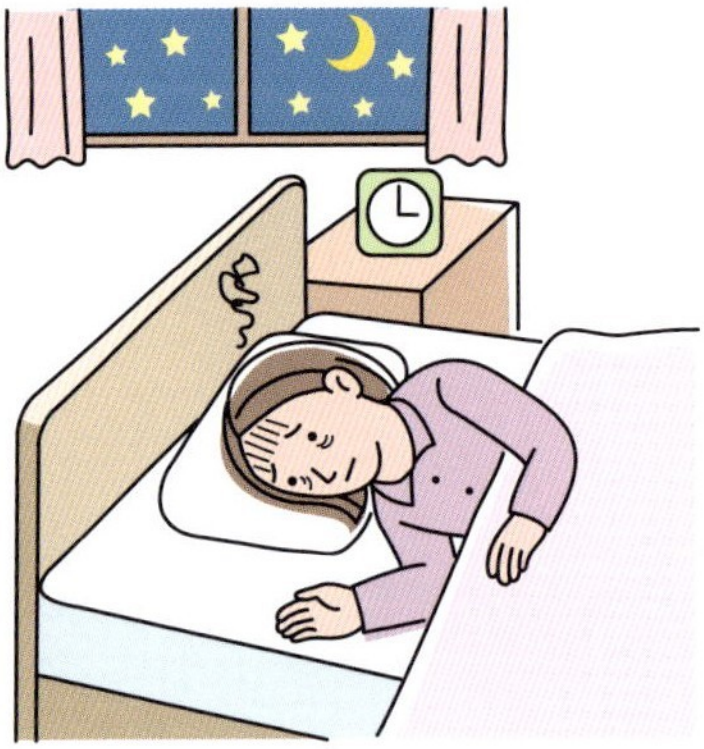

飲食を問う

食欲不振、過食・拒食などの食行動異常、偏食、味覚異常、嗜好などから気虚、気うつ、脾虚など消化機能の状態を見極める。

便・尿を問う

１日の排便や排尿の量や回数、性状などにより、陰陽、寒熱、気虚、瘀血、水滞、脾虚、腎虚などを判断する。

熱感・冷え・汗を問う

発熱、熱感、のぼせ、ほてり、冷え、発汗の状態から虚実、瘀血、血虚、気逆、煩熱や肝・心の状態、病期などを判断する。

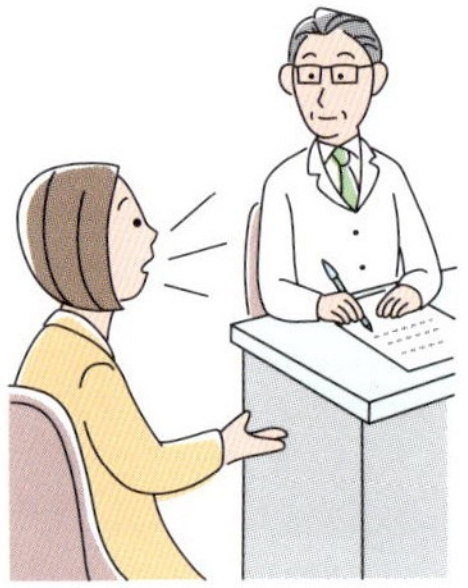

月経を問う（女性の場合）

月経周期、日数、経血量や色、月経痛の程度などから、虚実、気滞や瘀血などを判断する。鍼灸では肝経や脾経など経絡の異常を確認する。

脱水・むくみを問う

口の渇き、脱水、引水量低下、飲水量過多、むくみの状態などから水毒、水滞、瘀血、腎虚などを判断する。

個別の症状を問う

こり、しびれ、かゆみ、動悸、耳鳴り、聴力低下、視力低下、性欲低下など個別の症状から、それぞれの原因を推察する。

問診表の例

問診票には、次のようなものが使われている。

睡眠	眠れない （内容：寝つきが悪い、途中で目が覚める、熟睡できない、その他　　　） 夢をよく見る　　日中すぐ眠くなる　　生あくびがでる
食欲	食べ過ぎることが多い 食欲がない （内容：食欲がなく食べられない、食欲はないが食べられる、その他　　　） 食べられない （内容：食欲がなく食べられない、食欲はあるのに食べられない、その他　　　）
小便	排尿回数が多い　（１日の排尿回数　　回、夜間就寝中の排尿回数　　回） 排尿回数が少ない（１日の排尿回数　　回、夜間就寝中の排尿回数　　回） １回の尿量が多い　１回の尿量が少ない　排尿困難　排尿痛　尿もれ　残尿感
全身症状	疲れやすい　身体がだるい　身のおきどころがない 性欲減退　寝汗をかく 汗をかきにくい　汗をかきやすい （部位：顔、わきの下、手のひら、足のうら、全身、その他　　　）
頭	頭痛　頭重　頭鳴　立ちくらみ めまい（めまいの性質：グルグル、ふわふわ、その他　　　） のぼせ　頭がボーッとする　乗り物酔い
目	視力低下　目が疲れる　目がかすむ　充血しやすい ショボショボする　クマができやすい
耳	耳鳴　難聴　耳がつまる感じ
口	口の中が乾く　口が苦い　口がねばつく 生唾が出る　味がわからない　変な味がする 舌が痛む　口内炎ができやすい　唇が乾く
皮膚	カサカサ　ジクジク　かゆみ　しもやけ 吹き出物　爪がもろい　髪が抜ける
手足	手のこわばり　手足がだるい　脚に力が入らない　足がふらつく　こむら反り

※寒熱に関する専門用語はP32参照。

用語解説　**痛みの性質**：痛みにも脹痛《ちょうつう》（張ったような痛み）、酸痛《さんつう》（だるい痛み）、灼痛《しゃくつう》（熱さを伴う痛み）などいろいろあり、それぞれ病気の診断が異なる。

多く見られる症状と専門用語

症状の詳細を表す用語は、原因を推測しやすいものもある。

口が渇く

- **口渇《こうかつ》**　喉が渇いて水分をよくとること。熱証の場合が多い。
- **口乾《こうかん》**　口の中が乾燥していても、水分を欲しがらない。虚証の兆候。

苦味・味がわからない

- **口苦《こうく》**　口の中が苦く感じる。柴胡剤の適用。
- **口不仁《こうふじん》**　味がわからないこと。口苦と同様、風邪の少陽病期にも見られる。

げっぷ・しゃっくり

- **噯気《あいき》**　げっぷのこと。
- **噦《えつ》・吃逆《きつぎゃく》**　しゃっくりのこと。吐物のない嘔吐(乾嘔《かんおう》)。

めまい

- **眩暈《げんうん》・頭眩《ずげん》**　一般的なめまいのこと。
- **冒眩《ぼうげん》**　頭が重く何かがかぶさっているように感じるめまい。いずれも血や水の停滞の兆候。

不眠

- **不寂《ふじゃく》**　一般的な不眠のこと。さらに原因を探る必要がある。
- **虚煩《きょはん》**　身体が弱って疲れているためにかえって眠れない状態。酸棗仁湯《さんそうにんとう》の使用目標になる。

喉がつまる

- **咽中炙臠《いんちゅうしゃれん》(梅核気《ばいかくき》)**　焼肉が喉につまっているように感じる。不安や心身症の人に多く見られるが、食道上部の運動障害が原因の場合もある。

手足の冷え

- **手足厥寒《しゅそくけつかん》(主観的冷え)**　自覚的に手足末端から冷えを感じること。
- **手足厥冷《しゅそくけつれい》(客観的冷え)**　手足の末端が冷えている状態。客観的に認められること。罹患として補陽剤の適用となる。

首・肩のこり

- **頭項強《ずこうきょう》**　頭からうなじにかけてのこり。
- **項背強《こうはいきょう》**　うなじから背中にかけてのこり。風邪や胃腸障害でも起こる。葛根湯などの使用目標。

排尿の異常

- **小便難《しょうべんなん》**　尿が出にくい排尿困難のこと。
- **遺尿《いにょう》**　尿失禁を意味する。いずれも陰虚証のことが多いが、血の停滞が関連していることもある。
- **小便自利《しょうべんじり》**　尿量の増加。
- **小便不利《しょうべんふり》**　尿量の減少。

排便の異常

- **裏急後重《りきゅうこうじゅう》**　便意をもよおすが出ず、腹痛を起こす便秘の状態。
- **泄瀉《せっしゃ》**　慢性の機能性下痢で、腸の異常な動きが原因。
- **痢疾《りしつ》**　感染性の下痢のこと。
- **熱痢《ねつり》**　熱を伴う感染性の下痢(痢疾)。
- **下重《げじゅう》**　強い便意はあるが、便は出ず、残便感は残ること。

脈で身体の異常を見つける脈診

患者の身体に直接触れて診察する切診《せっしん》で重要視される脈診と腹診のうち、ここでは脈診を紹介します。

脈診の基本は浮沈・虚実・数遅

脈診は、紀元前3世紀ごろの古代中国にはすでに診断に使われ、**『黄帝内経』**では、身体を上中下の3部に分け9カ所で脈診を行う「**三部九候法**《さんぶきゅうこうほう》」が行われていました。紀元後、鍼灸の古典である**『難経《なんぎょう》』**で、身体全体の状態を手首の橈骨動脈《とうこつどうみゃく》拍動部**（寸口《すんこう》）**で診る「**独取寸口法**《どくしゅすんこうほう》」が初めて考案されました。

この脈診法は、手首の親指側の寸口部を**寸**《すん》・**関**《かん》・**尺**《しゃく》の3部に分け、それぞれ左右6カ所に臓（心・肝・腎、肺・脾・心包）と腑（小腸・胆・膀胱、大腸・胃・三焦）を割り当て、その臓腑の状態を診断する**六**《ろく》**部定位脈診**《ぶじょういみゃくしん》になりました。日本では鍼灸の脈診法としてだけでなく、後世方派《ごせいほう》の脈診法となり、現代では伝統鍼灸の脈診法として用いられています。

3世紀、中国（魏）の王叔和《おうしゅくか》は、この**独取寸口法**を湯液の脈診法として取り入れ**『脈経《みゃくきょう》』**という書籍にまとめました。その方法は現代の中医学や日本の漢方医学だけでなく、アラビアやヨーロッパにも伝わり、現在の西洋医学の脈診法にも影響を与えました。

◆脈診の方法

脈診の際は、患者は座るか仰向けに寝て、腕を心臓と同じくらいの高さに上げます。治療者は寸・関・尺のそれぞれに人差し指、中指、薬指の指先を当て、脈の**深さ**や**速さ、強さなど（脈象《みゃくしょう》）**を調べます。

鍼灸で行う脈診（脈差診）では、両手で診断するのが原則です

用語解説 **寸口**：手首のやや下にある３つの脈の総称。手首側から寸口《すんこう》、関上《かんじょう》、尺中《しゃくちゅう》に分けられる。

が、湯液（漢方）で行う脈診（脈状診）は片手のみのこともあります。湯液（中医学や漢方医学）で使われる主な脈診所見は約**28種類**あります。

◆脈診で診る6種の基本脈

28脈の中でも特に重要なのは、脈の深さを診る**浮脈《ふみゃく》・沈脈《ちんみゃく》**、勢いを診る**実脈《じつみゃく》・虚脈《きょみゃく》**、速さを診る**数脈《さくみゃく》・遅脈《ちみゃく》**の6種類です（P96）。浮脈・沈脈では、脈の深さの違いで病位を、実脈・虚脈では体力や抵抗力の強さ（虚実）、数脈・遅脈では脈拍数の違いで冷えや熱の程度（寒熱）を知ることができます。

脈診では、実際は1種類の脈だけでなく、兼脈《けんみゃく》といって、2～3種類など複数の脈象を組み合わせて証を決めることが多いです。

脈の正しいとり方

指の当て方

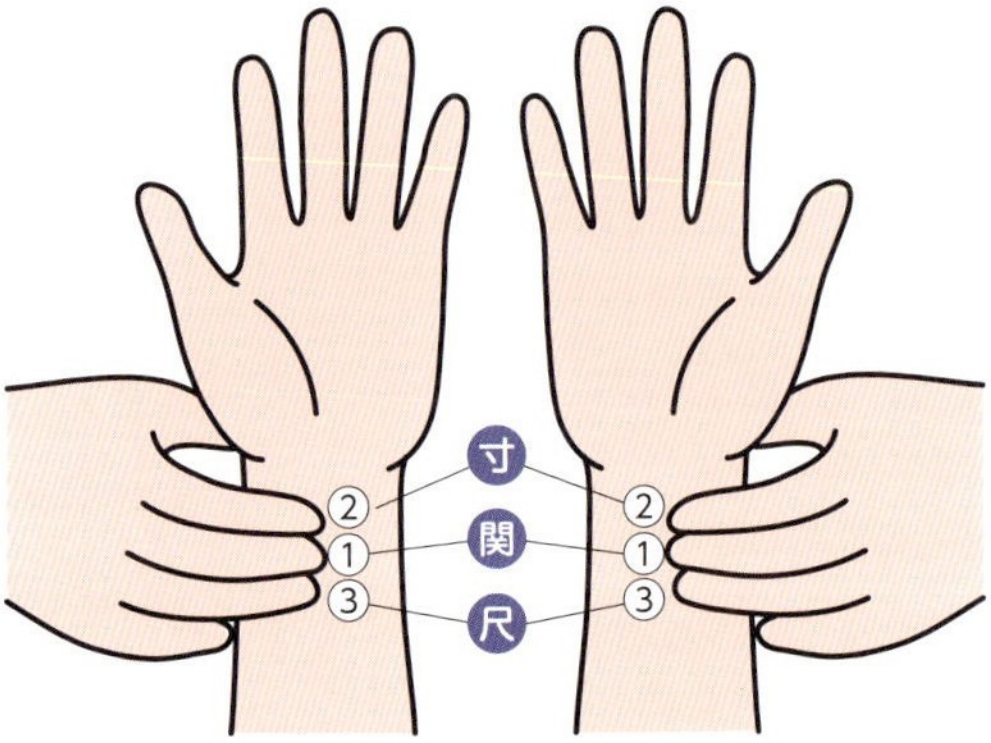
〈左手〉
〈右手〉

手首の親指側にある骨の突起（橈骨茎状突起《とうこつけいじょうとっき》）の内側に位置するのが「関」。そこに中指①を当ててから、「寸」に人差し指②、「尺」に薬指③を置く。両手首を使うのが基本だが、湯液（漢方）では片手だけの場合もある。

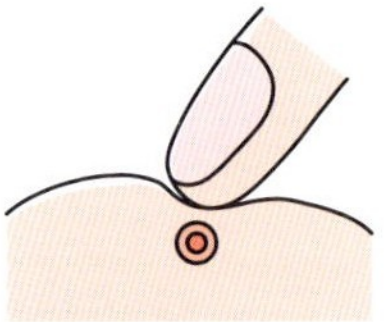

指は皮膚表面から30度の角度で当てられる。

座って脈をとる場合

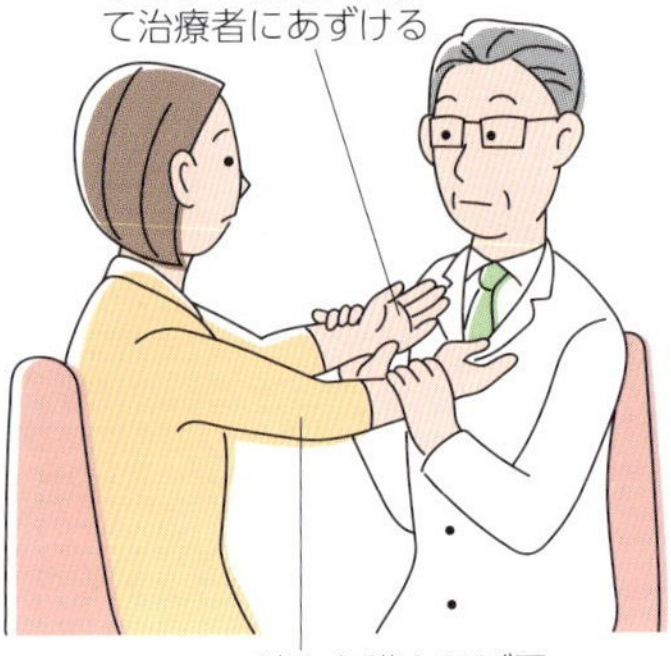
手のひらは上に向けて治療者にあずける
腕を心臓とほぼ同じ高さに伸ばす

仰向けに寝て脈をとる場合

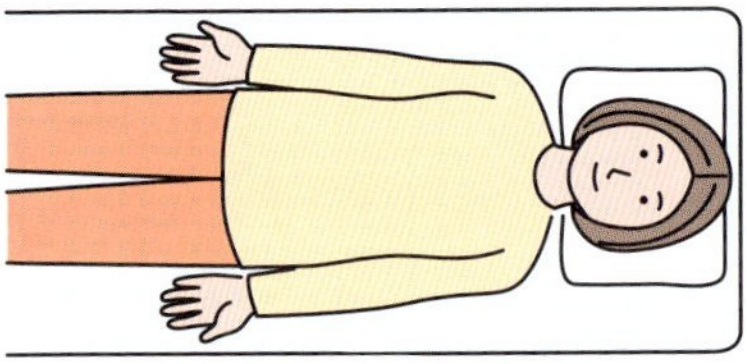

腕は身体の横に沿わせ、手のひらは上に向ける

用語解説　**脈象**：脈から読み取れる深さや数、強さなどの総称。病気の場所（病位）や寒熱、虚実、病気の予後、病態生理、臓腑の異常、類似する疾患の鑑別などがわかる。

代表的な6脈の脈象と証

28脈の中でも特に重要な６脈の脈象と推測される証。

脈		脈象	証・病態
平脈《へいみゃく》		１分間に60～80回、一定のリズムで刻まれる。適度な弾力があり、脈の深度は深くも浅くもない	正　常
脈の深さ	浮脈《ふみゃく》	皮膚の下に血管が浮いているような状態で、指で軽く触れただけではっきりとふれる脈 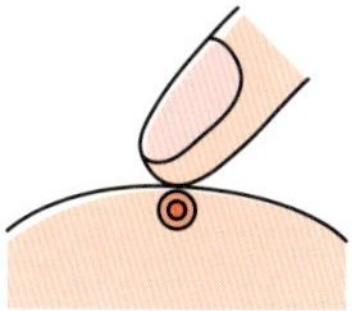	**表証** **虚証** 発熱時や風邪の初期（表証）などに見られ、病気の進行が浅い状態 弱い浮脈の場合は、疲労しやすい虚弱体質（虚証）を表す
	沈脈《ちんみゃく》	皮膚の深部で拍動をふれ、指先で強く深く圧迫しないと感じ取れない脈 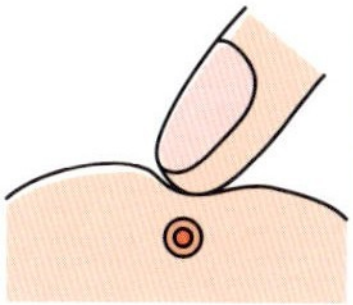	**裏証** 病気が身体の内部（裏）に入って内臓に影響が及んでいる状態。血管の周りの組織の浮腫や脂肪によってふれにくくなり、沈脈となる場合もある
脈の速さ	数脈《さくみゃく》	診察者側の一呼吸の間に脈拍が６回以上（およそ１分間に90回以上）の速い脈 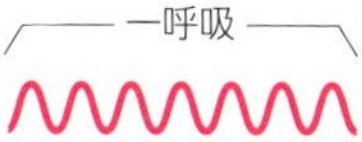	**熱証** 病気が熱を内在化している兆候（熱証）。実熱と虚熱の場合がある
	遅脈《ちみゃく》	診察者側のひと呼吸の間に脈拍が４回以下（およそ１分間に60回以下）の遅い脈 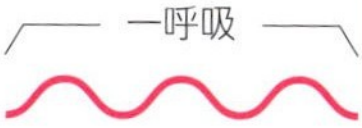	**寒証** 身体に寒があり、実寒、陽虚、実熱などの証を示し、病気の性質は陰・虚の兆候
脈の勢い	実脈《じつみゃく》	指を当てると押し返してくる反発力の強い脈 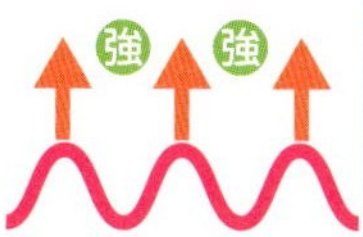	**実証** 風邪などの邪気が身体に入り込み、体力があり、正気と戦っている状態や機能亢進状態の場合がある
	虚脈《きょみゃく》	指を当てても押し返してくる力のない弱い脈 	**虚証** 体力がなく、気や血が不足している場合や機能低下状態の場合もある

6脈以外の15脈

28脈のうち、6脈を除いた代表的な15脈の脈象と推測される証。

脈	脈象	病態と証
滑脈《かつみゃく》	流れがなめらかな脈	熱、実の兆候。健康な場合や妊婦に見られる
渋脈《じゅうみゃく》(濇脈《しょくみゃく》)	渋滞してなめらかではない脈	血液量の減少や心拍質量の低下。粘度が増したり停滞などで起こる。虚や瘀血の証
緊脈《きんみゃく》	細くて力のある脈	実、痛、寒などの兆候
緩脈《かんみゃく》	脈拍が1分間に65回くらいのゆったりとした脈。遅脈よりは速い	軽症、または虚弱、湿病の兆候
弦脈《げんみゃく》	弓の弦のように力のある脈	少陽病の兆候
洪脈《こうみゃく》(大脈《だいみゃく》)	大きく幅広い脈。大脈は、脈が太く波打たない	熱のある兆候。力があるものは熱証、ないものは虚証
細脈《さいみゃく》(小脈《しょうみゃく》)	細く幅の狭い脈。微脈より大きい	陰虚の兆候
結脈《けつみゃく》	脈拍が遅く、時々脈が不規則に欠落する	徐脈性の不整脈や各種の期外収縮でも起こる
代脈《だいみゃく》	リズムが乱れている脈。脈の欠落時間が規則的	心室性期外収縮などの不整脈で起こる

脈	脈象	病態と証
芤脈《こうみゃく》	中空の脈。強く押さえると無力な感覚	虚脱(出血など)の兆候
濡脈《じゅみゃく》(軟脈《なんみゃく》)	浮いているが細く力がなく、強く押すと消失する脈	虚証。心機能低下、血管内圧が低下し、血管が収縮している
弱脈《じゃくみゃく》	沈んでいて細く力がない脈	気血が不足した兆候
微脈《びみゃく》	かすかで細脈より指先に触れない脈	精気が虚脱した状態。末梢循環血液の減少、ショック時の血圧降下時に起こる
伏脈《ふくみゃく》	骨につくほど強く押してはじめて触れるほど深度の深い沈脈	激しい疼痛、突然の意識障害、ショックなどで緊張したときに起こる
促脈《そくみゃく》	時々つまづくような速い脈	陽証

その他の7脈には、長脈《ちょうみゃく》・短脈《たんみゃく》・革脈《かくみゃく》・牢脈《ろうみゃく》・散脈《さんみゃく》・動脈《どうみゃく》・疾脈《しつみゃく》などの脈がある。

濡脈《じゅみゃく》を「なんみゃく」と読ませる向きがあるが、濡脈と軟脈が同じ意味による混同と考えられる。

兼脈と処方

複数の脈象を組み合わせた兼脈で証を決定し、処方します。

兼脈	証の兆候	処方
浮数弱《ふさくじゃく》	表熱証	桂枝湯《けいしとう》
浮数緊《ふさくきん》	表熱証	麻黄湯《まおうとう》または葛根湯
浮遅弱《ふちじゃく》	裏寒証。新陳代謝の低下を示す	人参湯《にんじんとう》、附子理中湯《ぶしりちゅうとう》、四逆湯《しぎゃくとう》など
沈緊《ちんきん》	呼吸促迫、動悸、尿量減少、むくみなどの水毒兆候	木防已湯《もくぼういとう》、苓桂朮甘湯《りょうけいじゅつかんとう》など
沈結《ちんけつ》・沈渋《ちんじゅう》	しびれ(痺証《ひしょう》)、瘀血証	桃核承気湯《とうかくじょうきとう》、桂枝茯苓丸《けいしぶくりょうがん》、抵当湯《ていとうとう》など

兼脈	証の兆候	処方
細遅《さいち》・微細《びさい》	手足の寒冷	当帰四逆湯《とうきしぎゃくとう》、呉茱萸湯《ごしゅゆとう》、附子理中湯《ぶしりちゅうとう》、真武湯《しんぶとう》など
弦細	和解剤を用いる小陽病	小柴胡湯《しょうさいことう》
大弱	体力の衰えや消耗が甚だしい状態	十全大補湯《じゅうぜんだいほとう》、補中益湯《ほちゅうえきとう》

※処方に関してはP252参照。

心身の状態を診る 腹診

切診で重視される腹診は、日本で独自に発達。腹に触れ、腹壁を押したりたたいたりしたときの反応を細かく観察し、証を決めます。

まずは虚実を判定後、詳細に診断する

古代中国で、**腹診法**が医療に用いられるようになったのは、後漢時代以降に成立した『難経』からとされています。ほぼ同じ頃の『傷寒論』などにも腹診所見の記述はありますが、その後中国ではそれほど発達しませんでした。

現在日本で行われている腹診法は、難経での腹診が江戸時代に独自に発達したもので、湯液（漢方）では特に重視されています。

◆腹診の見方

腹診の際は、西洋医学の腹診とは異なり、患者は仰向けに寝て足を伸ばし、腹筋は緩めず伸ばした状態にします。

治療者は、患者の腹に手のひらや指で触れ、**腹壁の硬さや腫れ・膨らみ、弾力、圧迫に対する痛み**（圧痛）などを調べます。診断上、腹部は心下《しんか》、胸脇《きょうきょう》、脇下《きょうか》、臍《せい》上《じょう》、臍下《せいか》、臍旁《せいぼう》、小腹《しょうふく》などの部位に分けられています。

腹診では、まず虚実を判定します。望診で腹が盛り上がっているときは実、へこんでいるときは虚、その間を中間とします。次に患者の腹壁を手のひら全体で覆うようにして、軽く押しながら腹力を診ます。腹力が強いときは実、弱いときは虚とし、強くも弱くもないときは虚実中間と判定します。

虚実を診た後は、主に人差し指、中指、薬指の3本をやや斜めにして押しながらさらに細かく診て証を決定します。

漢方の腹診では、内臓の異常だけでなく、**身心の状態**も診ています。

用語解説 **腹筋**：西洋医学の腹診では、主に内臓の腫れを診るため、患者は仰向けで膝を立て、腹筋を緩ませる。

腹診の方法

日本で発達した腹診は、特に湯液（漢方）治療で重視されている。

患者は仰向けに寝て手足を伸ばし、腹筋は緩めないようにする。治療者は患者の左側に立ち、通常は腹部の上から下へ順番に行う。腹部は強く押し過ぎないよう注意する。

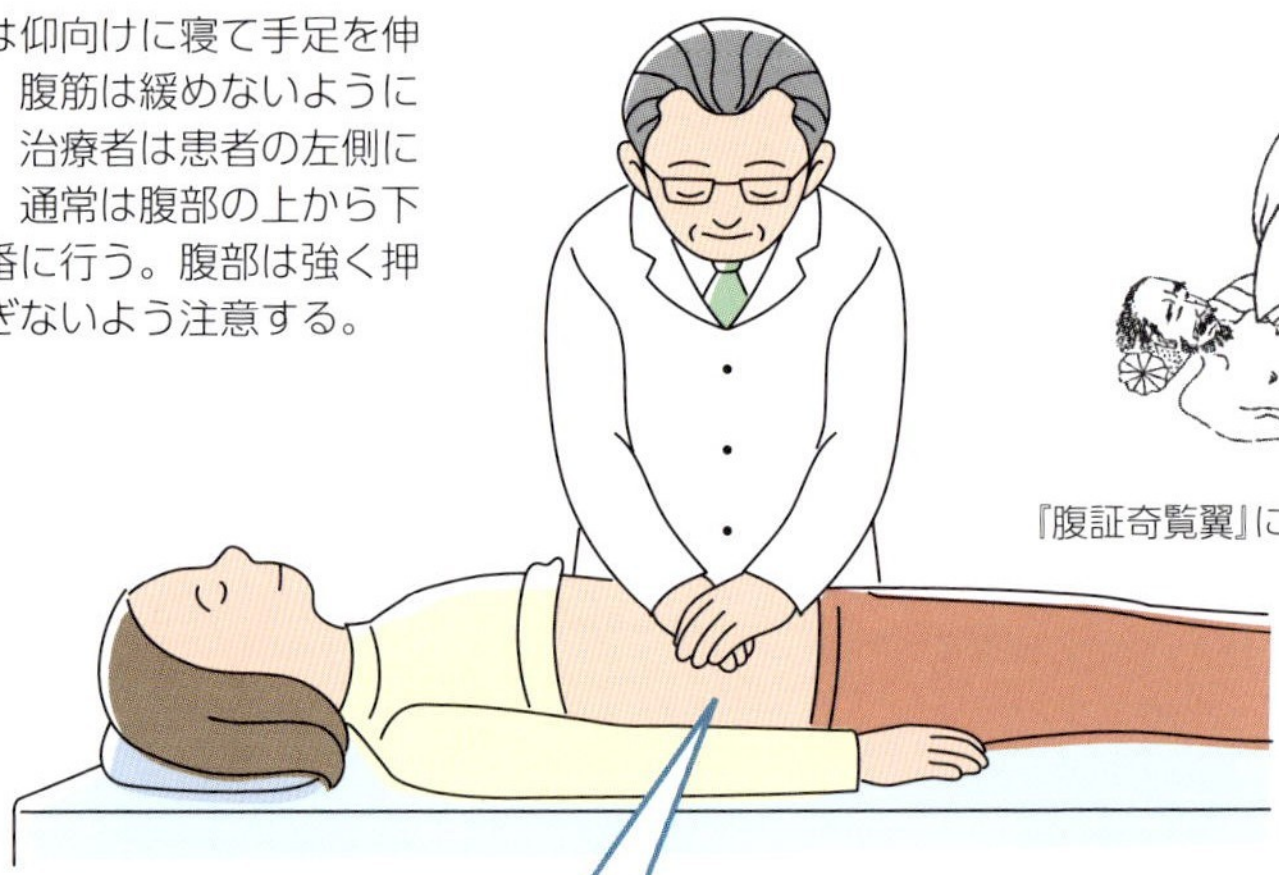

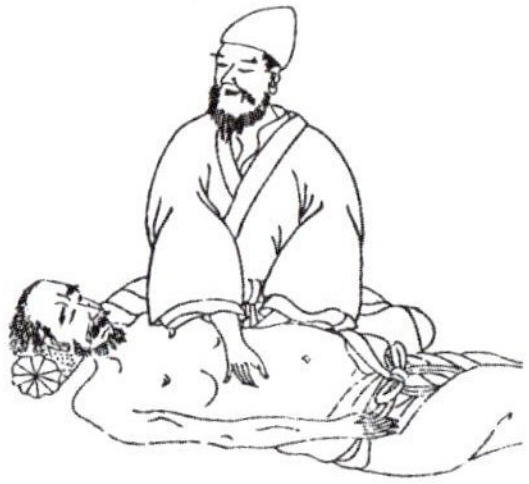

『腹証奇覧翼』における腹診図（江戸時代）

腹診で用いる部位の名称

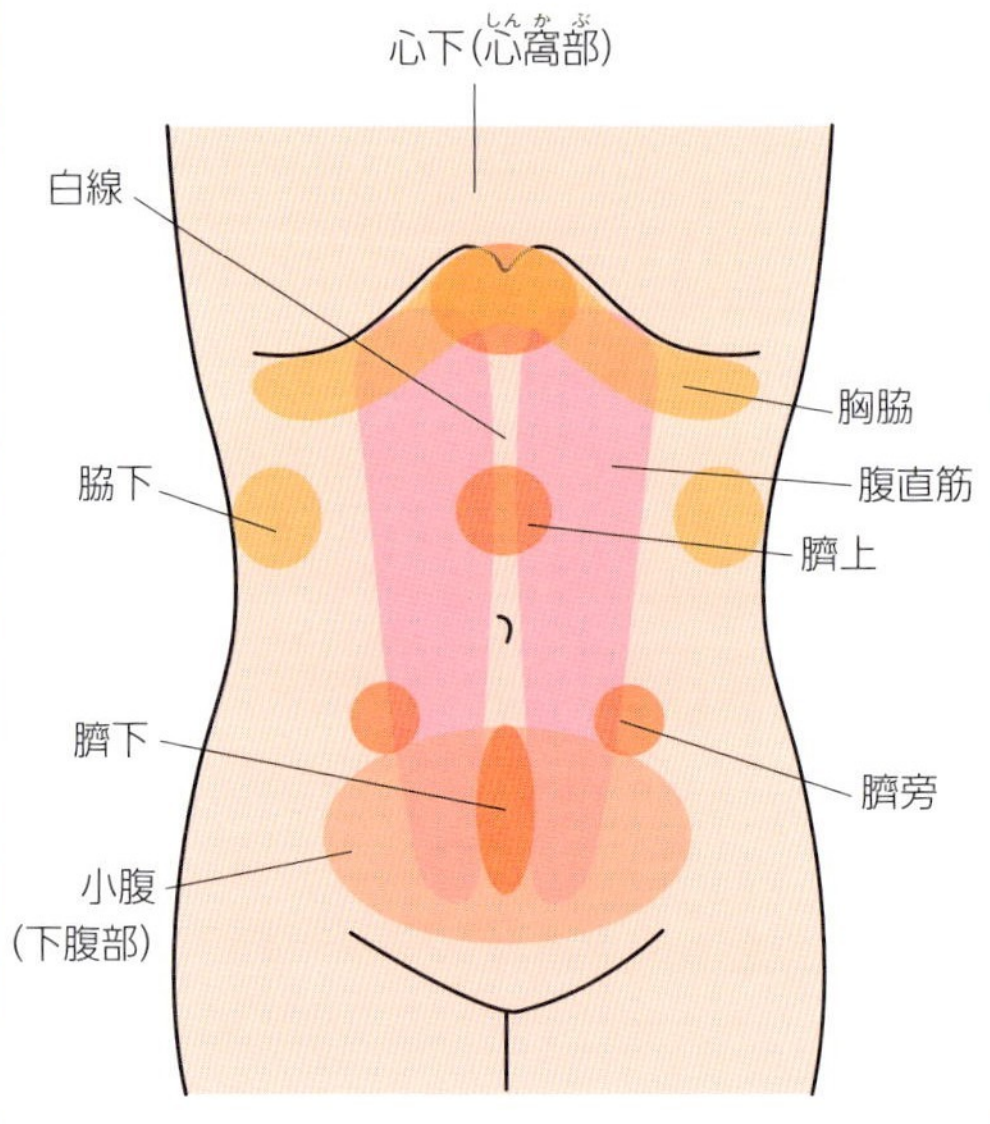

腹診の３つのポイント

POINT 1　腹壁

胃などの臓器が収まっている腹腔《ふくくう》を覆っている壁のこと。主に腹筋でできていて、ほかに皮下組織、腹膜などで構成されている。

➡腹筋などの強弱、緊張度などを診る

POINT 2　腹力

腹腔内の圧力のこと。腹の上部の横隔膜や前側の腹直筋などで、内臓を包んでいる腹膜を緊張させる役割をしている。

➡虚実、腹満などを診る

POINT 3　圧痛

圧力を加えると感じる痛みのこと。内臓や組織内の血流が低下（虚血）すると、軽い筋収縮と痛覚過敏が起き、圧迫刺激により痛みが生じる。

➡内臓の血流異常（虚血や瘀血）、炎症の有無を診る

腹証の種類と治療

腹診により異常があった場所や状態によって推測される主な証と処方される湯液(漢方薬)を紹介する。

心下痞《しんかひ》

所見

胸やみぞおち(心窩部)のつかえ感や胃もたれなどの自覚症状がある。

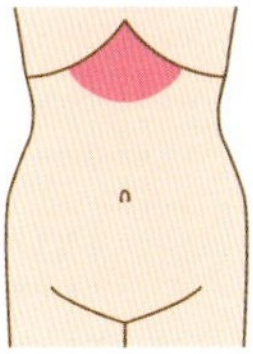

原因

痞《ひ》は気滞の兆候。胃の運動障害、通過障害、内圧上昇などで起こる。

処方

三黄瀉心湯《さんおうしゃしんとう》などの瀉心湯類。

心下満《しんかまん》・心下痞満《しんかひまん》

所見

心下満はみぞおちあたりの膨らみ、心下痞満はみぞおちあたりの膨らみとつかえ感がある。この2つの区別は難しい。

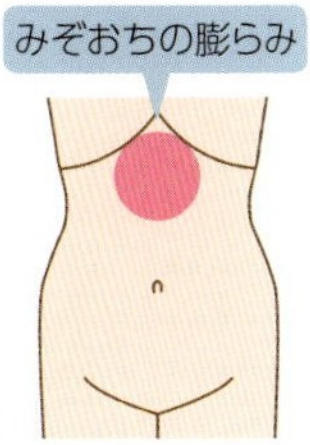

原因

脾や胃の衰弱。

処方

半夏厚朴湯《はんげこうぼくとう》、茯苓飲《ぶくりょういん》、五苓散《ごれいさん》、苓《りょう》桂朮甘湯《けいじゅつかんとう》など。

心下痞鞕《しんかひこう》

所見

みぞおちのつかえ感と同時に腹壁の抵抗や圧痛がある。いずれも軽度な場合や中脘部の圧痛は、心下支結と呼ぶ。

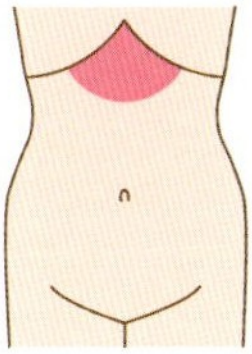

原因

胃炎などで腹壁が緊張して硬化したり、肝臓左葉の腫大が考えられる。

処方

半夏瀉心湯《はんげしゃしんとう》、甘草瀉心湯《かんぞうしゃしんとう》など瀉心湯類や人参湯などの人参湯類。

心下急《しんかきゅう》

所見

みぞおちのあたりに何か物が詰まったような不快感がある。同時に、抵抗と圧痛(心下痞鞕《しんかひこう》)の症状がある。

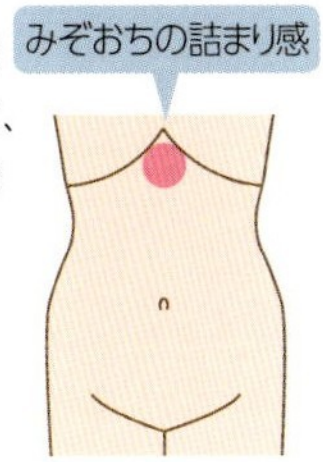

原因

食べ物の停滞などで起こる。

処方

大柴胡湯。

処方の詳しい内容については、P252の「主な漢方薬の構成生薬」を参照してください。

心下痞堅《しんかひけん》

所見

みぞおちあたりの腹壁に硬く弾力性のない抵抗がある。心下痞鞕より抵抗が強い。

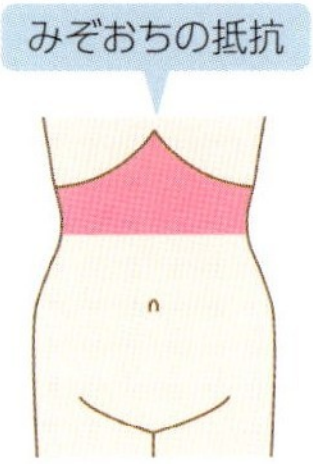

原因

心不全やそれが原因の肝腫大の兆候。腎疾患や肝疾患の可能性もある。

処方

木防已湯《もくぼういとう》、茯苓杏仁甘草湯《ぶくりょうきょうにんかんぞうとう》。

胃内停水《いないていすい》（腹部振水音）

所見

みぞおちの腹壁を指先で軽くたたくと、チャポチャポと音がする。

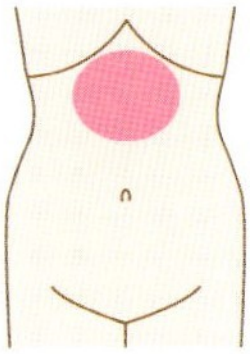

原因

胃内に胃液と空気が混在。十二指腸や空腸（小腸の一部）などに腸液がたまっていても起きる。胃の蠕動運動機能が低下しているため。

処方

六君子湯《りっくんしとう》、茯苓飲《ぶくりょういん》、苓桂朮甘湯《りょうけいじゅつかんとう》、人参湯《にんじんとう》など。

胸脇苦満《きょうきょうくまん》

所見

季肋部片縁に指を押し入れると、鈍痛や圧痛があり、硬くなった組織の抵抗を感じる。
季肋下だけでなく、季肋上に出現することもある。

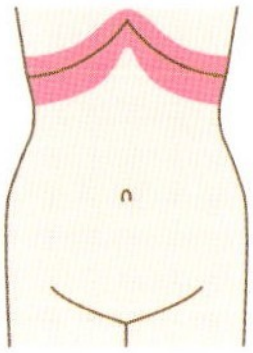

原因

風邪、肺炎、胸膜炎、慢性肝炎、情緒的・身体的ストレス時、リンパ球機能亢進などの時期（小腸病期）に表れることが多い。胸部脊髄のうち、6番から10番目の胸髄とつながる内臓や背部筋肉に異常が生じると、その刺激が肋間神経を介して、6番から10番目の胸髄とつながる季肋部の腹横筋を緊張させ、筋拘縮と痛覚過敏を生じさせるためと考えられる。

処方

小柴胡湯《しょうさいことう》、大柴胡湯《だいさいことう》、柴胡加竜骨《さいこかりゅうこつ》牡蠣湯《ぼれいとう》などの柴胡剤。

腹皮拘急《ふくひこうきゅう》・腹直筋攣急《ふくちょくきんれんきゅう》・二本棒

所見

腹直筋が緊張して硬く触れる。通常は両側が硬くなるが、左右や上部のみが硬くなることもある。

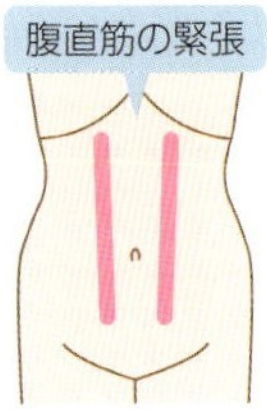

原因

腹直筋全体が硬い場合は身体の疲労や衰弱（虚証）の兆候。腹直筋上部の緊張は胸髄の中部、腹直筋下部は胸髄の下部の腹筋群が緊張、または腹圧が低下している状態を示す。

処方

腹直筋全体が硬い場合は芍薬甘草《しゃくやくかんぞう》湯《とう》、腹直筋の外側の緊張が弱い場合は小建中湯、桂枝加芍薬湯、黄《おう》耆建中湯《ぎけんちゅうとう》など。腹直筋の緊張が右側優位の場合は四逆散《しぎゃくさん》、左側優位の場合は抑肝散《よくかんさん》を用いる。

臍痛《せいつう》（大塚の臍痛）

所見

へその直上を圧迫すると指に抵抗を感じ、患者は圧痛を訴える。葛根湯を処方する目安として、大塚《おおつか》敬節《けいせつ》が考案。臍輪直上の左斜め、中央、右斜めのいずれにも現れる。

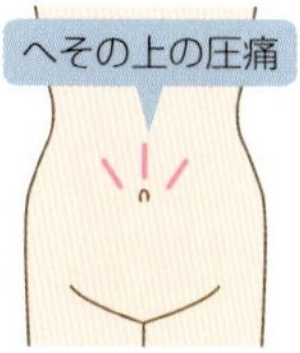

原因

肩から背中の筋肉の緊張が反映される。

処方

葛根湯。

臍傍圧痛《せいぼう》

所見

へその下周辺を指で圧迫すると、圧痛がある。圧迫しないときには痛み（自発痛）はない。瘀血証の兆候。

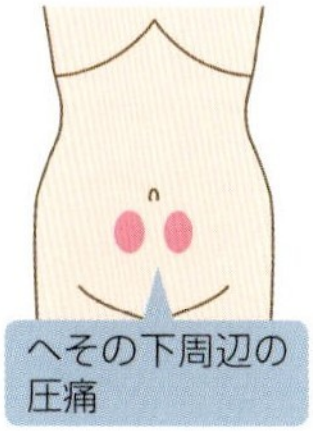

原因

小腸や腸間膜などにおけるうっ血や充血など、血液循環が滞った状態。

処方

温経湯《うんけいとう》、桂枝茯苓丸《けいしぶくりょうがん》などの駆瘀血剤。

S状部圧痛《じょうぶあっつう》・回盲部圧痛《かいもうぶあっつう》・腸骨窩部圧痛《ちょうこつかぶあっつう》

所見

下腹部（小腹）の下のほうを指で軽く圧迫すると、太い縄状のものがあり、痛みを感じる。通常左右同様の症状が現れる。

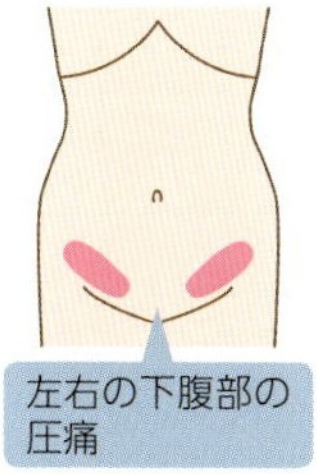

原因

大腸のS状結腸部に硬い便が詰まった状態。S状結腸部は腸が屈曲しているため、血流の停滞やうっ血により起こる。

処方

桂枝茯苓丸などの駆瘀血剤。

小腹急結《しょうふくきゅうけつ》

所見

骨盤の内側の骨のくぼみ（腸骨窩《ちょうこつか》）をさするだけで痛みを生じる。左に現れやすい。瘀血の証。

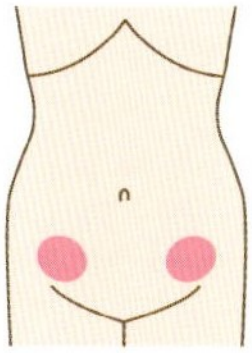

原因

卵巣や卵管の炎症などで、痛覚過敏と腹壁の緊張から痛みを感じる。

処方

桃核承気湯《とうかくじょうきとう》など駆瘀血剤《くおけつざい》。

小腹満《しょうふくまん》・小腹鞕満《しょうふくこうまん》

所見

下腹部に張りや膨らみがあり、指先で触れると抵抗感がある。圧痛を伴うことも。

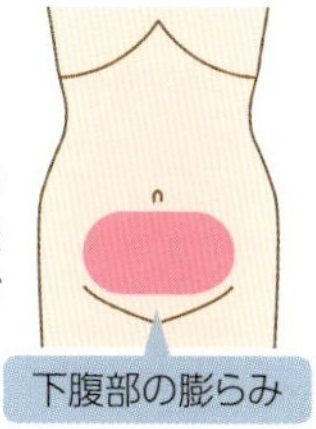

原因

瘀血の腹証。腸管、膀胱、子宮のうっ血、卵巣や卵管と周囲の静脈の集まり（静脈叢《じょうみゃくそう》）のうっ血などが原因で起こる。

処方

桂枝茯苓丸、温経湯、抵当丸、大《だい》黄牡丹皮湯《おうぼたんぴとう》などの駆瘀血剤。

小腹不仁《しょうふくふじん》・臍下不仁《せいかふじん》

所見

下腹部が軟弱で力がなく、圧迫すると腹壁が簡単に陥没。指が腹壁に入る状態。下腹部の皮膚面に知覚低下が現れることも。

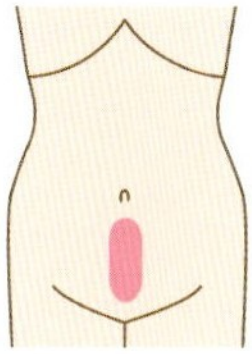

原因

腹圧が低下し、白線の下部の緊張が低下。さらに腹直筋の緊張が進んだため。腎虚の兆候。

処方

八味地黄丸《はちみじおうがん》、牛車腎気丸《ごしゃじんきがん》など。

小腹拘急・小腹弦急

所見
下腹部(小腹)の腹直筋が緊張して硬くなった状態。緊張が下部のみの場合は小腹拘急、下部から上部にいたる場合は小腹弦急と呼ぶ。

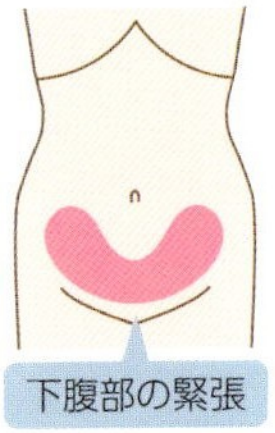

原因
腹直筋以外の腹筋群が緩み、腹直筋が過度に緊張して起こる。

処方
八味地黄丸。

下腹部の緊張

心下悸・臍上悸・臍下悸

所見
心下悸はみぞおちあたり、臍上悸はへその上、臍下悸はへその下で強い拍動を感じる。

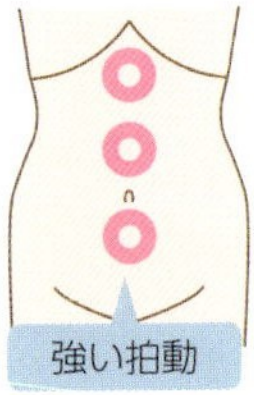

原因
腹部大動脈の拍動が腹壁に伝わって起こる。交感神経の緊張が強い実証に多い。

処方
心下悸の場合は苓桂朮甘湯、臍上悸は柴胡加竜骨牡蠣湯、臍下悸は苓桂甘棗湯など。

強い拍動

蠕動不穏

所見
腸の蠕動運動が腹壁を通して目視できる状態。腹痛を伴うこともある。

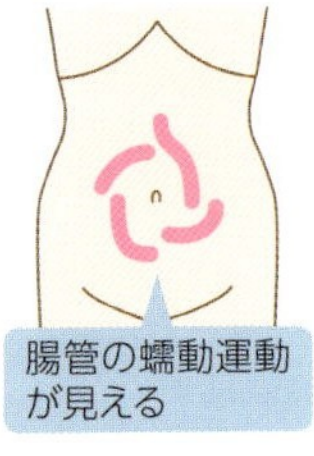

原因
寒冷による消化管機能の低下、ガスや腸管液の停滞や移動により拡張した腸管が腹壁を圧迫して起こる。腸閉塞が原因の場合は重症。

処方
大建中湯、解急蜀椒湯。

腸管の蠕動運動が見える

正中芯

所見
白線のあたりを軽く指先で圧迫すると紐のような索状物に触れる。臍下と臍上の両方に確認でき、通常圧痛はない。

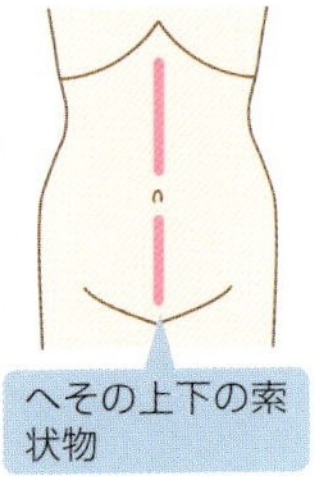

原因
へそ周辺の脂肪組織の減少や白線の緊張が弱まり起きる。虚証の兆候。腹部の腹圧が低下すると、臍下には正中臍ひだ、臍上には肝円索が触れる。

処方
臍下のみの場合は八味地黄丸、臍上のみの場合は人参湯、四君子湯、臍上から臍下に続く場合は真武湯など。

へその上下の索状物

腹満

所見
腹部全体の張りや膨らみで、自覚的・他覚的に認められる。硬く張っているときは実満、力なく膨れているときは虚満。

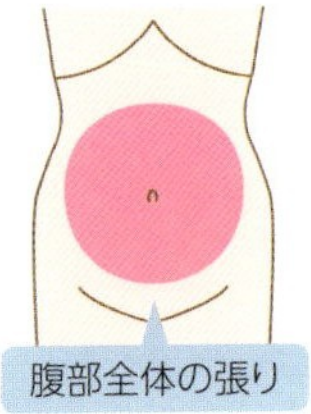

原因
腸管内の便やガスがたまっている状態。実満は極度の便秘や腹水、虚満は腸管の緩みや麻痺性の腸閉塞によることが多い。

処方
便秘などがある実証には、大承気湯、小承気湯、防風通聖散など。虚証には、桂枝加芍薬湯、小建中湯など。

腹部全体の張り

四診を使った診療の流れ

漢方医学で実際に行われている診療の流れを紹介します。受診前には、患者側として注意する点があります。

受診前の4つのNGポイント

これまで、漢方医学では治療をするための証を決めるために、**四診**（**望診**《ぼうしん》**、聞診**《ぶんしん》**、問診**《もんしん》**、切診**《せっしん》）による細かな診察が行われることを見てきました。ここでは、日本の東洋医学の中心的施設である北里大学東洋医学総合研究所（以下、東医研）を例に、実際の診察の流れを紹介します。

診察は、治療を湯液《とうえき》（漢方）か鍼灸のどちらで行うかで異なりますが、両方に共通する部分もあります。

まず、受診の前に患者側が気をつけなければならないことがあります。治療者は味覚以外の五感を駆使して身体の状態を診るため、自然な状態で臨むことが大切です。

①濃い化粧を控える

顔色は診断上でも重要なので、できるだけ素顔に近い状態で受診しましょう。濃い化粧や口紅を控えます。

②香水はつけない

香水をつけるのはやめましょう。体臭や口臭をありのまま診てもらうためです。

③舌苔《ぜったい》はとらない

舌苔をとってしまうと舌診のときに正しい診断ができなくなるためです。舌に色がつくような飲み物や食べ物も避けます。

④直前の飲食は避ける

腹診《ふくしん》のときに正しく診断するために重要です。病院に行く数時間前に食事は済ませましょう。

また、トイレを我慢していると腹圧に関係するので、トイレは事前に済ませておきます。

漢方医学の診察の流れ

漢方治療、鍼灸治療の両方を行う場合の診察の流れを紹介。

診察前に

問診

問診票に記入する
(→P92)

問診は、体質や身体の異常を見極めるために重要。気になる症状や生活習慣を詳細に記入する。その後、身長、体重、血圧、体温などを測定する。体温が不正確になるので、通院時は走ったり、カイロを貼ったりしない。

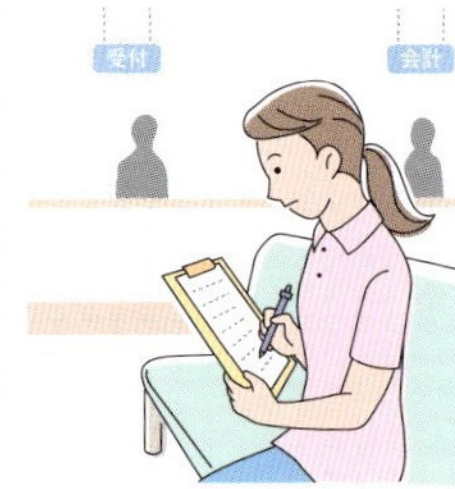

診察室へ

望診

歩き方や表情をチェック
(→P80)

診察では、体型や歩き方、しぐさなども重要な手がかりになるため、診察室に入るところから医師の望診が始まる。

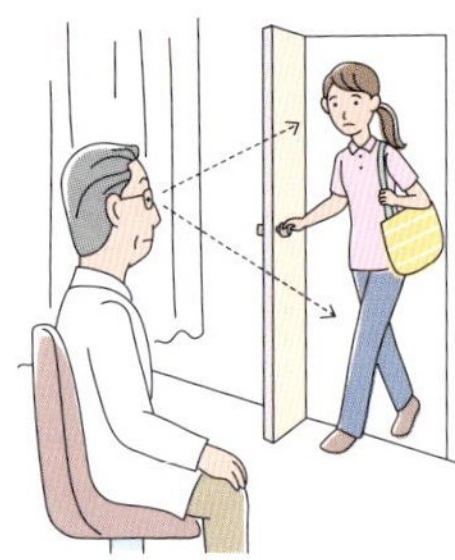

診察

診察中、治療者は五感を駆使して時には問診、望診、聞診を同時に行う。

問診　＋　**望診**　＋　**聞診**

(→P90、80、88)

医師は会話をしながら患者の顔や身体の状態を確認。声や話し方、口臭・体臭もチェックして体調を多方面から読み取る。

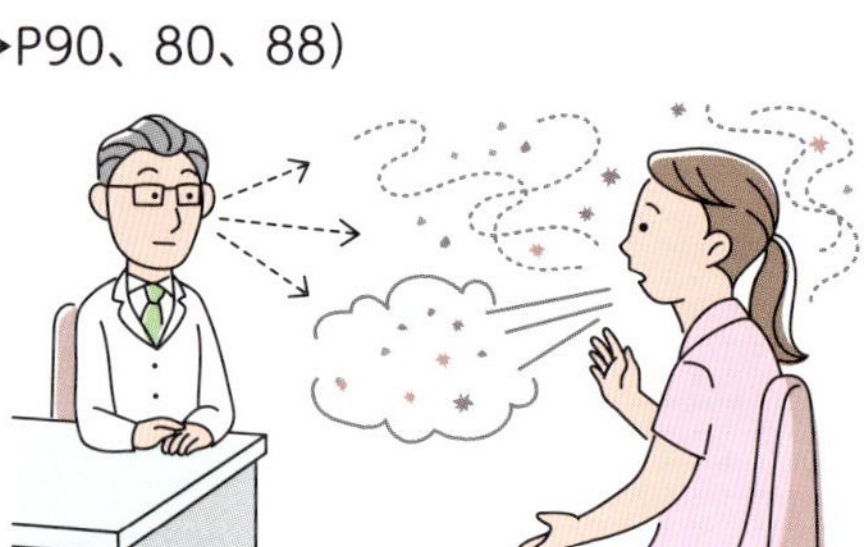

脈診（切診）

（→P94）

漢方薬診療で重視されている。脈の深さや速さ、強さなどから、病気の深度（重症度）や寒熱、虚実などを判断する。

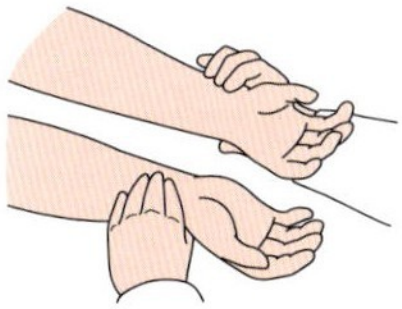

舌診（望診）

（→P82）

舌の色や動き、舌苔の色や状態から体調をチェックする。舌には内臓機能の働きや水分の代謝状況などが現れるため、病気の進行状況もわかる。

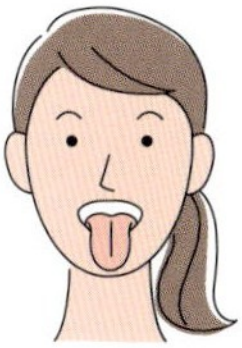

腹診（切診）

（→P98）

漢方薬診療で特に重視されている。
指先や手のひらで、腹壁の硬さや膨らみ、抵抗力などを診て、病態と処方する漢方薬が見極められる。
腹診は日本で独自に発達。

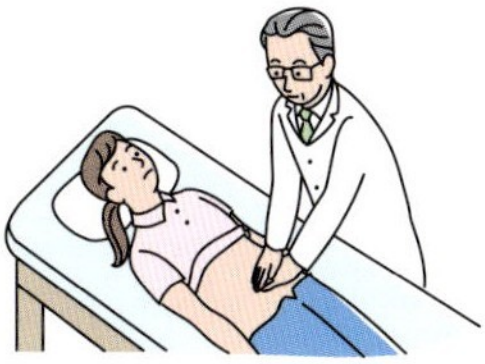

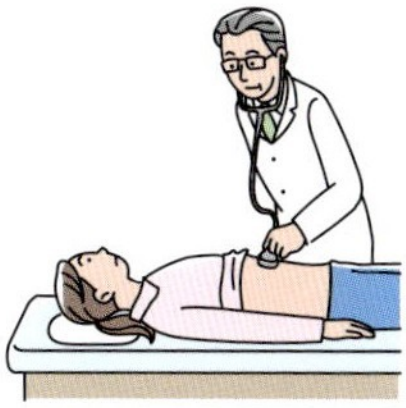

現在は聴診器を使って心臓や腹部の音も調べ、聞診も同時に行う。

背診（切診）

鍼灸診療で重視されている。後頭部から足先まで、骨のずれや、筋肉の状態をチェック。背中の経絡や経穴（ツボ）で内臓の異常を判断する。

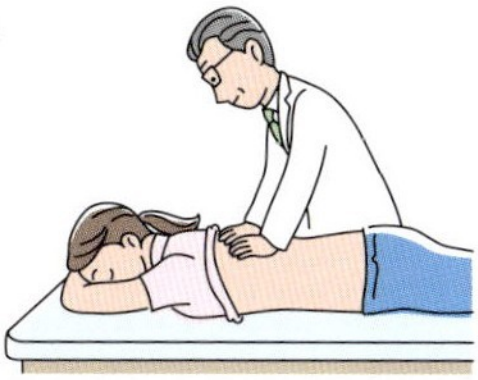

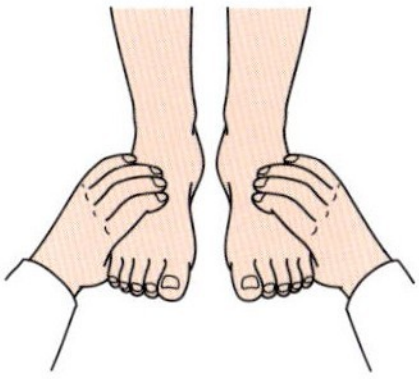

さらに、手足の触診で、こりや冷えの状態を診断する。

証《しょう》（治療方針）を決定

診察の結果を詳細にチェックして、証を決定する（P78）。その証をもとに、鍼灸治療では施術を、漢方治療の場合は処方を行う。
鍼灸治療については→P142～
漢方治療については→P176～

3章

鍼灸の基礎知識〈経穴・経絡・経筋〉

「東洋医学」と聞くと、まず鍼灸治療を思い浮かべる人も多いのではないでしょうか。3章では、ツボの位置や鍼灸のしくみ、診察方法について詳しく解説していきます。

経絡とその種類

気血が流れる経絡《けいらく》の中では、最も治療に使われるのが十四経脈《じゅうよんけいみゃく》です。その他、奇経八脈、十二経脈などがあります。

経絡の種類と十四経脈の種類

経絡は、「気」と「血」が全身を巡るための通路で、その流れを**流注**《るちゅう》と呼びます。こうした経絡の流れは、昔から経絡に沿った生体反応（経絡現象）などが実際に観察されて、存在が認められてきたと考えられます。

経絡のうち、主要な幹線通路の役割を果たしているのが**経脈**《けいみゃく》で、経脈が体内を縦方向に走る本流なら、**絡脈**《らくみゃく》は経脈をつなぐ支流のようなものです。

経脈には、**十二経脈**《じゅうにけいみゃく》（**正経**《せいけい》）と**奇経八脈**《きけいはちみゃく》の他、**十二経筋**《じゅうにけいきん》、**十二経別**《じゅうにけいべつ》、**十二皮部**《じゅうにひぶ》などがあります。

また、絡脈には**十五絡脈**《じゅうごらくみゃく》、**別絡**《べつらく》、**孫絡**《そんらく》、**浮絡**《ふらく》、**血絡**《けつらく》などがあります。

特に重要なのが奇経八脈のうち**督脈**《とくみゃく》と**任脈**《にんみゃく》の二脈と十二経脈を合わせた**十四経脈**です。

◆十二経脈

十二経脈には、**手の太陰肺経**《たいいんはいけい》から、**手の陽明大腸経**《ようめいだいちょうけい》、**足の陽明胃経**《ようめいいけい》、**足の太陰脾経**《たいいんひけい》、**手の少陰心経**《しょういんしんけい》、**手の太陽小腸経**《たいようしょうちょうけい》、**足の太陽膀胱経**《たいようぼうこうけい》、**足の少陰腎経**《しょういんじんけい》、**手の厥陰心包経**《けついんしんぽうけい》、**手の少陽三焦経**《しょうようさんしょうけい》、**足の少陽胆経**《しょうようたんけい》、**足の厥陰肝経**《けついんかんけい》まで順につながる十二種類の経脈があります。

経脈名には、主に手を通る経脈か足を通る経脈かで、「手の」「足の」という言葉がつきます。

次に、それぞれ身体の外側（日の当たる陽の部分）を通るか、内側（日の当たらない陰の部分）を通るかで**太陽**、**少陽**、**陽明**の陽経と、**太陰**、**少陰**、**厥陰**の陰経に分けられます。

最後に関連する六臓六腑の名前

がつけられています。十二経脈は鍼灸の基本的な経脈のため、**正経《せいけい》**と呼ばれています。

◆奇経八脈

陰維脈《いんいみゃく》、**陽維脈《よういみゃく》**、**陰蹻脈《いんきょうみゃく》**、**陽蹻《ようきょう》脈《みゃく》**、**衝脈《しょうみゃく》**、**任脈《にんみゃく》**、**督脈《とくみゃく》**、**帯脈《たいみゃく》**の八脈は、十二経脈（正経）に規制されない経脈のため、**奇経八脈**と呼ばれます（P118）。

このうち**督脈と任脈**には、**十二経脈にはない固有の経穴があります**が、ほかの六脈にはその脈固有の経穴はありません。

これら奇経には、十二経脈を流れる「気」が多いときはため、少ないときは補充する沼や湖のような役割があるとされています。

◆十四経脈

通常の鍼灸治療には、固有の経穴をもつ十二経脈と、奇経八脈のうち、**陽経脈と交わり陽の気を調整する督脈**と、**陰経脈と交わり陰の気を調整する任脈**を合わせた**十四経脈**が用いられています。

十四経脈の経脈や、経脈とつながる内臓に異常が現れたときは、経穴にも異常が現われます。同時にこうした異常な経穴を鍼灸や指圧により刺激することで、**経脈の気血の流れをよく**し、様々な機能を改善することができるのです。

その他の経脈の種類と役割

◆十二経筋

経筋は十二種類あり、臓腑（内臓）とのつながりはありませんが、筋肉や関節とつながるため、**筋、骨、神経などが関与する痛み、こり、引きつり、つっぱり、こわばり**などの症状の治療に用いられます。

そのため、肩こり、腰痛、眼精疲労、筋肉痛、膝関節痛、顎関節痛、緊張性頭痛、耳鳴りなど、日常的に経験する多くの不調に対し、経筋治療が奏功することも少なくありません（P120）。

◆十二経別

経別は十二経脈とは別に、十二経脈から分かれて**身体の内部を巡る支脈**のことです。十二種類あり、十二経脈とは表裏の関係にあります。固有の経穴はありません。

◆十二皮部

十二皮部とは、**十二経脈が体表面の皮膚面に沿って流注**し分布する領域を指します。異常が見られた場合は、十二経脈に沿った皮膚から刺激して治療します。

絡脈の種類とその役割

◆十五絡脈

十四経脈から分岐し、**十四経脈を統括して身体を養う働き**がある十四絡脈に、**「脾《ひ》の大絡《たいらく》」**と呼ばれる脾経の**大包穴《たいほうけつ》**を合わせたものを**十五絡脈《じゅうごらくみゃく》**と呼びます。

◆別絡と孫絡

十四絡脈のような比較的大きな絡脈のことを**別絡《べつらく》**といい、別絡からさらに細かく分かれた絡脈のことを**孫絡《そんらく》**といいます。

◆浮絡

皮膚など体表面に浮いて分布する絡脈のことを**浮絡《ふらく》**といいます。

◆血絡

肉眼で赤く見える絡脈（血管）のことを**血絡《けつらく》**といいます。

経絡の種類

経絡は次のように分けられます。それぞれのつながりを確認してください。

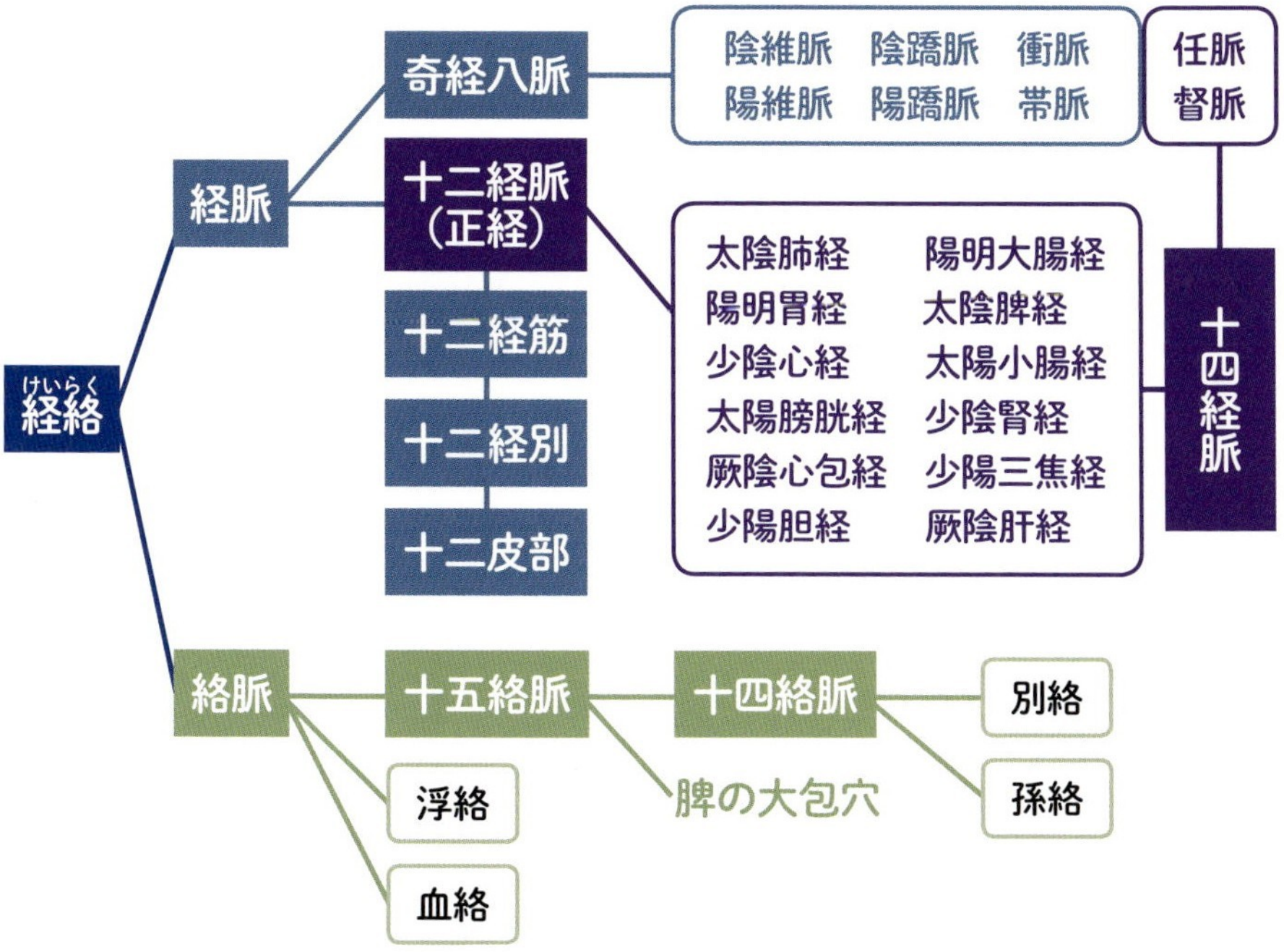

十四経脈の流れと主な正穴の部位

（ピンク）＝経脈の始め　（水色）＝経脈の終わり

①手の太陰肺経《たいいんはいけい》

肺につながる経脈で、腋の上にある中府穴《ちゅうふけつ》から始まり、腕の内面前側を通って親指先外側の少商穴《しょうしょうけつ》で終わる。人差し指から始まる②手の陽明《ようめい》大腸経《だいちょうけい》へつながる。

有効　胃、大腸、肺 、気管支、咽頭の疾患など

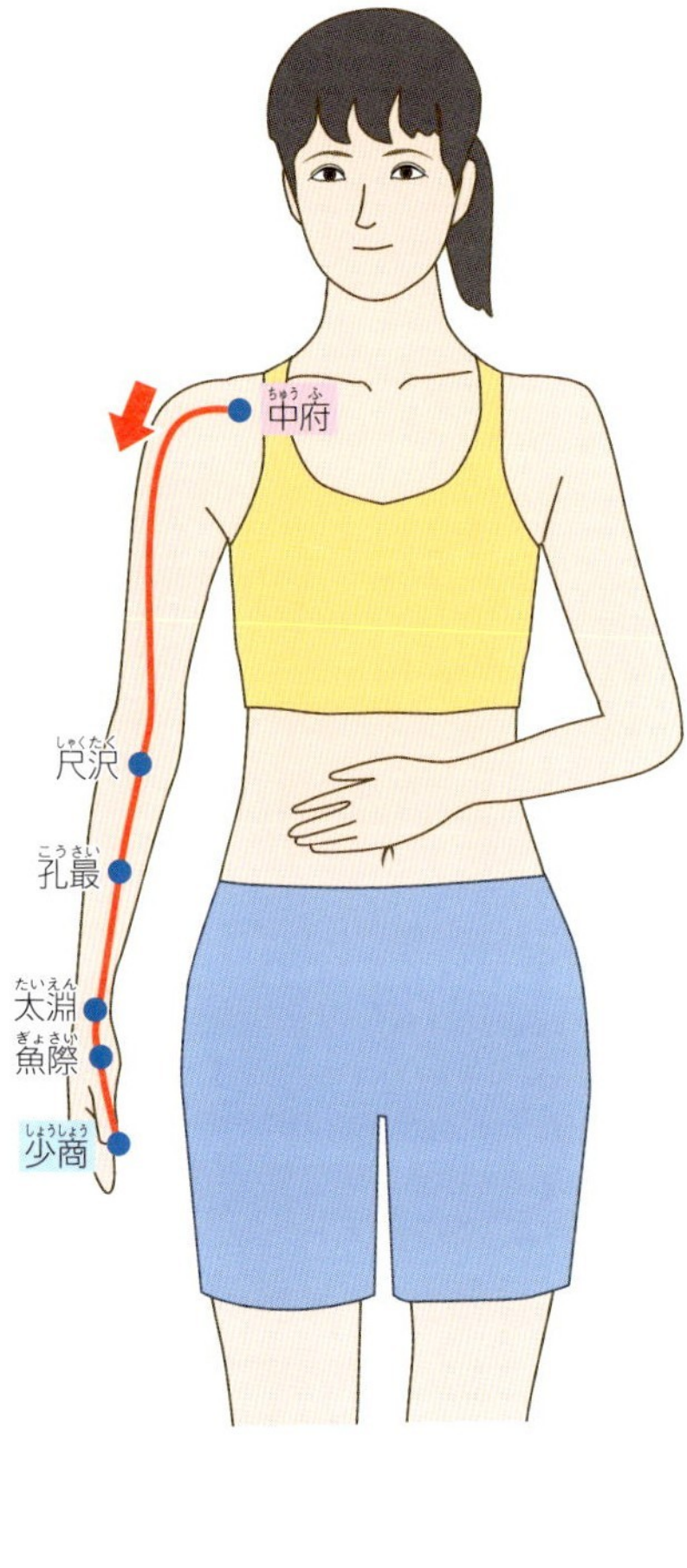

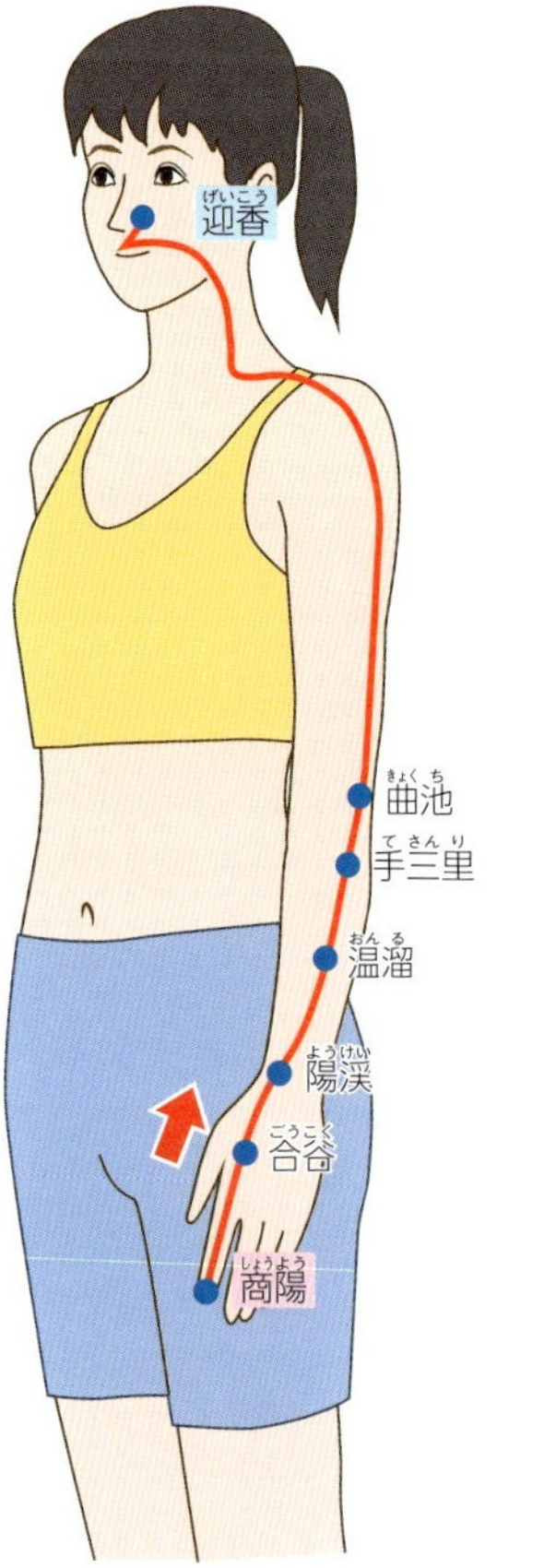

②手の陽明大腸経《ようめいだいちょうけい》

大腸につながる経脈。人差指の商陽穴《しょうようけつ》から始まって上に向かい、手の甲から腕の外側を通り首の側面を回って顎へ続き、鼻の両脇にある迎香穴《げいこうけつ》で終わる。ここから③足の陽明胃経《ようめいいけい》へつながる。

有効　下歯、肺、大腸の疾患など

用語解説　寸：親指の末節の幅を１寸とする母指寸法、親指と中指を合わせて輪を作り、中指の内側にできる真ん中の節の幅を１寸とする中指身寸などがある。約３cm。

③足の陽明胃経

足の陽経で胃につながる経脈。鼻根近くの承泣《しょうきゅう》穴《けつ》から始まって顎を通り、ひとつの流れは上に向かって額にいたる。もうひとつの流れは、頭維《ずい》から始まり、頸部から胃を通り、足の前面を通って足の人差し指先外側の厲兌《れいだ》穴《けつ》に終わる。ここから④足の太陰脾経《たいいんひけい》につながる。

有効 上歯、唇、咽頭、胃、脾の疾患など

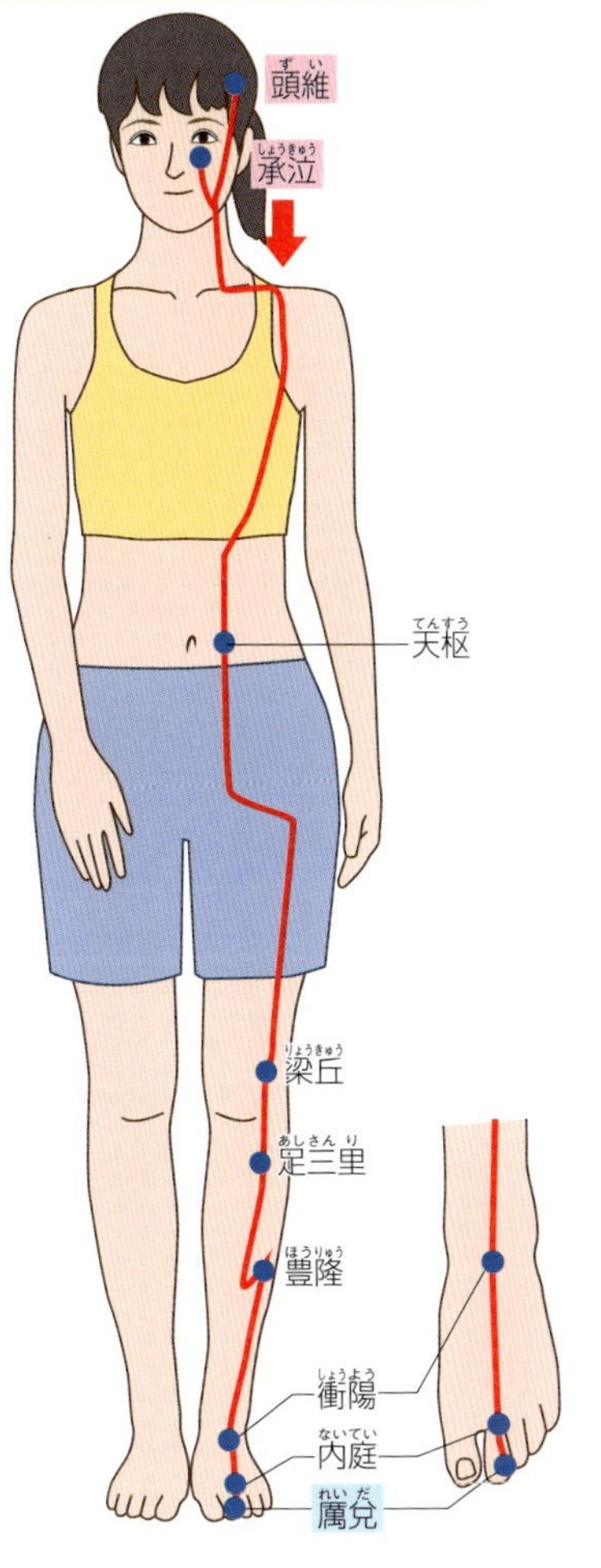

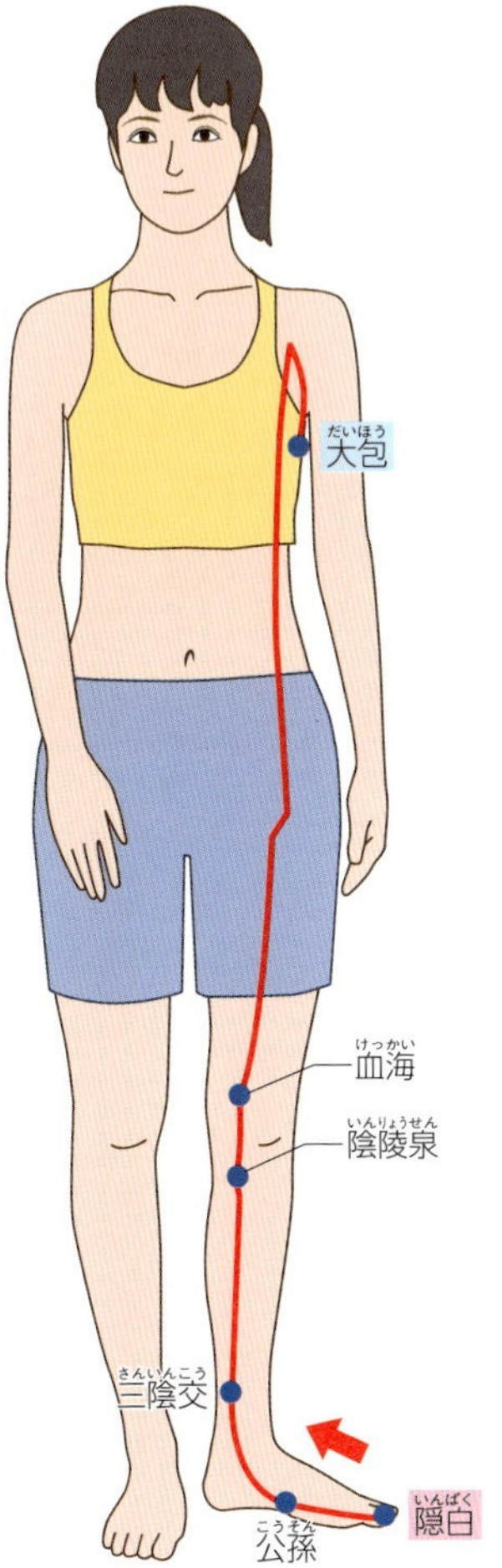

④足の太陰脾経

足の陰経で脾につながる経脈。足の親指外側にある隠白《いんぱく》穴《けつ》から始まり、足の内側から前面を通って上に向かい、腹部から体内に入って脾や胃にいたり、さらに咽頭や舌にもつながる。体内に入らないものは、腋から心臓に向かって大包《だいほう》穴《けつ》に終わる。どちらも⑤手の少陰心経《しょういんしんけい》につながる。

有効 脾、胃、咽頭、舌、心の疾患など

用語解説

鎖骨下窩：鎖骨下のくぼんだ部分。
眼窩下縁：頭蓋骨の眼球が入っている穴の部分のうち、 下側の縁。

⑤手の少陰心経《しょういんしんけい》

手の陰経で心につながる経脈。心臓から始まり腹部の小腸を通って心臓へ戻り、二手に分かれる。一方は肺から腋を通って極泉穴《きょくせんけつ》から腕の内側後面を経由し、小指先内側の少衝穴《しょうしょうけつ》に終わる。もう一方は上に向かい眼球にいたる。小腸から⑥手の太陽小腸経《たいようしょうちょうけい》につながる。

有効　心、大動脈、小腸、咽頭、眼球、肺の疾患など

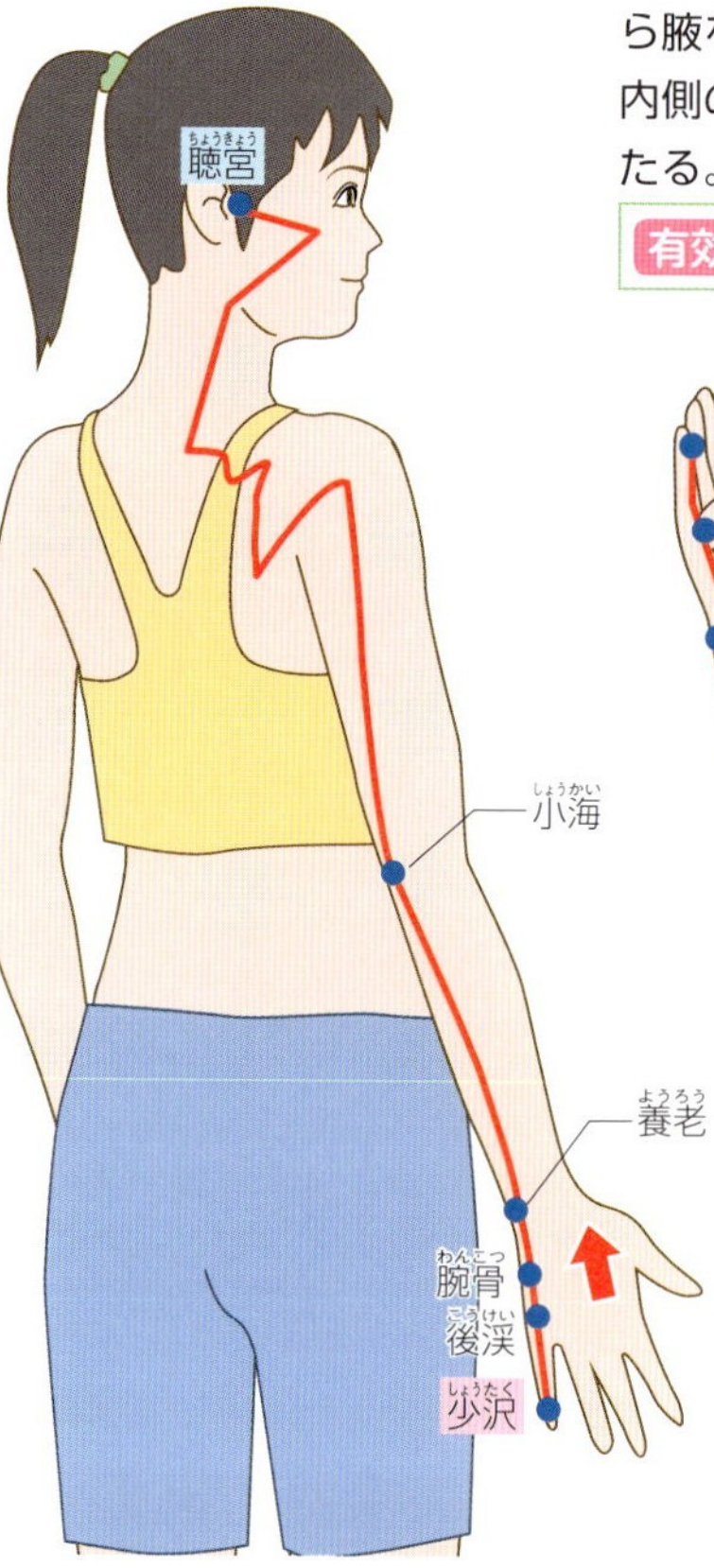

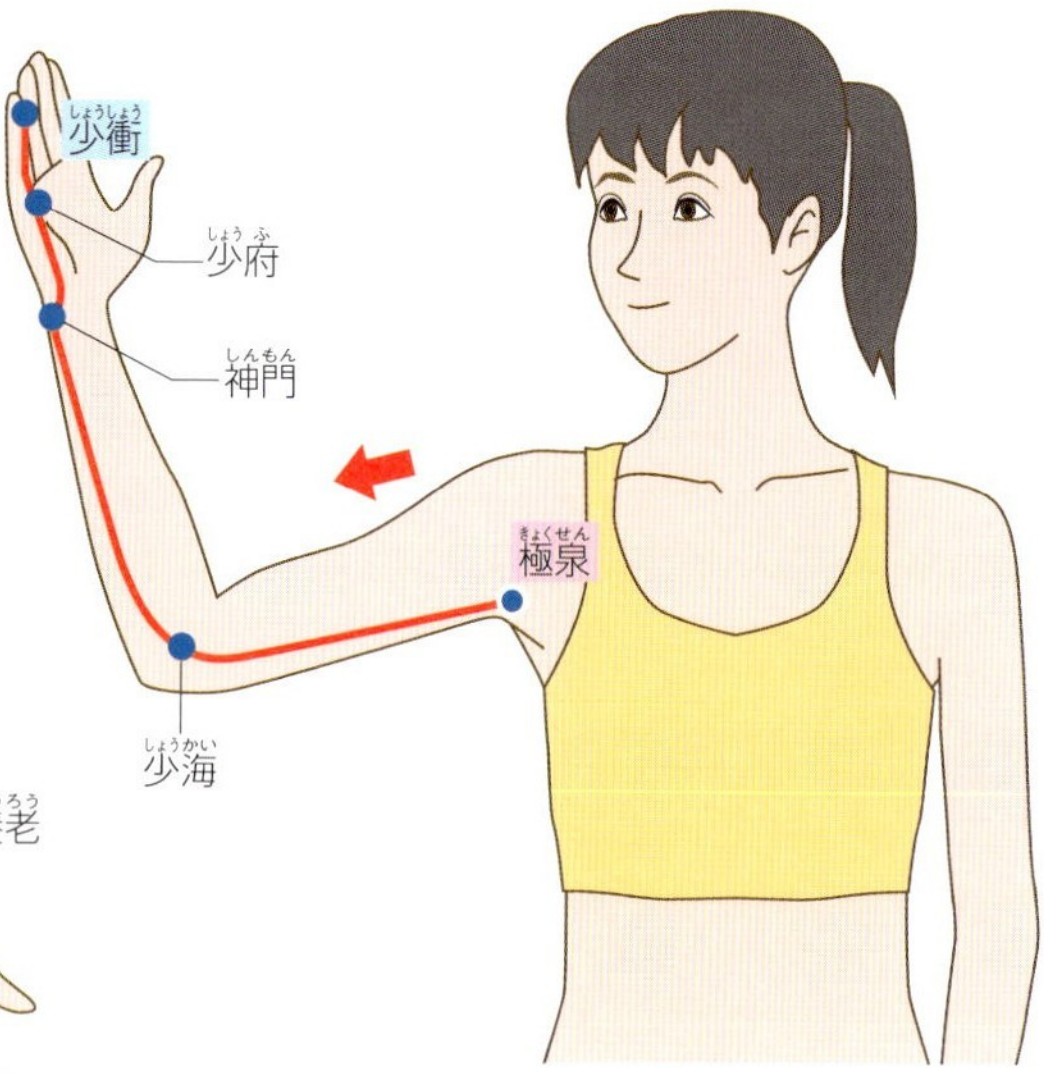

⑥手の太陽小腸経《たいようしょうちょうけい》

手の陽経で小腸につながる経脈。手の小指先外側にある少沢穴《しょうたくけつ》から始まり、腕の背面を上に向かい、肩から鎖骨に入って二手に分かれる。一方は心臓を通って小腸に達する。もう一方は、肩から上に向かって耳や目に達し、耳の聴宮《ちょうきゅう》穴《けつ》で終わる。目からは⑦足の太陽膀胱経《たいようぼうこうけい》へつながる。

有効　心、咽頭、胃、小腸、耳の疾患 など

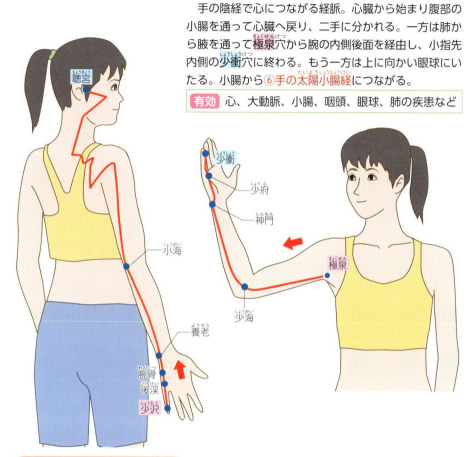

⑦足の太陽膀胱経《たいようぼうこうけい》

足の陽経で膀胱につながる経脈。目の睛明穴《せいめいけつ》から始まり、頭頂部へ向かってから脳内を巡り、頸部から二手に分かれる。一方は身体の下部へ向かい、腰部の筋肉や腎を通って膀胱で終わる。もう一方は、頸部から肩甲骨を通って下へ向かい、臀部を通過して膝で合流する。その後、足の背面中央を通って足の小指先外側の至陰穴《しいんけつ》で終わる。足の小指先から⑧足の少陰腎経《しょういんじんけい》へつながる。

有効 脳、腎、膀胱、腰、膝、内臓すべてに関わる疾患など

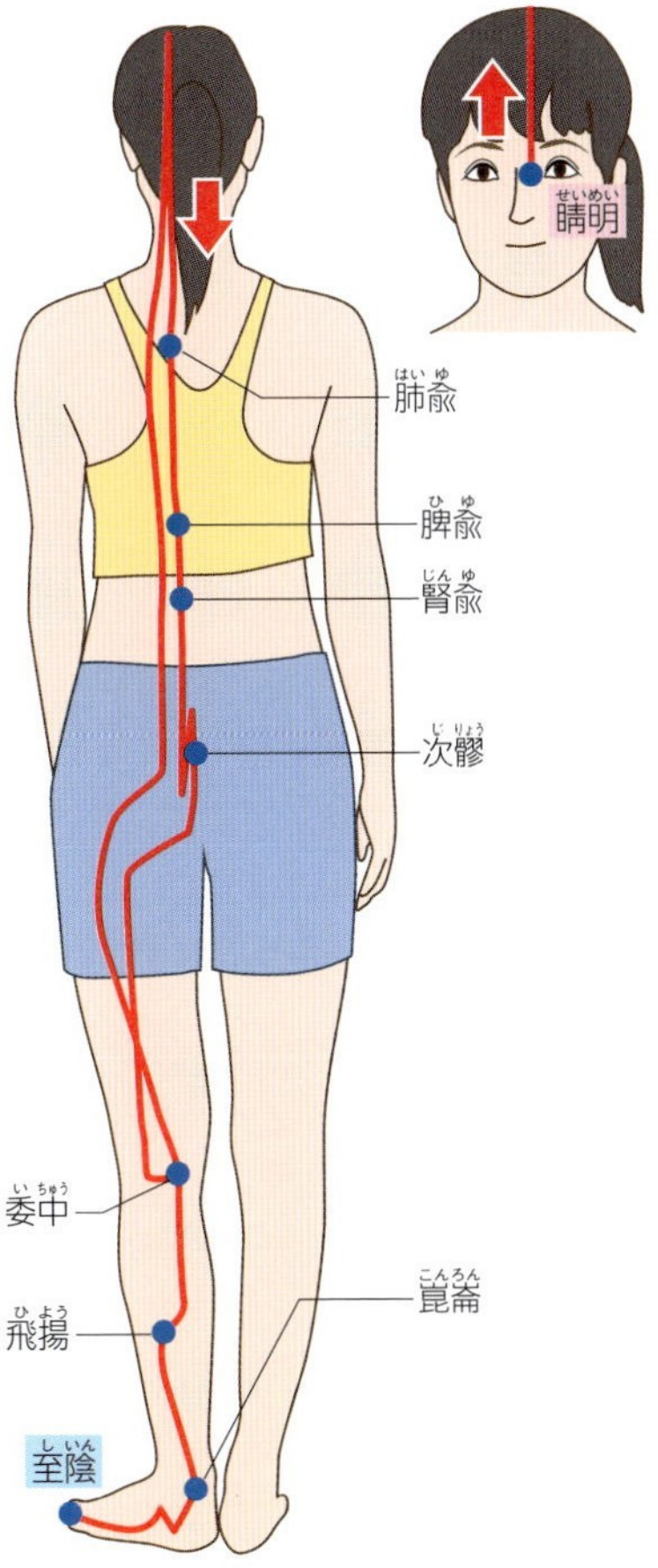

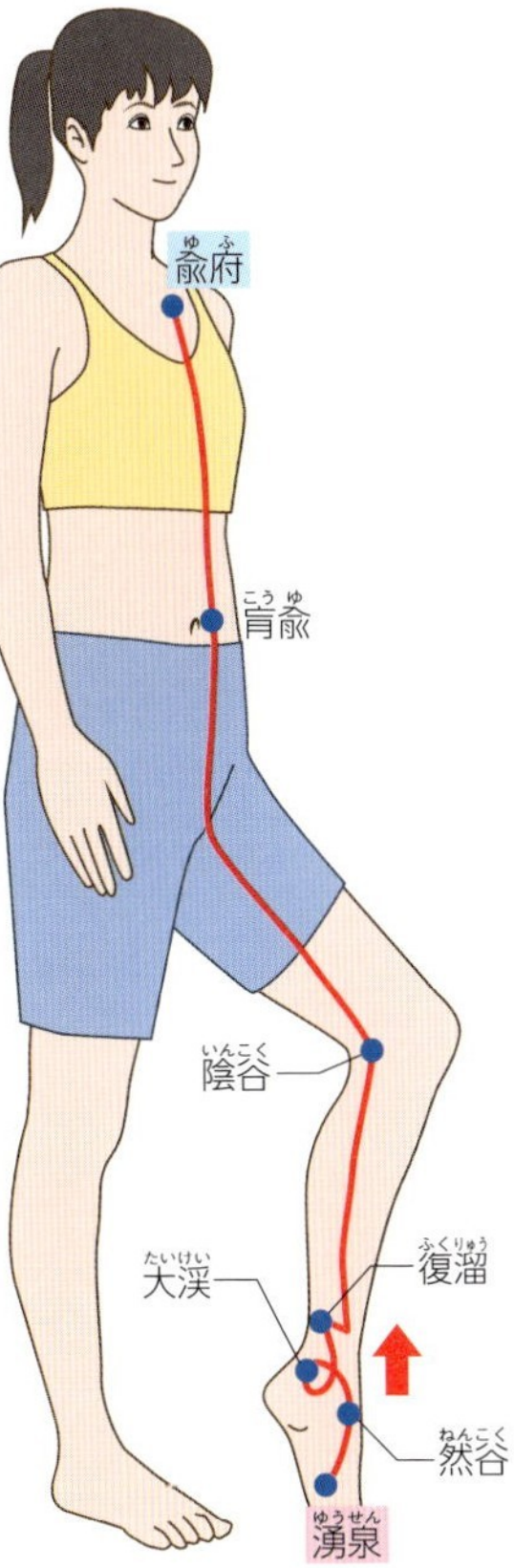

⑧足の少陰腎経《しょういんじんけい》

足の陰経で腎につながる経脈。足の小指先から、足の裏の湧泉穴《ゆうせんけつ》を通って体表部に出て上に向かい、体内に入って脊柱から腎へいたり、二手に分かれる。腎から一方は、胸中を通って兪府穴《ゆふけつ》に終わり、もう一方は膀胱で終わる。胸中の支脈は、⑨手の厥陰《けついん》心包経《しんぽうけい》とつながる。

有効 腎、膀胱、肝、肺、気管、咽頭、舌根、心の疾患など

⑨手の厥陰心包経《けついんしんぽうけい》

手の陰経で心包につながる経脈。胸中から始まり、心包で二手に分かれる。一方は下に向かって三焦《さんしょう》に終わる。もう一方は、側胸部の天池《てんち》から腕を通って手のひらを経由し、中指先の中衝穴《ちゅうしょうけつ》にいたる。三焦と薬指先から⑩手の少陽三焦経《しょうようさんしょうけい》につながる。

有効　心包、三焦の疾患など

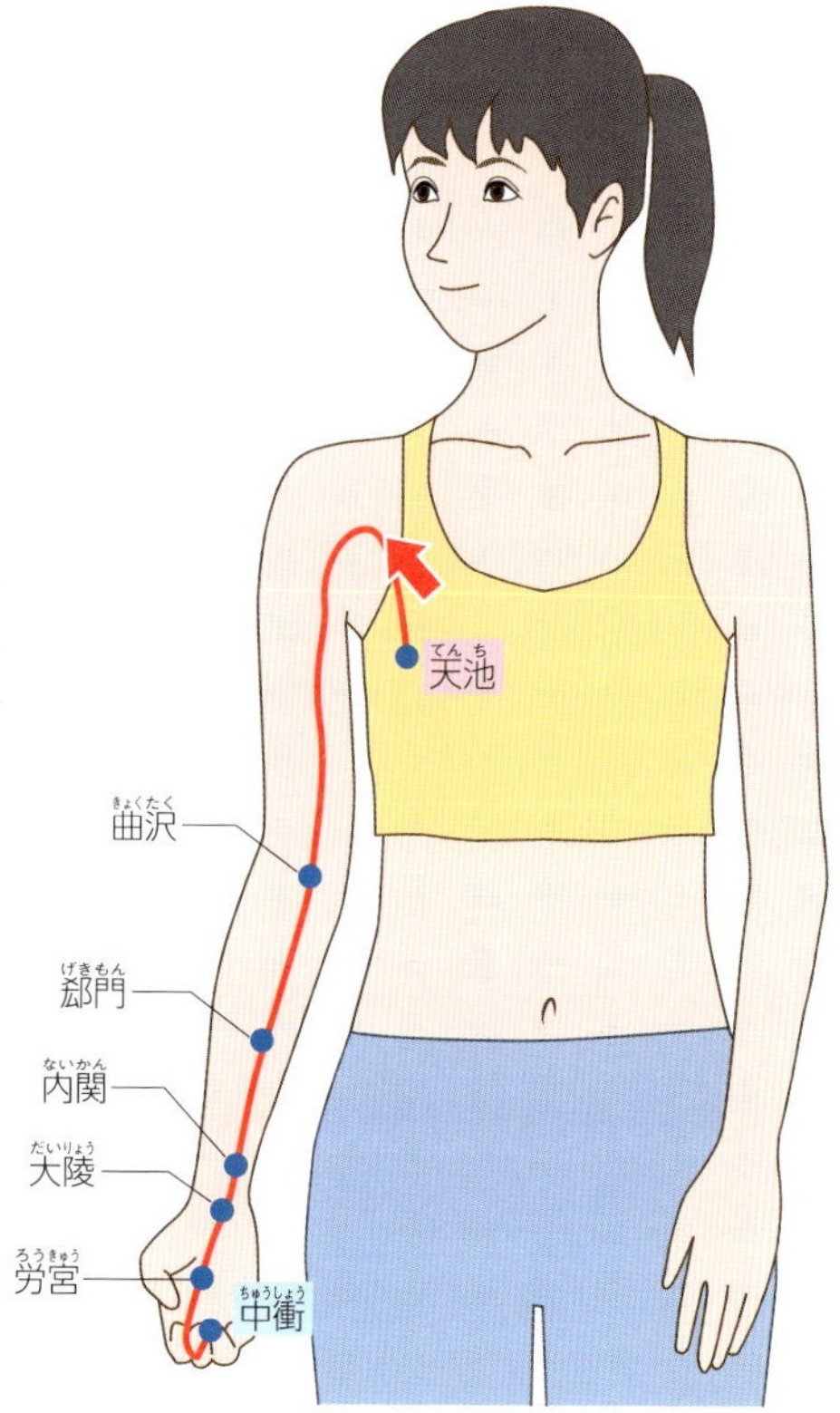

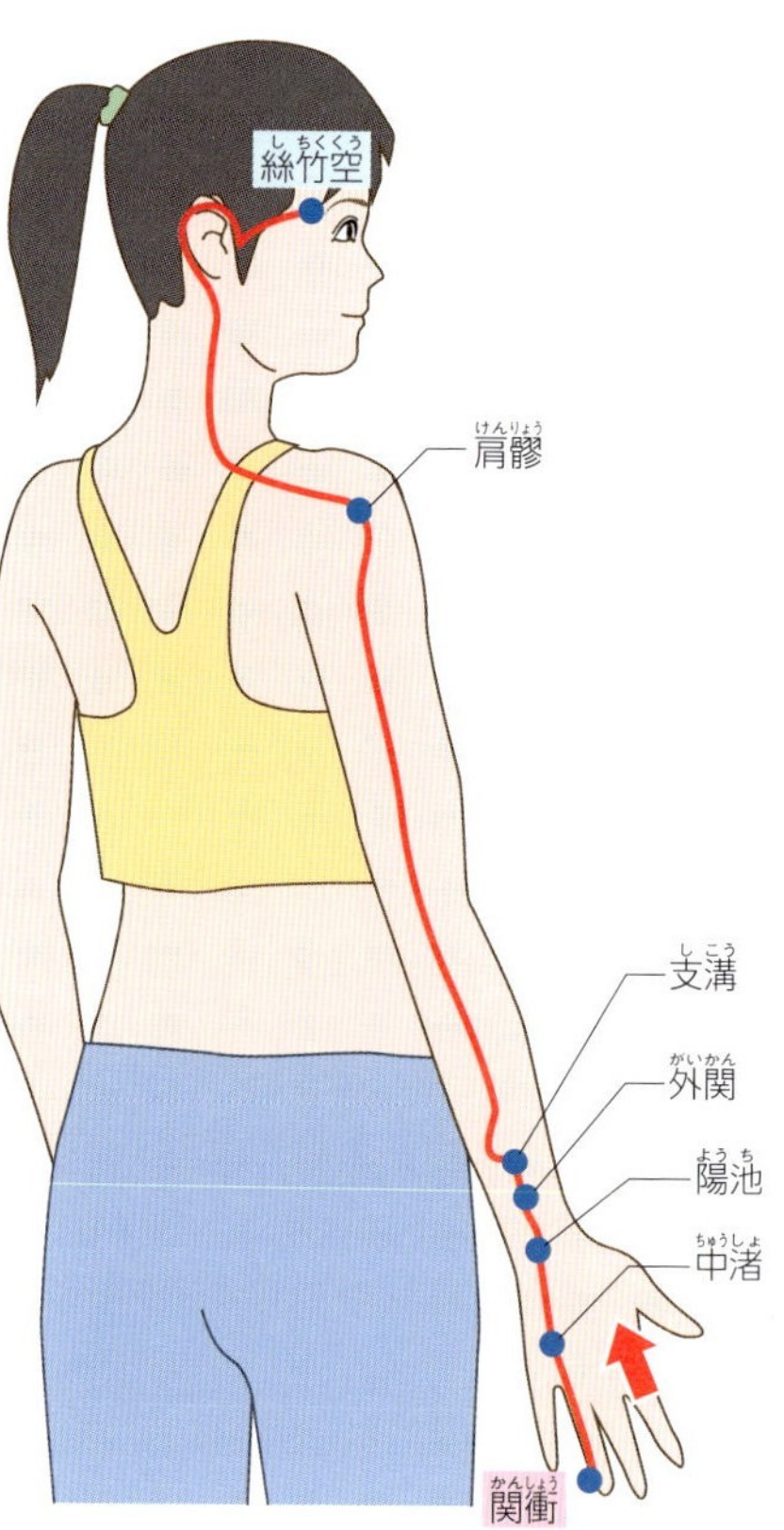

⑩手の少陽三焦経《しょうようさんしょうけい》

手の陽経で三焦につながる経脈。薬指先外側の関衝穴《かんしょうけつ》から始まり、腕背面を通って肩から身体の前面に向かい、胸中で二手に分かれる。一方は三焦にいたり、もう一方は頸部から耳を通って眉尻の絲《し》竹空穴《ちくくうけつ》で終わる。目尻にいたる流れが⑪足の少陽胆経《しょうようたんけい》につながる。

有効　心包、三焦、耳の疾患など

⑪足の少陽胆経《しょうようたんけい》

足の陽経で胆につながる経脈。目尻の瞳《どう》子髎穴《しりょうけつ》から始まり、耳の後ろで二手に分かれながら身体の下部へ向かい、足の外側中央を通って足の薬指先外側の足竅陰穴《あしきょういんけつ》に終わる。つま先で⑫足の厥陰肝経《けついんかんけい》とつながる。

有効 耳、肝、胆の疾患など

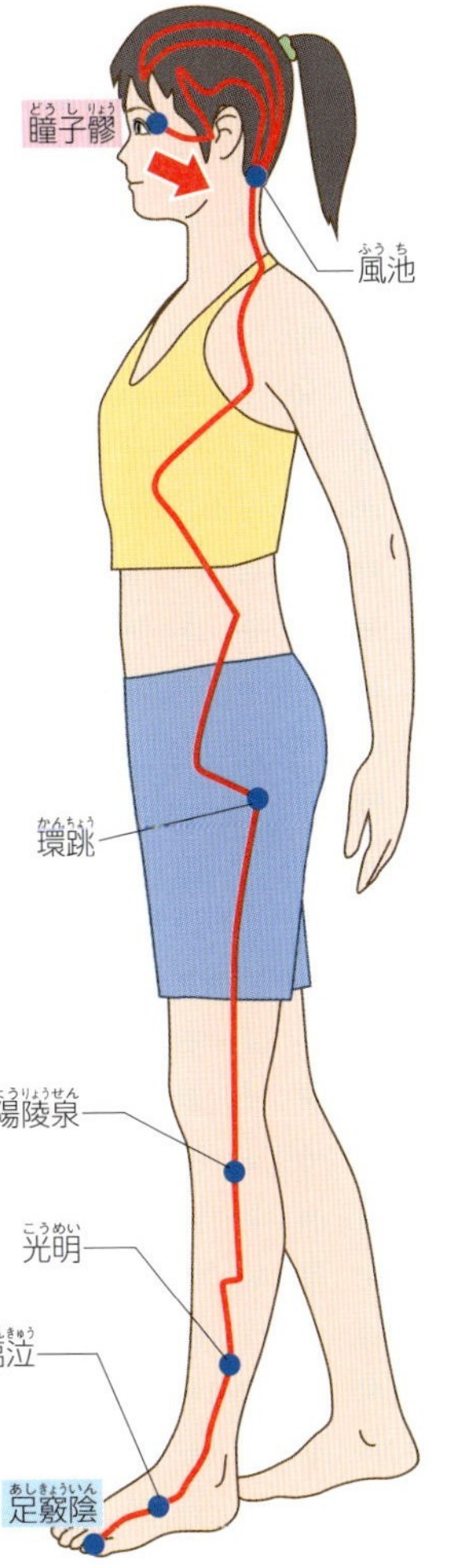

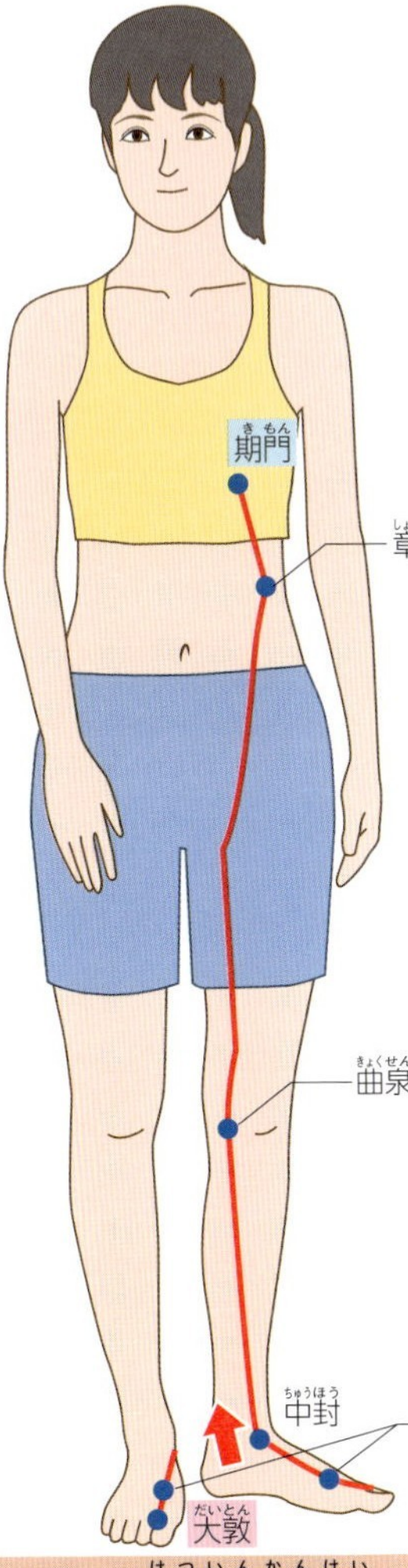

⑫足の厥陰肝経《けついんかんけい》

足の陰経で肝につながる経脈。足の親指の大敦穴《だいとんけつ》から始まり足の内側中央を上に向かい、陰部、下腹部から期門《きもん》に終わる。その後、肝臓を通って二手に分かれる。一方は前頂部で督脈《とくみゃく》とつながる。もう一方は肺を通って中焦《ちゅうしょう》へいたり、①手の太陰肺経《たいいんはいけい》へつながる。

有効 陰部、肝、胆、眼球、唇の疾患など

⑬督脈《とくみゃく》

奇経八脈の中で陽経を統括する。胞中（女性では子宮）から始まり、尾骨の下側と肛門の間にある長強穴《ちょうきょうけつ》より上半身へ向かい、脊柱を通って頭の後ろから脳に入る。さらに、頭部の正中線を通って頭頂部から顔面を下り、上唇裏にある上唇小帯の齦交《ぎんこう》穴で終わる。

有効　鼻、頭、頸、背中、腰、大腸、小腸、膀胱の疾患など

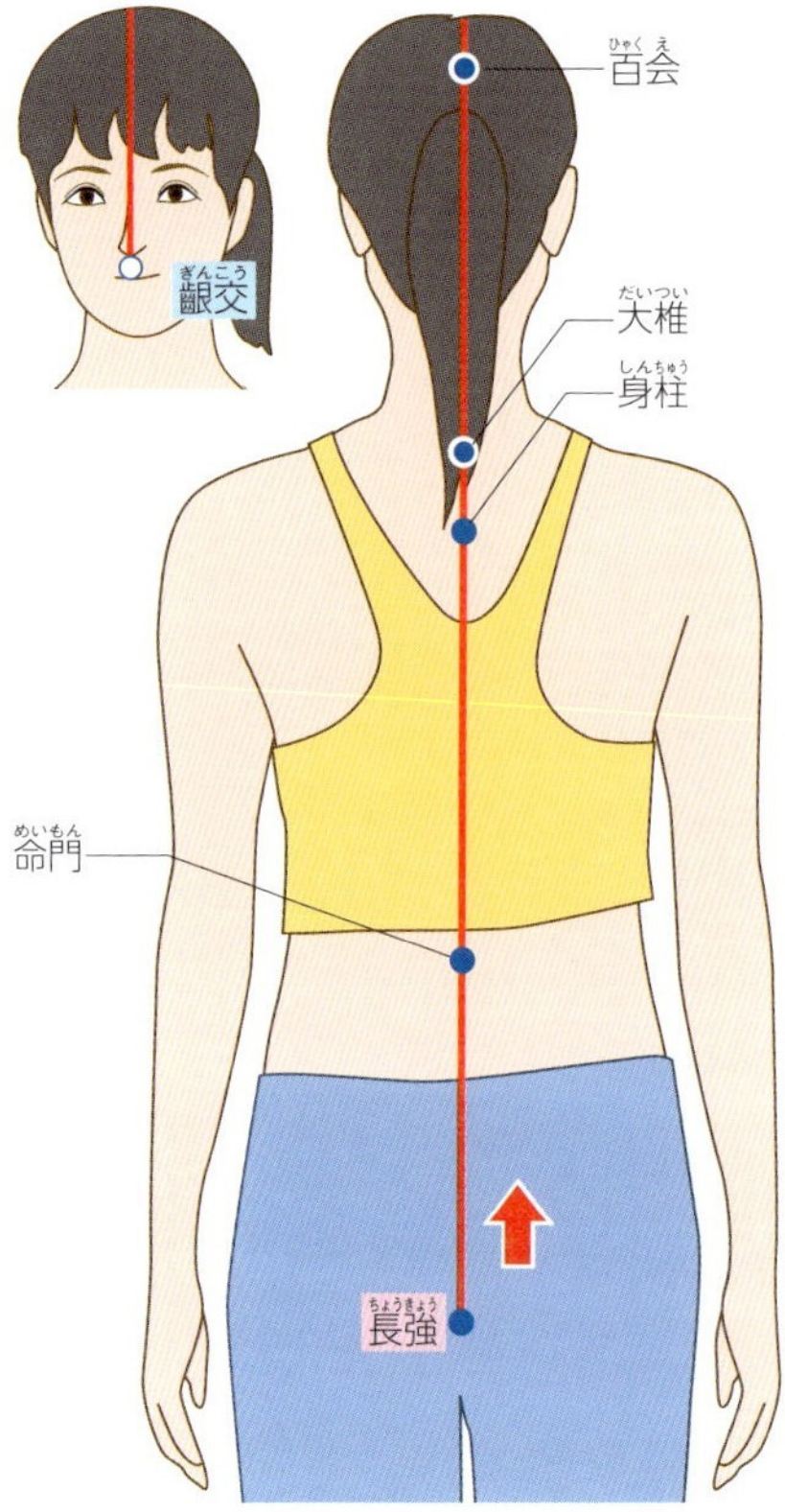

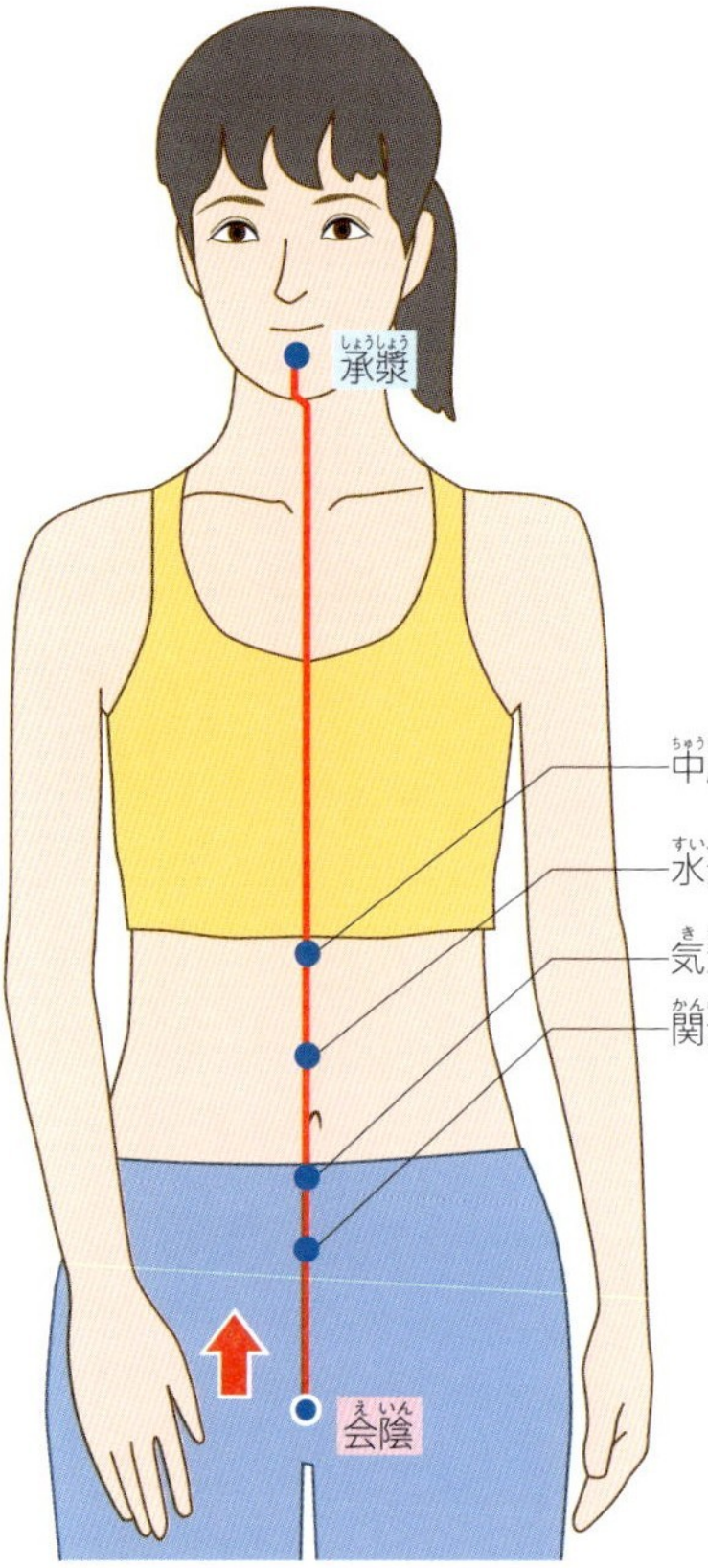

⑭任脈《にんみゃく》

奇経八脈の中で陰経を統括する。胞中から始まり、会陰穴《えいんけつ》（男性は肛門と陰のうを結ぶ線の中間、女性は肛門と後陰唇とを結ぶ線の中間のところ）。から上半身へ向かい、腹部や胸部の正中線を通って喉に終わる。また、下顎の中央から口唇の周辺を巡り、承漿《しょうしょう》に終わる。その後、目のくぼみの下へいたる。

有効　陰部、卵巣、子宮、膀胱、胃、腸、胸、心、咽頭の疾患など

用語解説　**上唇小帯**：上唇内側の中央から歯茎に伸びる筋。片方は上顎の正中部歯肉より上方に、もう一方は口唇内側に付着している三角形のヒダ。

奇経八脈（督脈・任脈を除く）

陰維脈

陰経の脈と交わるところから起こるとされる。足の踵の内側より始まり、少陰腎経の築賓穴《ちくひんけつ》から下肢の中側を通り、腹、胸、喉の廉泉穴《れんせんけつ》を経て頭頂部前方で終わる。陰維脈の病では心痛を特徴とする。

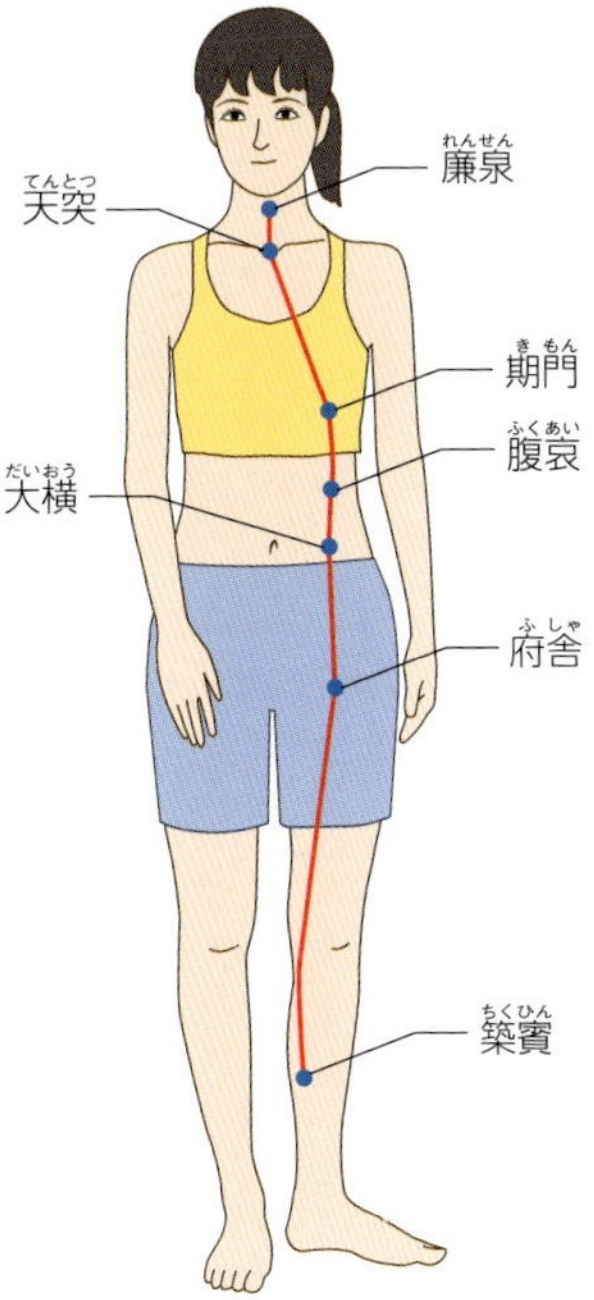

陽維脈

陽経の脈と交わるところから起こるとされる。足の外踝にある太陽膀胱経の金門穴《きんもんけつ》から始まり、下肢、体幹部の外側を上行し、肩、首から頭頂部の本神穴《ほんしんけつ》に終わる。陽維脈の病は悪寒、発熱と頭痛が特徴。

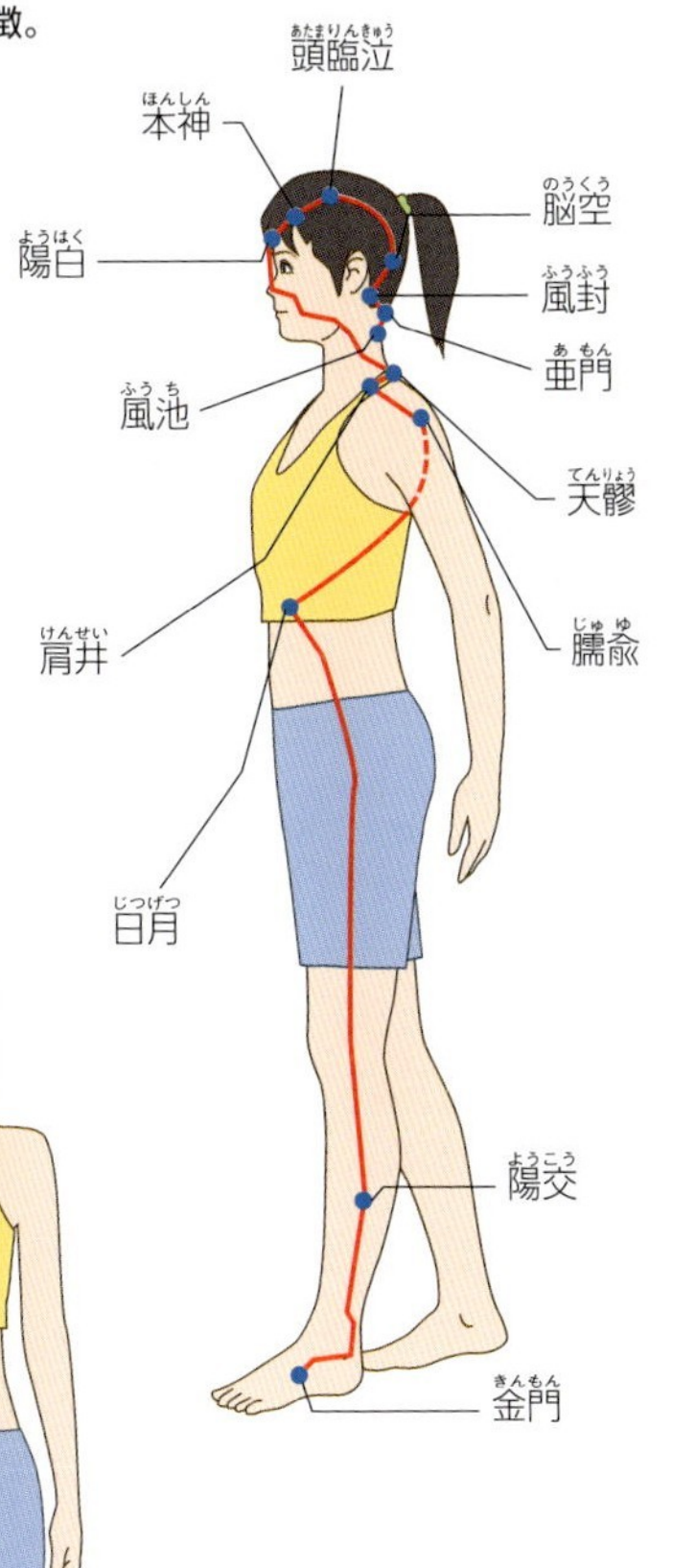

陰蹻脈

足の少陽腎経の別脈とされる。踵の内側陰谷穴《いんこくけつ》から起こり、足の少陰腎経に沿って下肢の中央を上行し、外陰部、腹部、胸部、頸部を経て目の睛明《せいめい》穴《けつ》で終わる。陰蹻脈の病は下腿が強直したり発熱したりして、裏が病むのが特徴。

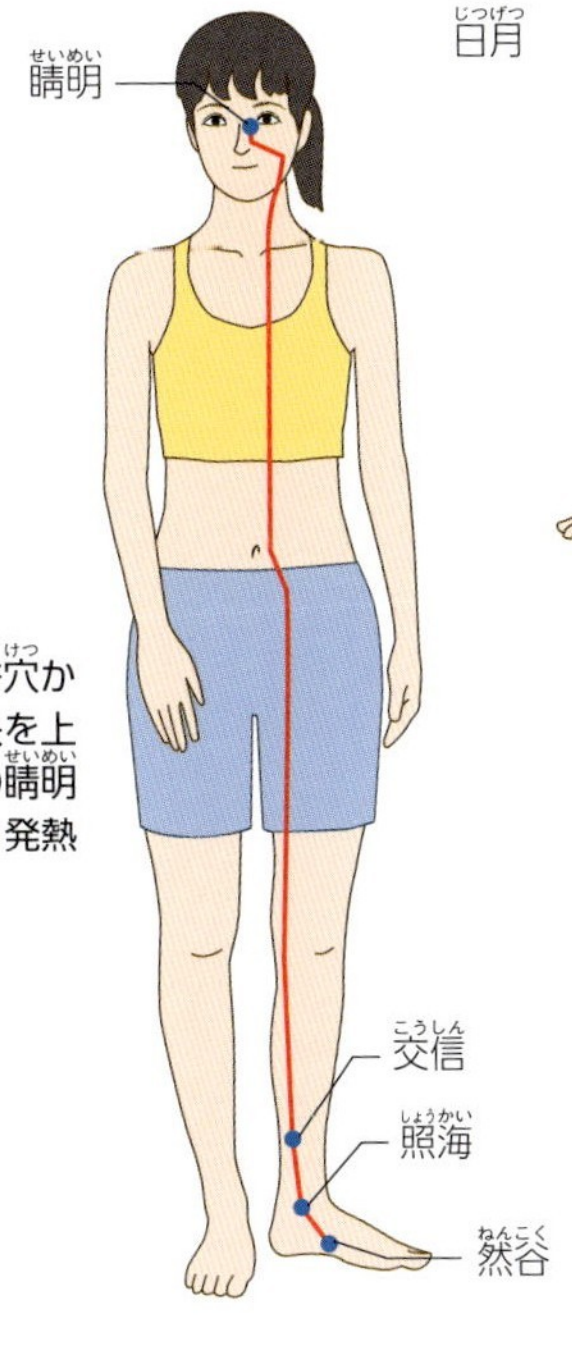

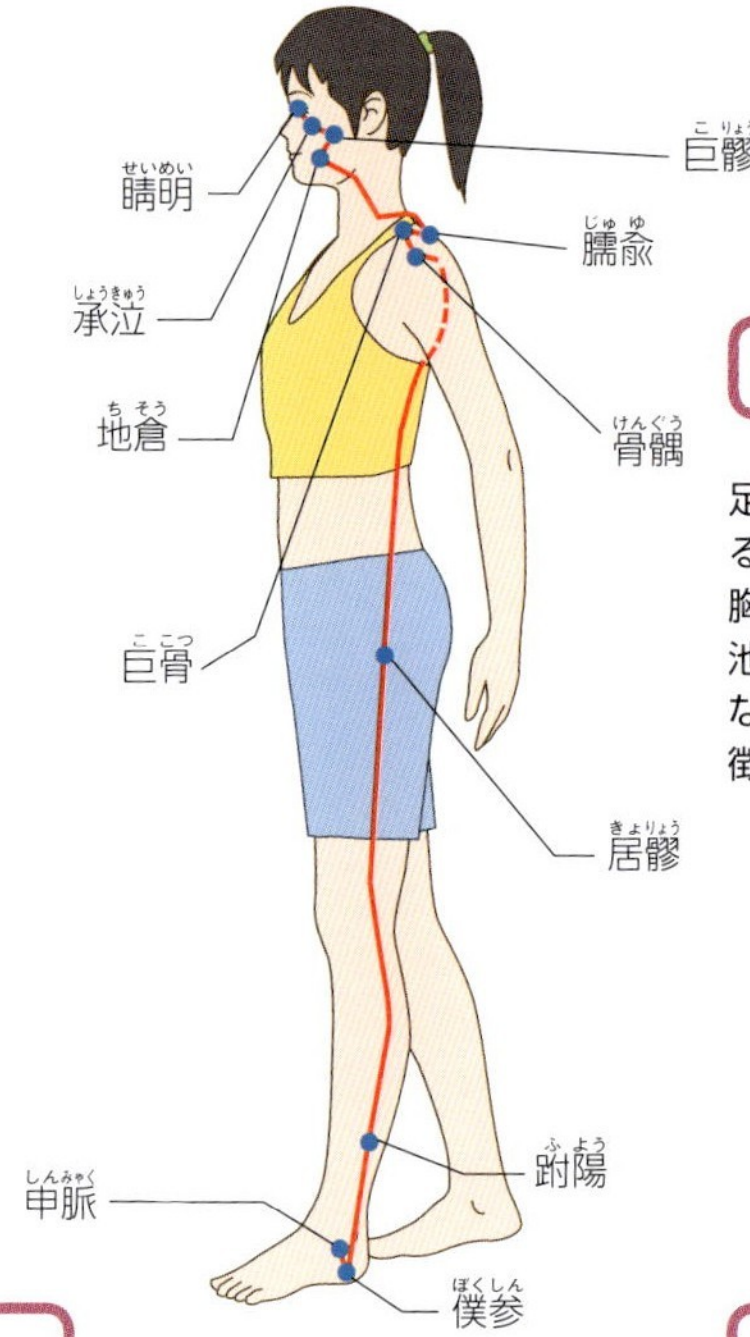

陽蹻脈

足の太陽膀胱経の別脈とされる。足の外踝《そとくるぶし》にある申脈穴《しんみゃくけつ》から起こり、下肢の外側を上行し、腹部、胸部、肩、顎を経て目の睛明穴を経て後頚部の風池穴に終わる。陽蹻脈の病では興奮して眠れなくなったり、寒症状が出たりして、表が病むのが特徴。

帯脈

季肋《きろく》下や腰の周りを横に囲み、諸経脈を束ねて調整する役割があるとされる。腰以下の諸病、特に下腹部の男女生殖器官の病気は帯脈に通じているとされる。

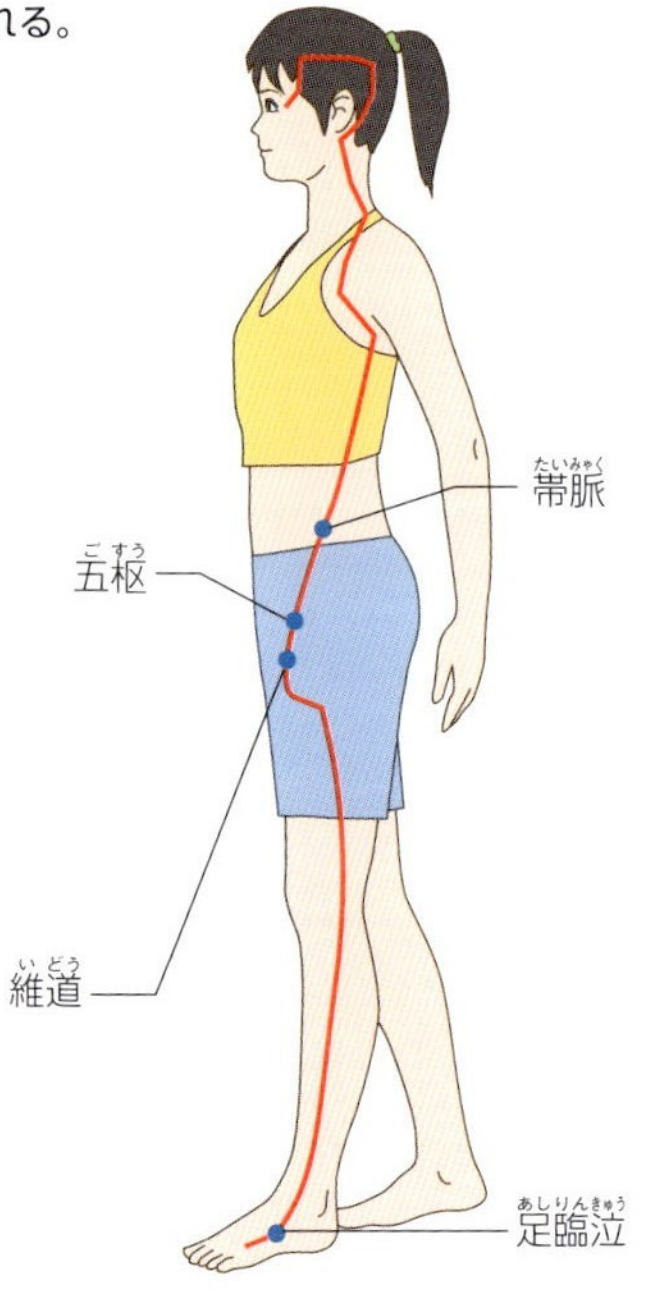

衝脈

十二経脈の海とされる。任脈とともに胞中（子宮）から起こり、胃経と腎経の間を気衝穴から腹を上に向かい、臍を経て幽門穴《ゆうもんけつ》から胸腔内に入って終わる。衝脈の病では手足の末端が冷え、顔がのぼせ、気逆や喘息が起こるとされている。

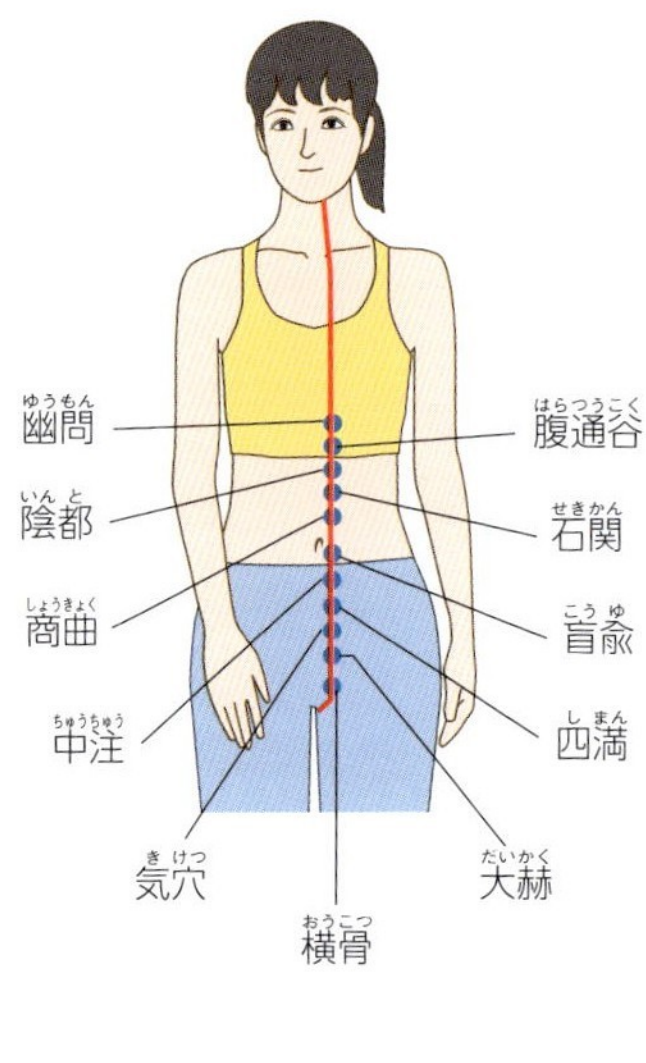

経筋とその種類

鍼灸治療の適応になる大部分が筋骨格系の疾患であることからも、経絡（経脈・絡脈）とともに重要なのが「経筋《けいきん》」です。

十四経脈同様、縦に十二本ある経筋《けいきん》

経筋《けいきん》とは経脈の一種で、筋肉、関節や靭帯《じんたい》、筋膜などの組織がつながったルートで、12本のラインが経脈と同様に体を縦走しています。

『黄帝内経《こうていだいけい》』の「霊枢《れいすう》」には、経穴や経絡とは別に、経筋について書かれています。しかしこれまで鍼灸治療では十四経脈に比べて、経筋はあまり重視されてきませんでした。

経筋上で起きる異常は、局所の**筋肉などの痛み、引きつり、つっぱり、けいれん、麻痺**などの症状を引き起こすだけでなく、**経筋を通して全身に伝わります**。

現代では、経筋治療は首が痛む、肩がこる、膝が痛いなど、西洋医学では治療が難しい筋肉や関節の症状を治す治療として注目され始めています。そのため経筋治療では、**それぞれの筋肉が関連するルート上の経穴を用い**、鍼灸治療や指圧、ストレッチなどで、こりや痛みなどの治療を行います。

患部から離れた場所で治療するには

患部が上半身にある場合、患部から離れた下肢に鍼を刺す方法を**遠道刺《えんどうし》**といいます。経筋上で起きた異常は経筋を通して全身に伝わるため、遠く離れた場所で起きた異常も**経筋ルートを利用した遠道刺**で治療できます。治療手段としては、『黄帝内経』の「霊枢」では熱した燔鍼《はんしん》（焼鍼《やきばり》）を用いますが、通常の鍼、灸、指圧、ストレッチなどでも効果が得られます。

経筋の種類（手）

手太陽経筋

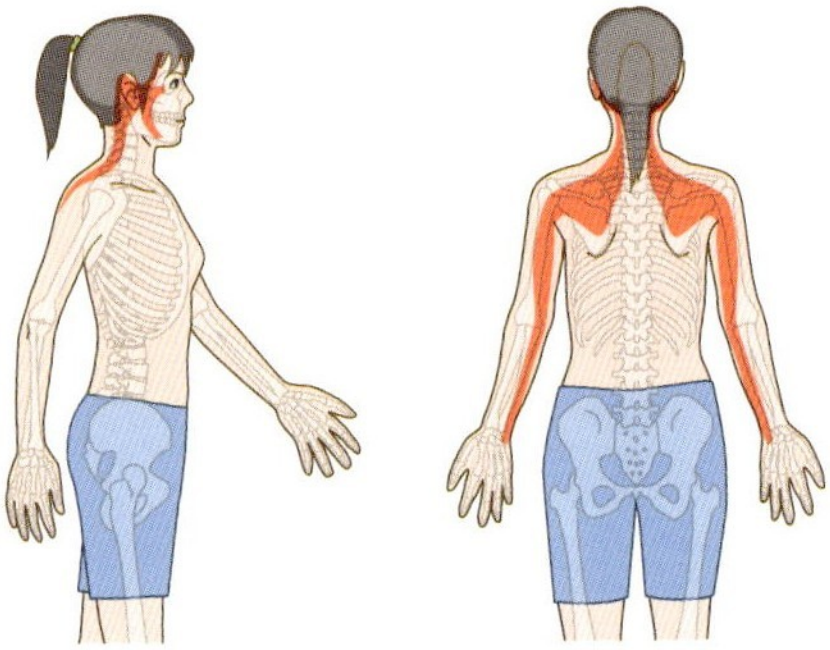

手少陽経筋

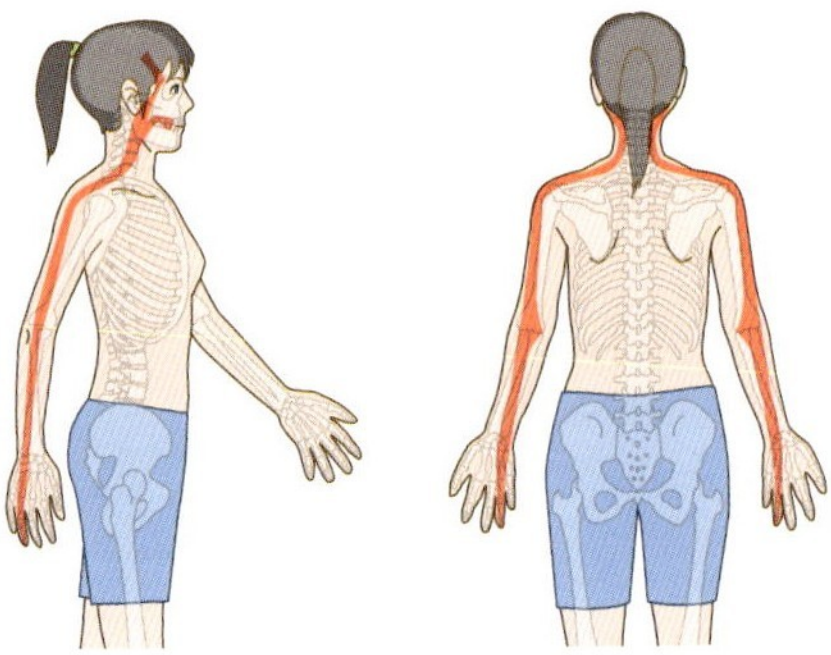

手陽明経筋

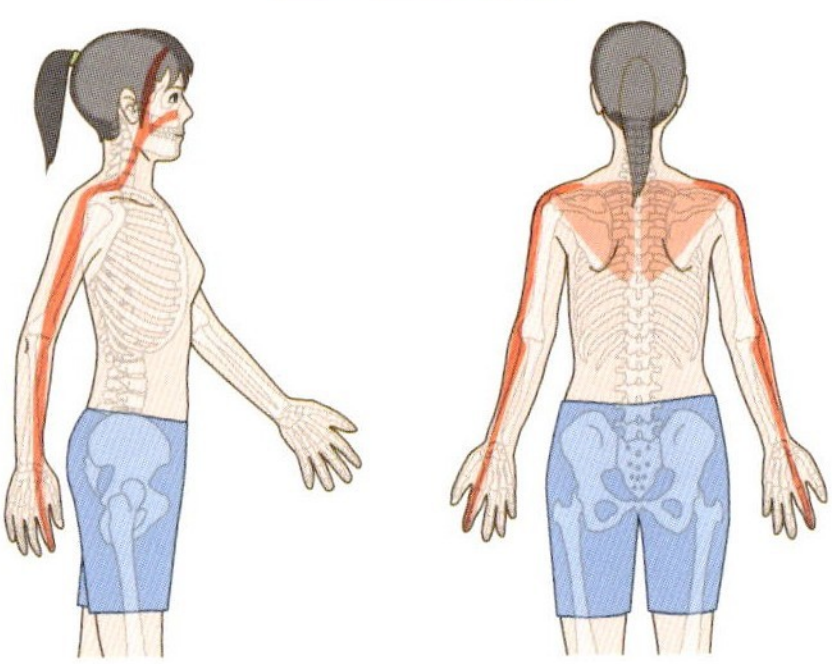

手太陰経筋

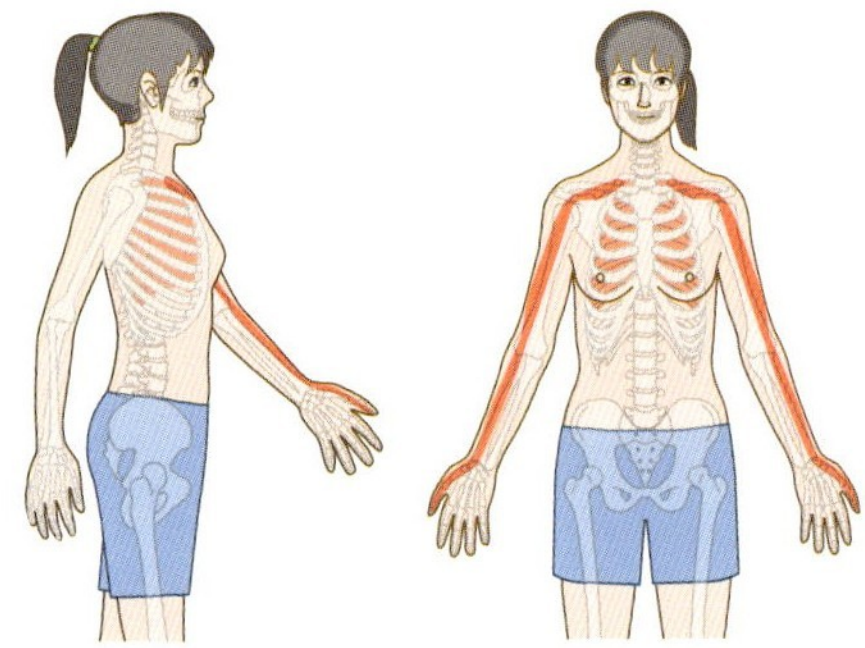

手少陰経筋

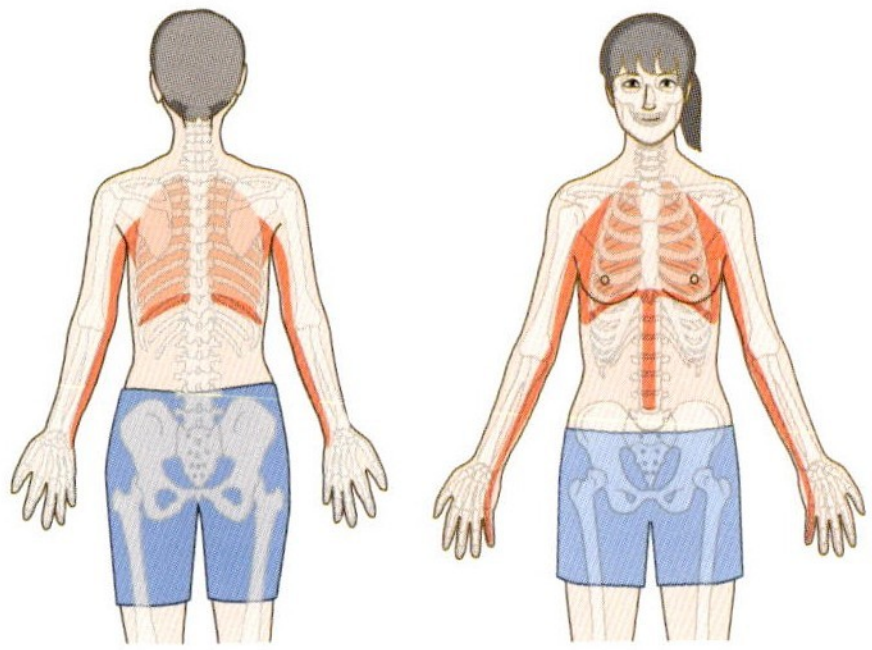

手厥陰経筋

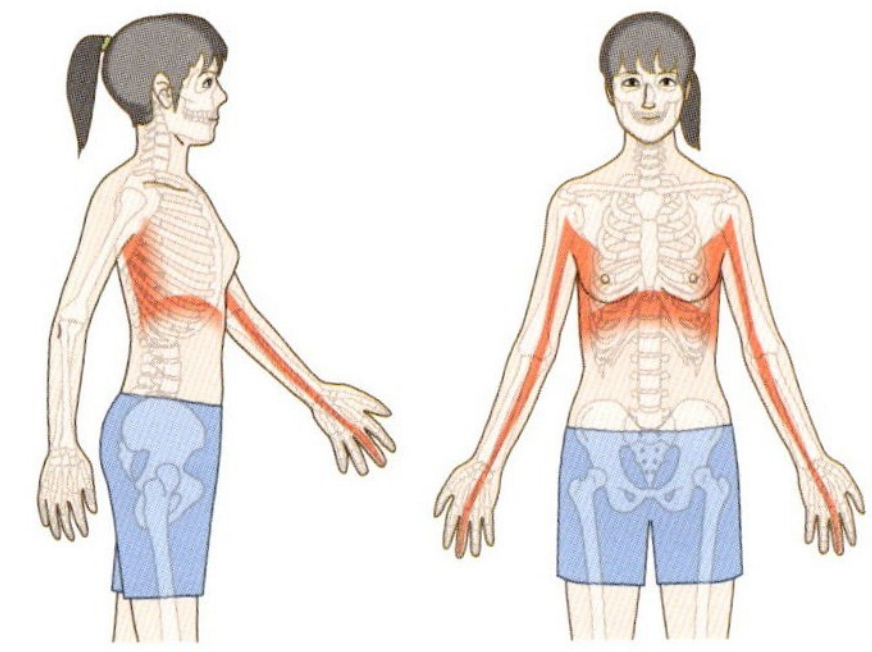

経筋の種類(足)

足太陽経筋

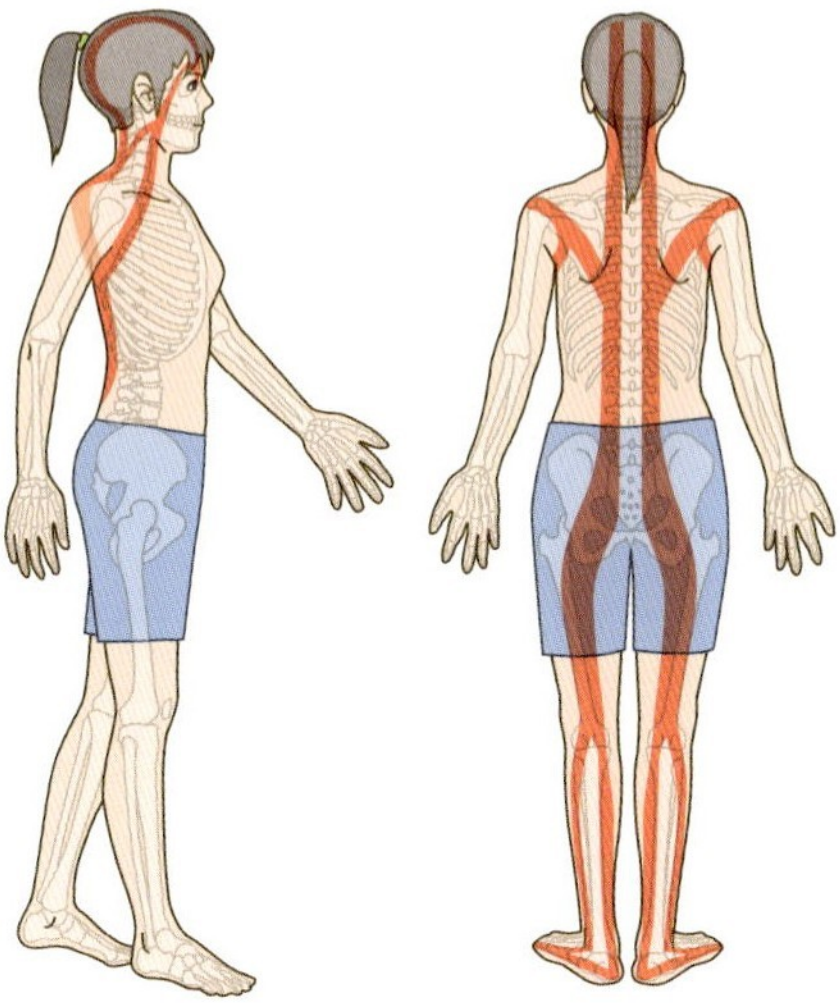

足太陰経筋

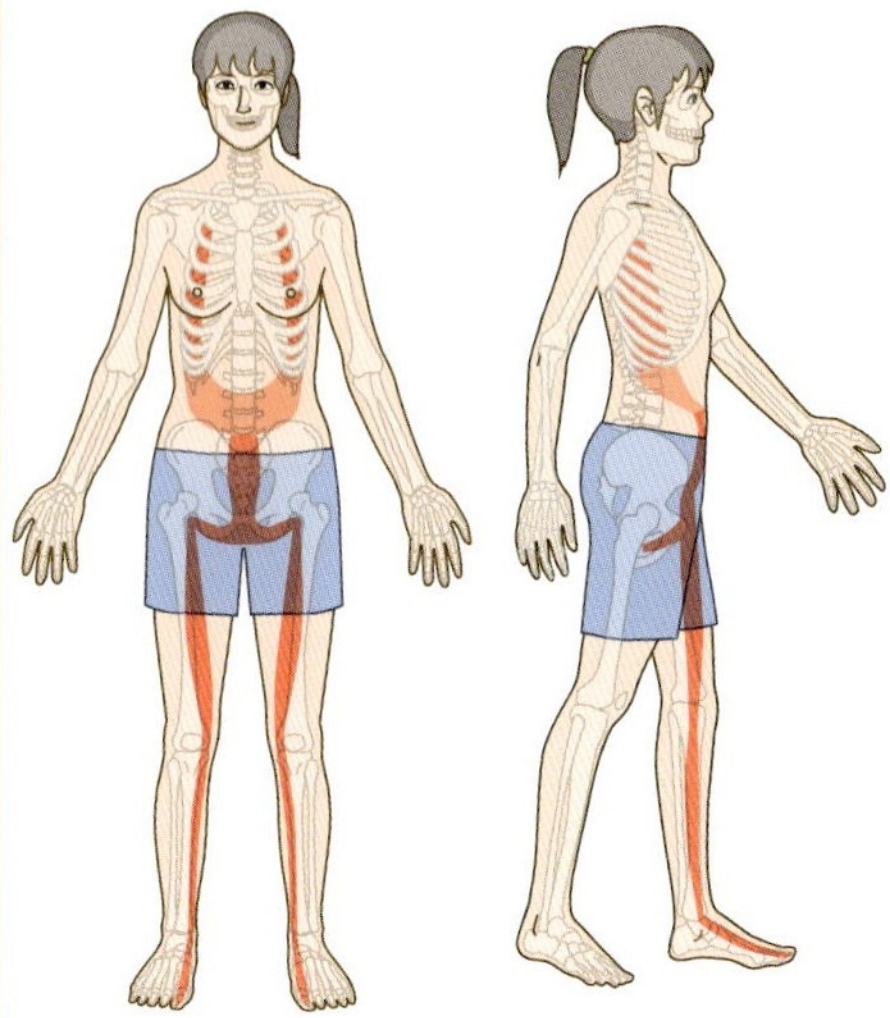

足少陽経筋

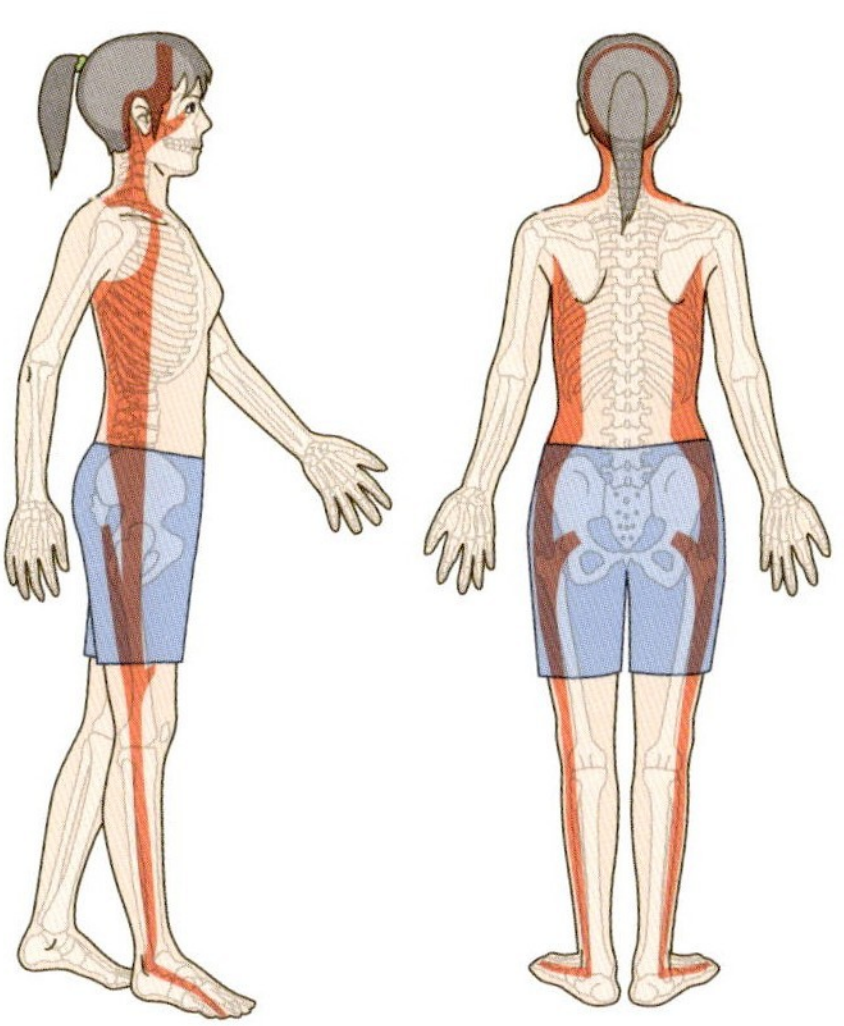

足少陰経筋

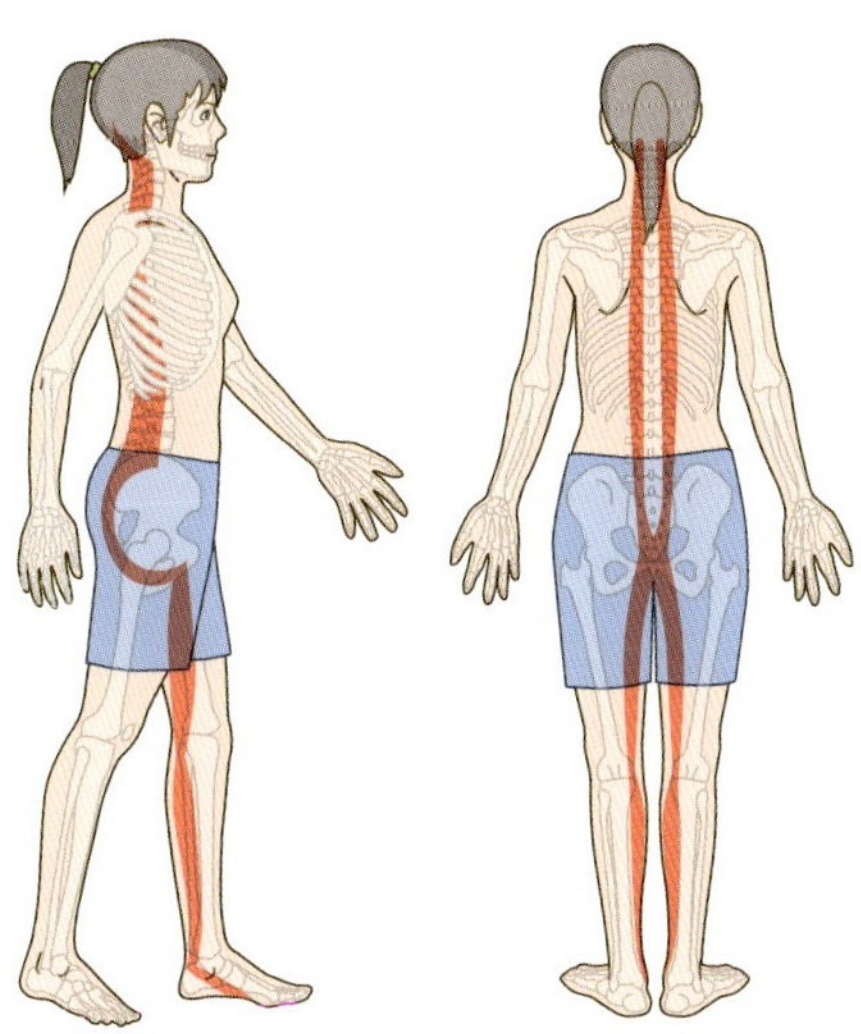

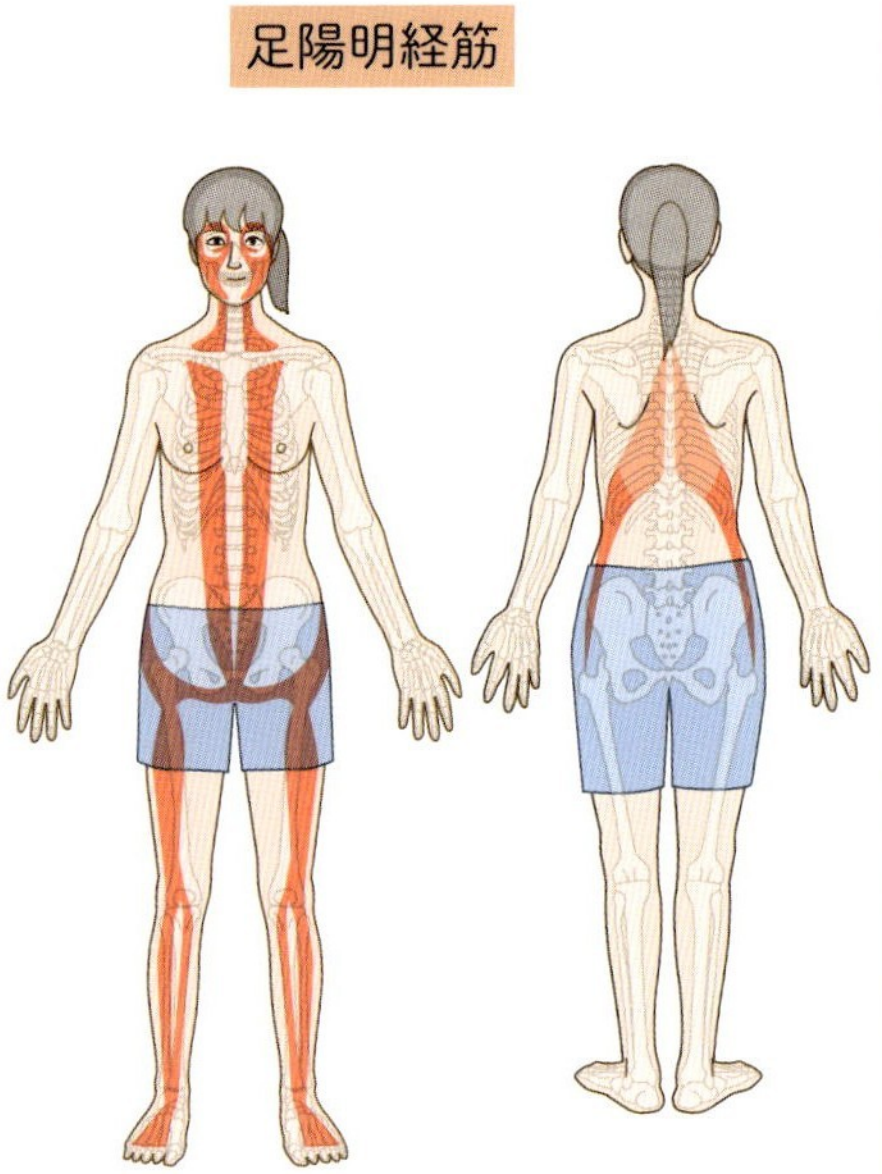

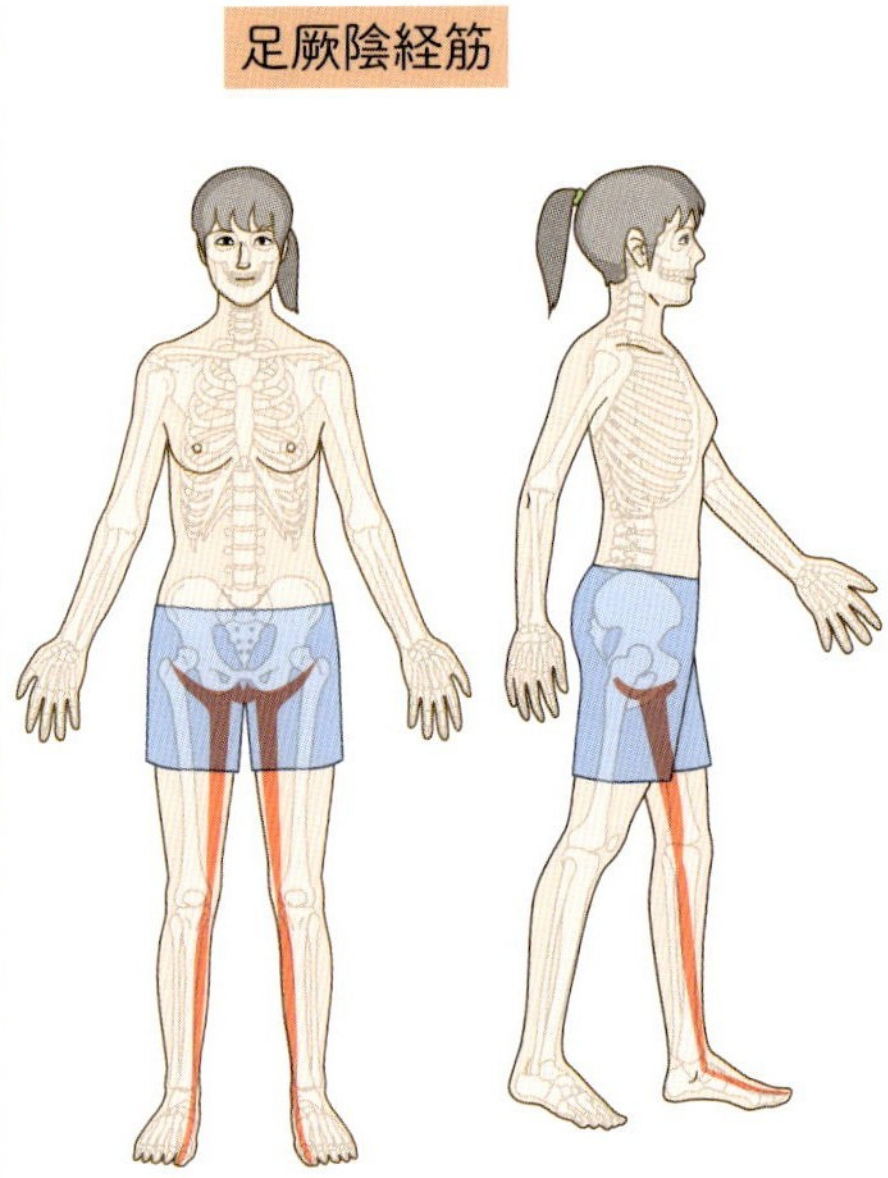

アナトミートレイン(筋筋膜経線《きんきんまくけいせん》)

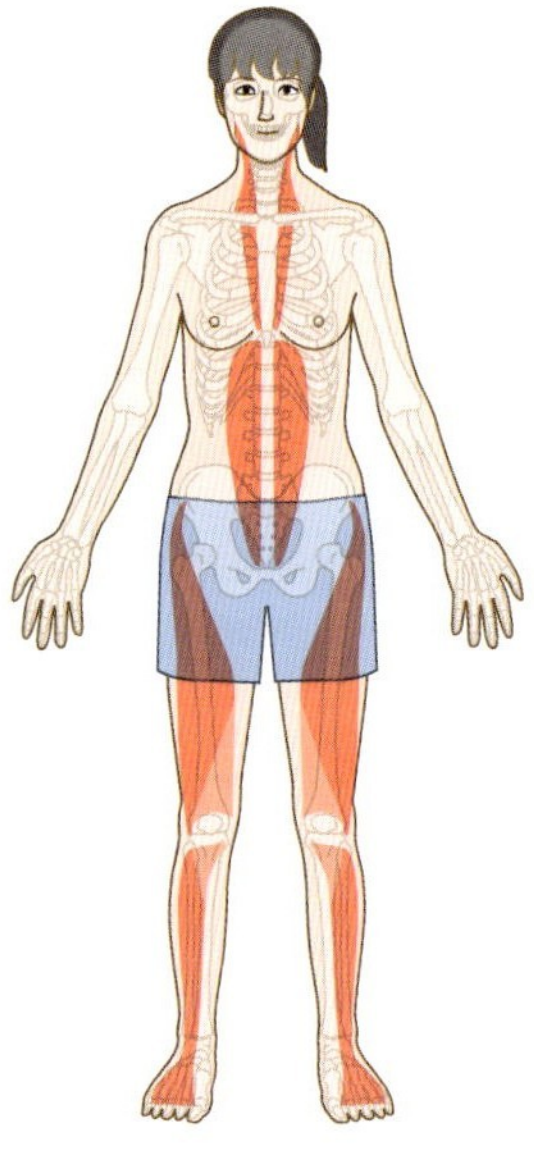

アメリカの徒手《としゅ》運動療法家であるトーマス・マイヤースが、経脈にヒントを得て、身体の筋肉や骨は筋膜によって布地のようにつながっていて、身体を動かすときは、それらが共同して動くという「アナトミートレイン(筋筋膜経線)」を提唱。走行ラインは11種類あり、脈の流れとかなり類似しているラインが多いが、実は十二経筋と一致するものが多く、古代中国医学の英知が現代的に再認識された結果といえる。たとえばアナトミートレインの浅《せん》前線《ぜんせん》(Superficial Front Line:SFL)の走行は足の陽明胃経の走行にほぼ一致している。

経穴（ツボ）とその種類

経穴（ツボ）は、身体の異常を診断する窓口であるとともに、治療ポイントでもあります。

世界標準の正穴は361種類

鍼灸といえば、まず「ツボ」が連想されますが、実はツボという言葉は俗称で、正式には**経穴**《けいけつ》といいます。

ツボには「壺」の意味以外に、滝つぼなどのようにくぼんで深くなったところ、目標点（的）、急所、要点、灸を施す点（灸点）などの意味があります。その言葉のとおり、筋肉、腱、骨、関節の間や隙間などの凹んだところに多くあります。

経穴（ツボ）を刺激する治療法は、鍼単独で刺激する**鍼治療**と、鍼から電気を流し刺激する**通電鍼刺激療法**、艾《もぐさ》を燃やした熱などで刺激する**灸療法（お灸）**、手や指で押して刺激する**指圧**などがあります。最近ではレーザーを用いた鍼もあります。

◆正穴の数

ツボの数は、古代中国の『黄帝《こうてい》内経《だいけい》』には160種類が記載されていました。その後、歴史を経るとともに数が増え、現在は十四経脈上にある正穴《せいけつ》**361種類**（左右で約670カ所）に統一されています。しかし、鍼灸治療が漢字文化圏だけでなく欧米にも広まると、経穴の表記名や位置を標準化する必要が出てきました。

そこで世界保健機関（WHO）では、1989年に絡穴の国際標準名としてアルファベット文字略号を決め（左図参照）、経穴名はその略号の後に、数字の番号をつけて表しました。

また、2008年には中国、韓国、日本など各国間で少しずつ異

用語解説 **トリガーポイント**：引き金点という意味。この点を押すと、身体の異常が起きているところとは違う部分で痛みが発生する。

なっていた361種類の経穴の位置を協議し、標準化しました。

経穴には正穴のほか奇穴、阿是穴がある

経穴自体は、大きく3種類に分けられています。

ひとつめは**正穴**《せいけつ》。2つめは、十四経脈には属しませんが、それ自体明確な位置と効果をもっている**奇穴**《きけつ》（P248）と呼ばれる経穴です。奇穴は正穴よりも数が多く、現在でも増え続けています。3つめは**阿是穴**《あぜけつ》と呼ばれる経穴です。

阿是は中国語で「ああ、そこっ！」という意味があります。阿是穴は特異的に現れる圧痛点《あっつうてん》で、決まった位置はなく、西洋医学でいうトリガーポイントとほぼ同じと考えられています。

ツボの種類

正穴　WHOが決定した361種類のツボ。十四経脈の上にある。

奇穴　十四経脈には属していないが、独特の効果をもつツボ。正穴の361種類より多く存在する。

阿是穴　正穴にも奇穴にも属さず、定位置もなく特異的に現れるツボ。

経脈	十四経脈	英語表記	略号
十二経脈	手の太陰肺経	Lung Meridian	LU
	手の陽明大腸経	Large Intestine Meridian	LI
	足の陽明胃経	Stomach Meridian	ST
	足の太陰脾経	Spleen Meridian	SP
	手の少陰心経	Heart Meridian	HT
	手の太陽小腸経	Small Intestine Meridian	SI
	足の太陽膀胱経	Bladder Meridian	BL
	足の少陰腎経	Kidney Meridian	KI
	手の厥陰心包経	Pericardium Meridian	PC
	手の少陽三焦経	Triple Energizer Meridian	TE
	足の少陽胆経	Gallbladder Meridian	GB
	足の厥陰肝経	Liver Meridian	LR
奇経八脈（二脈）	督脈	Governor Vessel	GV
	任脈	Conception Vessel	CV

特定穴の分類とその役割

経穴（ツボ）はその効果や機能的特徴から、特別な名前で分類されるものがあります。五行穴《ごぎょうけつ》（五兪穴《ごゆけつ》）、五要穴《ごようけつ》、四《し》総穴《そうけつ》、下合穴《しもごうけつ》、八会穴《はちえけつ》などがあります。

特別な名前で分類 五行穴と五要穴

◆五行穴《ごぎょうけつ》（五兪穴《ごゆけつ》）

井穴、栄穴、兪穴、経穴、合穴の5つの経穴を**五行穴**または**五兪穴**といいます。

①井穴《せいけつ》

意味…「井」は「出る」

手足の末端で各経脈の流注が出る場所、**陰経《いんけい》**（肺経の少商《しょうしょう》、心包経の中衝《ちゅうしょう》、心経の少衝《しょうしょう》、脾経の隠《いん》白《ぱく》、肝経の大敦《だいとん》、腎経の湧泉《ゆうせん》）と、**陽経《ようけい》**（大腸経の商陽《しょうよう》、三焦経の関《かん》衝《しょう》、小腸経の少沢《しょうたく》、胃経の厲兌《れいだ》、胆経の足竅陰《あしきょういん》、膀胱経の至陰《しいん》）の各経穴を指し、経脈の異常が反映されやすいとされています。

主治…**心下満《しんかまん》（心窩部膨満感《しんかぶぼうまんかん》や緊張）**。瀉血して刺激する刺絡《しらく》の施術部位にも用いられる。

②栄穴《えいけつ》

意味…「栄」は「流れる」

各経脈の流注が流れる場所とされ、陰経（肺経の魚際《ぎょさい》、心包経の労宮《ろうきゅう》、心経の少府《しょうふ》、脾経の大都《だいと》、肝経の行間《こうかん》、腎経の然谷《ねんこく》）と、陽経（大腸経の二間《じかん》、三焦経の液門《えきもん》、小腸経の前谷《ぜんこく》、胃経の内庭《ないてい》、胆経の侠渓《きょうけい》、膀胱経の足通谷《あしつうこく》）の各経穴を指します。

主治…**身熱《しんねつ》（汗を伴わない熱）**

③兪穴《ゆけつ》

意味…「兪」は「注ぐ」

各経脈が注ぐ場所とされ、陰経（肺経の太淵《たいえん》、心包経の大陵《だいりょう》、心経の神門《しんもん》、脾経の太白《たいはく》、肝経の太《たい》衝《しょう》、腎経の太渓《たいけい》）と、陽経（大腸経の三間《さんかん》、三焦経の中渚《ちゅうしょ》、小腸経の後渓《こうけい》、胃経の陥谷《かんこく》、胆経の足臨《あしりん》泣《きゅう》、膀胱経の束骨《そっこつ》）の各経穴を指します。

主治…**体重筋痛（体の重だるさや筋・関節の痛み）**

④経穴《けいけつ》

意味…「経」は「行く」

各経脈が行く場所とされ、陰経（肺経の経渠《けいきょ》、心包経の間使《かんし》、心経の霊道《れいどう》、脾経の商丘《しょうきゅう》、肝経の中《ちゅう》封《ほう》、腎経の復溜《ふくりゅう》）と、陽経（大腸経の陽渓《ようけい》、三焦経の支溝《しこう》、小腸経の陽谷《ようこく》、胃経の解渓《かいけい》、胆経の陽輔《ようほ》、膀胱経の崑崙《こんろん》）の各経穴を指します。

主治…**喘咳寒熱《ぜんがいかんねつ》（呼吸困難や咳、悪寒や発熱）**

⑤合穴《ごうけつ》

意味…「合」は「入る」

脈気が入るところを示し、陰経（肺経の尺沢《しゃくたく》、心包経の曲沢《きょくたく》、心経の少海《しょうかい》、脾経の陰陵泉《いんりょうせん》、肝経の曲泉《きょくせん》、腎経の陰谷《いんこく》）と、陽経（大腸経の曲池《きょくち》、三焦経の天井《てんせい》、小腸経の小海《しょうかい》、胃経の足三里《あしさんり》、胆経の陽陵泉《ようりょうせん》、膀胱経の委中《いちゅう》）の各経穴を指します。

主治…**逆気而泄《ぎゃっきじせつ》（気逆やのぼせ、排泄異常）**

◆五要穴《ごようけつ》

経験的に特定な病気の治療に必要かつ効果的な経穴（ツボ）のことで、十二経脈の要穴は、主として肘関節や膝関節より先にあります。特に、原穴、郄穴、絡穴、兪穴、募穴の5つの経穴を**五要穴**といいます。

①原穴《げんけつ》

意味…「原」は下腹部の「腎間の動気」

原穴はこの原気が集まり現れる経穴で、多くは手足の関節周囲にあります。陰経（肺経の太淵《たいえん》、心包経の大陵《だいりょう》、心経の神門《しんもん》、脾経の太白《たいはく》、肝経の太衝《たいしょう》、腎経の太渓《たいけい》）、陽経（大腸経の合谷《ごうこく》、三焦経の陽《よう》池《ち》、小腸経の腕骨《わんこつ》、胃経の衝陽《しょうよう》、胆経の丘墟《きゅうきょ》、膀胱経の京骨《けいこつ》）の各経穴を特に**十二原穴**と呼びます。

主治…原気の不足を補う。気血や臓腑の虚実を整え、**急性・慢性の内臓疾患の治療**。

②郄穴《げきけつ》

意味…「郄」は「隙（すきま）」

筋肉や骨の間で気血が多く集まるところにある経穴を指します。

陰経（肺経の孔最《こうさい》、心包経の郄《げき》門《もん》、心経の陰郄《いんげき》、脾経の地機《ちき》、肝経の中都《ちゅうと》、腎経の水泉《すいせん》）、陽経（大腸経の温溜《おんる》、三焦経の会宗《えそう》、小腸経の養老《ようろう》、胃経の梁丘《りょうきゅう》、胆経の外《がい》丘《きゅう》、膀胱経の金門《きんもん》）、奇経（陰蹻《いんきょう》脈の交信、陰維《いんい》脈の築賓《ちくひん》、陽蹻《ようきょう》脈の跗陽《ふよう》、陽維脈の陽交《ようこう》）の各経穴を特に**十六郄穴**と呼びます。

主治…急性疾患や疼痛性疾患の治療。陰経の郄穴《げきけつ》は**出血性病変**、陽経の郄穴は**疼痛**や**筋肉の腫れ**の治療。

③絡穴《らくけつ》

各経脈から絡脈が分かれる分岐点となる経穴を指します。

十二経脈から、肺経の列缺《れっけつ》、心包経の内関《ないかん》、心経の通里《つうり》、脾経の公孫《こうそん》、肝経の蠡溝《れいこう》、腎経の大鍾《だいしょう》、大腸経の偏歴《へんれき》、三焦経の外関《がいかん》、小腸経の支正《しせい》、胃経の豊隆《ほうりゅう》、胆経の光明《こうめい》、膀胱経の飛揚《ひよう》などの絡穴に加え、任脈の鳩尾《きゅうび》、督脈の長強《ちょうきょう》、脾経の大包《だいほう》の各絡穴を合わせたものを**十五絡穴**といいます。

主治…実証で現れやすく**絡脈の治療**や**慢性疾患**の治療。

④兪穴《ゆけつ》※

意味…「兪」は「注ぐ」

背部の脊椎（胸・腰・仙椎）に沿って並ぶ**膀胱経に属する経穴群**のことです。

肺は肺兪《はいゆ》、大腸は大腸兪《だいちょうゆ》、脾は脾兪《ひゆ》、胃は胃兪《いゆ》、心包は厥陰兪《けついんゆ》、三焦は三焦兪《さんしょうゆ》、肝は肝兪《かんゆ》、胆は胆《たん》兪《ゆ》、心は心兪《しんゆ》、小腸は小腸兪《しょうちょうゆ》、腎は腎兪《じんゆ》、膀胱は膀胱兪《ぼうこうゆ》など、臓腑の異常がそれぞれの兪穴に現れます。

主治…**慢性の陰病**や**内臓疾患**。

⑤募穴《ぼけつ》

意味…「募」は「集まる」「集結する」

胸部と腹部にある経穴群を指します。胸部では肺は中府《ちゅうふ》、心包は膻中《だんちゅう》、腹部では大腸は天枢《てんすう》、脾は章門《しょうもん》、胃は中脘《ちゅうかん》、三焦は石門《せきもん》、肝は期門《きもん》、胆は日月《じつげつ》、心は巨闕《こけつ》、小腸は関元《かんげん》、腎は京門《けいもん》、膀胱は中極《ちゅうきょく》など、臓腑（内臓）の気の集まる経穴を指します。臓腑に異常が起こると、それぞれの募穴に異常反応が現れます。

主治…**急性の陽病**や**内臓（特に腑）疾患**の治療。

◆四総穴《しそうけつ》

腹部病変に足三里《あしさんり》、背部病変に委中《いちゅう》、頭項部病変に列缺《れっけつ》、顔面・眼病変に合谷《ごうこく》など、**特定の場所の病変に特別な効果**のある手足の四経穴の総称です。

◆下合穴《しもごうけつ》

手足の太陽・陽明・少陽の三陽経に属し、胃、大腸、小腸、膀胱、胆、三焦などの六腑が合するとされる下肢の経穴を指します。

手の陽明大腸経は上巨虚《じょうこきょ》、少陽

三焦経は委陽《いよう》、太陽小腸経は下巨《げこ》虚《きょ》、足の陽明胃経は足三里、少陽胆経は陽陵泉《ようりょうせん》、太陽膀胱経は委中《いちゅう》の各穴を用いて、**六腑の診断や治療**に用います。

◆八会穴《はちえけつ》

臓・腑・気・血・筋・脈・骨・髄など各組織の気血の集まるところです。

腑の病に任脈の中脘《ちゅうかん》、臓の病に肝経の章門《しょうもん》、血の病に膀胱経の膈《かく》兪《ゆ》、脈の病に肺経の太淵《たいえん》、骨の病に膀胱経の大杼《だいじょ》、筋の病に胆経の陽陵泉《ようりょうせん》、髄の病に胆経の懸鍾《けんしょう》、気の病に任脈の膻中《だんちゅう》など、**臓腑、気血、筋脈、骨髄などの病**に用いて特別の効果が期待できる八つの経穴を指します。

五行穴・五兪穴

実際の治療で頻繁に用いられている要穴。

陰経名	井穴(木)	栄穴(火)	兪穴※(土)	経穴(金)	合穴(水)	原穴
太陰肺経《たいいんはいけい》　(金)	少《しょう》商《しょう》	魚《ぎょ》際《さい》	太《たい》淵《えん》	経《けい》渠《きょ》	尺《しゃく》沢《たく》	太《たい》淵《えん》
少陰心経《しょういんしんけい》　(火)	少《しょう》衝《しょう》	少《しょう》府《ふ》	神《しん》門《もん》	霊《れい》道《どう》	少《しょう》海《かい》	神《しん》門《もん》
厥陰肝経《けついんかんけい》　(木)	大《だい》敦《とん》	行《こう》間《かん》	太《たい》衝《しょう》	中《ちゅう》封《ほう》	曲《きょく》泉《せん》	太《たい》衝《しょう》
太陰脾経《たいいんひけい》　(土)	隠《いん》白《ぱく》	大《だい》都《と》	太《たい》白《はく》	商《しょう》丘《きゅう》	陰陵泉《いんりょうせん》	太《たい》白《はく》
少陰腎経《しょういんじんけい》　(水)	湧《ゆう》泉《せん》	然《ねん》谷《こく》	太《たい》渓《けい》	復《ふく》溜《りゅう》	陰《いん》谷《こく》	太《たい》渓《けい》
厥陰心包経《けついんしんぼうけい》(火)	中《ちゅう》衝《しょう》	労《ろう》宮《きゅう》	大《だい》陵《りょう》	間《かん》使《し》	曲《きょく》沢《たく》	大《だい》陵《りょう》

陽経名	井穴(金)	栄穴(水)	兪穴※(木)	経穴(火)	合穴(土)	原穴
陽明大腸経《ようめいだいちょうけい》(金)	商《しょう》陽《よう》	二《じ》間《かん》	三《さん》間《かん》	陽《よう》渓《けい》	曲《きょく》池《ち》	合《ごう》谷《こく》
太陽小腸経《たいようしょうちょうけい》(火)	少《しょう》沢《たく》	前《ぜん》谷《こく》	後《こう》渓《けい》	陽《よう》谷《こく》	小《しょう》海《かい》	腕《わん》骨《こつ》
陽明胃経《ようめいいけい》　(木)	厲《れい》兌《だ》	内《ない》庭《てい》	陥《かん》谷《こく》	解《かい》渓《けい》	足三里《あしさんり》	衝《しょう》陽《よう》
少陽胆経《しょうようたんけい》　(土)	足竅陰《あしきょういん》	侠《きょう》渓《けい》	足臨泣《あしりんきゅう》	陽《よう》輔《ほ》	陽陵泉《ようりょうせん》	丘《きゅう》墟《きょ》
太陽膀胱経《たいようぼうこうけい》(水)	至《し》陰《いん》	足通谷《あしつうこく》	束《そっ》骨《こつ》	崑《こん》崙《ろん》	委《い》中《ちゅう》	京《けい》骨《こつ》
少陽三焦経《しょうようさんしょうけい》(火)	関《かん》衝《しょう》	液《えき》門《もん》	中《ちゅう》渚《しょ》	支《し》溝《こう》	天《てん》井《せい》	陽《よう》池《ち》

※五行穴の兪穴とは異なる。

正穴

正経十二経路上には、WHO(世界保健機関)が定める標準経穴として、361の経穴が存在する。

頭頸部前面

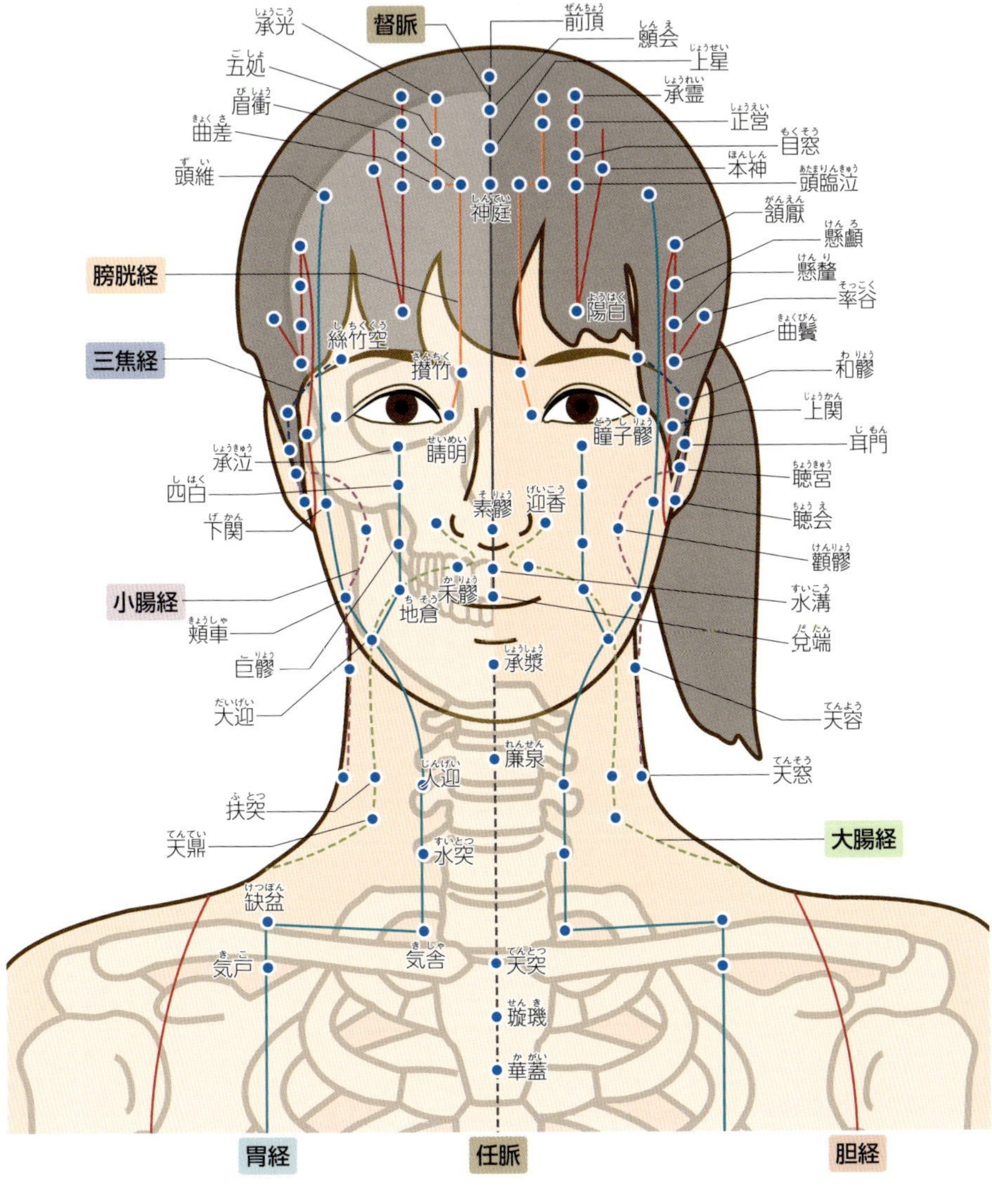

線の種類

肺　経（手の太陰肺経《たいいんはいけい》）	大腸経（手の陽明大腸経《ようめいだいちょうけい》）	胃　経（足の陽明胃経《ようめいいけい》）
脾　経（足の太陰脾経《たいいんひけい》）	心　経（手の少陰心経《しょういんしんけい》）	小腸経（手の太陽小腸経《たいようしょうちょうけい》）
膀胱経（足の太陽膀胱経《たいようぼうこうけい》）	腎　経（足の少陰腎経《しょういんじんけい》）	心包経（手の厥陰心包経《けついんしんぽうけい》）
三焦経（手の少陽三焦経《しょうようさんしょうけい》）	胆　経（足の少陽胆経《しょうようたんけい》）	肝　経（足の厥陰肝経《けついんかんけい》）
督脈《とくみゃく》	任脈《にんみゃく》	

頭頸部後面

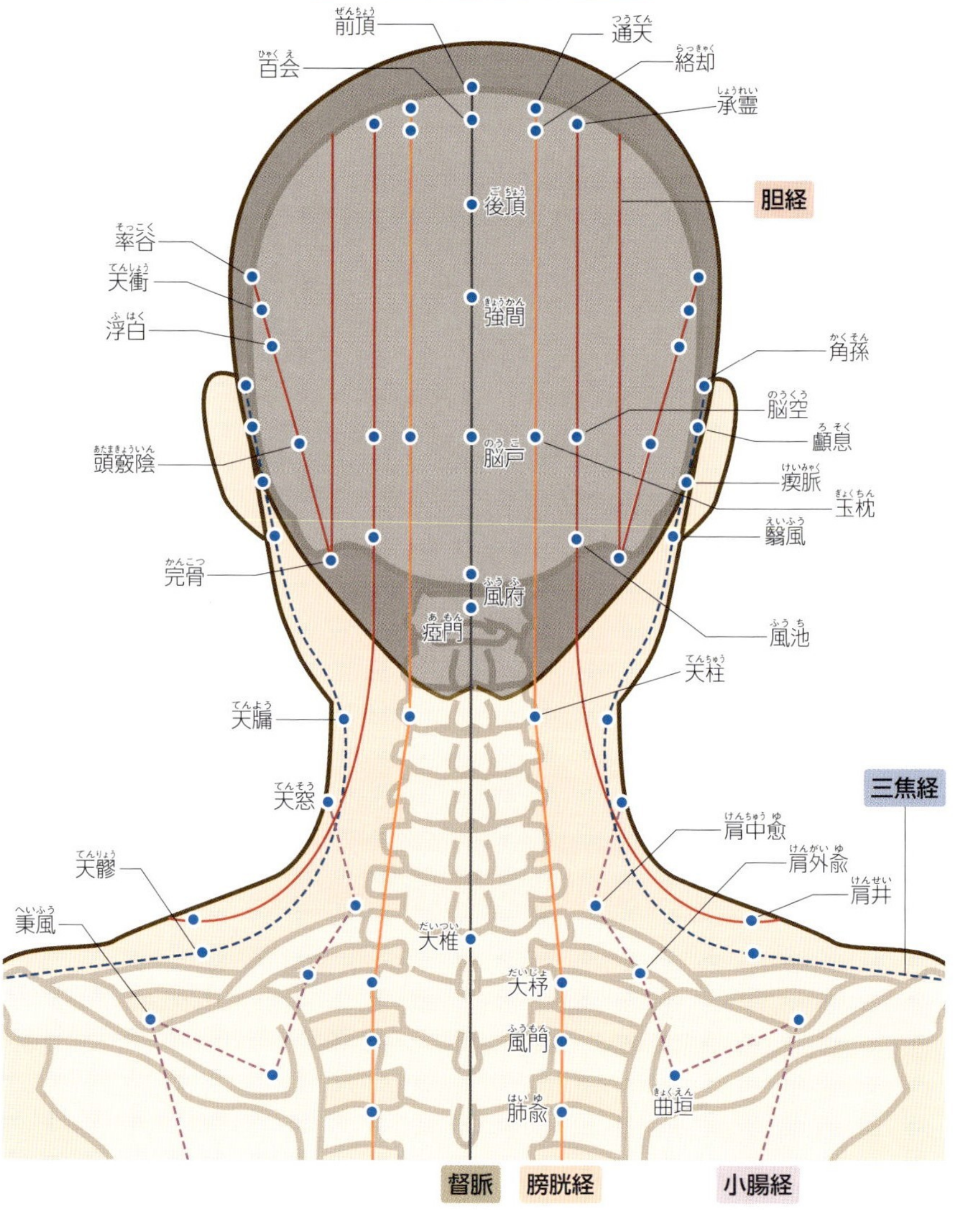

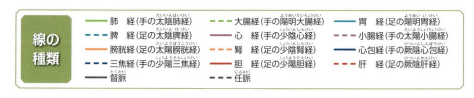

頭頸部側面

※齦交は歯ぐきの上に存在する。

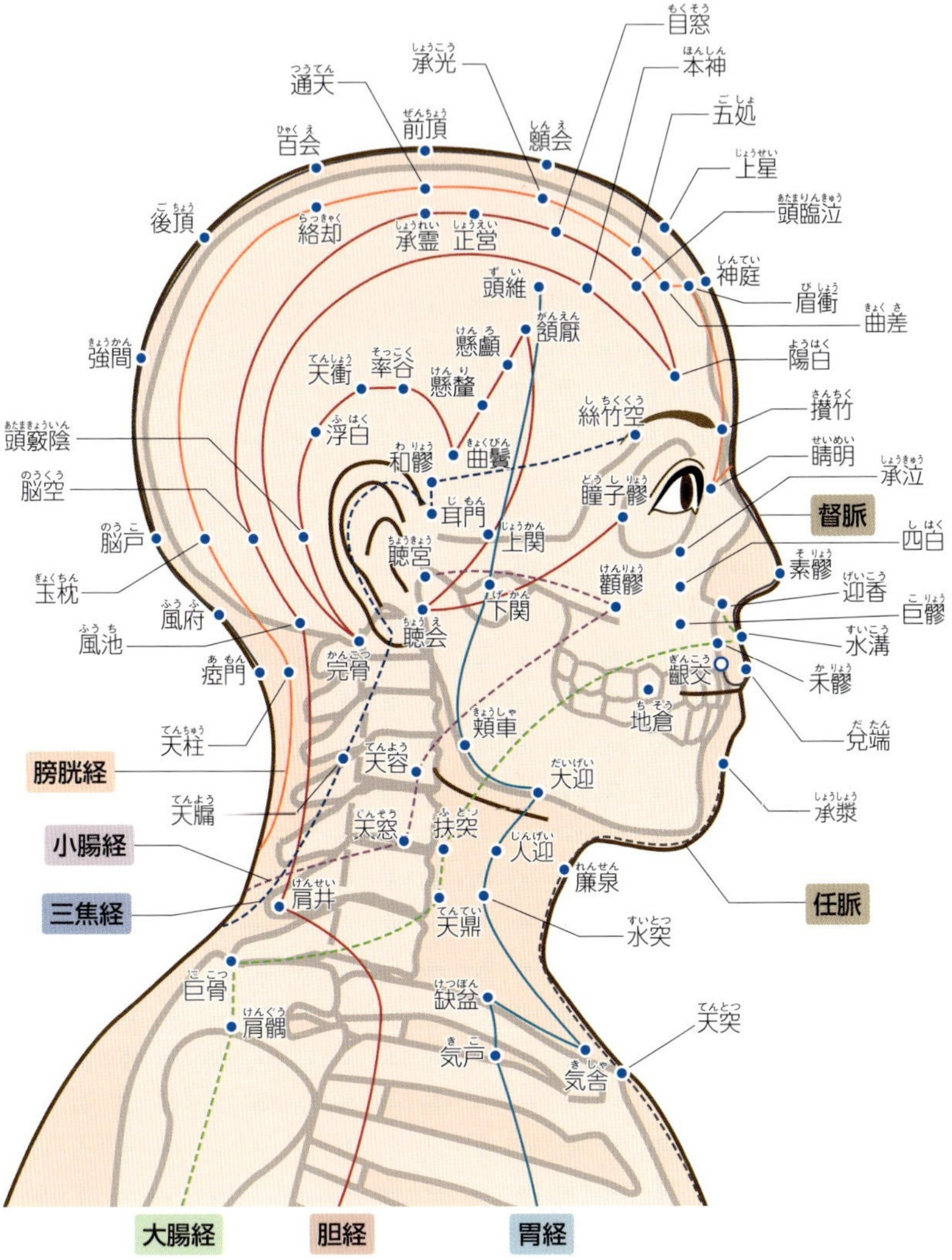

体幹部外側面

※脾経は、周栄からわきの下を通り、大包へつながる。

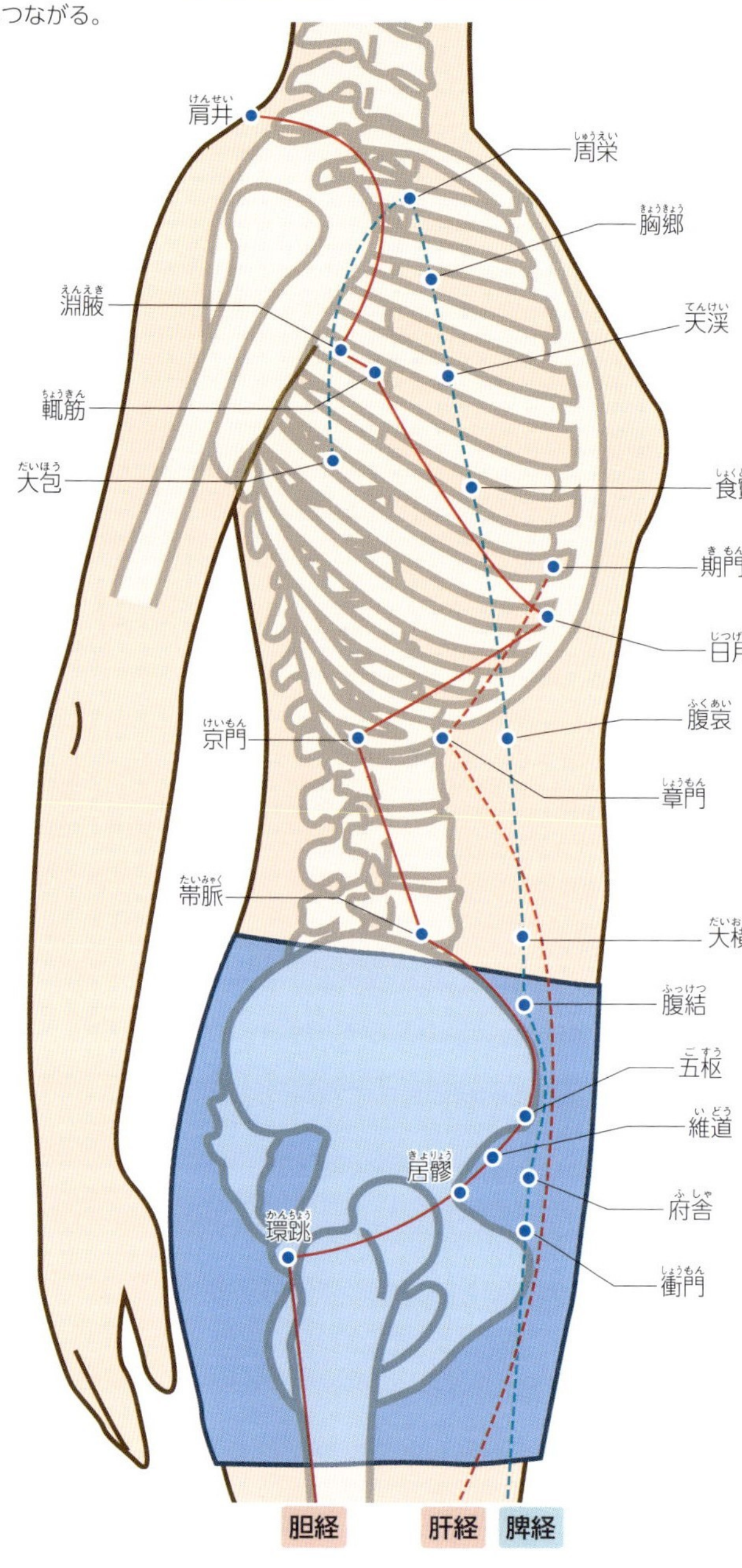

体幹部前面

※会陰は股の下、肛門より前面側に存在する。

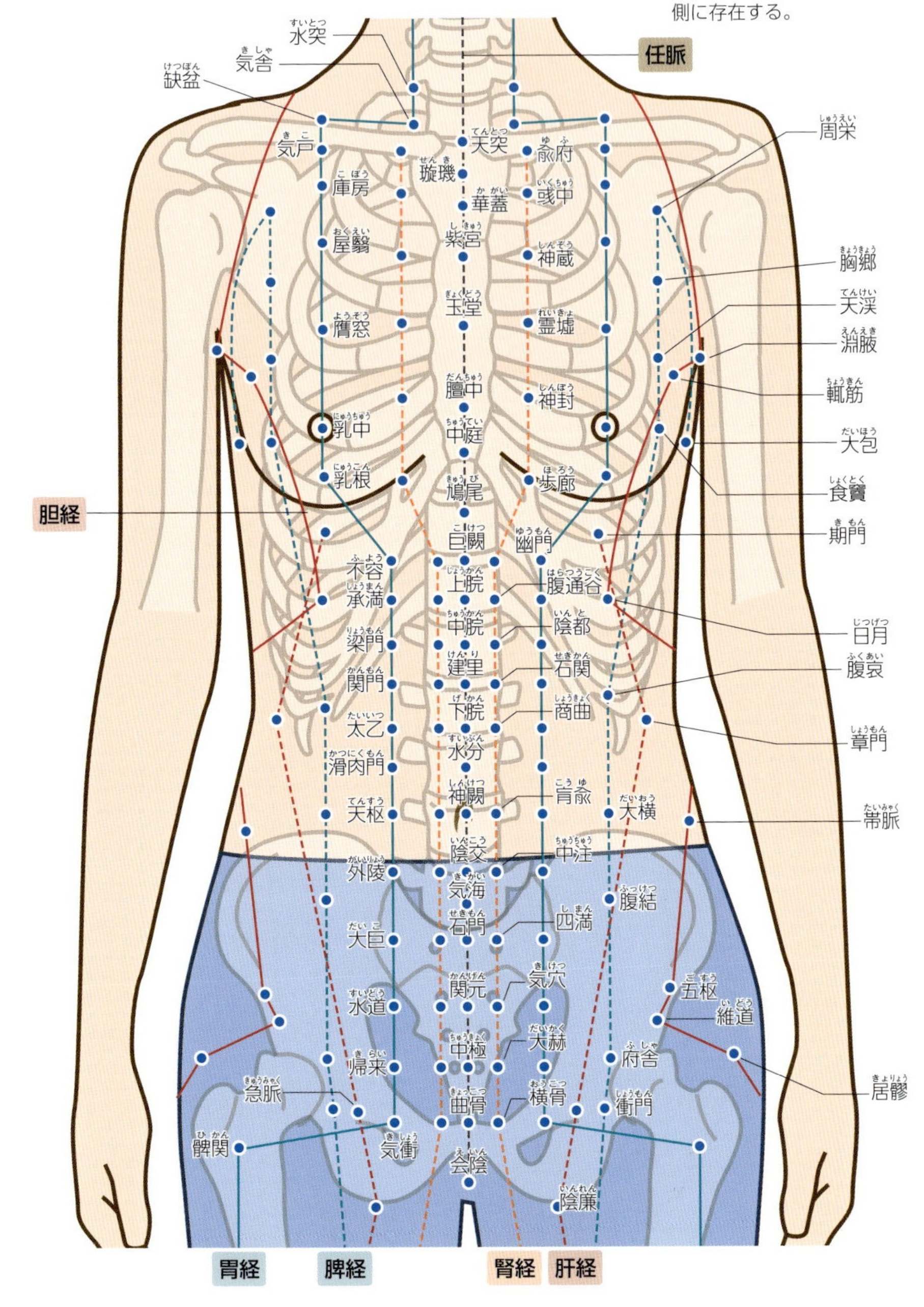

体幹部後面

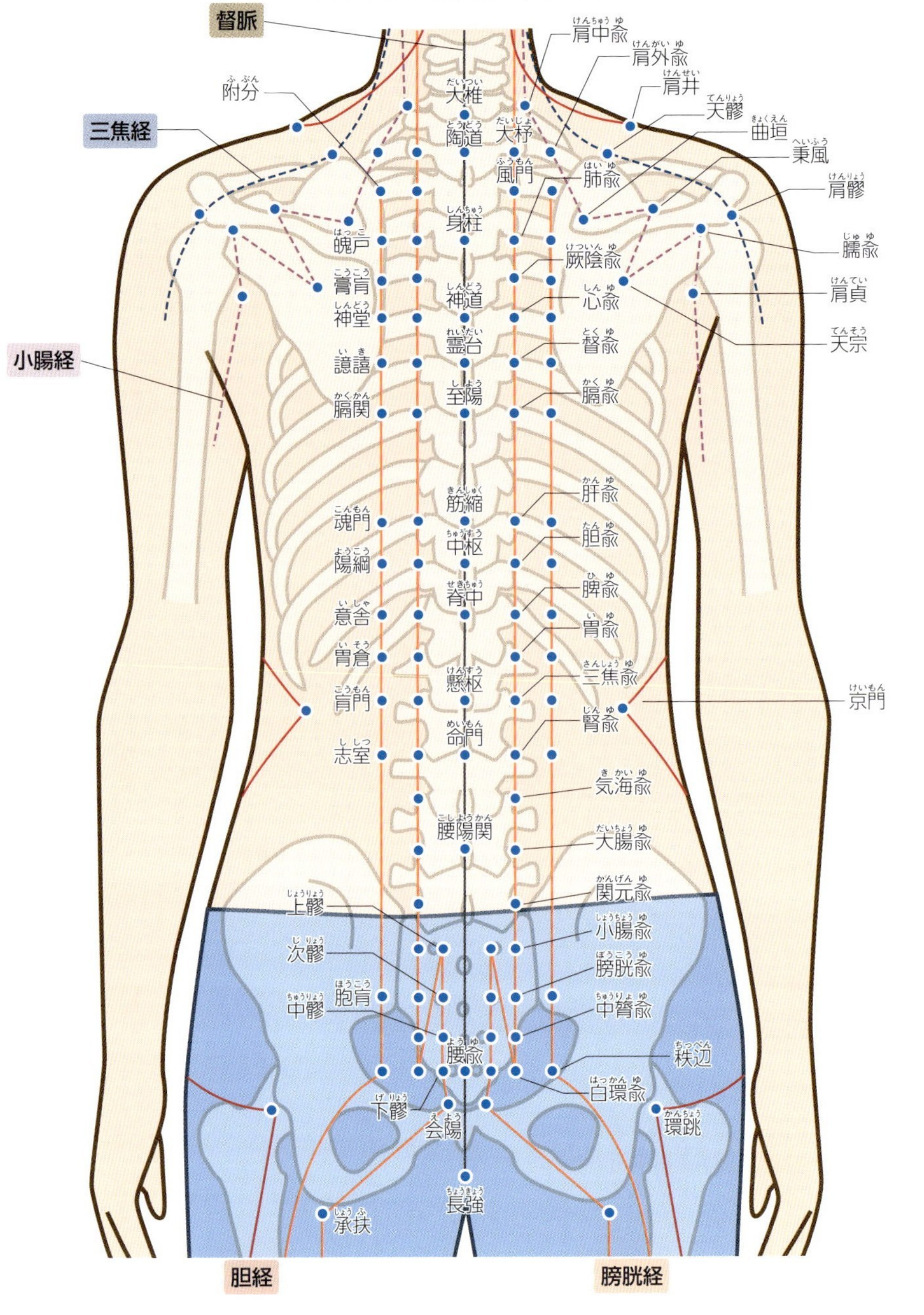
督脈
肩中兪《けんちゅうゆ》
肩外兪《けんがいゆ》
附分《ふぶん》
肩井《けんせい》
大椎《だいつい》
三焦経
天髎《てんりょう》
陶道《とうどう》
大杼《だいじょ》
曲垣《きょくえん》
秉風《へいふう》
風門《ふうもん》
肺兪《はいゆ》
肩髎《けんりょう》
身柱《しんちゅう》
魄戸《はっこ》
臑兪《じゅゆ》
厥陰兪《けついんゆ》
膏肓《こうこう》
神道《しんどう》
肩貞《けんてい》
神堂《しんどう》
心兪《しんゆ》
霊台《れいだい》
天宗《てんそう》
小腸経
督兪《とくゆ》
譩譆《いき》
至陽《しよう》
膈関《かくかん》
膈兪《かくゆ》
筋縮《きんしゅく》
肝兪《かんゆ》
魂門《こんもん》
中枢《ちゅうすう》
胆兪《たんゆ》
陽綱《ようこう》
脊中《せきちゅう》
脾兪《ひゆ》
意舎《いしゃ》
胃兪《いゆ》
胃倉《いそう》
懸枢《けんすう》
三焦兪《さんしょうゆ》
肓門《こうもん》
京門《けいもん》
腎兪《じんゆ》
命門《めいもん》
志室《ししつ》
気海兪《きかいゆ》
腰陽関《こしようかん》
大腸兪《だいちょうゆ》
関元兪《かんげんゆ》
上髎《じょうりょう》
小腸兪《しょうちょうゆ》
次髎《じりょう》
膀胱兪《ぼうこうゆ》
胞肓《ほうこう》
中髎《ちゅうりょう》
中膂兪《ちゅうりょゆ》
腰兪《ようゆ》
秩辺《ちっぺん》
白環兪《はっかんゆ》
下髎《げりょう》
会陽《えよう》
環跳《かんちょう》
長強《ちょうきょう》
承扶《しょうふ》
胆経
膀胱経

上腕前面（右）

※極泉はわきの下に入る。
巨骨は鎖骨の裏にある。

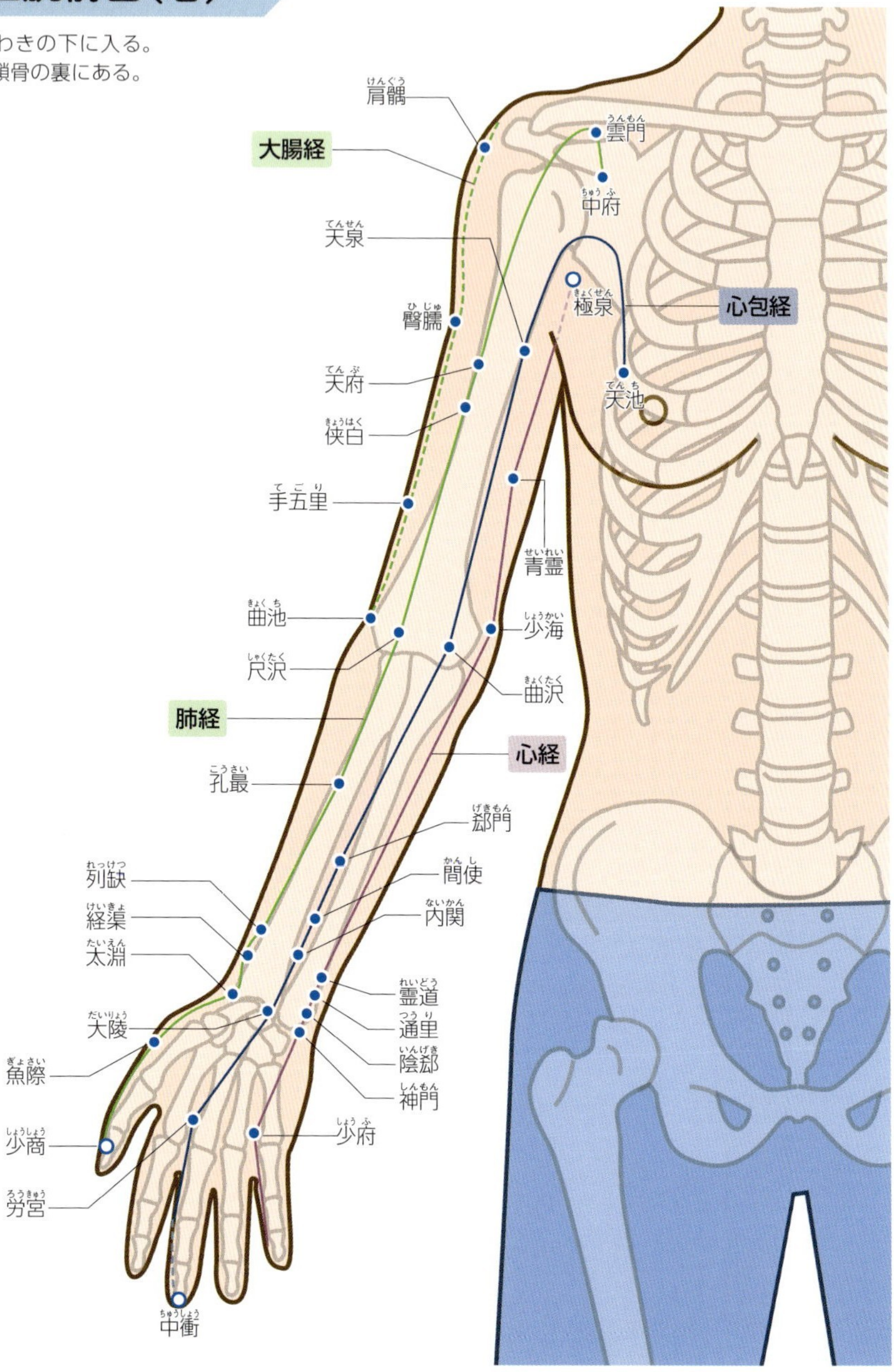

上腕後面（右）

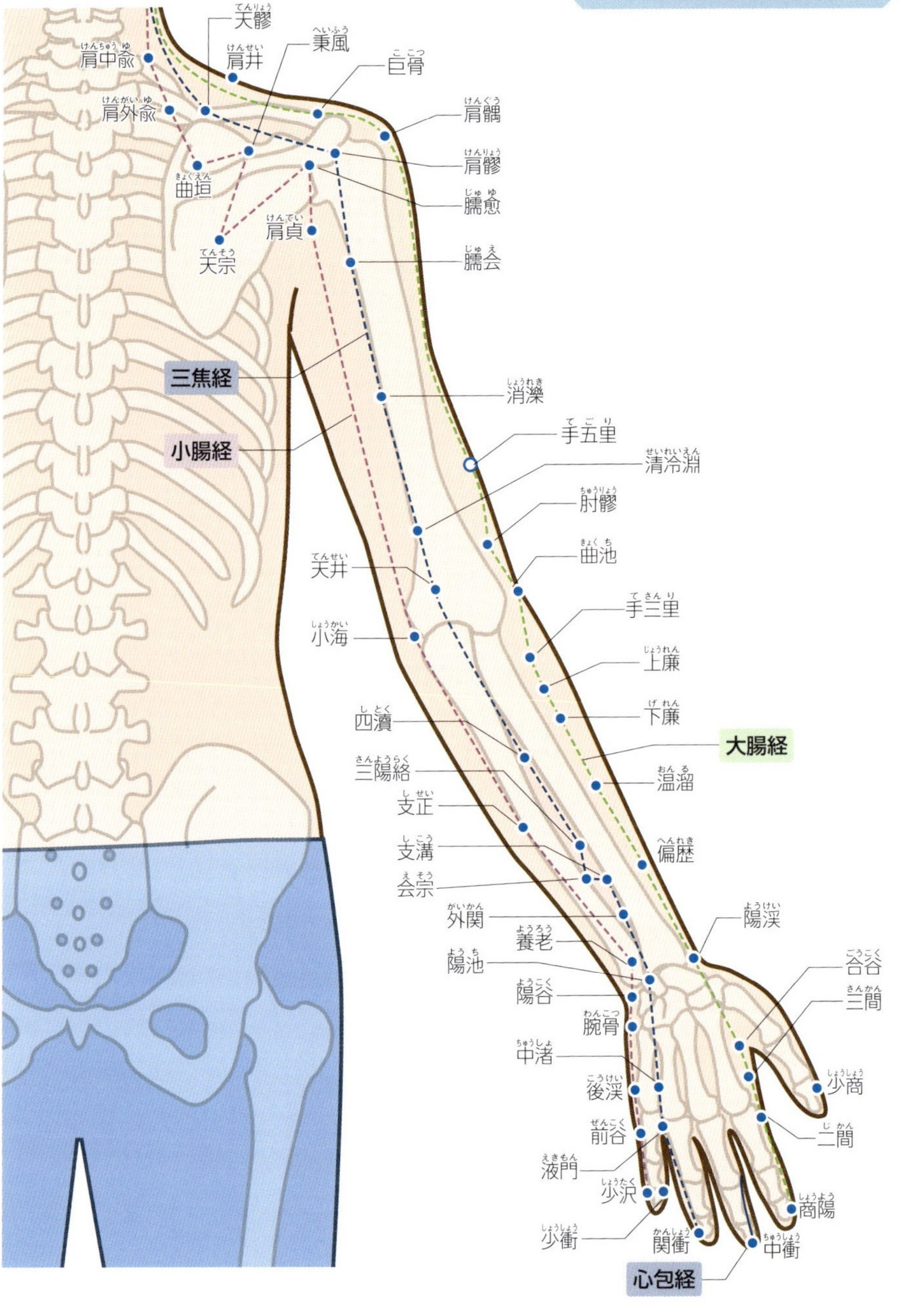
天髎《てんりょう》
肩中兪《けんちゅうゆ》
肩井《けんせい》
秉風《へいふう》
巨骨《ここつ》
肩外兪《けんがいゆ》
肩髃《けんぐう》
肩髎《けんりょう》
曲垣《きょくえん》
臑兪《じゅゆ》
肩貞《けんてい》
天宗《てんそう》
臑会《じゅえ》
三焦経
消濼《しょうれき》
手五里《てごり》
小腸経
清冷淵《せいれいえん》
肘髎《ちゅうりょう》
曲池《きょくち》
天井《てんせい》
手三里《てさんり》
小海《しょうかい》
上廉《じょうれん》
下廉《げれん》
四瀆《しとく》
大腸経
三陽絡《さんようらく》
温溜《おんる》
支正《しせい》
支溝《しこう》
偏歴《へんれき》
会宗《えそう》
外関《がいかん》
陽渓《ようけい》
養老《ようろう》
合谷《ごうこく》
陽池《ようち》
三間《さんかん》
陽谷《ようこく》
腕骨《わんこつ》
中渚《ちゅうしょ》
少商《しょうしょう》
後渓《こうけい》
前谷《ぜんこく》
二間《じかん》
液門《えきもん》
少沢《しょうたく》
商陽《しょうよう》
少衝《しょうしょう》
関衝《かんしょう》
中衝《ちゅうしょう》
心包経

下腿内側（右）

※陰谷のツボは膝の裏側にある。

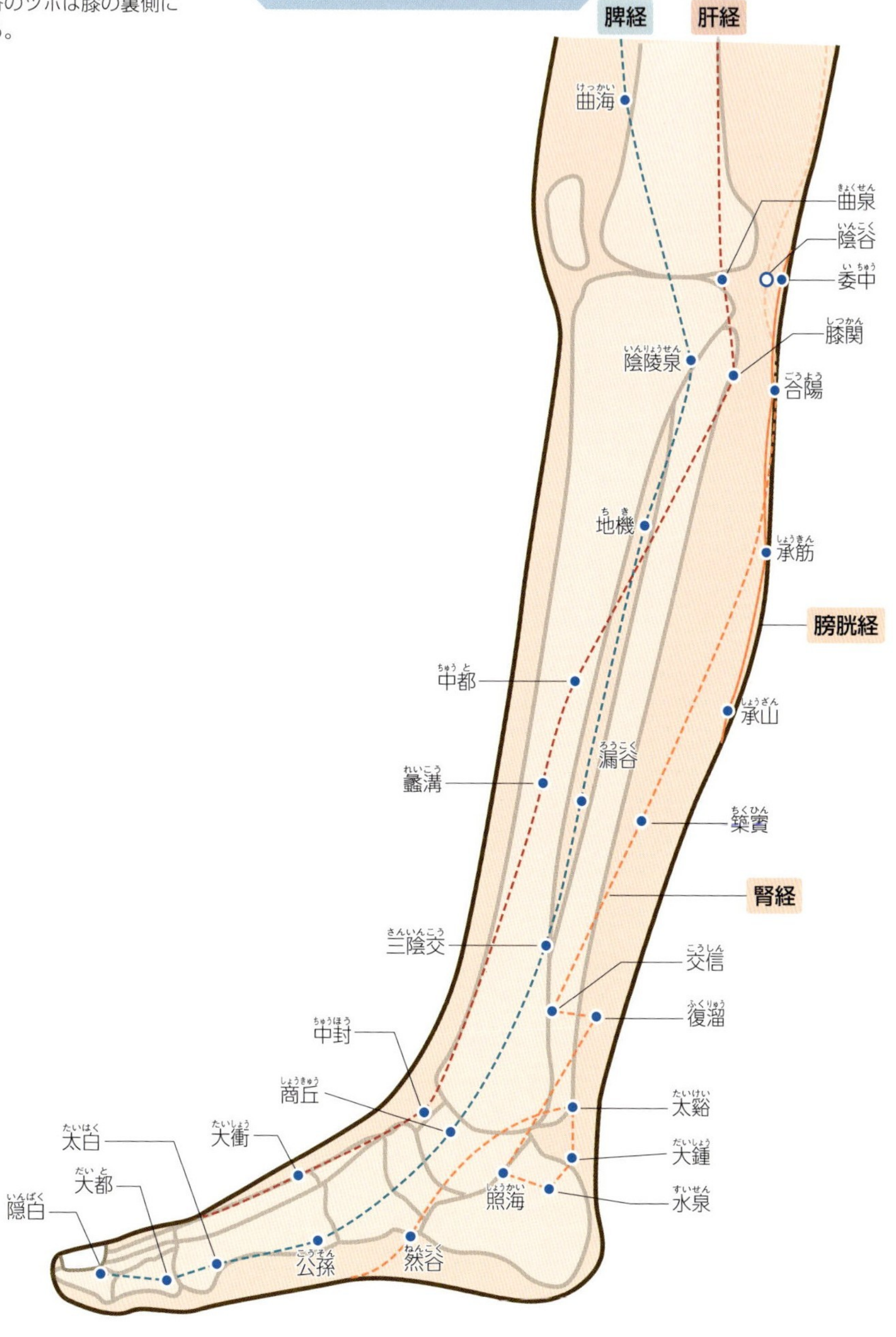

下腿外側（右）

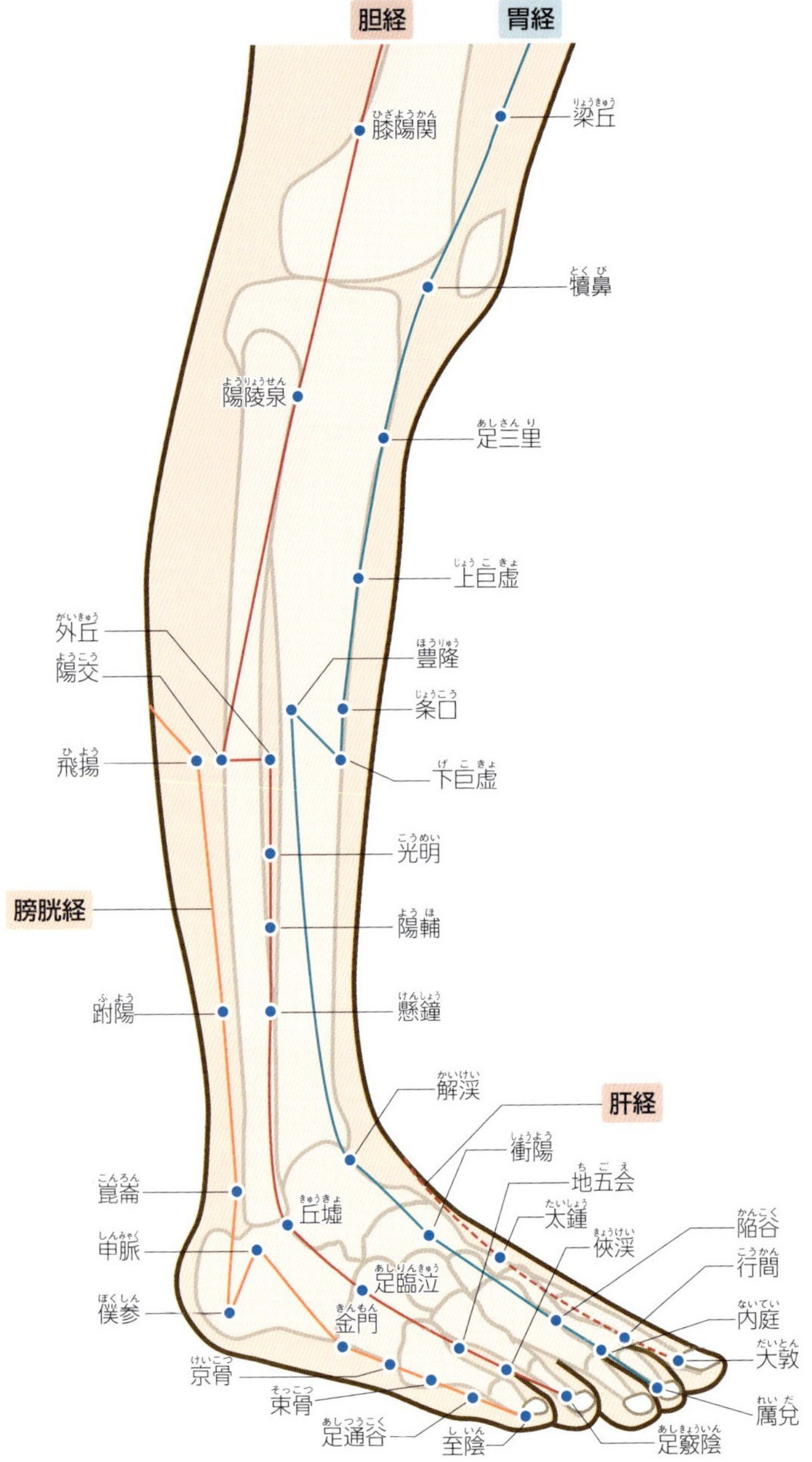
胆経
胃経
膝陽関《ひざようかん》
梁丘《りょうきゅう》
犢鼻《とくび》
陽陵泉《ようりょうせん》
足三里《あしさんり》
上巨虚《じょうこきょ》
外丘《がいきゅう》
陽交《ようこう》
豊隆《ほうりゅう》
条口《じょうこう》
飛揚《ひよう》
下巨虚《げこきょ》
光明《こうめい》
膀胱経
陽輔《ようほ》
跗陽《ふよう》
懸鐘《けんしょう》
解渓《かいけい》
肝経
衝陽《しょうよう》
地五会《ちごえ》
崑崙《こんろん》
丘墟《きゅうきょ》
太鍾《たいしょう》
申脈《しんみゃく》
侠渓《きょうけい》
陥谷《かんこく》
行間《こうかん》
足臨泣《あしりんきゅう》
僕参《ぼくしん》
金門《きんもん》
内庭《ないてい》
大敦《だいとん》
京骨《けいこつ》
束骨《そっこつ》
厲兌《れいだ》
足通谷《あしつうこく》
至陰《しいん》
足竅陰《あしきょういん》

大腿部前面(右)

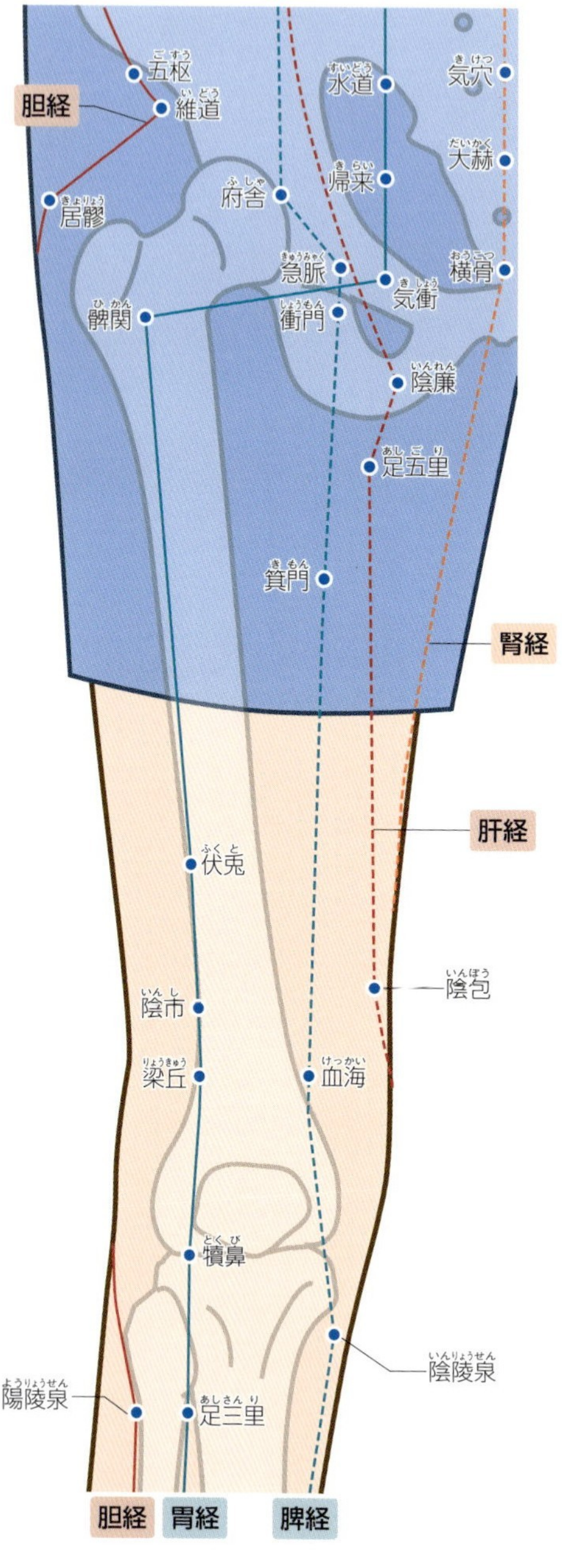

大腿部後面(右)

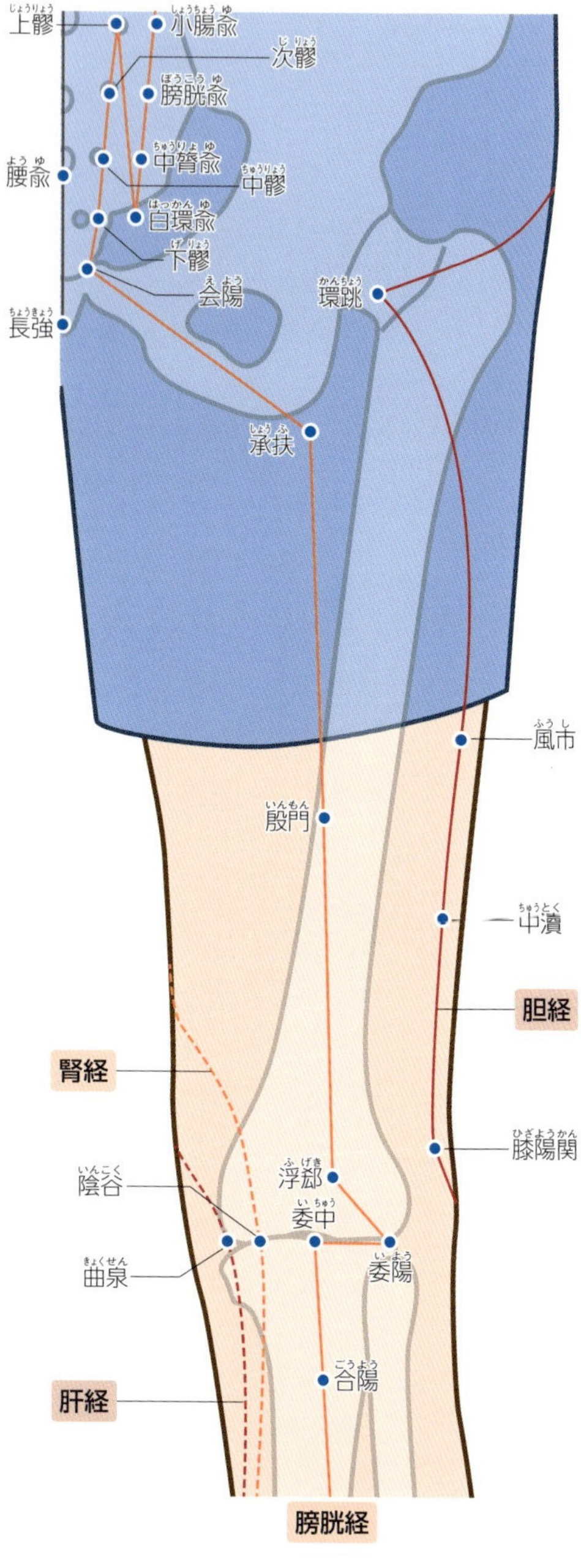

足底部(左)

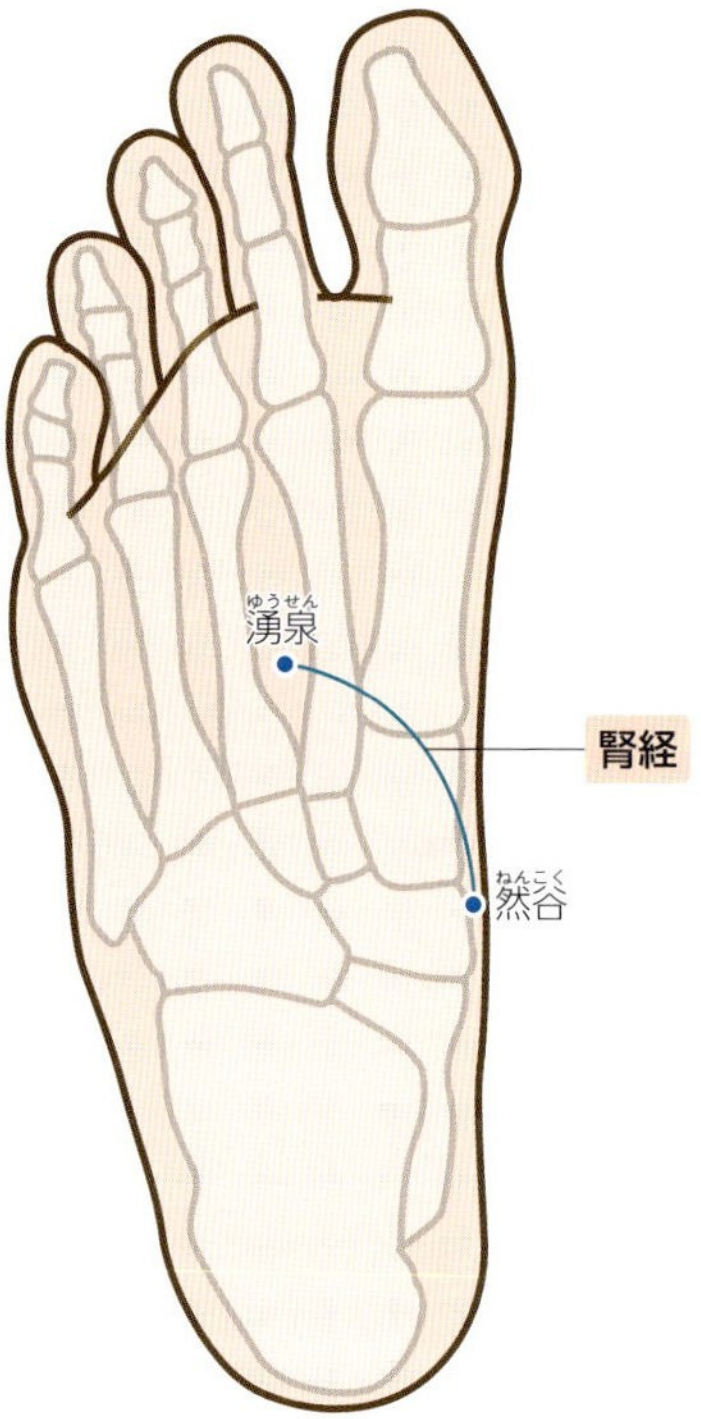

足背部(右)

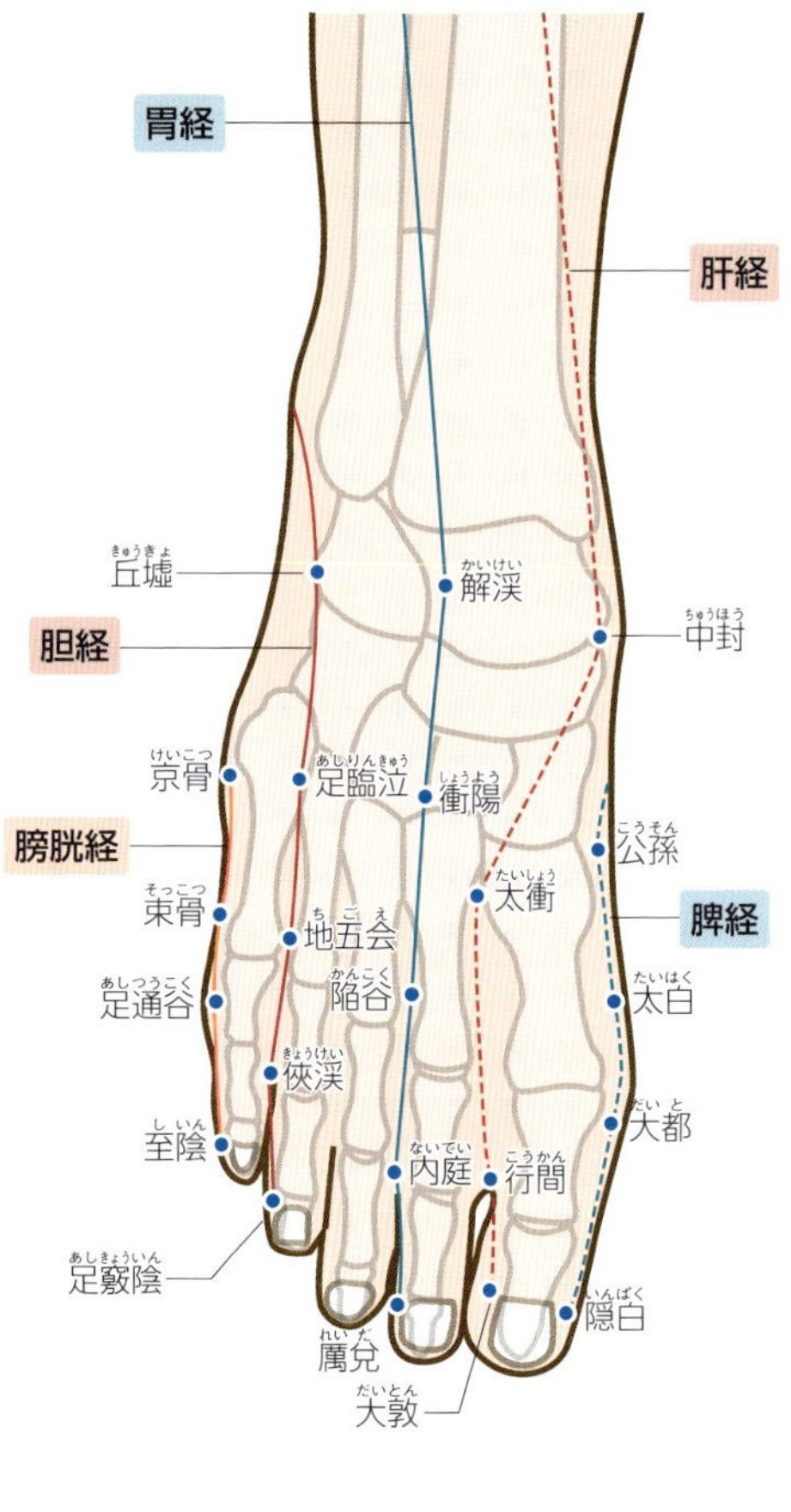

WHOによるツボの英語表記はP259-270の索引に併記しています。

鍼灸の診察（六部定位脈診）

鍼灸治療の脈診は、湯液《とうえき》治療とは異なる六部定位《ろくぶじょうい》脈診で行い、六臓の虚実を判断します。

脈診で証《しょう》を診断し、治療するツボを決定

鍼灸治療にあたっては、湯液（漢方薬）治療と同様、四診《ししん》による診察を行います。ただし、切診《せっしん》の一つである脈診《みゃくしん》は、湯液と鍼灸では異なるため、ここで改めて鍼灸治療の際の脈診について紹介します。

伝統的な鍼灸では、脈をとる位置は湯液と同じで、左右の手首の親指側で橈骨《とうこつ》動脈拍動部にある、寸口部《すんこうぶ》の寸口（寸《すん》）・関上《かんじょう》（関《かん》）・尺中《しゃくちゅう》（尺《しゃく》）にそれぞれ人差指、中指、薬指を当てます。このとき、鍼灸では必ず左右の脈を診察します。これは、左右の寸・関・尺の6カ所を六臓六腑と対応させて診断するためで、この方法を**六部定位脈診**《ろくぶじょういみゃくしん》といいます（P94）。

寸口が脈診に用いられたのは、十二経脈は肺経に始まり、肺経に戻るため、肺経を通る寸口の脈で臓腑の状態を診ようとしたためです。

指を強く当てたときの深い脈の状態によって心・肝・腎・肺・脾・心包の**六臓の虚実**を判断します。そして軽く当てたときの浅い脈の状態によって小腸・胆・膀胱《ぼうこう》・大腸・胃・三焦の**六腑の虚実**《きょじつ》を判断します。このように六臓六腑の虚実を、左右の脈の差で診断するところから**脈差診**《みゃくさしん》と呼ばれています。

実際の治療においては、六臓の虚実が重要とされています。

一方、湯液の脈診法では脈の状態を診るところから**脈状診**《みゃくじょうしん》と呼ばれます。

鍼灸では、このような脈診を行って証を診断し、治療を行う経穴を決定します。

鍼灸の脈診「六部定位」の診断法

「六部定位」では、左右の手首の寸口部から六臓六腑の状態を診断する。

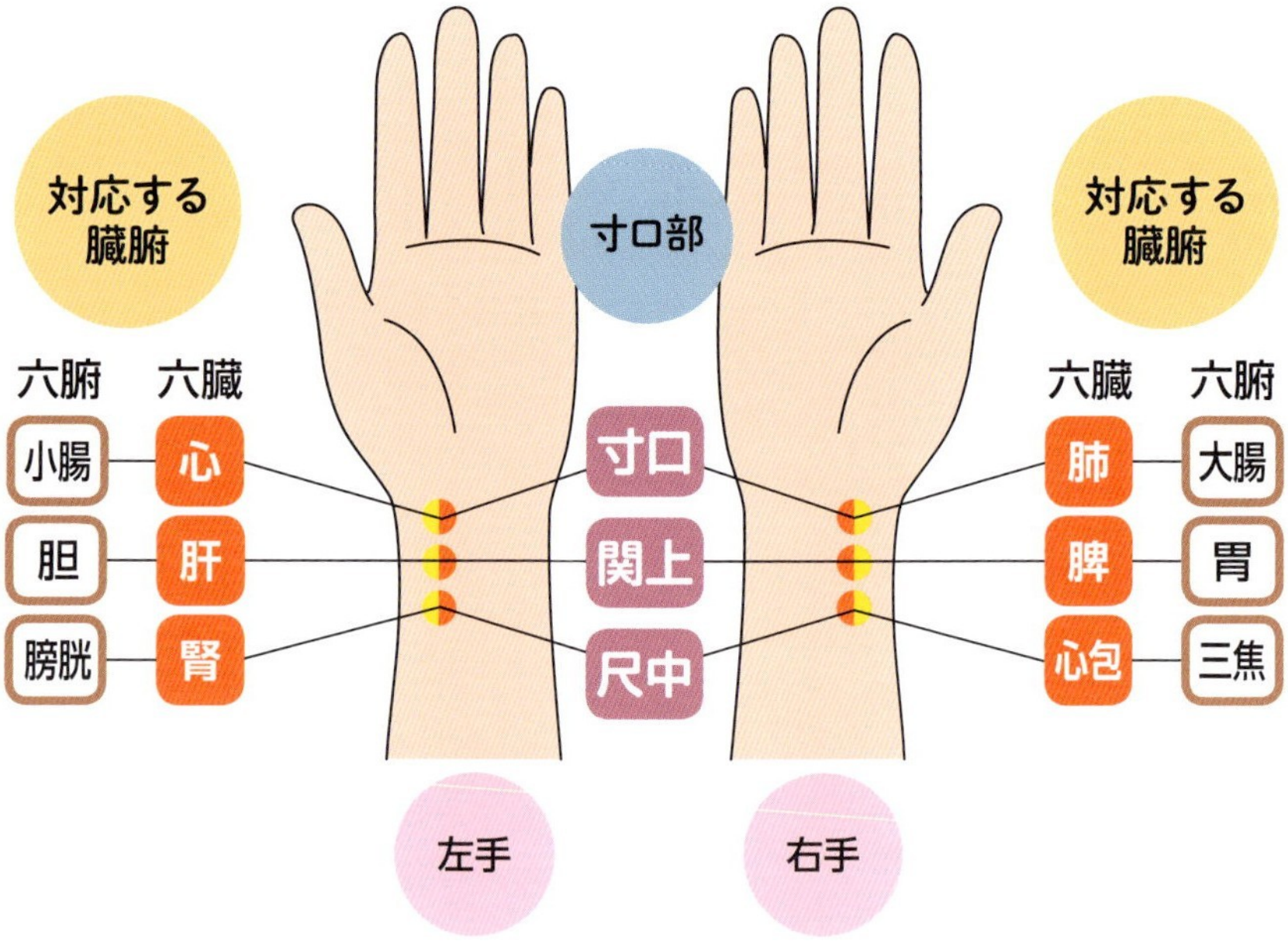

脈状による証の例

指を軽く当てたときの浅い脈の状態で六臓の虚実を、強く当てたときの深い脈の状態で六腑の虚実を判断する。

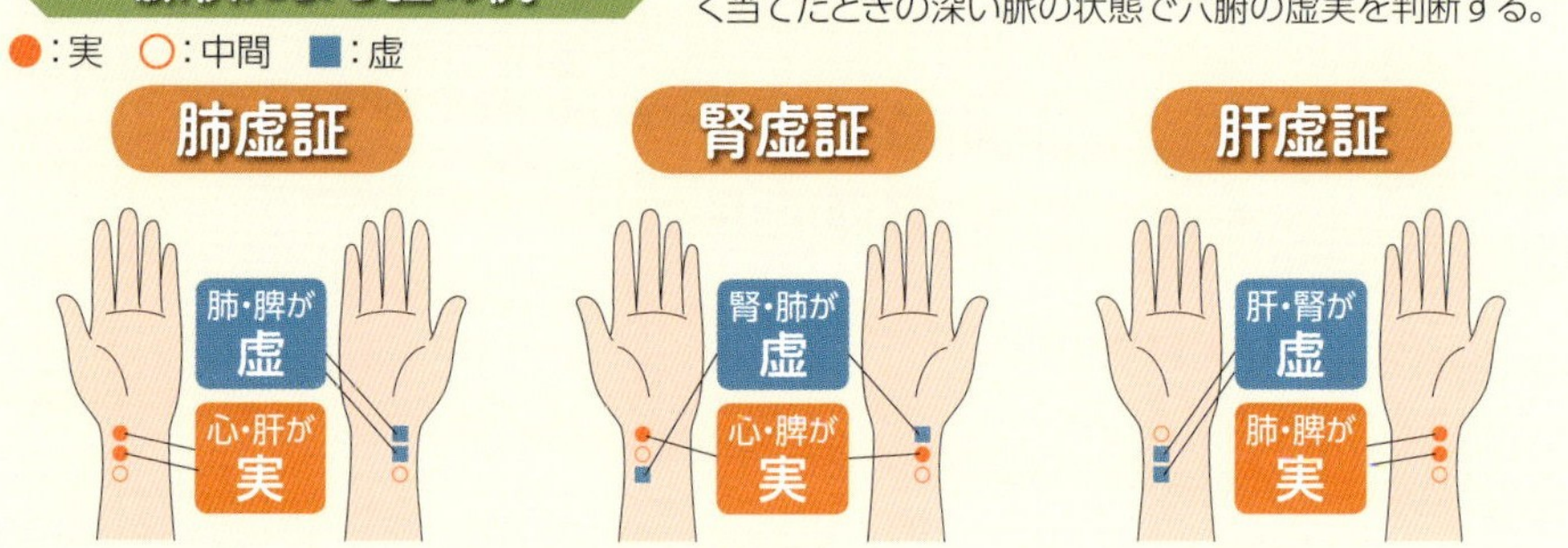

鍼灸の診察（切経）

切経《せっけい》とは鍼灸独自の切診で、経穴《けいけつ》や経絡に触れたり圧迫したりして虚実の判断をし、関連する臓腑や身体の部位の異常を見つける診察方法です。

左右対称のツボは比較しながら診断

切経は、皮膚の経穴（ツボ）や経絡に**直接指で触れながら異常を見つけ、身体の状態を判断する診断方法**です。督脈と任脈以外のツボは左右対称にあるので、左右を比較しながら判断することがポイントです。

ツボを押さえると力なく凹む、押しても感じが鈍い（知覚異常）、押さえると患者が気持ちよさを感じる場合などは**虚**と判断します。

ツボに触ったとき、硬くなった筋やしこりを指に感じ、押すと患者が痛みを感じる場合は**実**とします。

経脈に沿った皮膚に冷感や熱感を感じる場合、発疹が出た場合、色素沈着が見られる場合なども、**そのツボと経脈でつながる臓腑などの異常**を推測します。

脈診《みゃくしん》や舌診《ぜっしん》など、ほかの診断方法で見つけた異常を、切経で確認することもできます。

たとえば、脈診や舌診などで消化器系に異常が疑われる場合、足の陽明胃経《ようめいいけい》にある足三里《あしさんり》のツボに異常があれば、診断はより確実になります。

異常のあるツボはそのまま治療も

経脈や経穴（ツボ）は、**異常が見つかるとそのまま治療に使う**こともできます。

たとえば足三里のツボの異常は、そのまま指で押して指圧するだけでも、消化器系疾患の改善に効果があります。さらに必要であれば、鍼治療やお灸を行います。

肺経のツボである孔最《こうさい》や中府《ちゅうふ》、

用語解説　**足三里**：十二経脈（P108）のうち、足の陽明胃経に属するツボ。胃腸の働きをよくするほか、ツボ近くの膝や下肢の痛み、痙攣などに有効。

背中の背兪穴《はいゆけつ》などを押したときに圧痛があれば、呼吸器などの問題が疑われ、孔最や中府、背兪穴に鍼灸治療を施します。

このように切経は、現在は主に鍼灸治療のための診察で使われていますが、江戸時代、鍼灸の知識もある程度持ち合わせていた後世方《ごせいほう》の漢方医も診断に用いていました。

切経による診断

ツボを指で触れたり押したりして虚実や異常を判断する。

虚

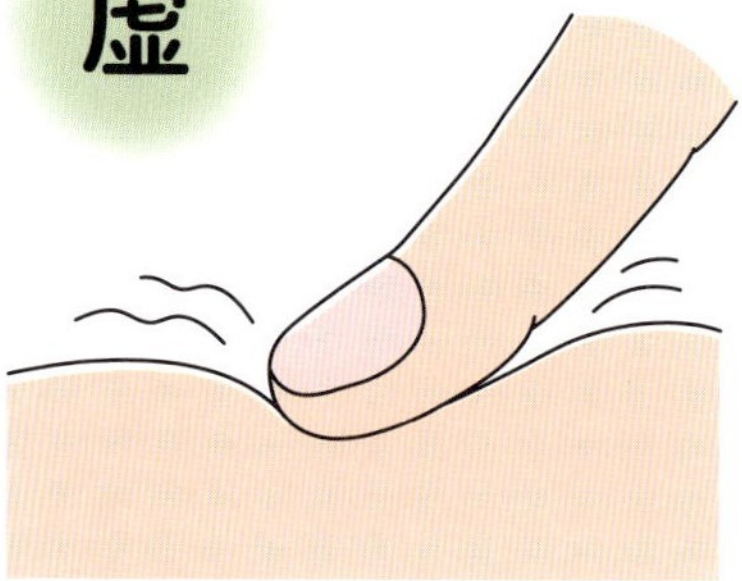

皮膚を押さえて凹む、軟弱な感じ、触れても感じがにぶい、押すと気持ちよいと感じる場合。

実

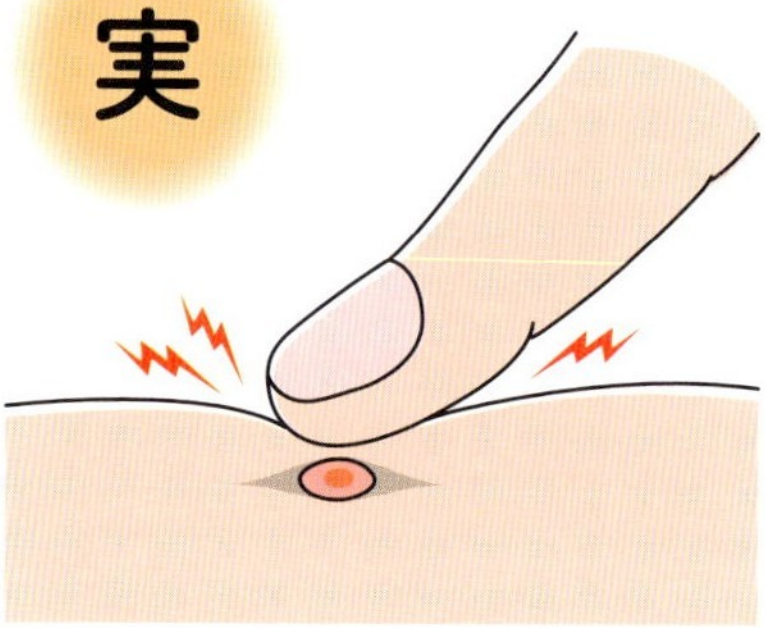

皮膚を押したり触ったりすると、硬くなった筋やしこり、棒状、板状のものを触れ、押すと痛みを感じる場合。

その他

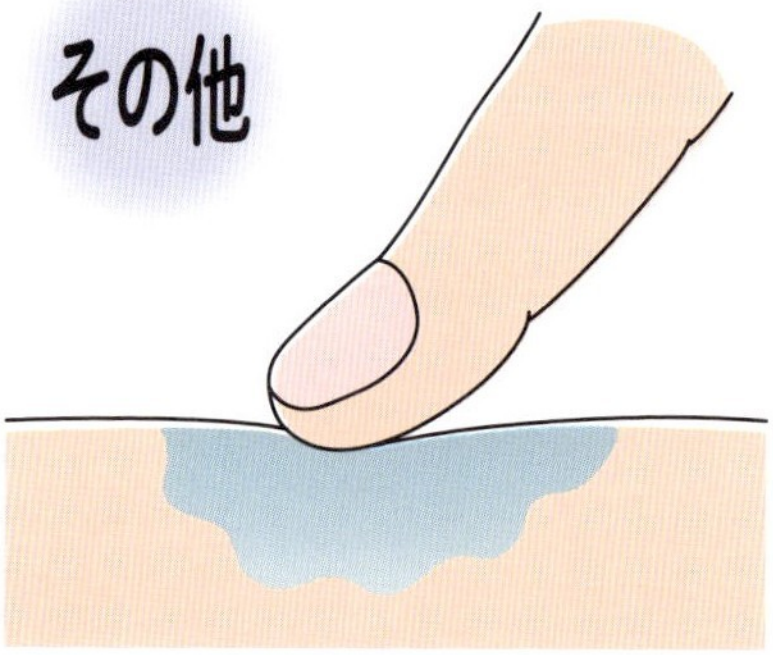

皮膚の押さえた部分に冷感や熱感を感じる場合。発疹、ほくろ、色素沈着がある場合などは、ツボや経脈の異常と判断される。

鍼灸の診察（背診）

脊椎の両側に並ぶ膀胱経《ぼうこうけい》のツボ（兪穴《ゆけつ》）などは、六臓六腑と関連し、内臓疾患の診断にも治療にも有効です。

背中に現れる様々な内臓の異常

背診《はいしん》は、湯液《とうえき》治療の際の診断法としても有用ですが、鍼灸治療では特に重視される切診のひとつです。**背骨のゆがみ、筋肉緊張による左右差、皮膚の状態、背部筋肉（脊柱起立筋《せきちゅうきりつきん》・菱形筋《りょうけいきん》・肩甲挙筋《けんこうきょきん》・僧帽筋《そうぼうきん》など）や脊椎の突起した部分（脊椎棘突起《せきついきょくとっき》）を押さえたときの痛み（圧痛《あっつう》）**など、背中から身体の異常を見つけます。重要なのは、脊椎の両側にある脊柱起立筋に沿った**膀胱経のツボ（兪穴）**です。兪穴は六臓六腑と関係が深く、現代医学的に見ても、各内臓に分布する交感神経や副交感神経とつながっているため、**内臓の機能異常の診断と治療**に有用です。

一般的に内臓に異常があると、その情報は神経を介して脊髄に伝わり、脊髄でほかの神経から関連する筋肉やツボに伝わり、筋肉の拘縮や痛み、圧痛として現われます。治療で、そのツボに鍼や灸で刺激を与えると、自律神経を介して異常のある内臓に作用します。反対に筋肉がこりやツボに異常が起こると脊髄を介して関連した内臓の働きに影響を与えます。この場合も異常のある兪穴を治療することで内臓機能が改善します。

漢方薬治療（湯液）の背診所見では、**葛根湯《かっこんとう》や桂枝湯《けいしとう》**の適応所見として、背筋から背中にかけてこわばる**項背強《こうはいきょう》**、首や後頭部がこわばる**頸項強《けいこうきょう》**、うなじが張り頭痛がする**頭項強《ずこうきょう》**があり、**治肩背拘急方《ちけんぱいこうきゅうほう》**の適応所見として、肩や背中の強いこりと痛みを感じる**肩背拘急《けんぱいこうきゅう》**などがあります。

用語解説　**脊椎棘突起**：脊椎の後端が隆起して突起となっている部分。背骨を構成する椎骨のうち、第２頸椎から仙椎までのいずれにも存在する。

背診で重要な膀胱経のツボ（兪穴）

十二経脈が通る脊椎の両側に並び、それぞれが関連する内臓の状態を反映する。

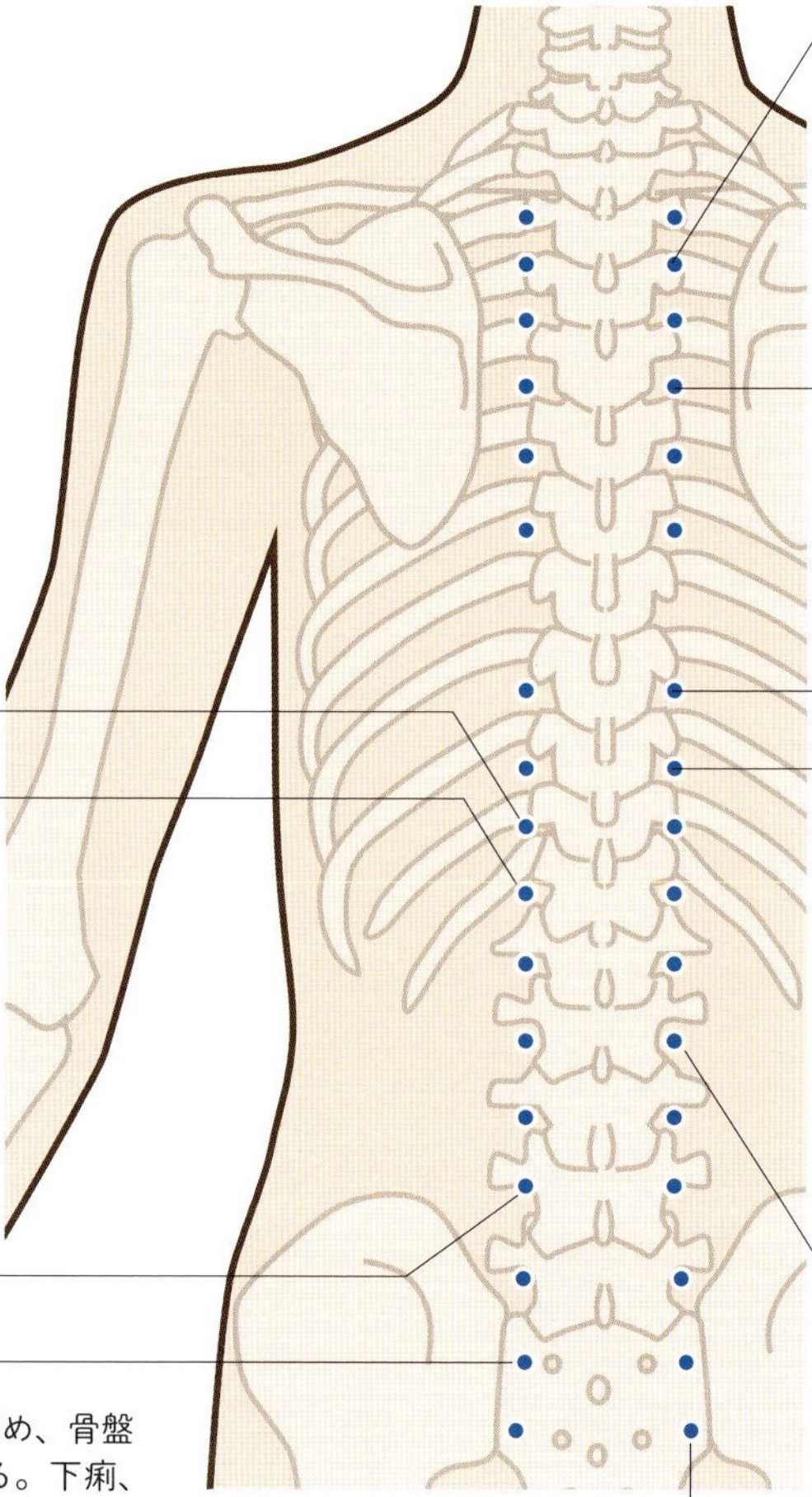

肺《はい》兪《ゆ》

肺の経脈の気が巡っているツボ。肺や気管支とつながり、喘息や風邪などの呼吸器疾患、アレルギーなどに関係。

心《しん》兪《ゆ》

心臓につながり、動悸や不整脈など心関連疾患、不眠症や肋間神経痛に関係。

脾《ひ》兪《ゆ》

胃《い》兪《ゆ》

胃など消化器と関連するツボ。食欲不振、胃部不快感、胃痛、嘔吐などの症状に関係。

肝《かん》兪《ゆ》

胆《たん》兪《ゆ》

肝臓や胆嚢につながり、慢性肝炎、脂肪肝、胆石、胆嚢炎などの肝胆疾患と関係が深い。その他、目の疾患、自律神経の乱れに関係。

腎《じん》兪《ゆ》

腎臓につながり、尿管結石、腎盂炎などの腎疾患をはじめ、腰痛、椎間板ヘルニア、足の冷えなどに関係。

大腸《だいちょう》兪《ゆ》

小腸《しょうちょう》兪《ゆ》

小腸や大腸をはじめ、骨盤内臓器につながる。下痢、便秘、下腹痛、腹部膨満、腰痛や婦人病に関係。

膀胱《ぼうこう》兪《ゆ》

膀胱など下腹部内臓につながる。頻尿、過活動膀胱などの泌尿器系疾患をはじめ、下腹痛、婦人科系疾患などに関係。

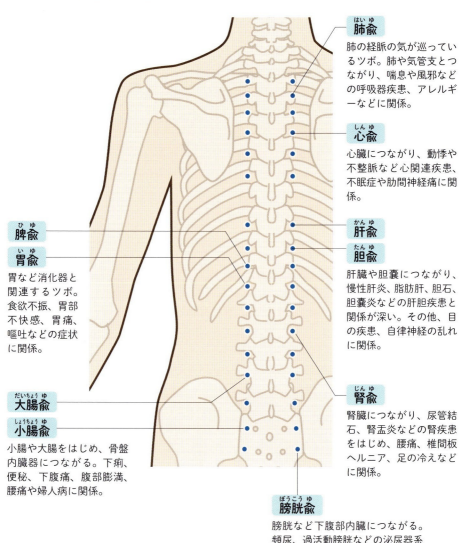

鍼治療と鍼の種類

鍼は刺して使うほか、切開用、刺激をするだけのものと3種類に大別され、使い分けられています。

『黄帝内経』には9種類が記載

鍼治療で使用する鍼の原型は、石器時代に用いられた砭鍼《いしばり》ですが、その後は骨や青銅などでつくられるようになり、『黄帝内経』には**九鍼《きゅうしん》**といわれる9種類が記載されています。

刺入して使う鍼（毫鍼《ごうしん》、長鍼《ちょうしん》、**大鍼《だいしん》**、**圓利鍼《えんりしん》**）、**挿入しないで刺激するだけの鍼**（鍉鍼《ていしん》、圓鍼《えんしん》）、膿などを出すための**切開に使う鍼**（**鑱鍼《ざんしん》**、**鈹鍼《ひしん》**、**鋒鍼《ほうしん》**）の3タイプがあります。このうち、中国、日本で現在最も一般的に使われているのは、皮膚や筋肉に刺して使う「**毫鍼**」です。

◆日本の鍼

日本では、安土桃山時代に**小槌で鍼を刺入する方法**（**打鍼法《だしんぽう》**）が編み出され、同時に金製や銀製の鍼も使われました。

打鍼は通常の鍼よりかなり太く、その柄の部分を専用の小槌で叩いて刺入する鍼です。最近ではあまり使用されず、使用する場合は**鍼の先端を丸め、刺入せず叩いて刺激する方法**が用いられます。

鍼の材質は、金や銀のものも使われますが、銀製の鍼は腐食しやすく折れやすいなどの欠点があり、現在では耐久性があって折れにくい**ステンレス製**が主に用いられています。

日本鍼の長さは、10㎜（10ミリ鍼）から１５０㎜（１５０ミリ鍼）まであり、通常使う鍼の長さは、長さ40㎜（40ミリ鍼）～50㎜（50ミリ鍼）です。

太さは直径０・１㎜（10号鍼）から０・５㎜（50号鍼）まであり

ますが、通常は、0・18㎜（18号鍼）～0・20㎜（20号鍼）の太さの鍼がよく用いられます。

素材はステンレス製で、細菌やウイルス感染予防のため、使い捨てのものが推奨されています。

◆中国の鍼

鍼の長さは15㎜～150㎜と日本と変わりませんが、鍼管を用いないのである程度太さが必要で、0・22㎜（35号）～0・45㎜（26号）と日本鍼より太いものを用います。ただし**中国では太くなるほど鍼の号数が小さくなり**、日本と逆であることに注意が必要です。

鍼管を用いず指で鍼をつかみ一気に皮膚に刺入します。通常は得《とっ》気《き》(ひびき)が得られるまで鍼を刺すため、深く刺すことが多く、鍼も太いため日本鍼より痛みが出や

主な鍼の種類

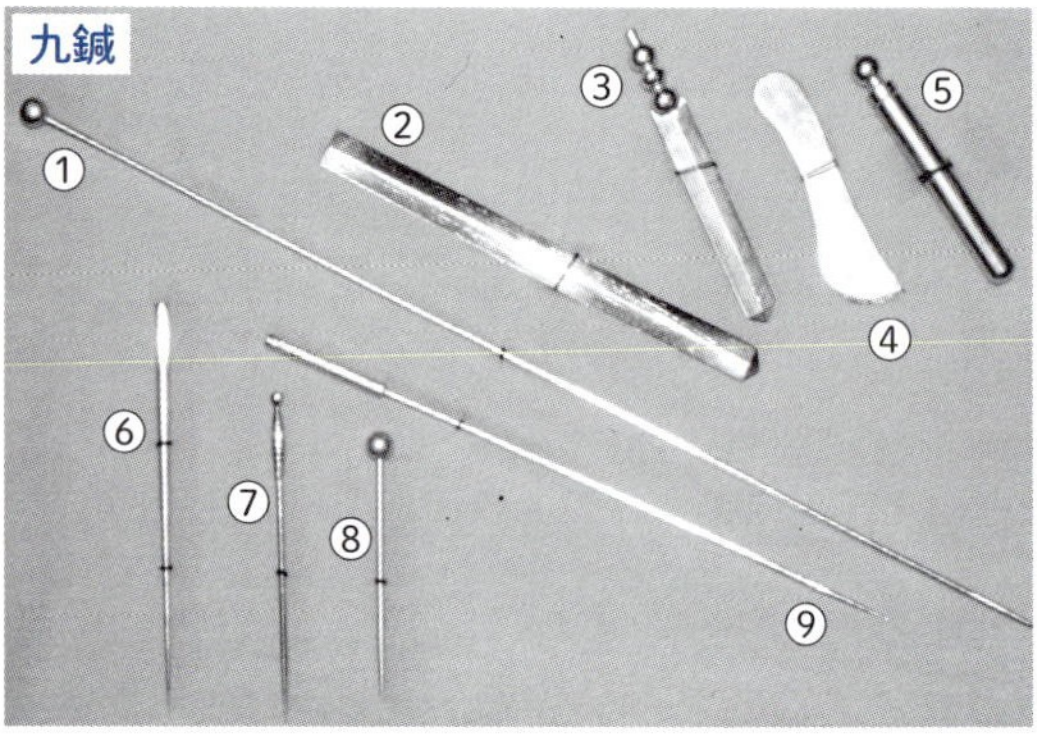

①長鍼、②鈹鍼、③鋒鍼、④鑱鍼、⑤圓鍼、⑥鍉鍼、⑦毫鍼、⑧圓利鍼、⑨大鍼の９種類。
※圓鍼（円鍼）は員《いん》鍼ともいう。
※圓利鍼は員《いん》利《り》鍼ともいう。

日本鍼

鍼管に入れた鍼の頭を軽く叩いて皮膚に刺入する。現在はステンレス製の鍼に合成樹脂やステンレスの柄をつけたものが主流。

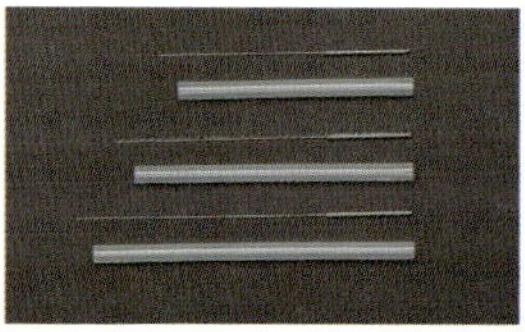
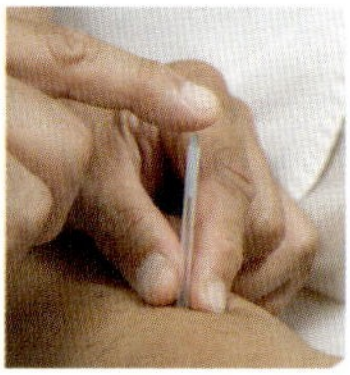

中国鍼

鍼の長さは日本と変わらないが、太さは日本鍼より太い。刺入には鍼管を用いない。

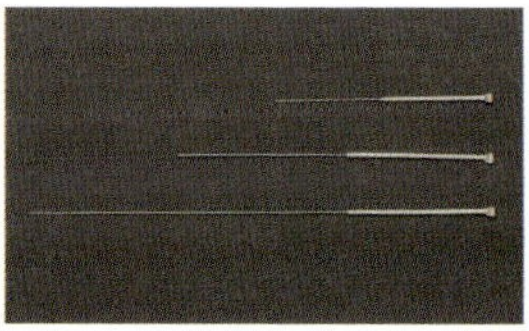
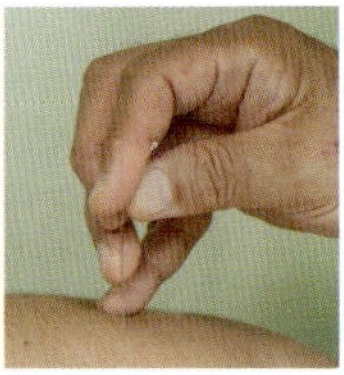

すくなります。

材質は**ステンレス製**、柄の部分と鍼の部分が連続した一本のワイヤーから作られたものもあります。

◆近年の刺入方法

鍼を刺入する方法として、江戸時代に杉山和一《すぎやまわいち》により完成された**管鍼法《かんしんほう》**が普及しています。管鍼法とは、鍼管《しんかん》という管を用いて、**管に入れた鍼の柄の部分を叩き皮膚に刺入する方法**で、鍼管を使うことで、中国鍼より細い鍼が使え、刺入（切皮《せっぴ》）時の痛みも少ないのが特徴です。

鍼管の長さは通常鍼の全長より3～5㎜短く作られています。以前は鍼管もステンレス製が一般的でしたが、最近は**合成樹脂製**で、使い捨てのものが多く使われています。

◆その他の鍼

1．刺すタイプ（刺入鍼）

皮内鍼《ひないしん》は昭和初期に群馬県の鍼灸師、赤羽幸兵衛《あかばねこうべえ》氏が考案した鍼です。細く短い鍼（鍼体の長さは約5㎜、直径0・16～0・2㎜）を皮下に水平に刺し、絆創膏などで皮膚に固定し、数日間留置します。

円皮鍼《えんぴしん》は、太さ約0・2㎜、長さ0・3～1・8㎜の短い鍼で、画鋲のように皮膚に刺します。皮内鍼と同じく、絆創膏などで固定します。体を動かすことで刺激が続くため、長時間留置したり、運動時にも装着したままで治療ができ、こりや痛みを緩和する治療に使います。最近は使い捨ての円皮鍼がよく使われます。

その他、九鍼の鈹鍼を起源とし、切開に使う**三陵鍼《さんりょうしん》**という鍼は、主に静脈を切開して、体内にたまった余分な血液を体外に出す刺絡《しらく》などの瀉血療法に使われます。

その他、鍼を焼いて一気に皮膚に刺入する焼鍼《やきばり》（燔鍼《ばんしん》・播鍼《はんしん》）などがあります。

2．刺さないタイプ（接触鍼など）

皮膚に刺し入れずに鍼先でツボや経絡を刺激するものを**接触鍼《せっしょくしん》**といいます。刺さずに先の丸い鍼で刺激だけする**小児鍼《しょうにしん》**、ローラーで皮膚を刺激する**ローラー鍼**などがあります。小児鍼は主に関西地方で発達し、子どもの疳《かん》の虫、夜泣き、引きつけ、夜尿症をはじめ、乳幼児や小児の疾患に用いられます。

5本から18本の鍼を束ねた**集毛《しゅうもう》鍼《しん》**は、刺入せず、針先で皮膚を刺激する鍼。小児鍼や皮膚刺激目的で脱毛の治療として用いられます。

さまざまな鍼

刺すタイプ(刺入鍼)　皮膚や筋肉に刺し入れて使う鍼。

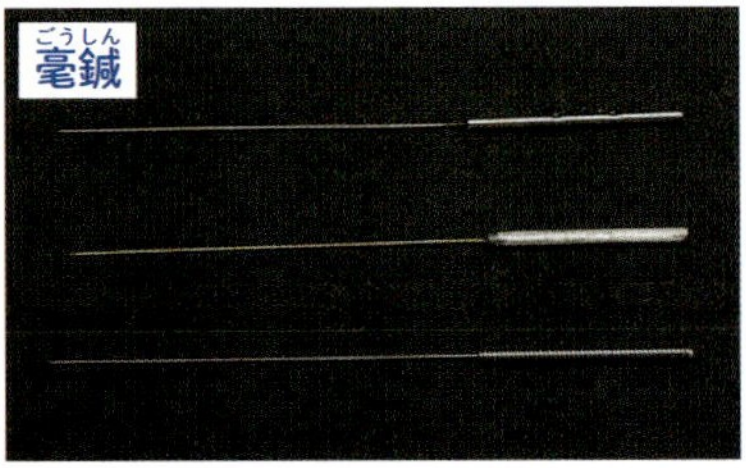

「九鍼」の9種類の鍼の中で、鍼に柄がついた鍼。現在世界中で鍼治療に用いられている標準的な鍼の形。

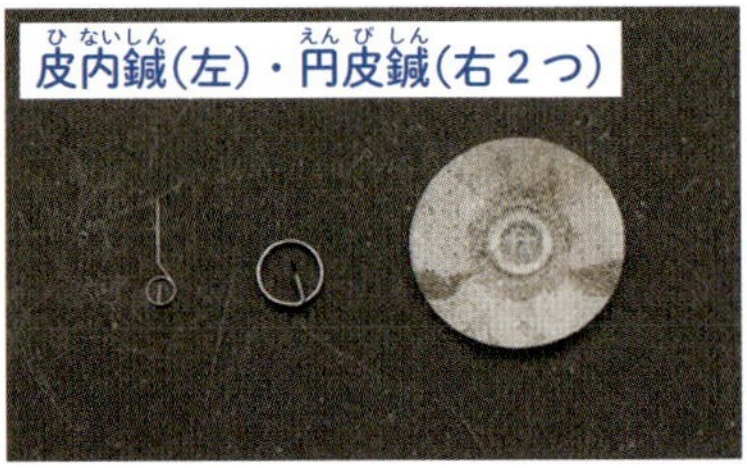

皮内鍼は、皮膚内に刺して固定。円皮鍼は、画鋲のように皮膚に垂直に刺して固定。鍼は細く短い。一番右は使い捨て用の円皮鍼。

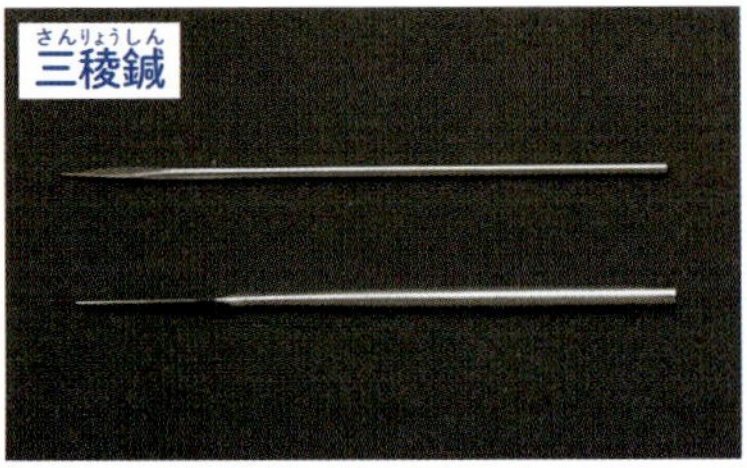

鍼の角(稜)が穴を開ける錐《きり》のように3つある鍼。瀉血や腫れものの切開などに用いる。

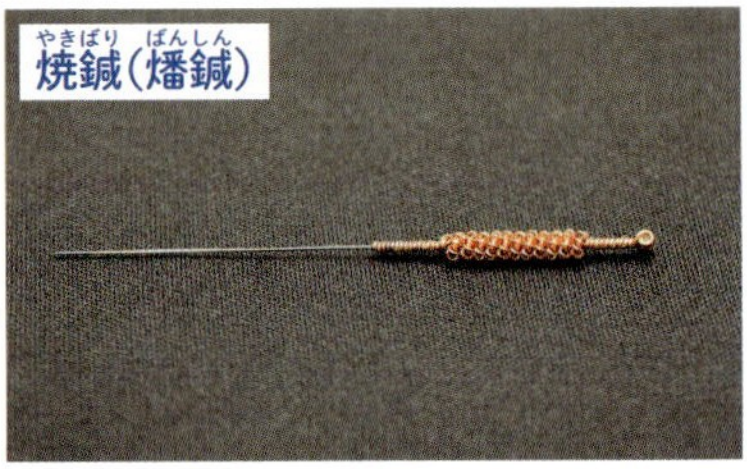

鍼を焼き、一気に皮膚に刺入して治療する。

刺さないタイプ(接触鍼)　皮膚に刺し入れずに針先でツボや経絡を刺激する。

接触鍼の一種。鍉鍼、圓鍼を用いて皮膚に刺さずに、全身の表面をなでたり、さすったり、こすったりする。

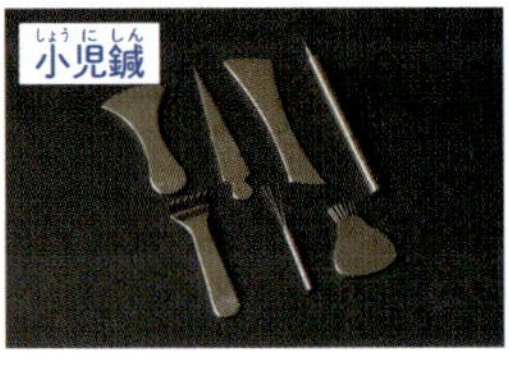

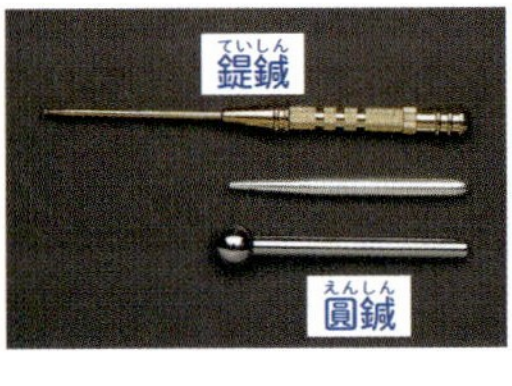

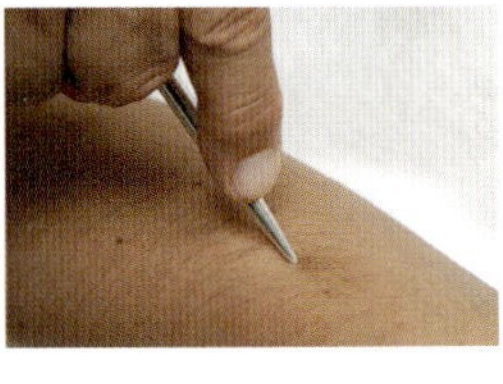

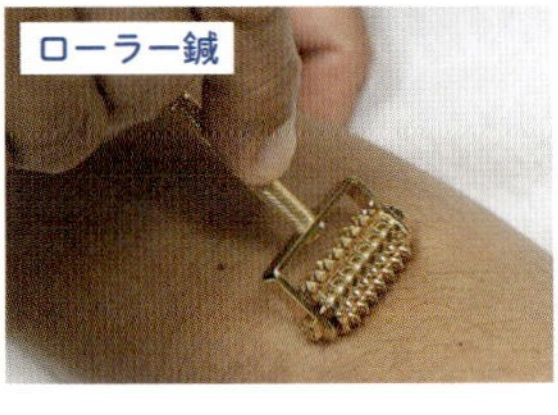

ローラーの周囲に尖った突起物がある。ローラーを皮膚上で回し、突起物で皮膚を刺激する鍼。小児鍼として用いられる。

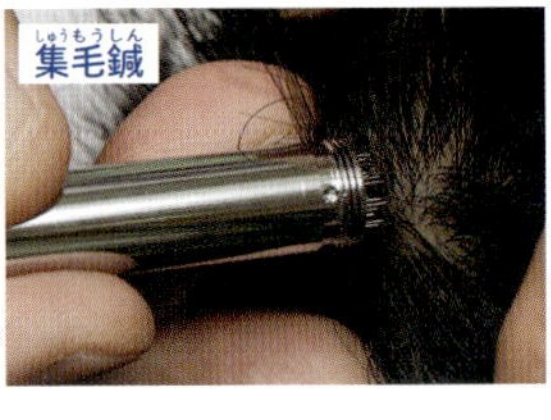

5本から18本の鍼を束ねた鍼。刺入するのではなく、鍼先で皮膚を刺激する。材質はステンレス、銅、銀、金、チタンなど。

鍼治療の科学的根拠とメカニズム

ツボの刺激が身体にどのように作用するのか――。経穴（ツボ）や経絡の科学的な解明とともに、鍼治療のメカニズムを紹介します。

解剖ではわからない経穴・経絡の謎

鍼灸治療では、経絡上にあるツボ（経穴）を鍼や灸の熱で刺激することで、**刺激した局所だけでなく、離れた部位や全身の異常をも改善**します。一方で、これまで人体をいくら解剖しても経絡やツボの存在は確認できず、そのため長年にわたり疑問をもたれてきました。しかし最近になり、現代医学的研究により、徐々に明らかになってきたのです。

◆経穴（ツボ）とは

皮下には、外からの刺激を感知する**感覚受容器**、いわばセンサーが無数にあります。鍼や灸による刺激は、そのうちの強い痛みなどの侵害刺激などに反応する**侵害受容器**、熱に反応する**温度受容器**、触覚などに反応する**機械受容器**などに感知され、神経を介して脊髄で脳に伝達されます。異常なツボは、**軽い圧刺激でも痛みを誘発する**（**圧痛**）など、通常とは異なる過敏反応を示します。鍼灸の治療に用いるのは、そうした異常を起こしているツボです。

◆経絡とは

現在、経絡は、医学的には確認されていません。しかし、脳科学研究により、触覚、疼痛、温度などが身体のどの部位の感覚か認識する脳地図（**体性感覚の脳地図**）の存在や、心臓、肝臓、大腸、胃など内臓の動きを表す**内臓感覚の脳地図**の存在も明らかになってきました。

経絡とは、この**脳地図**と密接な関係をもち、身体の表面ではなく、脳の中にもあると考えられます。

用語解説 **感覚受容器**：人体が受けた物理的または化学的刺激を感知する器官。

ツボ刺激で起こる3種類の反応

刺激した局所だけでなく、離れた部位にも影響を与える。

ツボで刺激した局所での作用

刺激は、脊髄を介さず軸索反射《じくさくはんしゃ》で鍼を刺入した周辺の皮膚や周辺組織の血管を拡張。血流の促進により、痛みやこりを緩和する。

ツボの刺激が脳から全身に作用

刺激は感覚受容器から神経線維を経由して脳の関連部位に伝わり、自律神経、内分泌、免疫、運動、疼痛などに対し作用し、身体の異常を改善する。

ツボ刺激が直接内臓にも作用

手足のツボは脊髄から脳を介して全身に働くが、背中や腹（体幹部）のツボ刺激は、さらに脊髄反射により関連する内臓にダイレクトに伝わり作用する。

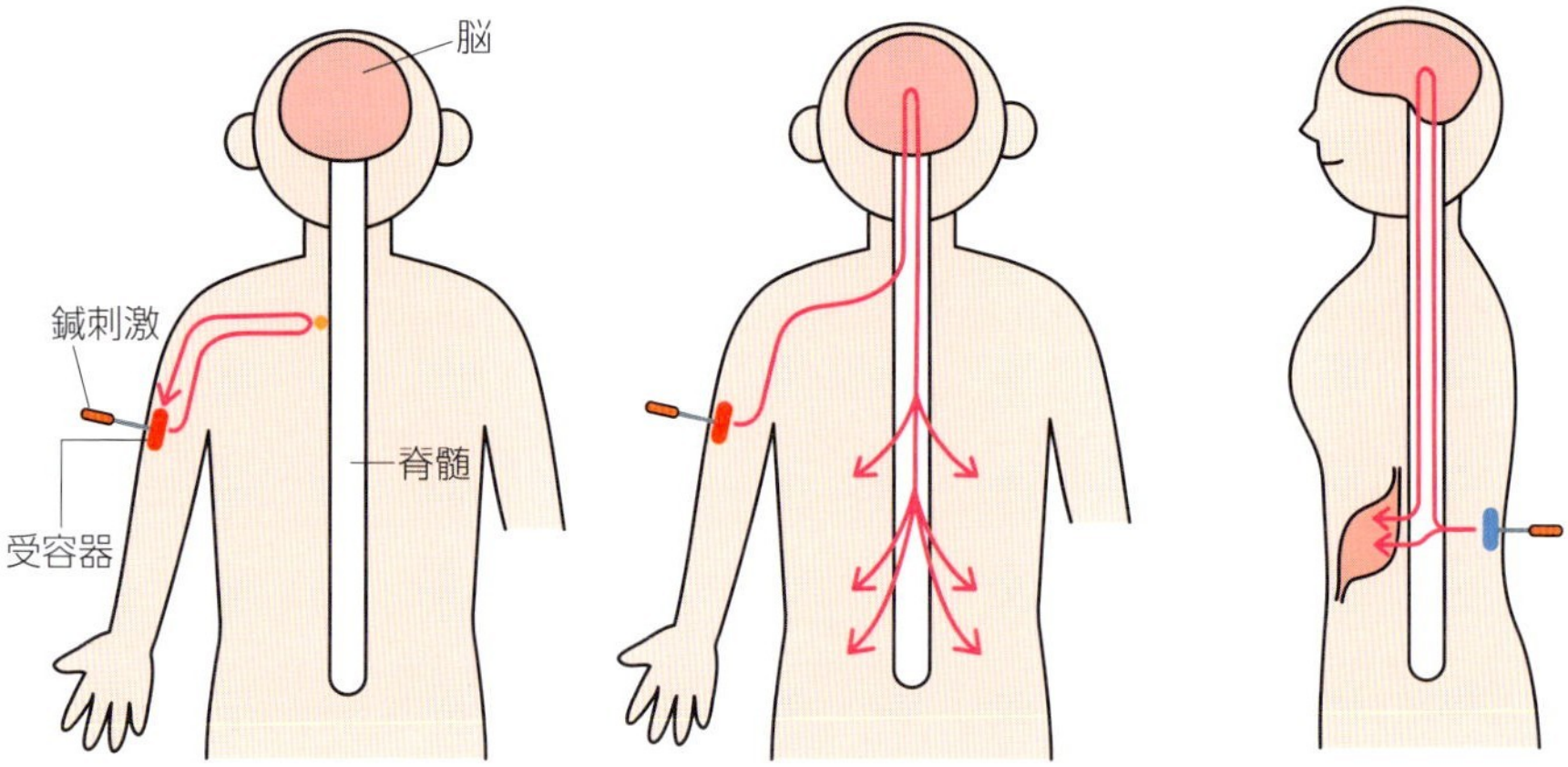

感覚受容器

機械受容器

触覚受容器

ルフィニ終末、メルケル盤、マイスネル小体、パチニ小体

●触覚などを体性感覚中枢に伝える

温度受容器

温受容体（TRPV1受容体、TRPV2受容体、他）

冷受容体（TRPA1受容体、TRPM8受容体、他）

●体の表面の温度を感じて温熱中枢に伝える

侵害受容器

機械侵害受容器

●皮膚に強い刺激を加えた時だけに反応する。

ポリモーダル受容器

●熱刺激、科学的刺激、機械的刺激など広い範囲の刺激に反応する

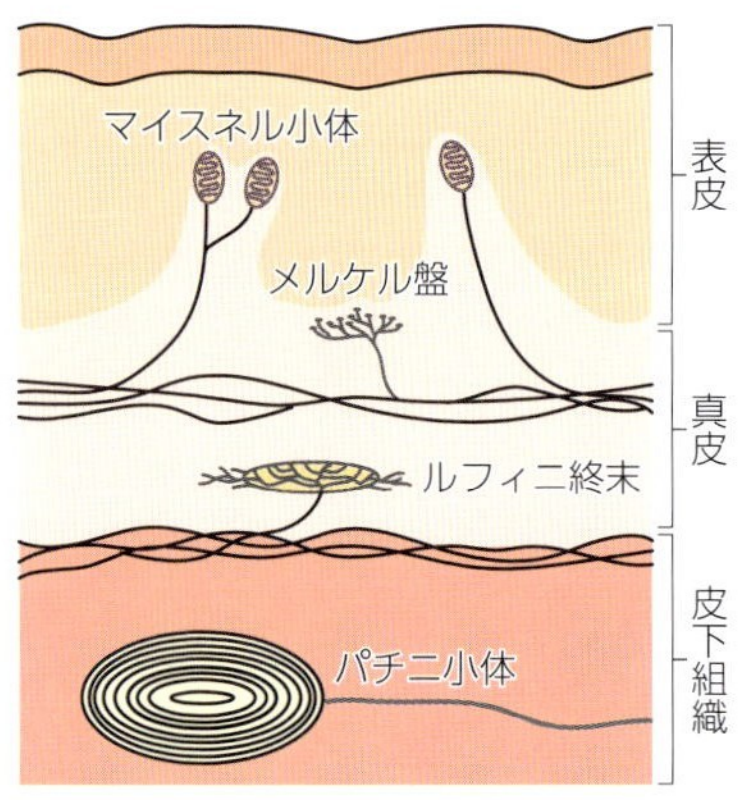

鍼の作用メカニズム（疼痛抑制）

鍼の刺激により、痛みを抑制するメカニズムは、上行性、下行性、神経伝達物質性の大きく3つに分かれます。

痛みの脳への伝達抑制と脳内物質が鍵

鍼治療は、神経痛やリウマチ、腰痛など、身体の痛みの抑制効果があります。この痛みを抑えるメカニズムには、大きく分けて**上行《じょうこう》性《せい》**、**下行性《かこうせい》**、**神経伝達物質性**の3つの疼痛抑制機構があります。

①上行性疼痛《とうつう》抑制機構

皮膚や筋肉に分布する感覚神経を鍼で刺激すると、**痛みの感覚が脳に伝わるのを脊髄の入口でブロック**する機構です。

触覚などの非侵害性刺激が痛みと同じ場所に入ると、その痛みが脳に伝わるのを抑える**脊髄分節性ゲート効果**、全身の様々な部位に加わる熱刺激・化学的刺激・機械的刺激などの侵害刺激が脊髄に入る痛みを抑える**広汎《こうはん》性侵害抑制調節**などがあります。

②下行性疼痛抑制機構

鍼の刺激で脳（中脳水道周《ちゅうのうすいどうしゅう》囲《い》灰《かい》白質《はくしつ》）から痛みを抑制する物質（セロトニンやアドレナリン）が放出され、その物質が脊髄を下降し、痛みを伝える知覚神経（C線維）が入ってくる**脊髄の入り口で、痛みをブロック**します。

セロトニンが脊髄でエンケファリンというペプチドホルモンを介して痛みをブロックする**セロトニン作動性システム**、ノルアドレナリンが脳から直接脊髄にいき、痛みを抑制する**アドレナリン作動性システム**があります。

③神経伝達物質性疼痛抑制機構

文革後の中国では、手術に鍼刺激による麻酔（鍼麻酔）が行われていたことから、鍼の疼痛抑制に関する研究が盛んになりました。

用語解説　**ペプチドホルモン**：アミノ酸で構成されたホルモン。

体内で作られる鎮痛陶酔作用のある主な**オピオイドペプチド**には、**βエンドルフィン**（μ《ミュー》受容体）、**エンケファリン**（δ《デルタ》受容体）、**ダイノルフィン**（κ《カッパ》受容体）などがあります。βエンドルフィンは低周波の通電鍼刺激により、ダイノルフィンは高周波の通電鍼刺激により、大量に分泌され、全身の痛みを抑制することが明らかになりました。

さらに最近では、鍼で皮膚を刺激すると**アデノシンが活性化し、痛みを抑制**することが明らかになっています。

その他、鍼刺激によりストレス軽減作用や鎮静作用のある**オキシトシン**というホルモンを分泌することもわかってきました。

痛みを抑制する主な3つのメカニズム

鍼が痛みを抑えるメカニズムは、大きく分けると3種ある。

神経伝達物質性疼痛抑制機構

神経伝達物質が痛みを抑制

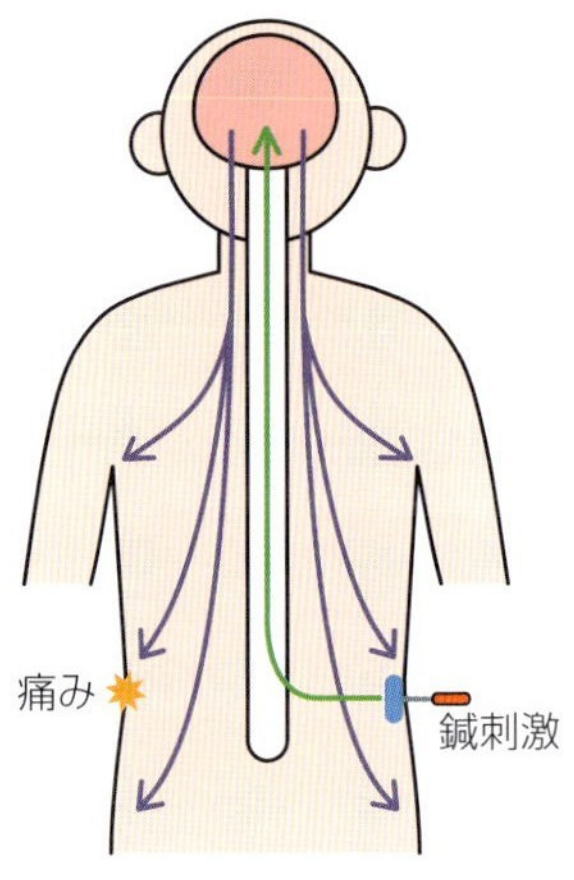

鍼刺激で鎮痛作用のあるモルヒネ様物質や神経伝達物質が放出され、血流により全身を巡り、痛みを抑制する。

下行性疼痛抑制機構

脳内物質が脊髄で痛みを抑制

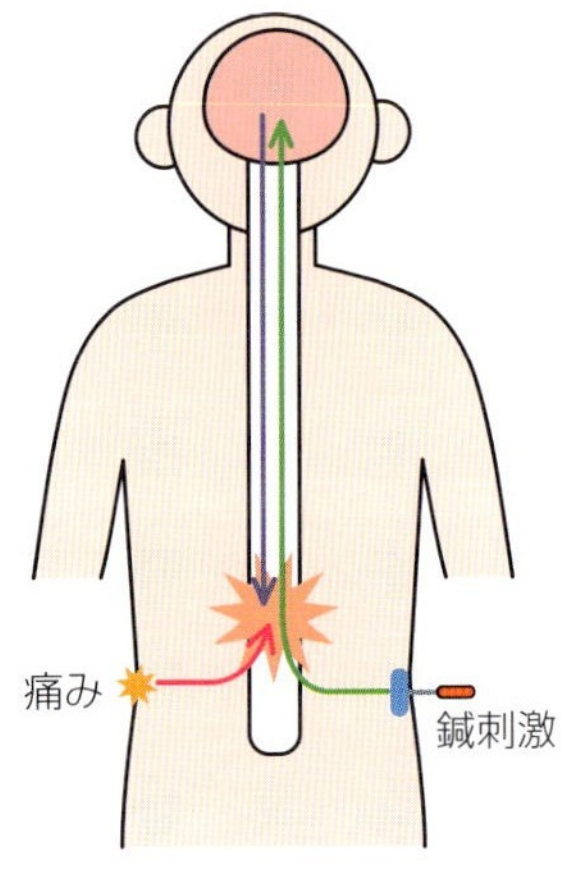

鍼の刺激で、脳内に分泌された神経伝達物質が脊髄を下降し、痛みを伝える神経が脊髄へ入るところで痛みの伝達をブロックする。

上行性疼痛抑制機構

痛みの伝達を脊髄で抑制

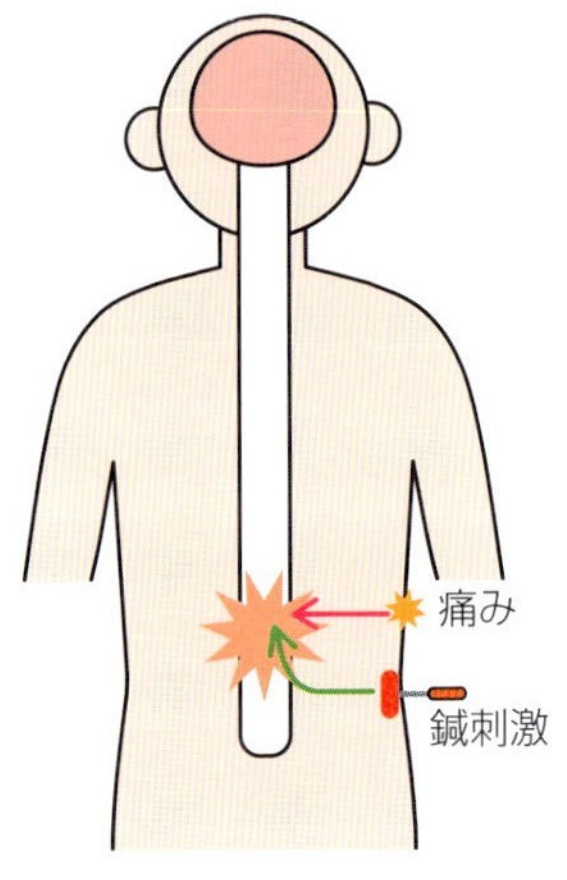

痛みを伝える神経が入る脊髄の入り口に、鍼からの刺激が入ることで、脊髄から脳に痛みが伝わるのをブロックする。

用語解説　**アデノシン**：血管拡張や胃液分泌抑制、睡眠や喘息の改善などに関わっていて、カフェインが眠気を抑えるのはアデノシンを抑制するためとされている。

鍼の作用メカニズム（自律神経調節）

鍼でツボを刺激すると、自律神経を介して血流や内臓機能に作用し、身体の異常が改善されます。

鍼による刺激で自律神経を調節

鍼治療は、ツボに細い鍼で刺激を与えて、身体の異常を治療する方法です。鍼の刺激が身体に効く理由のひとつは、**自律神経を調節する作用**があるからです。

鍼治療には、**補瀉**《ほしゃ》という方法がありますが、「補」は身体に不足しているものを補うこと、「瀉」は身体から余分なものを出すことを意味しています。

鍼を皮膚や筋肉に刺すときに、患者が息を吐く（呼気）のに合わせて刺すのは「補」、吸う（吸気）に合わせて刺すのは「瀉」の治療とされています。呼気では副交感神経が有位に、吸気では交感神経が有位になるため、呼吸に合わせて鍼を刺すことで、自律神経調節をより効果的に行うことが可能なのです。

◆鍼を刺す深さ

また、皮膚に鍼を浅く刺す（浅《あさ》鍼《ばり》）のは「補」の治療、深く刺す（深鍼《ふかばり》）のは「瀉」の治療とされています。浅鍼は交感神経を抑制して副交感神経の働きをよくし、深鍼は交感神経を促進して、副交感神経の働きを抑えることがわかっています。このように鍼治療では古くから経験則により、自律神経をコントロールして、関連する内臓機能や身体の異常を治

作用	交感神経	副交感神経
血圧	上昇する	下降する
抹消血流	低下する	増加する
消化器（胃腸）の働き	抑制する	促進する
心臓の働き（心拍数）	増加する	減少する
精神活動	活発にする	休息する

してきたのです。

鍼の刺激で血圧や血流も調節

鍼の刺激は、自律神経を介して、皮膚や筋肉の血流や血圧に作用します。

たとえば、手の甲の親指と人差指の間にある**合谷**《ごうこく》（Ｐ１３７）は、肩こりや目の疲れ、頭痛などを改善するツボです。ここを刺激すると、交感神経系の働きが抑制され、全身の細動脈の拡張や血圧低下が起こり、血流がよくなり血圧が安定。症状が改善することがわかっています。腕の**郄門**《げきもん》（Ｐ１３６）は、動悸や息切れ、イライラに効くツボとされています。ここを刺激すると、心拍数が減少することが科学的にも明らかにされています。

自律神経を調節する鍼の刺し方

鍼を浅く刺すと副交感神経、深く刺すと交感神経を刺激する。

深鍼

瀉法

身体から余分なものを出す鍼の刺し方

- 筋肉まで深く刺す
- 息を吸うときに刺し、息を吐くときに抜く
- 経絡の流れに逆らって刺す

↓

交感神経を刺激

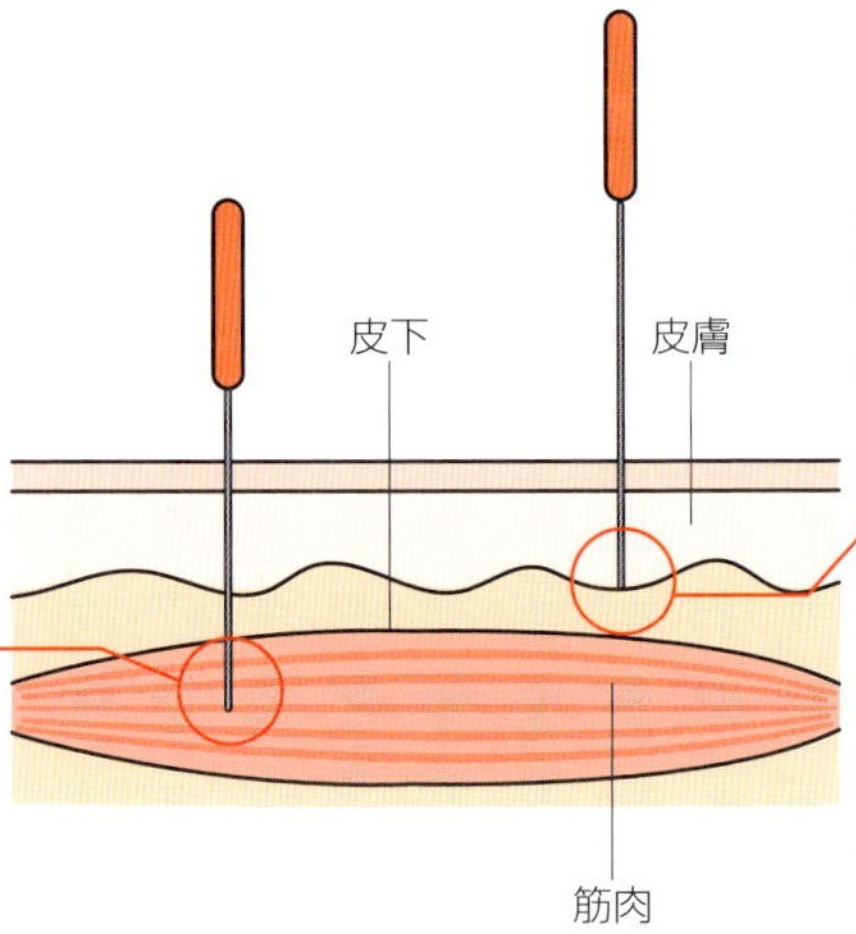

浅鍼

補法

身体に足りないものを補う鍼の刺し方

- 皮膚に浅く刺す
- 息を吐くときに刺し、息を吸うときに抜く
- 経絡の流れに沿って刺す

↓

副交感神経を刺激

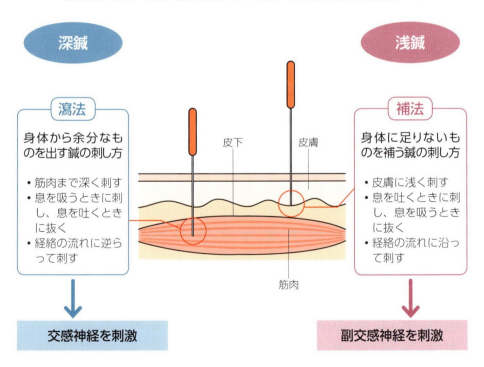

灸治療

経穴を刺激する灸は、大きく分けて2種類あり、症状によって使い分けをしています。

熱によって経穴を刺激する艾

灸治療では、**艾**《もぐさ》を燃やした熱で経穴などを刺激して、**局所や経絡でつながる離れた場所の症状を改善**させます。

燃焼したときの独特の香りは精油成分で、上気道の炎症を抑えるシネオール、痛みを抑えるβカリオフィレン、緊張を緩和するカンファーなどが含まれています。

精製した艾は「散艾《ちりもぐさ》」といい、治療に際しては、**糸状大**、**半米粒大**、**米粒大**、**麦粒大**、**小豆大**、**母指頭大**などの大きさにひねって用います。

艾を直接皮膚の上に置いて燃焼させると、小さな火傷を残すことがあります。灸の種類は大きく分けて、このような火傷の痕《あと》が残る**有痕灸**《ゆうこんきゅう》**（直接灸）**と残らない**無痕**《むこん》**灸**《きゅう》**（間接灸）**の2種類があり、症状によって使い分けをします。

◆有痕灸

有痕灸には、皮膚の上に直接艾を置いて燃やす**透熱灸**《とうねつきゅう》、イボや魚の目などの細胞を焼く**焦灼灸**《しょうしゃくきゅう》、小

お灸の歴史

古代中国の春秋戦国時代には灸に艾を用いることが考案されていましたが、『足臂十一脈灸経《そくひじゅういちみゃくきゅうきょう》』の発掘により、鍼法より灸法の方が先に開発された可能性が出てきました。

日本では鎌倉時代にお寺で施灸が盛んに行われました。江戸時代には松尾芭蕉の『奥の細道』にも記載されているように、旅人は足の疲れをとり、食欲が落ちないように足三里に灸をすえて旅をするなど、一般庶民の間でも「お灸」として親しまれました。

用語解説　**艾**：灸治療に用いられる艾は、ヨモギの葉の裏にある毛から作られる。日本では、昔から伊吹山周辺で生産されている「伊吹もぐさ」が現在でも流通している。

さな火傷を故意に作って化膿を促し治癒力を高める**打膿灸**《だのうきゅう》などの種類があります。一般的にお灸というと、透熱灸を指します。

◆無痕灸

無痕灸は、艾と皮膚の間に物や空気などを介在させ、皮膚に火傷痕を残さない方法です。

にんにく、らっきょう、生姜、塩、味噌、枇杷の葉などを介在させる**隔物灸**《かくぶつきゅう》、台座の上に筒で巻いた艾をのせ、間に空気の層を作って燃焼させる**温筒灸**《おんとうきゅう》、**棒灸**《ぼうきゅう》など棒状にした艾の先端を燃やし皮膚に近づけながら温める**艾条灸**《がいじょうきゅう》、刺入した鍼で刺激をしながら鍼の柄の部分につけた艾を燃やして皮膚を温める**灸頭鍼**《きゅうとうしん》、刺激性の薬物を皮膚に塗り灸をする**薬物灸**《やくぶつきゅう》などがあります。

灸の種類とすえ方

灸には有痕灸と無痕灸の２種類がある。

有痕灸のすえ方

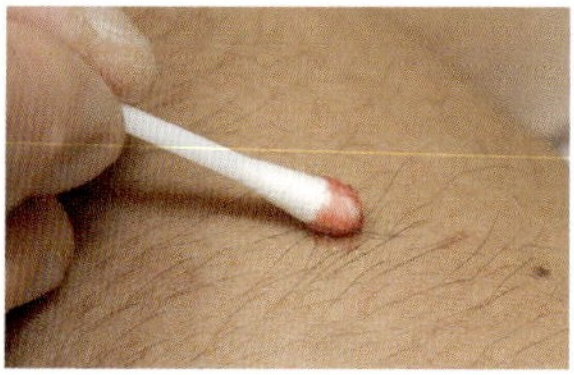
①灸をすえる場所に、赤鉛筆や紫雲膏《しうんこう》(漢方薬の軟膏)などで印をつける。

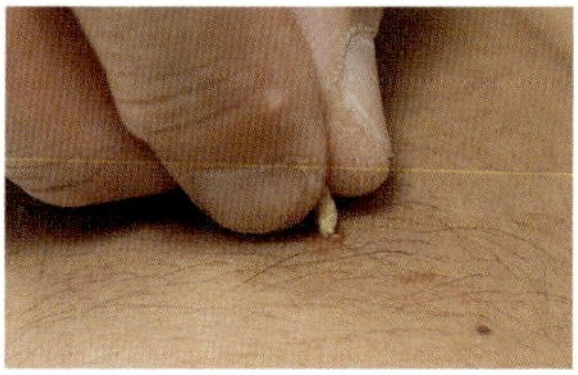
②少量の艾を指でひねって糸状や米粒大の艾炷《がいしゅ》を作り、印の上に立ててのせる。

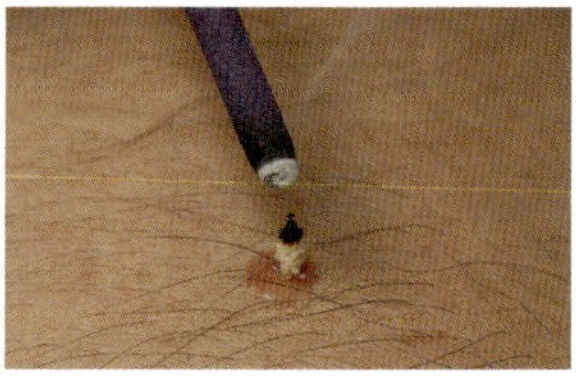
③線香で艾炷に火をつけ燃え尽きさせる場合と、燃え尽きる直前に指でつまんで消火する場合がある。

無痕灸の種類

隔物灸

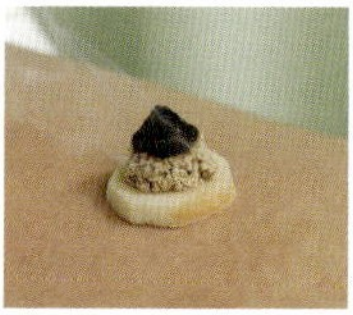
皮膚と灸の間に生姜、味噌、塩などを置き、温熱刺激を与える。

台座灸

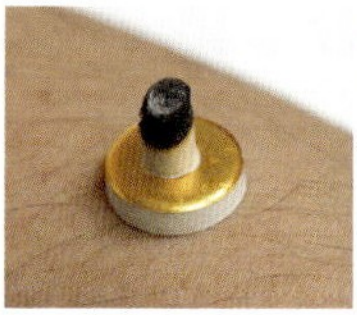
筒の下に空洞を作って艾を詰め、台座にのせた灸。皮膚との間に空気を介在させて熱を伝える。

温筒灸

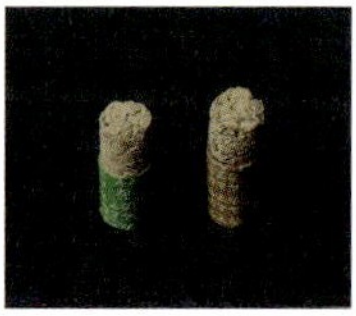
艾を紙で包んだ灸。灸と皮膚との間に空気の層がある。

灸頭鍼

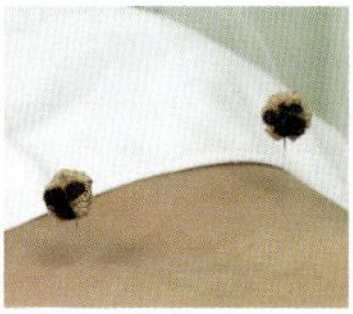
鍼の上に艾をのせて燃やし、皮膚を輻射熱で温める。鍼から直接熱が伝わるわけではない。

棒灸

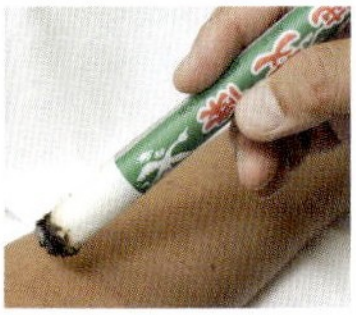
艾を固めて棒状にし、外側を和紙で覆った灸。体表にかざして温熱効果で治療する。

灸の作用メカニズム

灸には、痛覚や触覚を介する鍼同様の作用があるうえ、生体に高熱の侵害刺激を加える点で、鍼にはない特別な作用があります。

熱刺激による灸の効果

通常の灸で用いる艾《もぐさ》の燃焼温度は**110～130℃くらい**ですが、灸をした局所の皮膚の温度はそれよりは低く、**60～80℃くらい**といわれています。たばこの火の燃焼温度が800℃前後ですので、艾の燃焼温度がいかに低いかがわかります。

温度差は**艾の品質（等級）**によっても変わります。艾は乾燥した**ヨモギの葉の裏の綿毛を集めたもの**ですが、一般の艾には葉、茎、枝などの不純物が含まれています。**不純物が多い艾は燃焼温度が高くなり、不純物が少ない艾ほど低くなる**とされています。

皮膚の温度と灸の温度

灸の温度は**灸をすえる皮膚の温度**によっても変わります。皮膚が冷えている場合は、灸の温度が上がりにくいので、あらかじめ皮膚を温めてから灸をした方が効果的であるとされています。

鍼にはない灸の生理作用

直接灸により高温の熱刺激を皮膚に加えると、**高温に反応するセンサー（TRPV1温度受容体）**と鍼を同様に侵害受容器などに反応するセンサーが刺激され疼痛抑制反応を生じたり、火傷を治す反応として副腎皮質が刺激され、副腎皮質ホルモン（コルチゾール）が放出されます。副腎皮質ホルモンは身体のほかの部分にも働き、炎症や痛みなどを抑えます。

白血球数増加や好酸球減少作用もあり、細菌感染やアレルギーにも効果が期待されます。

一方、それほど熱くない間接灸は、身体を温めるだけでなく、**温かい温度に反応するセンサー（TRPV3温度受容体やTRPV4温度受容体）**を刺激し、局所の血流を改善したり、発痛物質を減らしたりして、痛みが改善します。このときの皮膚温は**36℃から高くても40℃**以下です。

また、身体に熱を加えると**ヒートショック・プロテイン（HSP）**というストレス蛋白《たんぱく》が作られます。ストレス蛋白は熱や化学物質などによるストレスによって発現し、細胞を修復します。直接灸も間接灸も体温を上げてHSPを働かせることで身体の修復をします。

直接灸と間接灸の違い

高温の熱刺激である直接灸や、それほど熱くない間接灸では、反応するセンサーが異なる。

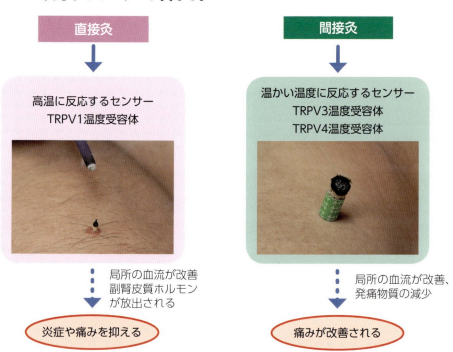

直接灸

↓

高温に反応するセンサー
TRPV1温度受容体

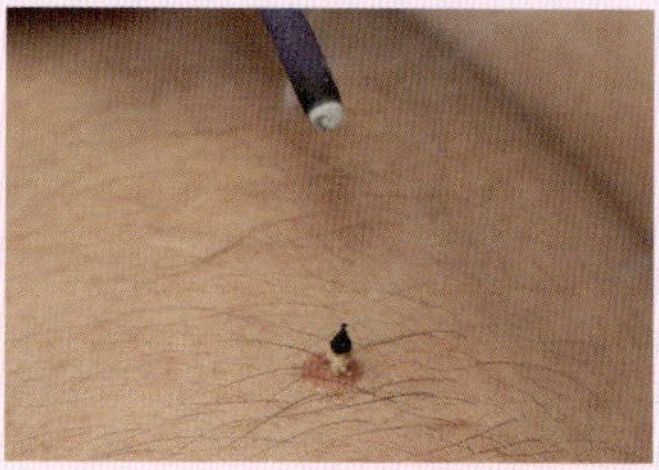

↓ 局所の血流が改善
副腎皮質ホルモン
が放出される

炎症や痛みを抑える

間接灸

↓

温かい温度に反応するセンサー
TRPV3温度受容体
TRPV4温度受容体

↓ 局所の血流が改善、
発痛物質の減少

痛みが改善される

あん摩・指圧・マッサージ

発祥や施術法は少しずつ異なりますが、ツボや経絡を刺激して身体を整える点では共通しています。いずれも職業として行う場合は、国家資格が必要です。

鍼灸以外の治療 あん摩と指圧

ツボ（経穴）を刺激する治療法は、鍼灸以外に、**あん摩・指圧・マッサージ**などの手技療法があります。ツボという言葉も、お灸などの手技療法とともに普及しました。

◆それぞれの手技療法

あん摩（按摩）の按は「押さえる」、摩は「なでる」の意味があり、衣服の上から**指や手のひらを使ってツボや経絡を刺激**して、気血を整えます。

あん摩は古代中国で誕生し、奈良時代に日本に伝わったとされています。もともとは治療や健康維持が目的でしたが、江戸時代に視覚障害者の職業として定着し、その後は**リラクゼーション**として行われることが多くなりました。

一方、中国では明代になると、あん摩は**推拿**《すいな》という手技に進化しました。日本でも明治時代以降、病気の治療や健康維持を目的とした手技療法が現れ、あん摩と区別するようになりました。

指圧は、大正時代にあん摩の手法に導引（運動療法）や柔道整復術が融合した民間療法として現れましたが、その後、オステオパシー、カイロプラクティックなどのアメリカの整体技術などを融合させ、一般的に、**手指（親指）や手のひらを使って皮膚や筋肉などのツボを押して刺激し**、体調を整えたり、疾患の治療を行う手技療法となりました。

なお、マッサージはヨーロッパで生まれ、明治時代に日本に上陸した手技です。

用語解説 **指圧**：浪越徳治郎《なみこしとくじろう》が創設した手技療法《しゅぎりょうほう》。昭和30年には「日本指圧学校」が国から認可され、指圧の名称と効果が日本中に広まった。

主な手技療法

鍼や灸などのように道具や薬を使わず、素手だけで行う治療法で、施術を営業として行う場合には国家資格が必要。

あん摩

指や手のひらを使って、身体の中心から手足に向かって施術する。もみながら筋肉の疲労物質を排出する揉《じゅう》捏《ねつ》法《ほう》、血流やリンパの流れをよくする圧迫法などの手技がある。

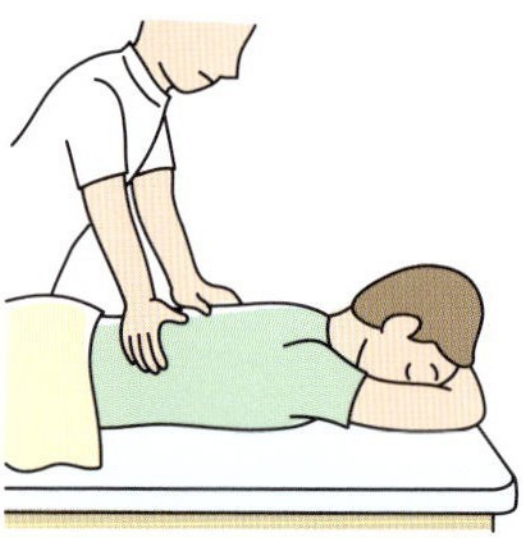

マッサージ

オイルなどを手につけて、手足から心臓に向かって皮膚を直接刺激する。静脈とリンパの流れをよくする。リラクゼーション効果が高い。

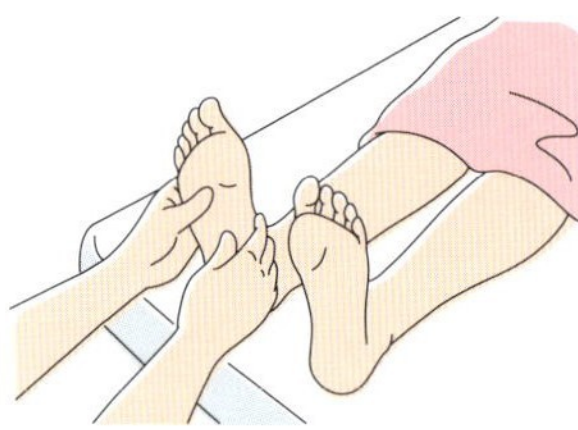

指圧

指や手のひらを使ってツボをゆっくりと押してから離す。これにより、刺激を身体の深部に伝えることができる。

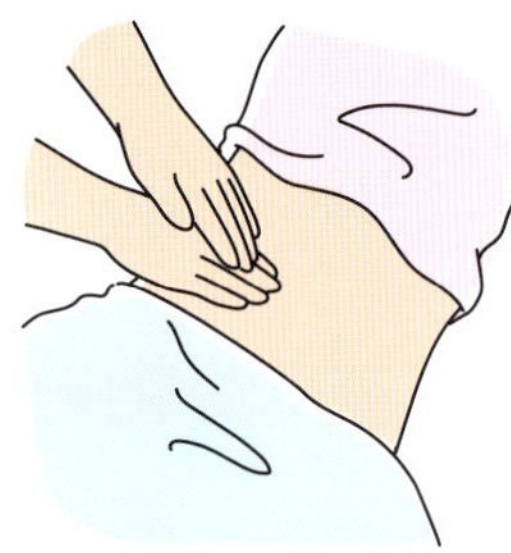

柔道整復術

骨折、捻挫、脱臼、打撲、挫傷など、運動器の損傷を治療するための施術法。骨、関節の整復や固定を行い、正しい位置に戻していく。

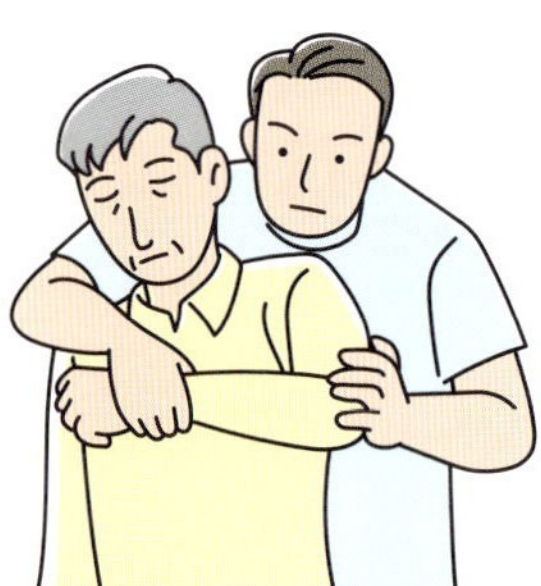

推拿

現代中国では、あん摩とともに推拿が行われている。筋肉に圧力をかけたり、もみほぐしたりして経絡を刺激し、気の流れをスムーズにする。

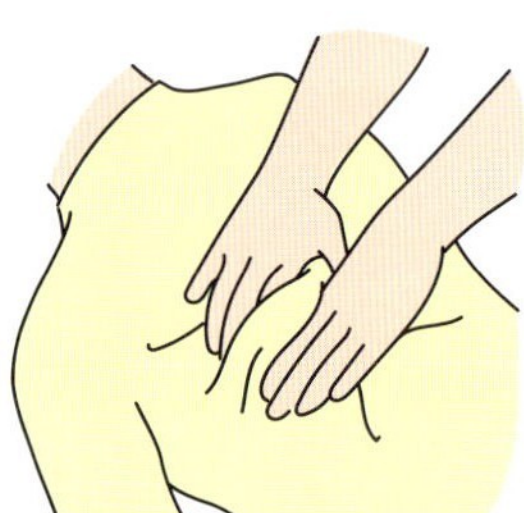

指圧（ツボ押し）

ツボ（経穴）の正しい押し方を知っておくと、いつでもセルフケアできるので便利です。

セルフケアのためのツボの探し方・押し方

ツボ押しをするためには、まずはツボを見つけ出すことが大切です。ツボの探し方には、**なでる（触診《しょくしん》）**、**つまむ（擦診《さっしん》）**、**押す（圧診《あっしん》）**の3つの方法があります。

最初は写真や図（P130）などを参考に、治療効果を狙うツボの見当をつけます。その後、ツボのあるあたりを、触診、擦診、圧診で調べます。

指圧など指や手で行うツボの押し方には**軽擦《けいさつ》法、揉捏《じゅうねつ》法、圧迫法、振《しん》せん法、叩打《こうだ》法、按捏《あんねつ》法**などの方法があります。

また、指の代わりにボールや棒を用いてツボを刺激する方法（P24）もあります。

いずれにせよ、平らな部分は、**皮膚に対して垂直に押す**のが基本です。足や頭など円柱状や球状のツボを押すときは、**中心に向かって**押します。

骨や腱のある顔や手足などは、ツボのあたりを指の先で軽くなで、周囲の骨の位置やくぼみを確認してから**判子を押すぐらいの強さ**で押してみます。触っただけではわからない肩や背中などは、つまんでしこりや痛みのある場所を探してからやや強めに押してみます。

押したときに、針を刺したような鋭い痛みではなく、ズーンとした**鈍く響くような痛みや、じんわりとした気持ちよさ**を感じるところがツボです。

異常のあるツボは強めに5秒を3～5回

異常の生じたツボには小さな硬

用語解説　**太衝**：足の親指と人差指の骨と腱がV字をつくる根元のくぼみにあるツボ。めまいや頭頂部痛、更年期障害などに効く。

ツボ押しのポイント

●骨や腱のある部位の場合（例：足の甲にある「太衝《たいしょう》」）

①指の先で目印になる骨や腱のふちをなでながら、くぼみを見つける。
②軽く押してみて、鈍い痛みやこりがあるところが治療が必要なツボ。親指か人指し指を皮膚に垂直にして強めに押す。

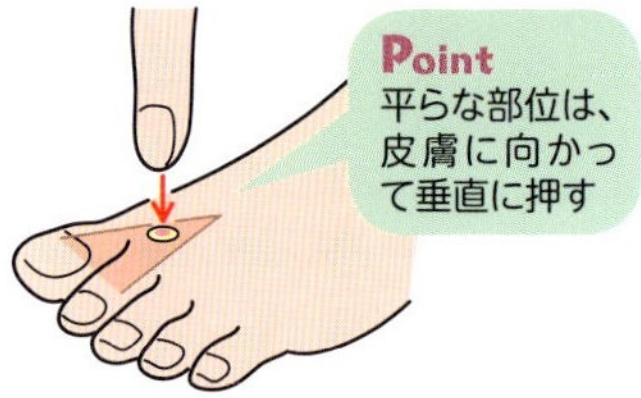
Point
平らな部位は、皮膚に向かって垂直に押す

●骨や腱がわかりにくい部位の場合（例：肩の峰にある「肩井《けんせい》」）

①肩の僧帽筋の上下を、指でつまんで、鈍い痛みやしこりを見つける。
②軽く押してツボを確認したら、皮膚に対し垂直に強めに押す。押しにくいときは、人に押してもらってもOK。

※円柱状や球状の部位の場合
足や頭などの円柱状や球状のツボを押すときは、中心に向かって押す。後頭部のツボは、テーブルなどに額をのせると押しやすい。

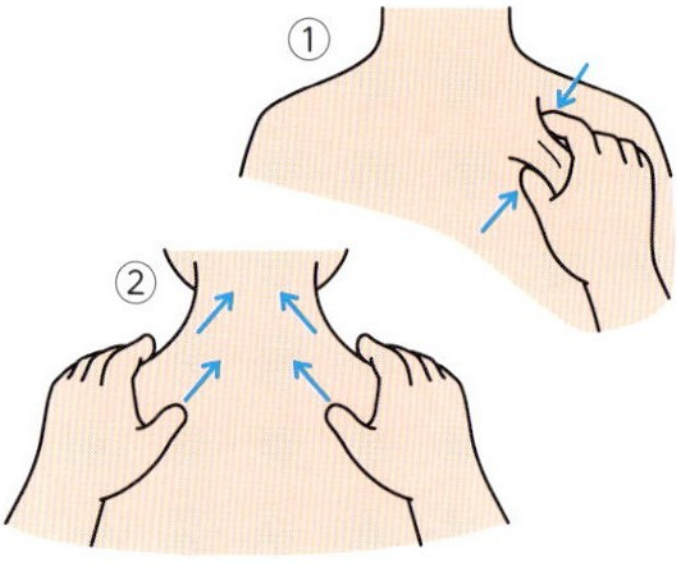
①
②

Point
頭や顔など球形や手足など円柱状で立体的な部位の場合は、その中心に向かって押す

注意点

押してはいけない場所
- 熱をもって腫れている場合
- 入浴などで血行がよくなると痛みが増す場所

※いずれもデキモノができたり、捻挫など炎症を起こしていることが考えられるためツボ押しはNG。

いしこりを伴うことが多々あります。これらは、身体のどこかに異常があるため、**ツボの感覚が過敏になっている証拠**です。押しても何も感じないツボは異常なしのサインですから、そのツボを押す必要はありません。

ツボの部位が硬くて痛みやコリを感じるのは実証ですので、少し強めに押すのがポイントです。**指の腹で約5秒間押し、それを3～5回繰り返します**。

このとき、押し方が強すぎたり、強くもんだりすると、**場所によってはもみ返しで症状を悪化させること**もあるので注意が必要です。

また、身体の中で炎症が起きているときにツボ押しを行うと、症状を悪化させることもあるので押さないようにしましょう。

用語解説　**肩井**：首の第７頸椎棘突起と肩先の中間点にあるツボ。肩こりや首のこり、眠気に有効。

指圧の作用メカニズム

指圧によるツボ押しは、押した部分の血管拡張による血流改善や、ひどい筋肉のこりを解消するなど独自の効果をもたらします。

血流改善には血液の流れを一度遮断

ツボを刺激する方法には、鍼や灸のほかに、指や手などを用いて行う指圧と器具を用いて押すツボ押しがあります。

指圧は、**指で直接皮膚や筋肉、腱などを押してツボを刺激します**。それにより、鍼灸と同様に、ツボを押して、**局部の痛みを緩和したり、自律神経をコントロール**したりすることができます（P164~167）。

血流障害の多くは、筋肉や皮膚、内臓の一部で起こり、肩こりや腰痛、冷えなどを引き起こします。それに伴う痛みは、交感神経が過度に緊張して、血管を収縮させるため組織が酸欠になり、周囲に発痛物質が放出されて起こります。そのとき、原因と関連するツボを押すと、**異常に緊張した交感神経を鎮め、細くなった血管を広げることができます**。

部分的に血管を広げるためには、指で一時的に血管を圧迫してから指を離すと、血管拡張物質が分泌され、**圧迫した部分の血管が広がって血流が増加します**。これは鍼灸では得られない効果です。

拘縮した筋肉はツボを中心に押し伸ばす

血流障害により、すでにこりや痛みが慢性化しているときは、筋肉が硬くこわばって動かない**筋拘《きんこう》縮《しゅく》**という状態になっています。

原因は、筋肉内にあって筋肉の緊張をコントロールする**筋紡錘《きんぼうすい》**という組織が刺激を受け続け、収縮した筋肉が固まり動かなくなるためです。

このとき、筋肉内では、筋肉の収縮に関わる筋肉線維のアクチンとミオシンの間に、カルシウムイオンが滑り込んで筋肉の伸展を妨げています。この状態になると、筋肉内の血流はさらに悪くなり、発痛物質が増加し痛みに過敏になります。

この硬くなった筋肉にあるツボを指圧し押し伸ばすと、筋紡錘の緊張が緩み、筋肉の拘縮を解除すると同時に、アクチンとミオシンの筋肉線維が強制的に引き離され、カルシウムイオンが放出されて、筋肉が再びスムーズに動くようになります。その結果、**筋肉内の血流が改善され、発痛物質も減り、痛みが解消されるのです。**

指圧（ツボ押し）による効果

血管を拡張し血流を改善

血流障害を起こしている部分を指で押し、血液の流れをいったん遮断。指を離すと血管拡張物質が出て、血流が改善される。

筋緊張を和らげる

筋紡錘の持続的な刺激により固く拘縮した筋肉に対し、筋肉内のツボと筋紡錘を指圧することで、筋緊張を解いて緩める。

発痛物質を減らし痛みを軽減

痛みの原因となっている発痛物質が減り、血流が増加して痛みが軽減。

筋肉の動きをスムーズに

筋肉の激しいこりは、筋肉線維のアクチンとミオシンの間にカルシウムイオンが滑り込んで筋肉の弛緩を妨げていることが原因。このツボを狙った指圧は、筋肉線維を強制的に引き離し、筋肉が再びスムーズに動くようにする。

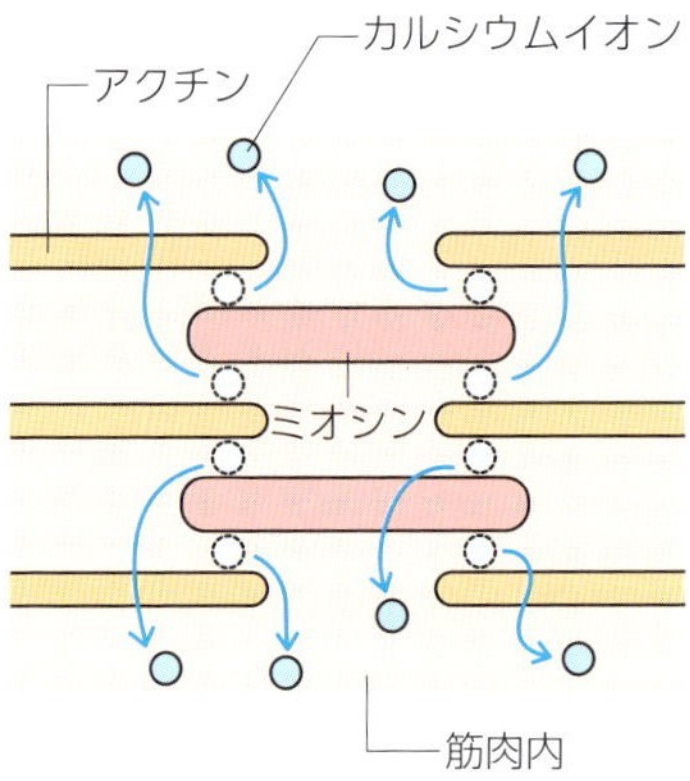

- 筋肉が動いて血流がアップ
- こりや痛みが解消

用語解説　**発痛物質**：炎症による侵害刺激や血流が障害されたときに産出される物質で、身体の中で生じる内因性発痛物質には、カリウムイオン、ヒスタミン、セトロニン、ブラジキニンなどがある。

鍼灸マッサージの治療施設

鍼灸やマッサージなどの治療を受ける際は、国家資格をもった施術者が治療を行っている施設や病院を選びましょう。

一部の疾患には保険適応も

鍼灸やあん摩、指圧、マッサージなどの治療を受けたいとき、一般的には、鍼や灸を行う**鍼灸院**、指圧やマッサージを行う**指圧・マッサージ治療院**、またはいずれの治療も受けられる**鍼灸マッサージ治療院**に行きます。

注意することは、国家資格の「はり師」、「きゅう師」、「あん摩マッサージ指圧師」（P170）を取得した施術者の治療を受けるということです。

鍼灸では、保険が適用されない自由診療が基本ですが、**神経痛や腰痛症など一部の疾患には医師の同意書が必要など、ある程度制約がありますが、保険が適用されます**。

◆病院での鍼灸

これまで病院では、**法律で鍼灸治療費が認められなかった**ため、ほとんどの病院では鍼灸治療を行っていませんでした。

しかし最近、自治体によっては一般の病院内で保険診療と自由診療の鍼灸治療を受ける日が重なければ鍼灸治療を行うことが認められ、大学病院内でも鍼灸治療を行う施設が少しずつ増えてきました。

医師は鍼灸治療を行う資格はもっていますが、実際に施術のできる医師はきわめて少ないうえに、法律上医師は保険で鍼灸ができません。しかし、北里大学東洋医学総合研究所の漢方鍼灸治療センターなど、東洋医学を専門にしている医療施設の中には、**自由診療で医師と鍼灸師が鍼灸治療を行う施**

設もわずかですがあり、治療を受けることができます。

無認可の施設は自己責任で利用を

整体、カイロプラクティック、リフレクソロジー（足ツボマッサージ）などの手技療法は、日本の法律では**無認可の医業類似行為**とされています。しかし実際は、あん摩・指圧・マッサージなどと見なされる行為を国家資格をもたずに民間資格で営業しているところが多くあります。そうした施設を利用すると、医療事故があった場合も個人の責任になるので注意が必要です。

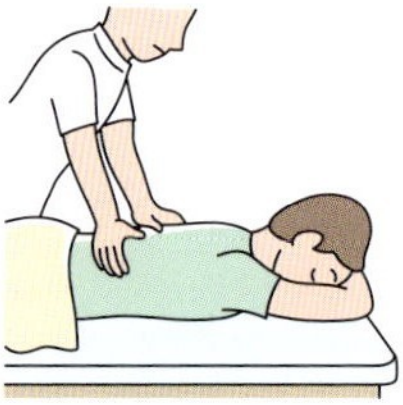

治療を受けられる施設

治療施設を選ぶポイントは、国家資格をもった施術者を選ぶことである。

鍼灸院	はり師、きゅう師の国家資格をもった人が治療を行う。
指圧・マッサージ治療院	あん摩マッサージ指圧師の国家資格をもった人が治療を行う。
鍼灸マッサージ治療院	名称はいろいろだが、はり師、きゅう師、あん摩マッサージ指圧師のすべての国家資格をもった人が治療を行う。
病院	これまでは、病院内では鍼灸治療を行えなかったが、最近では病院内で保険診療と重ならない日に自由診療で鍼灸外来を行うことも可能になってきた。医師は国家資格を有しているが、実際に行っている医師はきわめて少ない。

保険適応について

鍼灸・マッサージなどの治療は、自由診療が基本。ただし、一部保険が適用される疾患もある。

保険が適用される疾患

- 神経痛（坐骨神経痛など）
- リウマチ（各関節が腫れて痛む場合など）
- 腰痛症（慢性や急性のギックリ腰など）
- 五十肩（肩の関節が痛く、腕が上がらないなど）
- 頸肩腕《けいけんわん》症候群（首から肩、腕にかけて痺れや痛みがある場合など）
- 頸椎《けいつい》捻《ねん》挫《ざ》後遺症（頸椎の外傷やむちうちなど）

<保険適応の際の注意点>

西洋医学的な治療を行っても有効でない場合に医師の承諾のもとに保険で治療が受けられる。その場合、医師の同意書が必要。また、対象になる病気は１つのみ。２つの病気を同時に治療する場合は、どちらか１つは保険適応から外れる。

用語解説

接骨院・整骨院：鍼灸院や指圧・マッサージ治療院と似たような施設に、「接骨院（ほねつぎ）」や「整骨院」がある。こちらは国家資格の「柔道整復師」が開業している施設で、主に骨折・脱臼・打撲・捻挫・挫傷などの損傷を手術以外の方法で治療する。

その他の療法

東洋医学では鍼灸のほかにも様々な療法があります。どのような種類があるか、見ていきましょう。

医業類似行為とはどんなものか

現在の日本では、医師が行う「医業」に対し、それ以外の療法を**「医業類似行為」**といいます。

はり師、きゅう師、あん摩マッサージ指圧師、柔道整復師は、「あん摩マッサージ指圧師、はり師、きゅう師等に関する法律（通称：あはき法）」により国が認定した国家資格を有し、医業類似行為とした治療業務を行うことができます。

日本で行われているこれ以外の**刺絡《しらく》、吸玉療法《すいだまりょうほう》、気功、アーユルヴェーダなどの伝統医学療法**や、**カイロプラクティック、整体、リフレクソロジーなどの療術**は、日本では法的に認められていない医業類似行為とされています。各手技を教える専門学校などが発行する民間資格では、医療や治療行為は行えません。あくまで**慰安や健康増進目的の民間療法**として容認され、医療類似行為として行った場合は違反行為になります。

ただし医師、鍼灸師など国家試験を受け、医業または医業類似行為を行う国家資格を有する者が、許容される範囲内でこれらの手技を用いて治療を行う場合には問題ありません。そのため治療を受ける場合には、施術者が国家資格をもっているか注意が必要です。

瀉血療法・刺絡療法

瀉血《しゃけつ》療法は中世以降、欧米で盛んに行われた治療法ですが、大量出血による死亡例もあり、現代では多血症の治療以外ほとんど行われていません。

刺絡療法は皮膚を三稜鍼《さんりょうしん》や注射針で刺した後、少量の瀉血をするため一種の瀉血療法と考えられますが、**経穴を刺激したり、うっ血を取り除いたり、自律神経を刺激したりして、体の異常を改善**させる治療法です。

手足の末端にある井穴《せいけつ》を刺す井穴刺絡、異常に拡張している毛細血管（細絡《さいらく》）を刺す細絡刺絡、うっ血する皮膚を刺す皮膚刺絡などがあります。法的には、医師の資格が必要です。

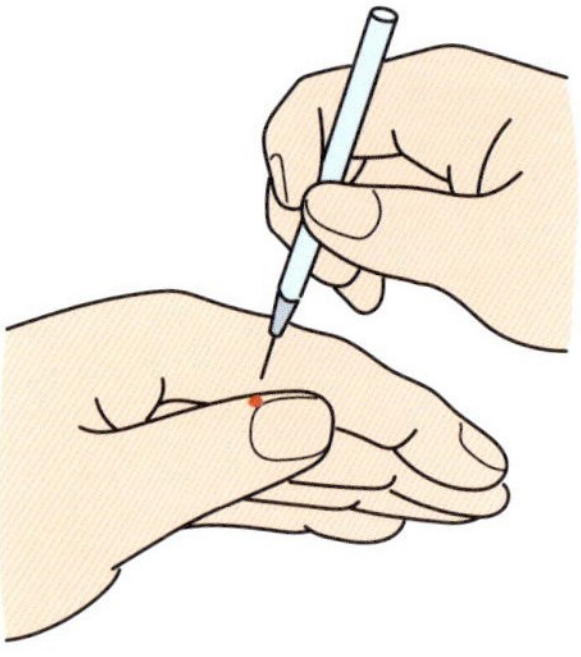

吸玉療法・吸角療法・カッピング

吸玉療法は、中国伝統医学の治療法で、**カッピング**は古代ヨーロッパでも行われてきた治療法です。日本では民間療法として行われていた吸玉療法を、昭和10年頃に瘀《お》血《けつ》を治療する瘀血吸圧療法として小山内良夫氏が再興し、その後、**吸角療法**《きゅうかくりょうほう》として発展しました。

吸玉療法、吸角療法、カッピングはほぼ同じ手技で、今日でも中医学的鍼灸治療や民間療法として世界各国で盛んに行われています。

◆吸玉療法のしくみ

ガラスやプラスチック製の丸いカップが治療器具に使われます。アルコールや紙を燃やす火でカップの内側を温めてから、カップを施術部位に当て、カップ内の空気が冷えて収縮するのを利用して陰圧にする方法と、手動式や電動式の吸引ポンプでカップ内の空気を抜いて陰圧をかける方法があります。

カップ内が陰圧になると皮下の血管が拡張されて血液が集まり、皮膚や筋肉の血行がよくなり、肩こりや腰痛、関節痛などが改善されます。ただし、施術後には吸玉のうっ血した痕が数日残ります。

ツボや経絡に沿って吸引したり、拡張した毛細血管（細絡）や井穴に鍼を刺し瀉血（刺絡）しながら吸引すると、**経絡と関連する内臓の不調や自律神経を整え、頭痛や高血圧、不眠などストレスが原因の疾患にも有効**とされます。

資格

吸玉療法やカッピングを民間療法として行う場合、資格は必要ありませんが、治療や医療行為として行う場合は、基本的に国が医業類似行為として認可した、はり師などの資格が必要です。特に刺絡を併用する場合は、瀉血による医業と見なされ、法的には医師の資格が必要です。

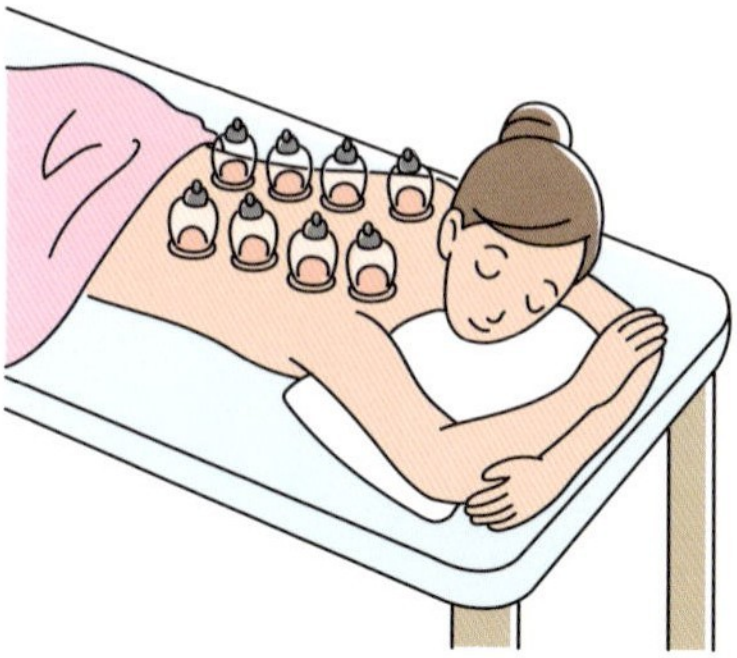

気功

気功《きこう》は、中国の体操療法の**導引**から発展したといわれ、呼吸や体を動かすことで不調を改善します。気功には、呼吸や動作により気を巡らせ、自らの体内の不調を改善する**内気功**《ないきこう》、身体を大きくゆっくり動かし気を巡らせる**動功**、身体を動かさず意識や呼吸を整える**静功**、人に向かって気を送る治療や少林拳などの武術に用いられる**外**《がい》**気功**《きこう》などの種類があります。

◆内気功

内気功や動功は主に個人的な健康管理、五禽戯《ごきんぎ》、太極拳、武術などに応用され、一般的に広く行われています。

◆外気功《がいきこう》

外気功は、中国では伝統医学的治療として気功科など中医学の病院などで行われることもありますが、外気功は日本では医療として認可されていません。

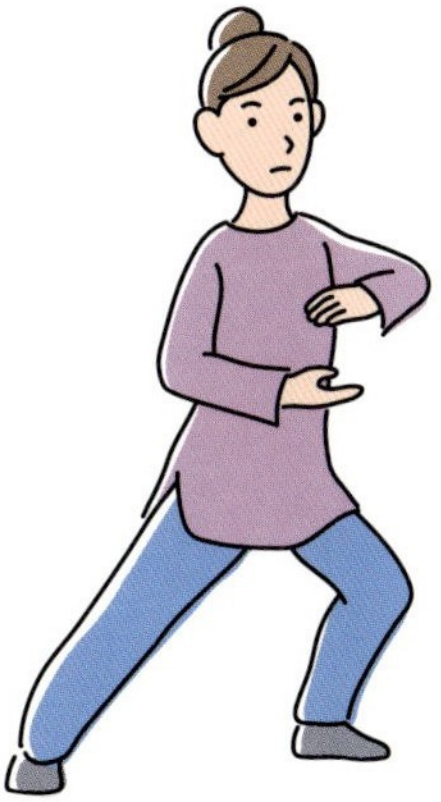

アーユルヴェーダとヨーガ

インド伝統医学の中でも**アーユルヴェーダ**と**ヨーガ**は5000年の歴史をもち、古代の中国医学、ペルシャ医学、ギリシャ医学、チベット医学などに広く影響を与えた医学です。

生命に関する知識を集めたもの

で、「孫悟空」で有名な三蔵法師がインド（天竺《てんじく》）から中国にもち帰った経典には、アーユルヴェーダの知識が含まれ、それが中国の仏教医学に影響を与え、日本にも伝わったとされています。

　ヨーガとはもともと「心を止滅させること」と定義され、自我を捨て、自然と完全に調和するための哲学であり、それを実践するための修行法や瞑想法などを示すものです。日本の真言密教や禅などもヨーガが影響したものと考えられ、ストレスの多い現代では精神療法のひとつとして実践される場合もあります。

　本来ヨーガは修行のひとつですが、ハタ・ヨーガなど、体操やストレッチ、呼吸法が健康維持に役立つこともあります。

資格

　ヨーガ自体、健康調整的な内容の場合は特に資格が必要ありませんが、薬草治療や外科治療などを治療として実施する場合は、医師の資格が必要です。

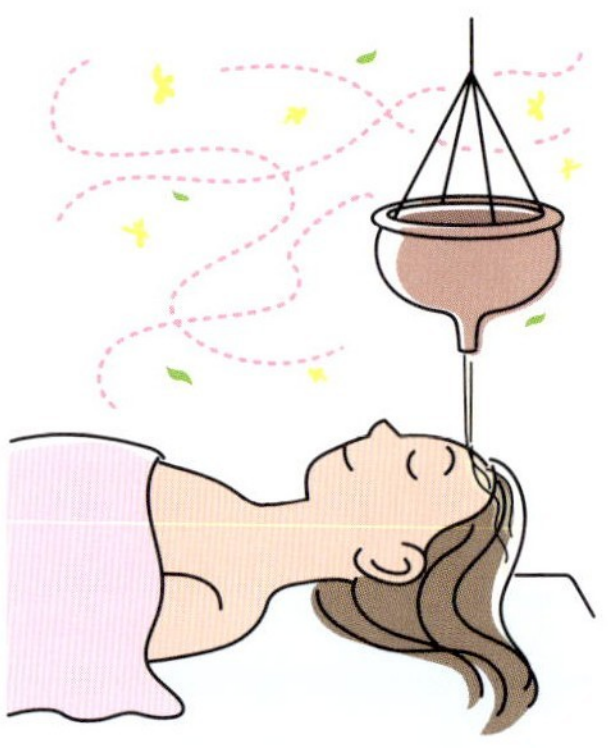

カイロプラクティック・整体

カイロプラクティックは、ギリシャ語のカイロ（手）と、プラクティコス（技術）から作られた言葉で、１８９５年にダニエル・デビッド・パーマーによってアメリカで創始された手技療法です。

　ＷＨＯでは「筋骨格系の障害とそれが及ぼす健康全般への影響を診断、治療、予防する専門職」と定義されており、アメリカ、イギリス、カナダ、ＥＵ諸国など40カ国では公的資格があり、治療が認められています。

整体という言葉は、１８７４年にアメリカで生まれたオステオパシーやカイロプラクティックの訳語として用いられましたが、現在は日本古来の手技療法から生まれた指圧などの手技が合わさり、主として筋骨格の矯正を目的として生まれた民間療法です。中国で行われている「整体」とは意味が異なります。

資格

カイロプラクティックも整体も、適切に行えば有効な治療手技になり得ます。しかし日本では、整体やカイロプラクティックは国家資格がないため、健康調整を超えた「治療」や「医療行為」を行うことは法的に認められていません。

医師、あん摩マッサージ指圧師、柔道整復師、理学療法士などの国家資格をもつ場合は、整体やカイロプラクティックなどを治療にとり入れることが可能です。

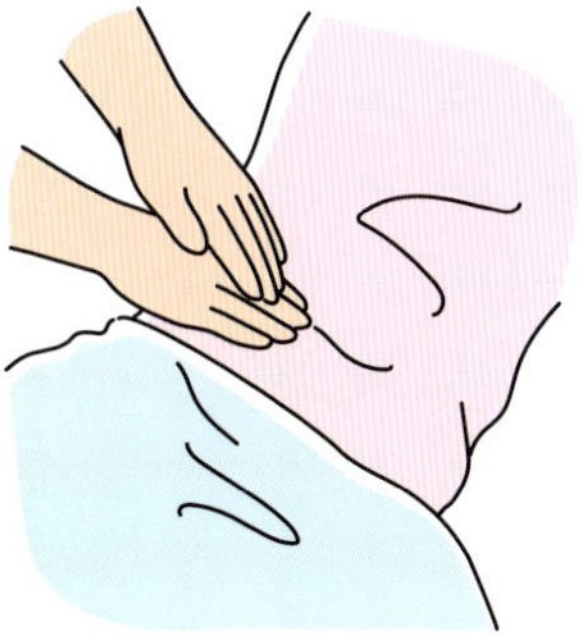

リフレクソロジー

足裏の反射区を押して身体の調整を図る**反射療法**で、日本では**足裏マッサージ**、**足ツボマッサージ**などと呼ばれます。「足ツボ」という言葉を使いますが、鍼灸のツボとは全く関係ありません。

アメリカ人医師のウィリアム・フィッツジェラルドが発見し、『ゾーン・セラピー』という本を発表したのが最初といわれています。

その後、アメリカの理学療法士のユーニス・インガムは、身体の各部位と関連する反射区が足底にあることを発見し、フットチャート（足裏反射区図）を作成。それがリフレクソロジーとして英国に伝わり、疲労回復や緩和ケアなどの医療として認められ、ほかの欧州諸国にも伝わりました。

スイス人の宣教師ジョセフ・オイグスターが台湾で広め、台湾から日本にも伝わったため、現在、日本には**英国式**と**台湾式**などがあります。反射区を利用する基本的な手技はほぼ同じです。

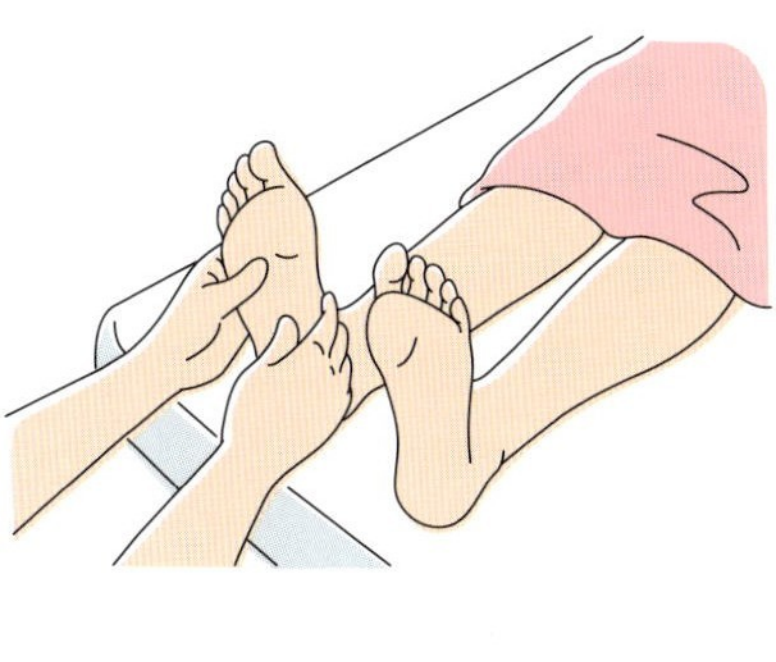

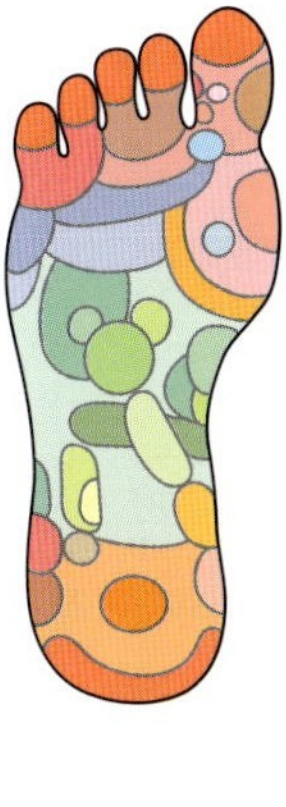

4章

漢方薬の基礎知識〈生薬・処方〉

植物や動物などの天然成分をもとにしている漢方薬。長い歴史の中で安全性が確立された薬です。第4章では、漢方薬の種類と作用について解説していきます。

生薬とは

生薬《しょうやく》は、動植物や鉱物をそのまま薬品として用いたり、性質を変えずに調整したりしたものです。一方で漢方は、生薬を粉にしたものをいいます。

生薬《しょうやく》は植物や動物などの天然成分そのもの

「生薬《しょうやく》」とは、**動植物の部分や細胞内容物・分泌物・抽出物あるいは鉱物**で、そのまま薬品として用いたり、あるいは製薬の材料などに使うものです。**自然物をそのまま性質を変えることなく、加工し、調整**します。一方で漢方薬は、これらの**生薬を細断したり、粉にしたりしたもの**を使います。

中国最古の薬物医学書とされる『神農本草経《しんのうほうぞうきょう》』には、1日の日数と同じ**365種の生薬**が収載され、そこに記された薬効は、現在でも指標にされています。

漢方薬などに用いられる生薬のなかで、毒性の強い成分を含む生薬は、長い年月の間に淘汰されて現在は使用されなくなり、軽い毒性のある成分を含む生薬は、修治といって、加熱などして毒性を抜いて使用するため、安全です。

漢方薬は数千年の歴史の中、中国、朝鮮、日本などで多くの治療経験を経たものであり、現代医薬より安全性が担保されているのです。それでも、アレルギーなどの副作用は個体差によるため、完全には除けず、注意が必要です。

◆民間薬とは

「民間薬」という言葉は、明治時代以降に用いられるようになったもので、昔から庶民の間で経験的に使われてきた効能のある生薬です。民間薬の多くは一種類の生薬で、単一の成分のままで用いることが多くあります。アロエのように塗り薬に使ったり、ドクダミのように葉を煎じて飲んだりします。

用語解説 **民間薬**：民間薬の中には、近代医学で用いられる薬や、ドクダミ（魚醒草《ぎょせいそう》）やハトムギ（薏苡仁《よくいにん》）のように、漢方薬に使われている生薬もある。

生薬の種類

植物や動物、鉱物などの天然成分を細断したり粉にしたりしたものを使用する。

植物

生薬の中で最も種類が多く、葉、樹皮、茎、根、花、果実、種子などを使用。同じ植物でも使用部位によって作用が異なる場合も。

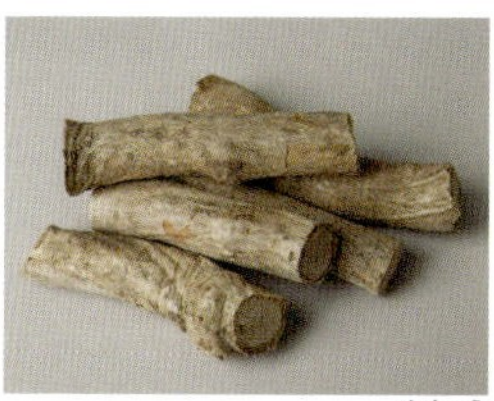

木通《もくつう》

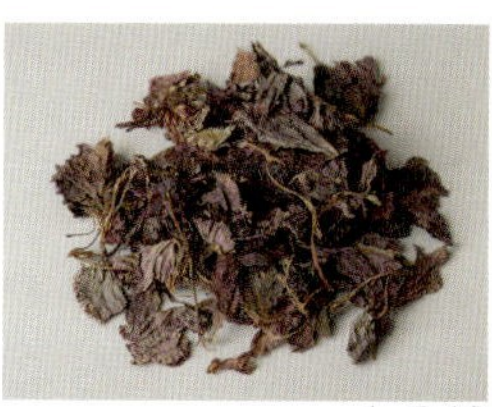

紫蘇葉《しそよう》

動物

哺乳類、爬虫類、昆虫類、貝類などの全体や一部分（角、甲羅、貝殻など）を使用する。

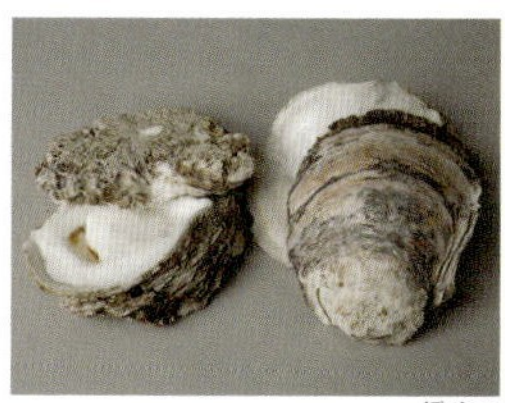

牡蠣《ぼれい》

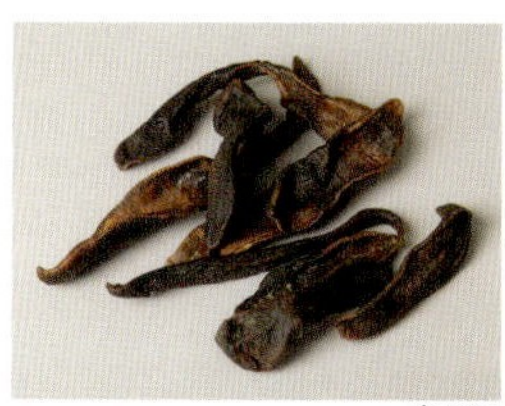

水蛭《すいてつ》

鉱物

岩石や鉱物などの無機物のほか、化石も生薬として使われている。

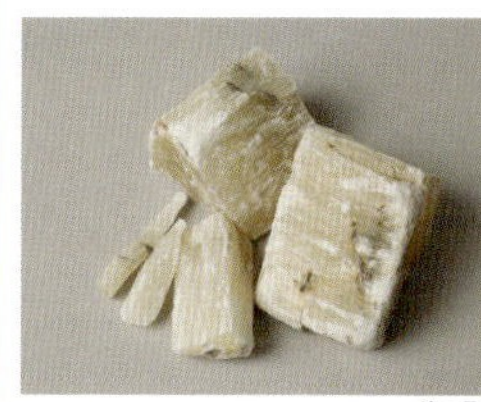

石膏《せっこう》

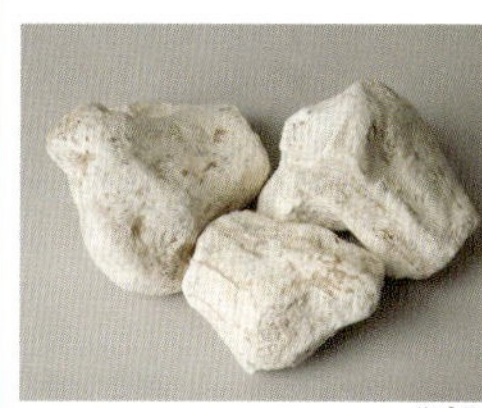

竜骨《りゅうこつ》

生薬を君臣佐使《くんしんさし》(P178)に基づき、一定の割合で配合

＝

漢方薬

漢方薬とは

漢方という言葉は、もともと鍼灸なども含み、漢方薬の煎じ薬のみを指す場合は、湯液《とうえき》という言葉を用いることがあります。

漢方薬は生薬を規定の割合で調合

漢方薬は、甘草一種類のみの甘草湯のような処方もありますが、通常は**二種類から十数種類の生薬を、規定の割合で調合（調剤）**して作られます。

これらの調合に際しては、単に必要な薬効を持つ生薬を混ぜているのではありません。用いる生薬には**君臣佐使**《くんしんさし》という役割があり、主薬となる**君薬**、その作用を補って強める**臣薬**、君臣薬の効果を調整する**佐薬**、君臣佐薬を調整して服用しやすくする**使薬**などで構成されているのです。例えば、桂枝湯では、桂皮が君薬、芍薬が臣薬、甘草が佐薬、生姜と大棗が使薬といった構成になっています。

服用する剤型には**煎《せん》じ薬《やく》**、**丸薬《がんやく》**、**散薬《さんやく》**などがありますが、現在は煎じ薬から抽出した成分を、顆粒や液体に加工したエキス剤も使われています。それ以外に、生薬の成分を固めた外用の軟膏があります。

中国の歴代の薬物書で紹介されてきた中医薬（漢方薬）の処方数は数千といわれていますが、現在国が承認している**一般用漢方製剤は294処方**。保険が適用されている**医療用漢方製剤**は**148処方（うち軟膏が1種類）**あります。ただし医療用漢方製剤のうち、一般用漢方製剤に含まれない処方が4処方あります。

◆和漢薬とは

和漢薬は、日本産の生薬（和薬）と中国産の生薬（漢薬）を合わせた総称です。和漢薬では、民間薬で用いられるような生薬も使用されます。

漢方薬の種類

刻み生薬

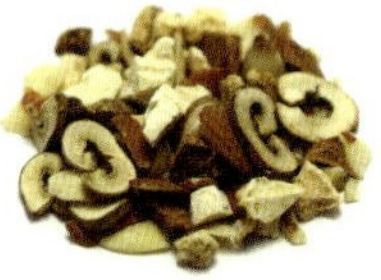

抽出をよくすため生薬を刻む

煎じ薬

生薬を水から煮出し、抽出した湯液を服用する。昔から伝統的に行われてきた漢方薬の基本となる剤型。

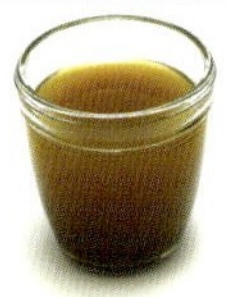

丸薬

生薬を粉末状にして、ハチミツなどで丸く成形したもの。体内でゆっくり溶けるため、薬効が穏やかで持続性がある。

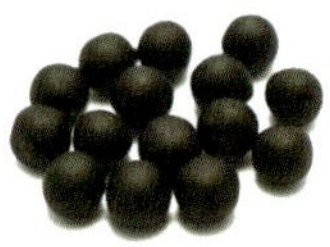

散剤

生薬を粉末状にして混ぜたもの。白湯か水で服用する。体内で溶けやすいため即効性がある。

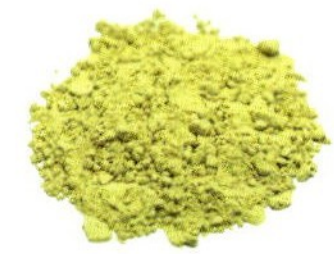

軟膏

生薬の粉末や成分を抽出したものを蜜蝋などで固めたもの。外用の塗り薬として使用する。

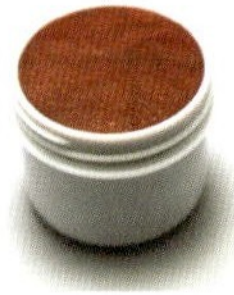

エキス剤

生薬の成分を抽出し、凍結乾燥させたもの。顆粒、液体、カプセル、錠剤などに加工されている。保険適応のものが多い。

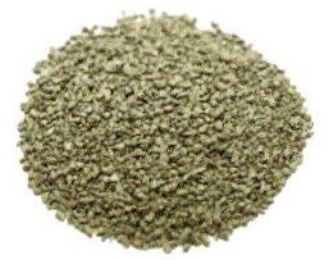

国が承認している漢方薬の処方数

現在、医療用漢方製剤として148処方のエキス剤などが保険適用となり病院などでも使用されている。医療用漢方製剤と重複する144処方を含む294処方は一般用漢方製剤として国に認められ、薬局などで購入できるものもある。(2017年現在)

一般用漢方製剤（294処方中３処方は軟膏）

医療用漢方製剤（148処方中１処方は軟膏）

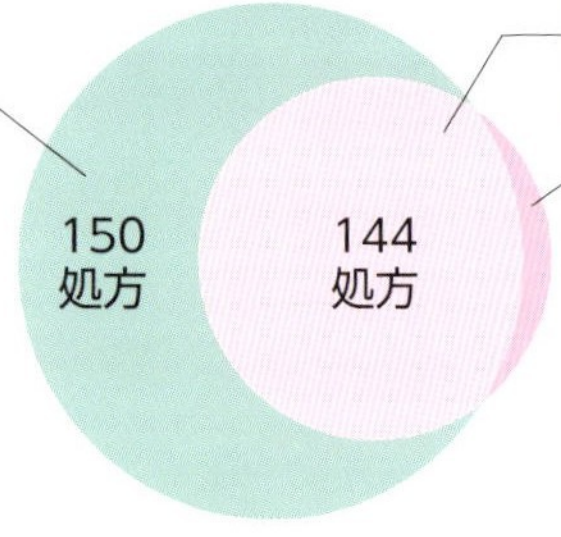

4処方
医療用漢方製剤のうち４処方（葛根加朮附湯・桔梗石膏・大承気湯・腸癰湯）は一般用漢方製剤に含まれていない。

漢方薬の分類

漢方薬は作用や目的別に大きく分けて、瀉剤《しゃざい》、補剤《ほざい》、和解剤《わかいざい》の3種類があります。

証をもとに漢方薬を処方する

多くの漢方薬はその主な作用や目的により、余分なものを取り除く**瀉剤**《しゃざい》、不足を補う**補剤**《ほざい》、不調を中和解毒する**和解剤**《わかいざい》などに分類されます。漢方治療では診断した証をもとに、その中から最適な薬を選びます。

◆瀉剤

瀉剤は、**心身にたまった余分なものを取り除く薬**です。

余分な汗や分泌物などを皮膚から出す**発汗剤**《はっかんざい》や**発表剤**《はっぴょうざい》、たまった便や尿などを排泄して治癒を促す**瀉下剤**《しゃげざい》、余分な熱を冷ます**清熱剤**《せいねつざい》などがあります。

その他、気血水にも関係する、血の滞りを改善する**駆瘀血剤**《くおけつざい》や、余分な水分を除く**利水剤**《りすいざい》なども含まれます。

◆補剤

補剤は、**心身に不足するものを補う薬**です。

食欲がない、疲れやすい、やる気が出ないといった気虚などに対し、気の不足を補い臓器の機能を改善し、治癒力を高めるものを**補**《ほ》**気剤**《きざい》といいます。

陰陽の不足を補い体調を整えるものには、陽を補い寒を除く**補陽**《ほよう》**剤**《ざい》、陰が欠乏した陰虚を治療する**補陰剤**《ほいんざい》などがあります。血の不足を補う**補血剤**《ほけつざい》は、血虚の症状を和らげます。

◆和解剤

和解剤は、**心身の不調を中和解毒することで治癒を助ける薬**です。

発熱、往来寒熱《おうらいかんねつ》、胸脇苦満《きょうきょうくまん》、悪心、食欲不振、めまいなどの症状を改善します。

用語解説 **柴胡**：セリ科の植物の根。鎮痛、解熱、消炎のほか、肝障害、アレルギーなどを改善する。

漢方薬の分類

余分なものを取り除く　瀉剤

発汗剤・発表剤

急性の熱疾患の初期や、急性・慢性の皮膚疾患に処方し、発汗や解熱を助ける。

●使用する生薬

桂枝《けいし》、麻黄《まおう》など

●主な処方薬

[桂枝湯類]桂枝湯《けいしとう》、桂枝加葛根湯《けいしかかっこんとう》
[麻黄剤]麻黄湯《まおうとう》、葛根湯《かっこんとう》、小青竜湯《しょうせいりゅうとう》、五虎湯《ごことう》など

清熱剤

消炎・解熱により体液の量やバランスを保持する。

●使用する生薬

黄連《おうれん》、黄芩《おうごん》、黄柏《おうばく》、山梔子《さんしし》、石膏《せっこう》、知母《ちも》、竜胆《りゅうたん》など

●主な処方薬

白虎加人参湯《びゃっこかにんじんとう》、黄連解毒湯《おうれんげどくとう》、三黄瀉心湯《さんおうしゃしんとう》、消風散《しょうふうさん》、竜胆瀉肝湯《りゅうたんしゃかんとう》など

瀉下剤

便や尿などを排泄して治癒機転を活性化する。

●使用する生薬

大黄《だいおう》、芒硝《ぼうしょう》、桃仁《とうにん》、麻子仁《ましにん》など

●主な処方薬

大黄甘草湯《だいおうかんぞうとう》、麻子仁丸《ましにんがん》、潤腸湯《じゅんちょうとう》
[承気湯類]大承気湯《だいじょうきとう》、桃核承気湯《とうかくじょうきとう》など

駆瘀血剤

血流が滞ったり停止する瘀血の状態を改善する。

●使用する生薬

植物性生薬では当帰《とうき》、桃仁《とうにん》、牡丹皮《ぼたんぴ》、紅花《こうか》、動物性生薬では水蛭《すいてつ》、蝱蟲《ぼうちゅう》、䗪蟲《しゃちゅう》など

●主な処方薬

当帰芍薬散《とうきしゃくやくさん》、桂枝茯苓丸《けいしぶくりょうがん》、桃核承気湯《とうかくじょうきとう》、通導散《つうどうさん》など

利水剤

むくみなど余分な水分を調節し、体液の量や分布の異常を治療する。

●使用する生薬

白朮《びゃくじゅつ》、蒼朮《そうじゅつ》、防已《ぼうい》、沢瀉《たくしゃ》、茯苓《ぶくりょう》、猪苓《ちょれい》など

●主な処方薬

五苓散《ごれいさん》、猪苓湯《ちょれいとう》、苓桂朮甘湯《りょうけいじゅつかんとう》、真武湯《しんぶとう》など

足りないものを補う　補剤

補剤・補気剤

気が不足して弱くなった気虚に対し、気を補い身体の機能を高める。

●使用する生薬

薬用人参、黄耆《おうぎ》、甘草《かんぞう》など

●主な処方薬

[人参湯類]人参湯《にんじんとう》、四君子湯《しくんしとう》、六君子湯《りっくんしとう》
[参耆剤《じんぎざい》]補中益気湯《ほちゅうえっきとう》、十全大補湯《じゅうぜんたいほとう》など

補陽剤

新陳代謝が低下して冷えを感じる寒証などに対し、陽を補い寒を取り除く。

●使用する生薬

附子《ぶし》、鹿茸《ろくじょう》、淫羊藿《いんようかく》、桂枝《けいし》など

●主な処方薬

真武湯《しんぶとう》、八味地黄丸《はちみじおうがん》、牛車腎気丸《ごしゃじんきがん》など

補陰剤

新陳代謝が低下し体液が不足した陰虚の状態を改善する。

●使用する生薬

地黄《じおう》、麦門冬《ばくもんどう》、胡麻《ごま》など

●主な処方薬

麦門冬湯《ばくもんどうとう》
[地黄剤]六味地黄丸《ろくみじおうがん》(六味丸《ろくみがん》)、八味地黄丸《はちみじおうがん》、滋陰降《じいんこう》火湯《かとう》など

補血剤

血が欠乏して起こる血虚を治療する。

●使用する生薬

当帰《とうき》、川芎《せんきゅう》、芍薬《しゃくやく》、地黄《じおう》、艾葉《がいよう》、阿膠《あきょう》など

●主な処方薬

四物湯《しもつとう》、温経湯《うんけいとう》、当帰芍薬散《とうきしゃくやくさん》、芎帰膠艾湯《きゅうききょうがいとう》、当帰飲《とうきいん》子《し》、十全大補湯《じゅうぜんたいほとう》など

中和解毒する　和解剤

解熱・消炎・解毒作用で心身の異常を中和解毒する。

●使用する生薬

柴胡《さいこ》

●主な処方薬

大柴胡湯《だいさいことう》、小柴胡湯《しょうさいことう》、四逆散《しぎゃくさん》、柴胡桂枝乾姜湯《さいこけいしかんきょうとう》、柴《さい》胡加竜骨牡蛎湯《こかりゅうこつぼれいとう》など

漢方薬の服用法

違う処方の漢方薬を併用する場合は、生薬の重複による副作用に気をつけましょう。

飲むタイミングは食間が基本

漢方薬の基本は**煎じ薬（湯液）**で、水と一緒にやかんや鍋などに入れ、とろ火で煮出し（煎じ）てから服用します。容器は、土びんなどの陶器、ステンレス、ホーロー、アルマイト、ガラス製のものにし、鉄や銅製のものは避けます。

硬水は、漢方薬の抽出率が悪く、薬の効果が弱くなるため、使用する水は軟水が基本です。

丸薬や散剤、エキス剤は、基本的に**水または白湯**《さゆ》で服用しますが、必ずしも、溶かして服用する必要はありません。

飲む時間は、**食間**が基本です。食間は、**食前30分か食後2時間くらい**のことで、食事中ではありません。実際は一時間前後空けても胃腸の中では食物と混ざってしまうので、食事中や食直後の服用は、厳密に避ける必要はありません。空腹時に飲むと胃がむかつく場合や、食間だと飲むのを忘れてしまう場合は食後の服用にします。

違う処方の漢方薬を同時に飲む方法には、**合法と併用の2種類**があります。合法は、煎じ薬の中に重複する生薬がある場合に、**どちらか一方を除いて煎じる場合**です。構成生薬が調整されているので、問題なく服用できます。

併用は、**複数の漢方薬を同時に服用する場合**をいいます。特にエキス剤は合法できないため、併用する機会が多くなります。含まれる生薬が重複すると、過量により副作用が起こることもあるので、併用可能かどうかは、漢方に詳しい医師や薬剤師に相談しましょう。

漢方薬の正しい飲み方

●煎じ薬

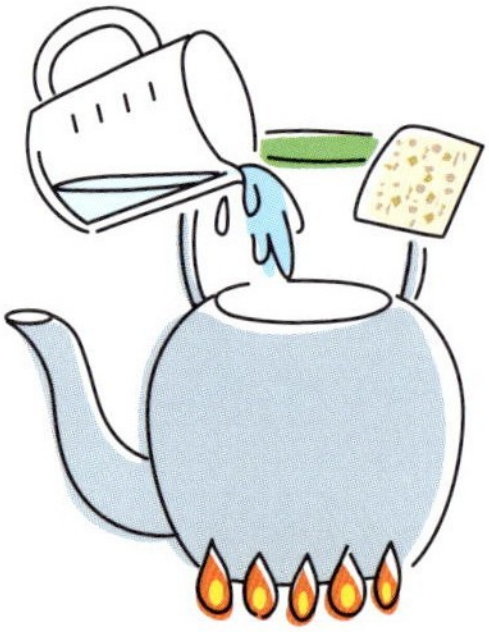

やかんは漢字で薬罐《やかん》と書くように、もともとお茶や薬などを煎じる道具でした。

指示された量の軟水（通常は600cc）と１日分の煎じ薬をやかんや鍋に入れて火にかけ、沸騰したら弱火で40〜50分煮出す。煎じた液を茶こしなどでこす（この時、煎じ薬の仕上がりが300〜350ccになることを目安にする）。１日分を２〜３回に分けて服用する。

●丸薬、エキス剤

水や白湯（湯冷まし）で飲む。お茶やジュースなどで飲むと、飲み合わせが悪いこともあるので注意する。ただし、八味地黄丸《はちみじおうがん》のように丸剤の中には本来は酒で服用するものもある。

顆粒状の薬でむせたりする場合は、お湯で溶かして服用すると良い。薬は溶かしても溶かさなくても、効果は変わらない。

保存方法

- 煎じ薬の生薬は、長期保存する場合は日に当たらず、温度が低く湿気が少ない場所や冷蔵庫などに保管しておくと良い。
- 丸薬やエキス剤は冷暗所で保存する。

●複数の処方薬を同時に飲む場合

合法➡主に煎じ薬

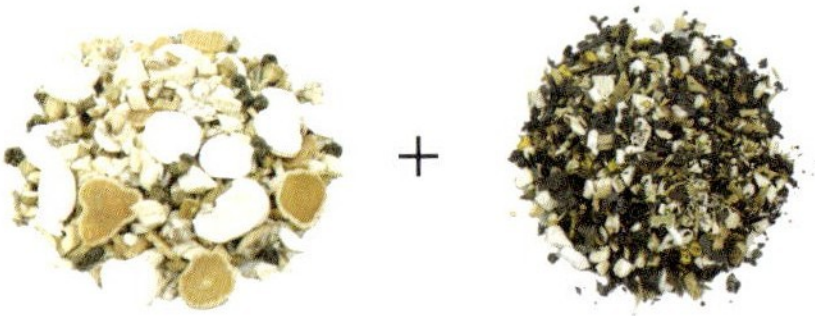

重複する生薬の一方を除き、過量にならないよう調整できる。

併用➡主にエキス剤

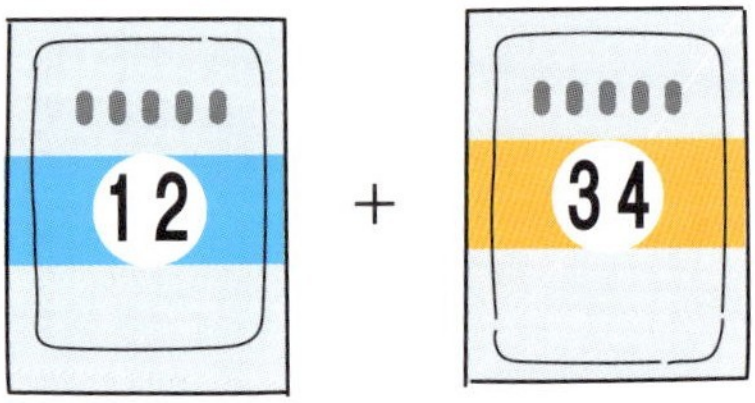

生薬が重複すると副作用が起きやすくなるので原則２剤ぐらいまでに留める。

漢方薬と西洋薬の違い

成分や使用方法が異なる漢方薬と西洋薬。治療を円滑に進めるために、それぞれの特徴を知って、上手に利用しましょう。

多成分の漢方薬と単一成分の西洋薬

漢方薬と西洋薬で、まず異なるのは成分の数です。漢方薬は、天然成分の生薬を複数組み合わせて処方される多成分系の薬剤です。そのため、生薬のそれぞれの薬効が協力しながら、**身体の様々な部分の不調を整え、治癒力を高めていきます**。

一方の西洋薬は、一般的には合成された単一成分からできています。そのため感染症の病原菌を殺す、熱や痛みをとる、血圧を下げるなどはっきりした原因やひとつの症状の治療を得意とし、**ピンポイントで素早く作用します**。

証に従う漢方薬と病名で決まる西洋薬

もうひとつの違いは使用方法です。漢方薬は、東洋医学特有の診断法（四診）によって証を決め、証に従って使用されます。患者の体質と症状に合わせるため、**症状が同じでも、人によって処方される薬は異なります**。

また、原因がわからない病気であっても、四診による診断で証が決まれば治療が可能になります。

西洋薬は、病名に対して薬が選択されるため、同じ病名の人はたとえ**年齢や体質が違ってもほとんどの場合、同じ薬が使われます**。

そのため、診察や検査を行い、病名が決定されないと薬を使うことができません。原因がはっきりしない慢性疾患や難病、不定愁訴の治療も苦手としています。

副作用については、西洋薬は一定の病気や症状に対して劇的に効

用語解説　**不定愁訴**：西洋医学的な診察や検査を行っても原因がはっきりしない頭痛、めまい、イライラ、不眠、疲労感などの自覚症状のこと。

く反面、**診断を誤ると激烈な副作用が起こる危険性があります**。漢方薬にも副作用はありますが、数千年の歴史の中で危険なものは経験的に淘汰されているため、比較的少ないのです（P187）。

がん治療に貢献する漢方薬の導入

最近はがん治療の場でも、漢方薬の導入が進み始めています。

抗がん剤は、ある種のがんの治療に有効とされる反面、しびれや下痢、口内炎、白血球減少など様々な副作用が出やすく、患者は大きな負担を強いられる場合があります。漢方薬はそのような副作用の症状を軽減し、**抗がん剤治療の継続と患者のQOLの向上**にも貢献しています。

漢方薬と西洋薬の違い

	漢方薬	西洋薬
種類	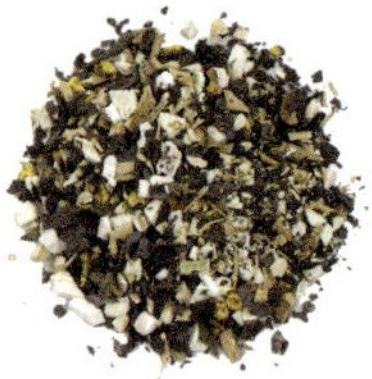	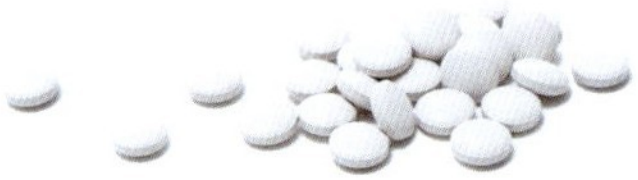
成分	天然の生薬を組み合わせて処方され、多成分を含む。	一般に、合成された単一成分からできている。
使用方法	四診によって決定した証に従って使用される。	病名や症状に見合った薬を使用する。
作用	生薬一つひとつの成分が協力して、全身の不調部分を整えながら自然治癒力を高める。	特定の部位や決まった症状にピンポイントで素早く作用する。
副作用	長い歴史の中で、身体に危険な成分は淘汰され、安全なものを使用するため比較的副作用は少ない。	効き目が強いほど劇薬になる可能性があるため、副作用が強くなる傾向がある。
薬の数	日本漢方では、証に従い、全体として漢方薬の処方数は少ないが、生薬の数は多い。	症状や病状ごとに薬が決まるため、多くの病気をもつと薬の種類は多くなる。

用語解説 QOL：Quality of life（クオリティ オブ ライフ）の略。患者の身体的苦痛を取り除き、「生活の質」「生命の質」を上げること。

漢方薬の副作用

比較的安全といわれる漢方薬にも副作用はあります。副作用の原因と対処法を理解しておきましょう。

服用後の不快な症状は好転反応の場合も

かつては「副作用がない」と思われていた漢方薬も体質や服用方法によって副作用が出ます。

『神農本草経《しんのうほんぞうきょう》』では、生薬は毒性がなく長期服用してもよい**上品《じょうほん》**、服用に注意が必要な**中品《ちゅうほん》**、毒性があり長期服用してはいけない**下品《げほん》**に分けられ、処方の構成を工夫して、副作用が起こらないよう配慮されていました。加えて毒性の強い生薬は、中国、朝鮮、日本などの国々における長い歴史の中で淘汰され、現在では使用されなくなっています。

漢方薬を飲んで何らかの症状が出る場合は、3つの原因が考えられます。ひとつは、**証に合わない薬による有害事象**で、漢方では**誤治《ごぢ》**といいます。たとえば、本来は温めるべきところに冷やす薬を服用すると、予期せぬ悪い症状が出ることがあります。その場合は反応を見極めながら処方する薬を修正していきます。

2つめは、生薬の薬剤に対する**過敏症やアレルギーによる副作用**です。アレルギーは服用して初めてわかる場合が多いため、疑われる場合は原因と考えられる生薬の使用を中止します。

3つめは、**瞑眩《めんげん》**と呼ばれる**好転反応**です。治療の過程で強い生体反応が起こると、一時的に発疹、吐き気、下痢、発熱などの症状が出ることがあります。通常は服用後1週間以内に悪い症状が現れることが多く、その後、もともとあった症状が急速に快方に向かうのが副作用との違いです。

用語解説 **瞑眩**：漢方薬や鍼灸治療など、東洋医学の治療の治癒過程で起こる好転反応。一時的に不快な症状が出るが、その後よくなっていく。

主な生薬の処方と副作用

生薬		処方	副作用
甘草《かんぞう》	甘草は和菓子や味噌などの食品甘味料としても使用されているが、漢方エキス製剤248処方のうち、約2/3に1g以上含まれている。特に含有量の多い処方や、甘草を含む処方を2剤以上服用する場合は注意。	芍薬甘草湯《しゃくやくかんぞうとう》(6g)、甘麦大棗湯《かんばくたいそうとう》(5g)、小青竜湯《しょうせいりゅうとう》・人参湯《にんじんとう》(各3g)など	血圧上昇、のぼせ、むくみ、尿量減少、めまい、こむら返り、頭痛、低カリウム血症など
麻黄《まおう》	麻黄は作用が強い反面、副作用も出やすいので、高血圧、心臓病、不眠、前立腺肥大、胃腸虚弱などの症状がある人や高齢者には原則として用いない。特に含有量の多い処方には注意。	越婢加朮湯《えっぴかじゅつとう》(6g)、麻黄湯《まおうとう》(5g)、葛根湯《かっこんとう》・麻黄附子細辛湯《まおうぶしさいしんとう》(各4g)など	血圧上昇、動悸、不整脈、急性胃炎、急性潰瘍、不眠、尿量減少など
地黄《じおう》(乾地黄《かんじおう》)	地黄には乾地黄と生地黄があり、乾地黄のほうが、副作用が出やすいといわれている。胃の動きを抑えたり、便を少し緩くしたりする作用があるため、胃腸が弱い人や胃酸過多の人は副作用が出る場合がある。	八味地黄丸《はちみじおうがん》(6g)、牛車腎気丸《ごしゃじんきがん》(5g)、当帰飲子《とうきいんし》(4g)、十全大補湯《じゅうぜんたいほとう》(3g)など	食欲不振、胃もたれ、胃痛、吐き気、嘔吐、下痢など
附子《ぶし》	生の附子(トリカブト)は神経毒があるので、使用する生薬の附子は加熱、食塩、石灰などで処理し、毒性は生の1/300ぐらいに減毒され、通常は安全。ただし急速に服用量を増量したり、多量に用いたり、熱性の疾患や体質が合わないのに用いると副作用が出やすい。通常、妊婦には用いない。	牛車腎気丸《ごしゃじんきがん》・八味地黄丸《はちみじおうがん》・真武湯《しんぶとう》(各1g)、加工附子末(エキスで0.5gから)など	動悸、心拍増加、頭痛、舌のしびれなど
桂《けい》(桂皮《けいひ》・桂枝《けいし》)	桂の類似植物である肉桂(ニッキ)やシナモンなどは食用に用いられる。桂は漢方薬の基本生薬でもあるため、桂の皮や枝を含む漢方処方は非常に多い。桂枝やシナモンアレルギーがあると、使用量に関わらずアレルギー性の皮膚炎やショックを起こす場合があるので注意。	桂枝湯《けいしとう》・安中散《あんちゅうさん》・桂枝加芍薬湯《けいしかしゃくやくとう》(各4g)、葛根湯《かっこんとう》(2g)など	アレルギー性皮膚炎(蕁麻疹、痒疹、湿疹、発疹)、発熱、ショックなど
山梔子《さんしし》	クチナシの実で、食用や染料としても用いられるが、軽度の緩下作用があるため下痢しやすい人は注意。特に数年間の長期使用でまれに特発性腸間膜静脈硬化症が起こることが最近報告されているので長期使用はなるべく避ける。	加味逍遙散《かみしょうようさん》・黄連解毒湯《おうれんげどくとう》・加味帰脾湯《かみきひとう》(各2g)、荊芥連翹湯《けいがいれんぎょうとう》(1.5g)など	下痢、軟便、腹部膨満腹痛、便秘、特発性腸間膜静脈硬化症など
黄芩《おうごん》	黄芩は肝障害やアレルギーに対する生薬として用いられる一方、肝障害や間質性肺炎などアレルギー性の副作用が出る場合もあり、最近注意が喚起されている。特に柴胡と組み合わせて使用すると頻度が増すとされる。	小柴胡湯《しょうさいことう》・柴朴湯《さいぼくとう》・柴苓湯《さいれいとう》、大柴胡湯《だいさいことう》・黄連解毒湯《おうれんげどくとう》(各3g)、半夏瀉心湯《はんげしゃしんとう》(2.5g)など	肝障害、全身倦怠感、間質性肺炎など
大黄《だいおう》	便秘があっても大黄に対する反応は個人差が大きいので、胃腸の弱い人では副作用が出やすい。また子宮収縮を促進するので、出産前の妊婦に用いる場合は注意。	大黄甘草湯《だいおうかんぞうとう》・麻子仁丸《ましにんがん》(各4g)、桃核承気湯《とうかくじょうきとう》・三黄瀉心湯《さんおうしゃしんとう》(各3g)など	腹痛、下痢など
柴胡《さいこ》	柴胡は急性・慢性の肝疾患によく用いられる生薬で、体質が合わない場合やアレルギー反応で副作用を生じる場合がある。	小柴胡湯《しょうさいことう》・柴苓湯《さいれいとう》(各7g)、大柴胡湯《だいさいことう》(6g)、柴胡加竜骨牡蛎湯《さいこかりゅうこつぼれいとう》・柴胡桂枝湯《さいこけいしとう》(各5g)など	肝障害、全身倦怠感など
人参《にんじん》	いわゆる薬用人参や御種人参《おたねにんじん》と呼ばれる生薬で、朝鮮人参、紅参なども同類。滋養強壮目的で使われることも多いが、体力があり、元気な実証の人に用いたりすると副作用が出やすいので注意が必要。	補中益気湯《ほちゅうえっきとう》・六君子湯《りっくんしとう》(各4g)、人参湯《にんじんとう》・小柴胡湯《しょうさいことう》(各3g)など	頭痛、のぼせ、鼻出血、血圧上昇、興奮など
当帰《とうき》・川芎《せんきゅう》	どちらも虚証の人に用いる場合もあるが、著しく胃腸が弱い人に用いると、副作用が出る場合がある。	乙字湯《おつじとう》(6g)、当帰飲子《とうきいんし》・当帰湯《とうきとう》(各5g)、当帰芍薬散《とうきしゃくやくさん》(3g)など	食欲不振、胃部不快感、吐き気、下痢など
石膏《せっこう》	冷やす作用が強いので、虚弱体質、慢性疾患、消耗性疾患には用いない。特に体が冷えている場合には副作用が出やすいので注意が必要。	白虎加人参湯《びゃっこかにんじんとう》(15g)、越婢加朮湯《えっぴかじゅつとう》(8g)、消風散《しょうふうさん》(3g)など	冷えの増強、冷えによる下痢など

※処方に書かれているgは、漢方に含まれる該当生薬の量です。
※構成生薬について、詳しくはP252。

主な生薬117種（北里大学東洋医学総合研究所収蔵生薬の一部）

1 阿膠（あきょう）

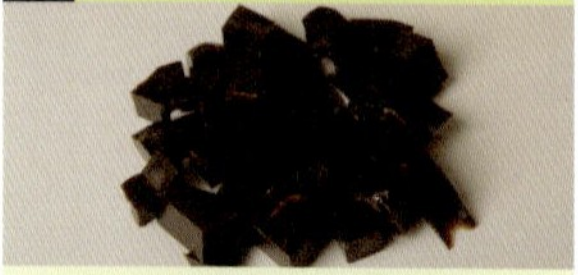

ロバの毛を除いた皮(膠)。補血作用や止血滋潤作用があり、出血性疾患、精神不安や不眠にも効果的。

2 アロエ

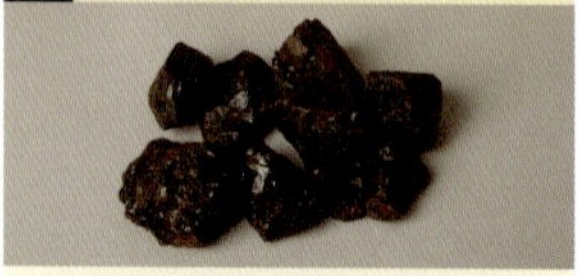

ユリ科アロエの葉。余分な熱や水分を排出し、体を冷やす。軽い火傷改善や肌の保湿も。

3 威霊仙（いれいせん）

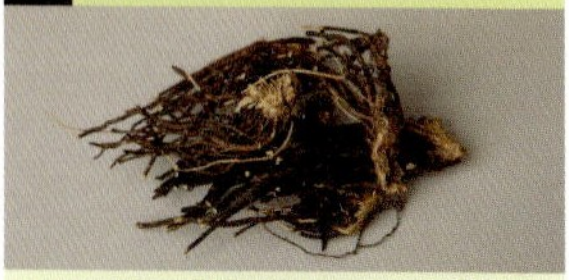

キンポウゲ科サキシマボタンツルの根。関節痛や筋肉痛、痺れや麻痺の改善、解毒作用など。

4 茵蔯蒿（いんちんこう）

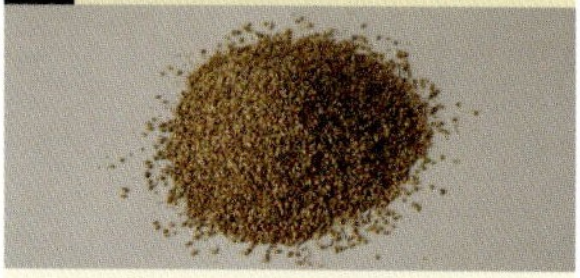

キク科カワラヨモギの花穂。利胆作用により黄疸治療に効果的。降圧、利尿、解熱作用も。

5 茴香（ういきょう）

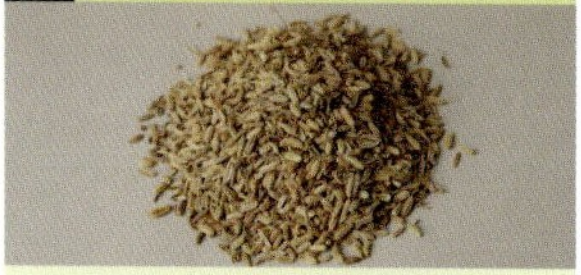

セリ科ウイキョウの果実。小茴香ともいう。別名フェンネル。冷えによる胃痛、腰痛、下腹部の痛みを緩和。

6 宇金（うこん）

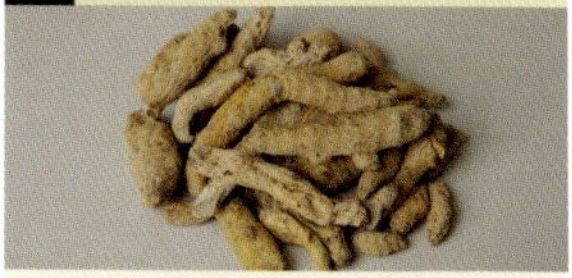

ショウガ科ウコンの根茎。鬱滞した気を解消し、熱を冷まし瘀血を除く。軟膏剤として患部の炎症を鎮める。

7 烏頭（うず）

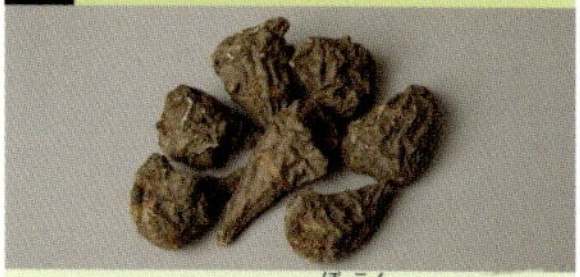

トリカブト類の母根《ぼこん》で減毒処理をしていないもの。全身の循環機能を高め、強心・利尿・鎮痛作用も。

8 烏梅（うばい）

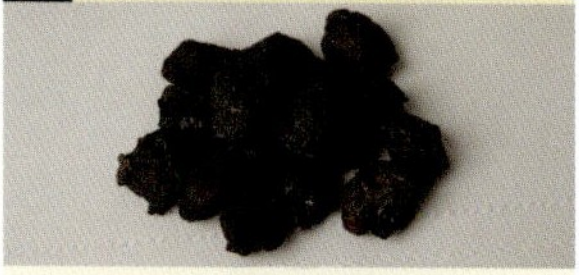

バラ科ウメの未熟果実。抗菌、抗アレルギー作用。慢性の咳や下痢を改善。

9 烏薬（うやく）

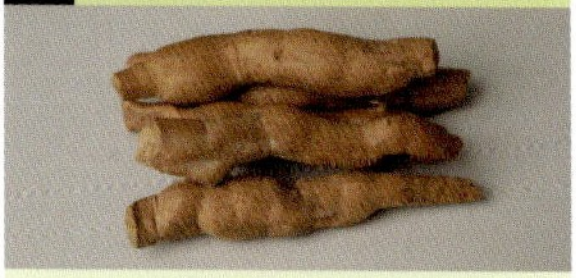

クスノキ科テンダイウヤクの根。気のうっ帯を解消し、冷えによる瘀血、消化不良、頻尿にも。

10 延胡索（えんごさく）

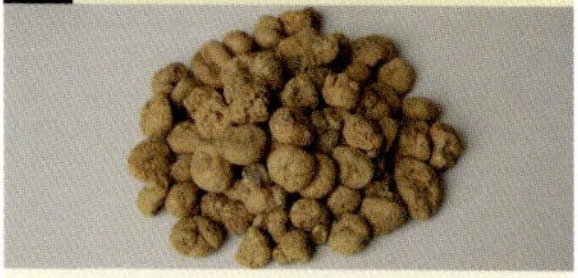

ケシ科エンゴサクなどの塊茎。瘀血や気の巡りを改善。頭痛や腹痛などの鎮痛作用。

11 黄耆（おうぎ）

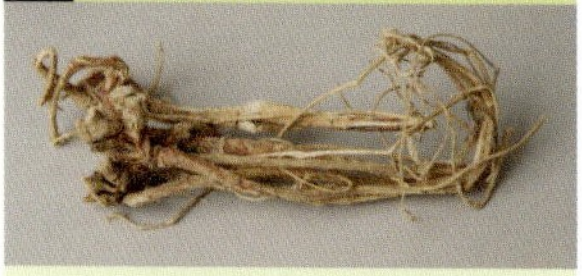

マメ科キバナオウギなどの根。利尿、補気強壮、止汗、止痢、皮膚再生、抗炎症効果。

12 黄芩（おうごん）

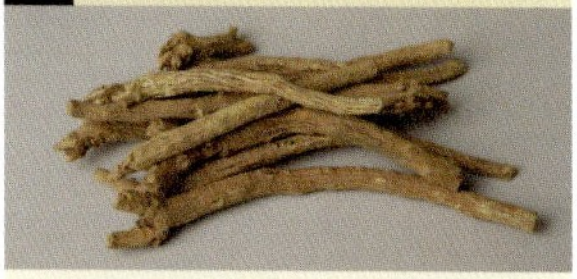

コガネバナの根。解熱、消炎、降圧、抗アレルギー効果など。止血作用も。

13 黄柏(おうばく)

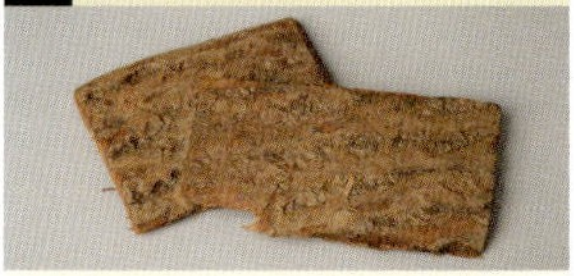

ミカン科キハダなどの樹皮。抗炎症、抗胃潰瘍、止痢、健胃、血圧降下、解熱、胆汁分泌促進。

14 黄連(おうれん)

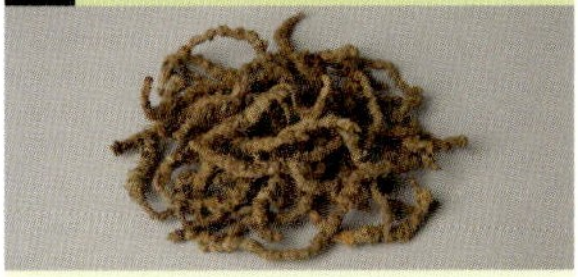

キンポウゲ科オウレンなどの根茎。抗菌、抗炎症、下痢、嘔吐、出血性疾患の改善など。

15 御種人参(おたねにんじん)

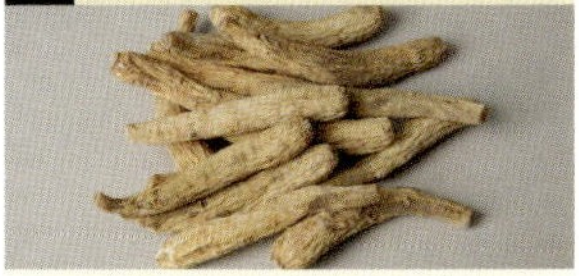

ウコギ科オタネニンジン(朝鮮人参)の根。精神・神経系に作用、疲労、食欲不振、倦怠を改善。

16 遠志(おんじ)

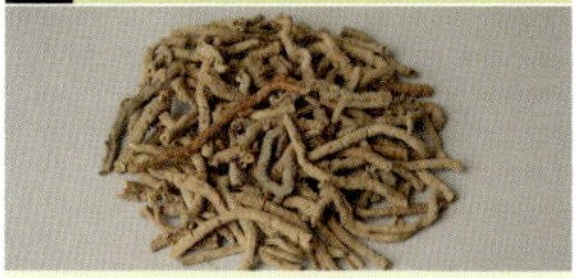

ヒメハギ科イトヒメハギの根や根皮。頭脳を明晰にする。健忘症、不眠、痰の多い咳、できものに作用する。

17 艾葉(がいよう)

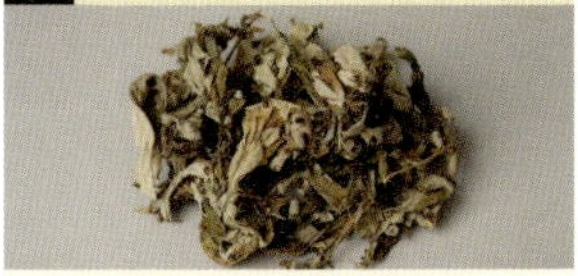

キク科ヨモギの葉や枝先。慢性下痢、吐血、下血、鼻血、月経不順、不正子宮出血などに効果。

18 葛根(かっこん)

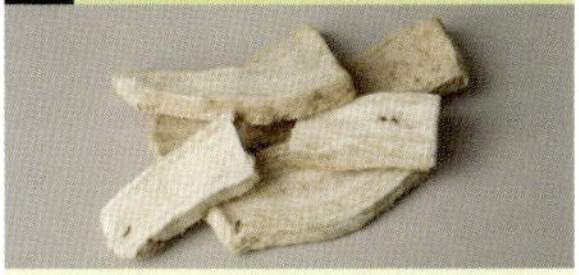

マメ科クズの根。血糖値降下や解熱作用。感冒による頭痛、口渇、下痢、高血圧症や狭心症に効果的。

19 栝楼根(かろこん)

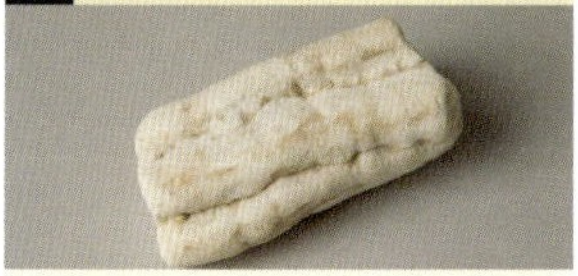

ウリ科キカラスウリなどの根。熱性疾患や糖尿病による口渇、咳、黄疸、化膿性の腫れを鎮める。

20 乾姜(かんきょう)

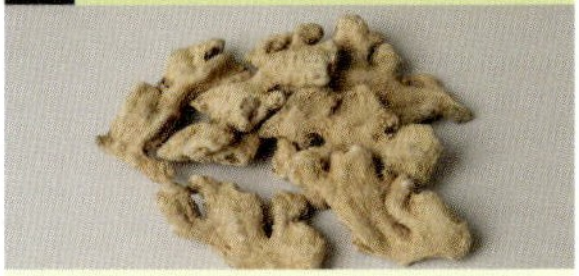

ショウガ科ショウガの根茎。胃腸系を温め、冷えによる頻尿、腹痛、腰痛を改善。鎮咳去痰作用もある。

21 甘草(かんぞう)

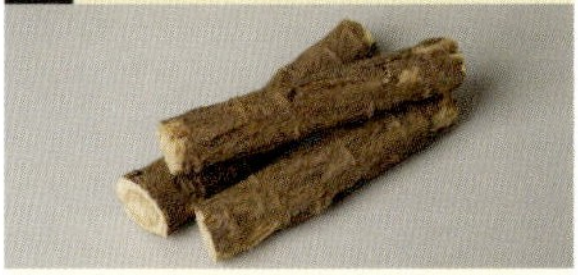

マメ科カンゾウなどの根。精神安定、咽痛緩和、健胃、強壮、止瀉作用。薬物や食べ物の解毒作用も。

22 桔梗(ききょう)

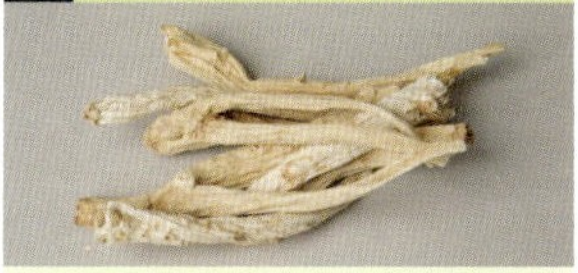

キキョウ科キキョウの根。感冒、肺炎、気管支炎の鎮咳去痰作用のほか、化膿した患部の膿を排出する。

23 菊花(きくか)

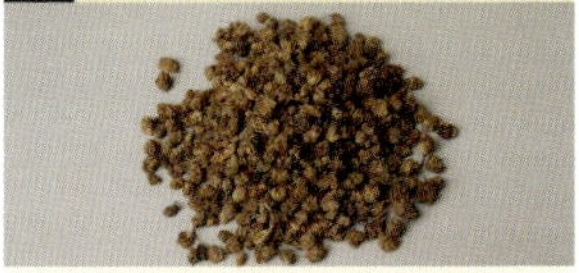

キク科キクの頭花。頭痛、めまい、目の充血やかすみをとる。消炎、利尿、解毒作用。

24 枳実(きじつ)

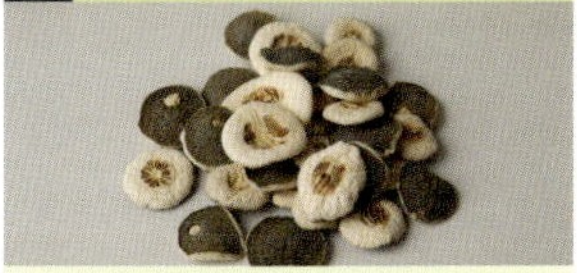

ミカン科ダイダイやナツミカンの未熟果実。胃腸機能を回復し、消化を促進、下痢止め、鎮咳去痰、膨満感を治す。

25 杏仁(きょうにん)

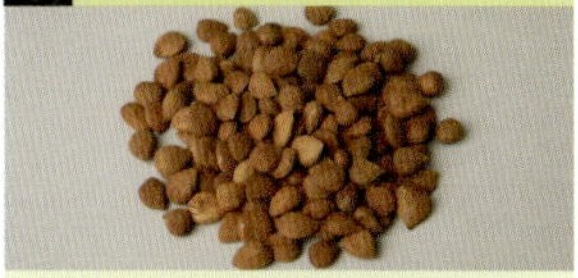

バラ科アンズの種子。咳を鎮め、痰をとる。乾燥性便秘、腹部膨満を改善。

26 魚腥草(ぎょせいそう)

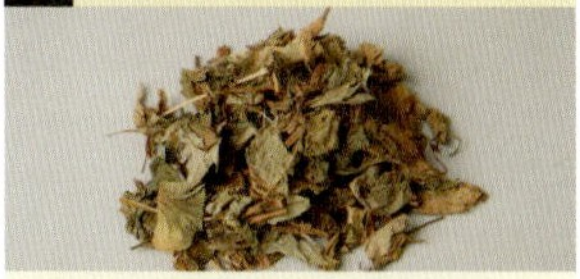

別名は十薬。ドクダミ科ドクダミの全草。解毒、抗菌、利尿作用。便秘、痔、吹き出物に効果。

27 枸杞子(くこし)

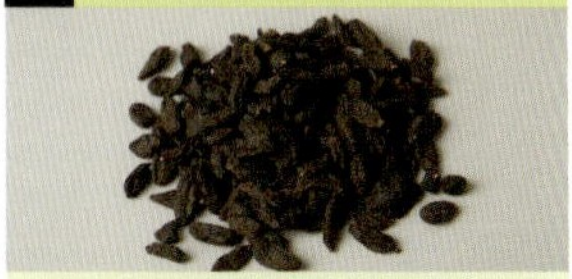

ナス科クコの果実。目の炎症やめまいを鎮める。肝と腎を養い、滋養強壮作用も。

28 荊芥(けいがい)

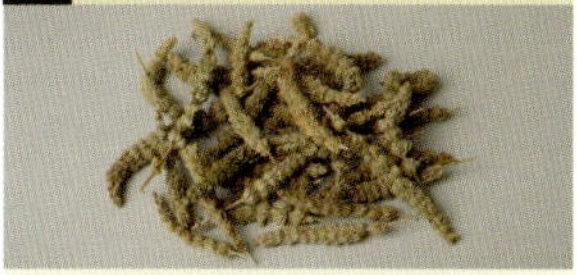

シソ科ケイガイの花穂。風邪による発熱、頭痛、咽痛、化膿性の腫れものを治す。血行を促す。

29 桂皮(けいひ)

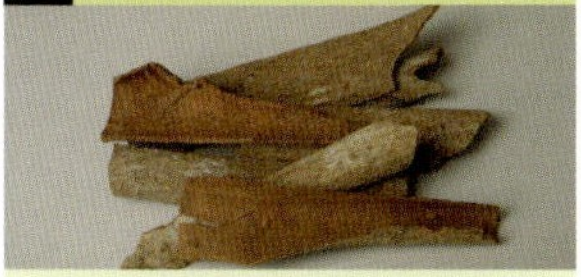

クスノキ科ケイの樹皮または枝。風邪による発熱、頭痛、咽痛を除く。血行を促す。降気作用、駆瘀血作用がある。

30 膠飴(こうい)

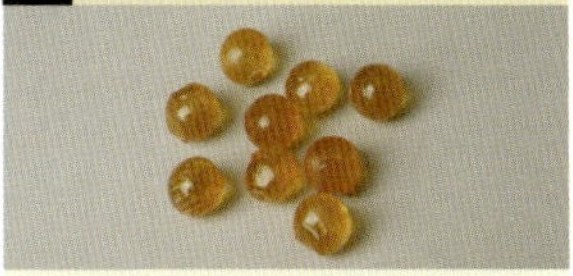

イネ科トウモロコシやイネなどを糖化。胃腸を整え強壮。咳、口渇、咽痛、便秘、吐血などに。

31 香附子(こうぶし)

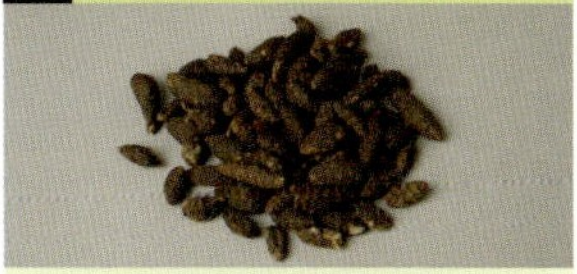

カヤツリグサ科ハマスゲの根茎。気を整え、鬱を解消。胃の機能不全、月経痛に作用。

32 粳米(こうべい)

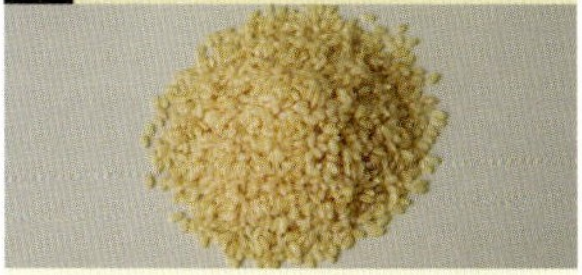

イネ科イネの玄米。胃腸系を補い食欲増進､強壮に。口渇、下痢、炎症を鎮める。

33 厚朴(こうぼく)

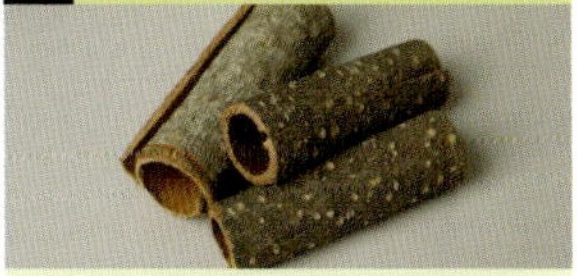

モクレン科ホウノキなどの樹皮。胃腸の機能促進、腹部の張り・痛みを除く。精神的な咳、痰を緩和。

34 牛膝(ごしつ)

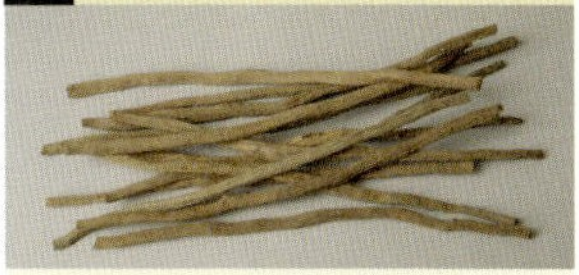

ヒユ科ヒナタイノコズチなどの根。解熱、鎮痛、抗アレルギー作用。腰膝骨痛改善、筋骨強化など。

35 呉茱萸(ごしゅゆ)

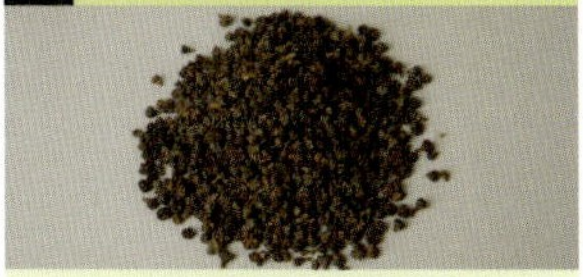

ミカン科ゴシュユなどの果実。胃腸を温め､痛みを止め、冷えによる嘔吐や胸焼けを解消。頭痛や歯痛にも。

36 胡麻(ごま)

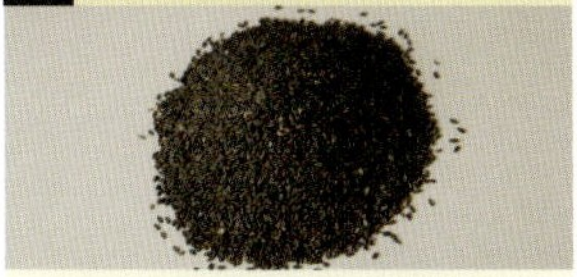

ゴマ科ゴマの種子。脂質代謝を改善､抗酸化作用。めまい、乾燥性便秘、若白髪を改善。

37 五味子(ごみし)

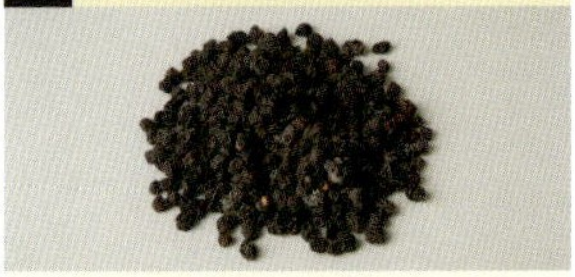

マツブサ科チョウセンゴミシの果実。咳、喘息を鎮める。口渇、寝汗、インポテンツ、慢性の下痢。

38 柴胡(さいこ)

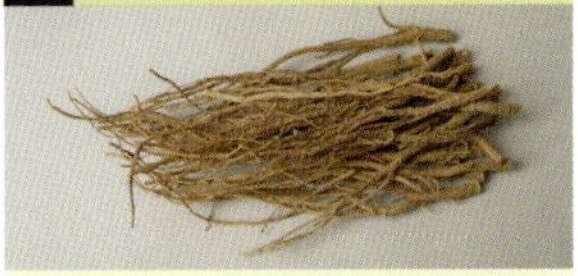

セリ科ミシマサイコなどの根。鎮痛、解熱、抗炎症、抗アレルギー作用。少陽病の風邪、肝疾患(胸脇苦満)。

39 細辛(さいしん)

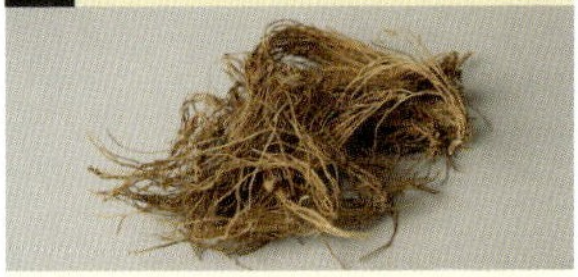

ウマノスズクサ科ウスバサイシンなどの根。感冒の悪寒、冷えによる鼻炎、咳、頭痛、歯痛に。

40 山査子(さんざし)

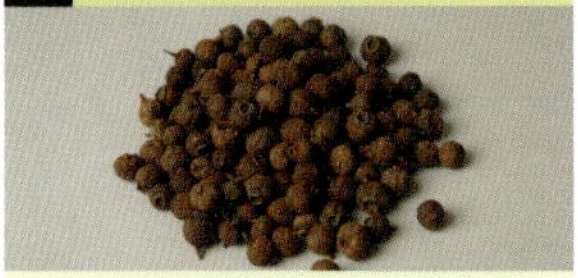

バラ科サンザシなどの果実。消化促進作用あり。胃酸過多、下痢、腰痛を改善。瘀血を除き、痛みを抑える。

41 山梔子(さんしし)

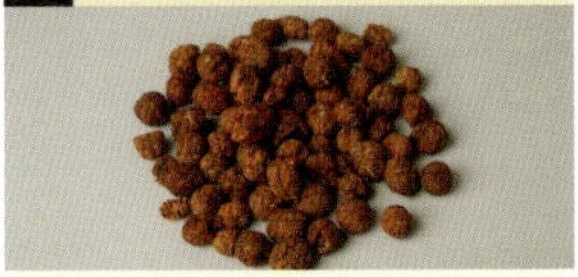

アカネ科クチナシの果実。抗炎症作用。結膜炎、鼻血、不眠、黄疸、腫れ物に効果的。

42 山椒(さんしょう)

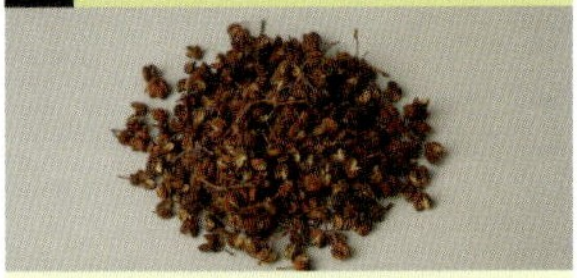

ミカン科サンショウなどの成熟果皮。冷えによる腹痛、下痢、歯痛、湿疹のかゆみを緩和。寄生虫を下す。

43 酸棗仁(さんそうにん)

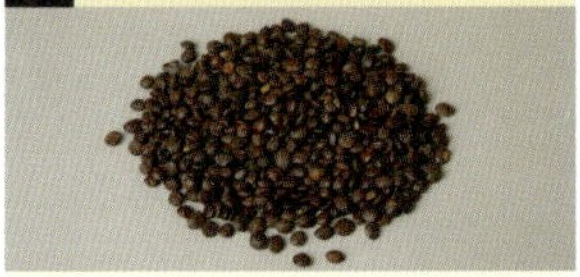

クロウメモドキ科サネブトナツメの種子。精神安定作用により、不眠、動悸、不安を改善。消耗性発汗にも。

44 山薬(さんやく)

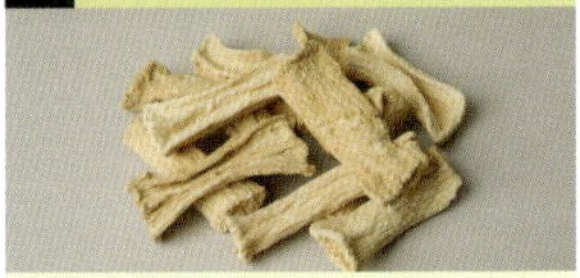

ヤマノイモ科ヤマノイモなどの根茎。胃腸機能を高め、消化促進、便通改善、下痢止めに。糖尿病や夜尿症にも。

45 地黄(じおう)

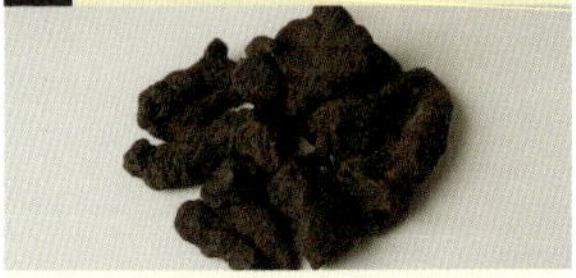

ゴマノハグサ科アカヤジオウなどの根。血糖値降下、月経不順、止血、乾燥性の便秘や咳に効果的。

46 地骨皮(じこっぴ)

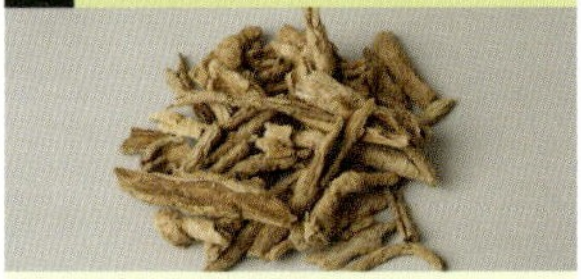

ナス科クコの根皮。発熱の抑制、血圧降下作用。寝汗、鼻血、化膿性腫れ物を治癒。

47 紫根(しこん)

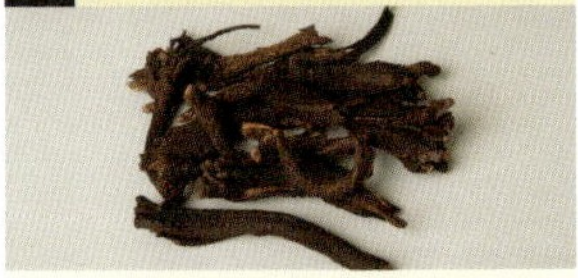

ムラサキ科ムラサキの根。鼻血、血尿、乾燥性便秘、湿疹、火傷、できものを改善する。日本では硬紫根が用いられる。

48 紫蘇子(しそし)

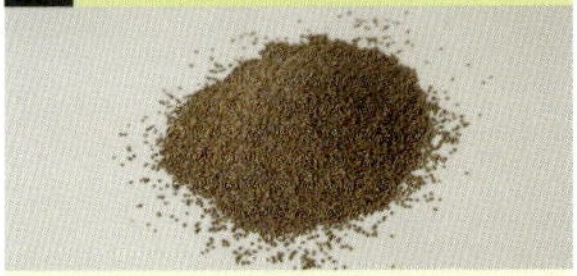

シソ科シソの果実。上衝した気を下げ、咳や痰を除き、喘息を緩和。便秘解消。

49 紫蘇葉(しそよう)

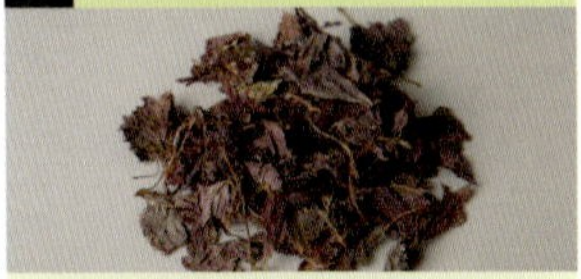

別名は蘇葉。シソ科シソの葉。悪寒発熱、咳、喘息に。魚介類の中毒予防と治療。

50 柿蔕(してい)

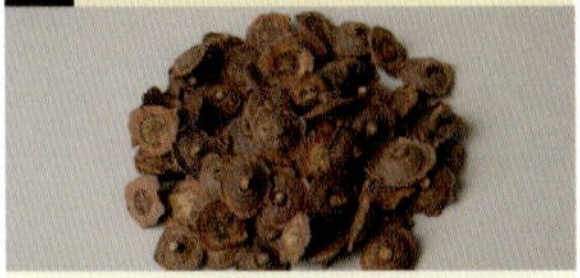

カキノキ科カキノキの果実。しゃっくりを止める特効薬。痰を除く。

51 芍薬(しゃくやく)

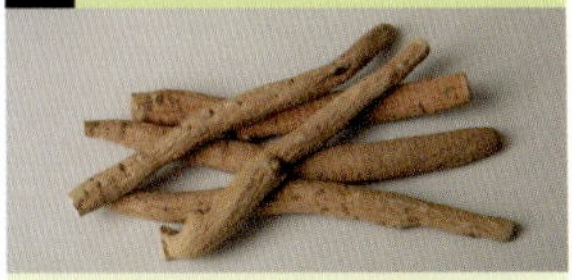

ボタン科シャクヤクの根。筋肉痛、痙攣、腹痛を緩和。瘀血を除き、月経痛、月経不順を改善。止血作用も。

52 車前子(しゃぜんし)

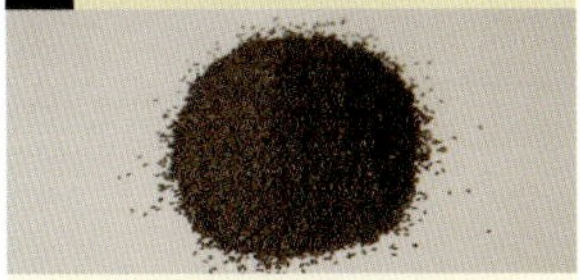

オオバコ科オオバコの種子。水分代謝を促進し、浮腫、血尿を改善。目の充血や痛みにも。

53 䗪虫(しゃちゅう)

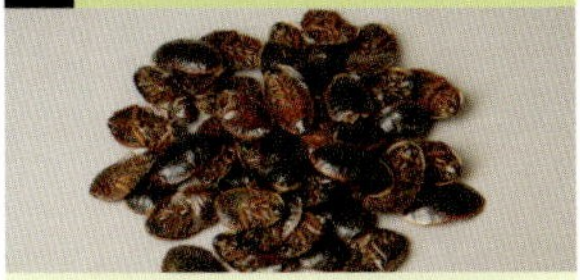

シナゴキブリなどの雄。肝機能障害の抑制作用。瘀血による無月経、腹痛に効果的。

54 縮砂(しゅくしゃ)

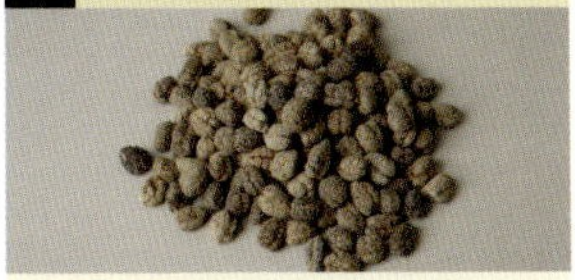

ショウガ科シュクシャなどの種子。胃酸分泌を抑制、胆汁分泌促進。下痢、流産予防、抗アレルギー。

55 熟地黄(じゅくじおう)

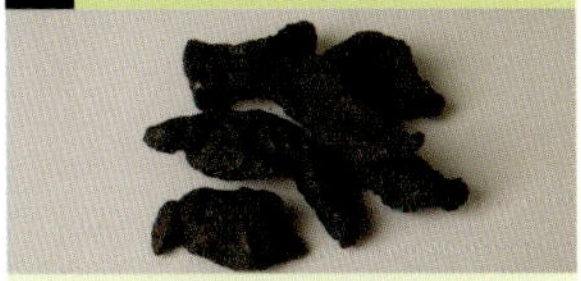

ゴマノハグサ科アカヤジオウなどの根を酒で蒸す。血虚による貧血、月経不順ほか、寝汗、糖尿病、頻尿に。

56 生姜(しょうきょう)

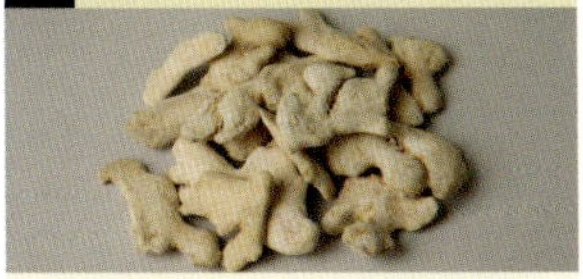

ショウガ科ショウガの根茎。発汗して寒を除く。嘔吐抑制、魚介類の中毒予防、解毒作用。感冒には温服する。

57 小麦(しょうばく)

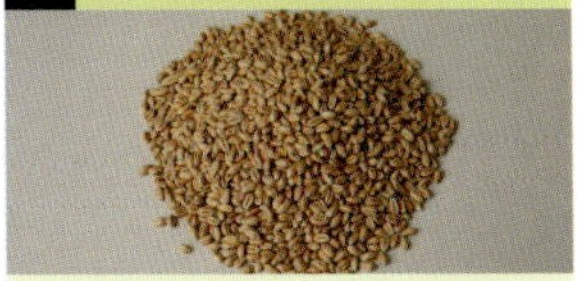

イネ科コムギの果実。熱を除き、口渇、下痢、化膿性の腫れ物に効果。出血、火傷にも。

58 地竜(じりゅう)

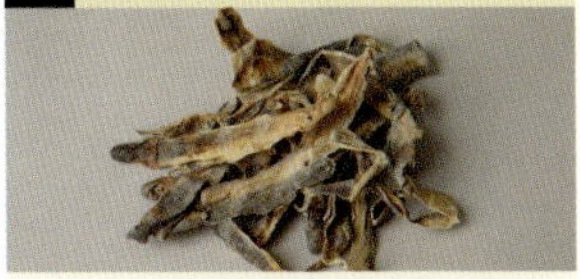

ツリミミズ科カッショクツリミミズなど。めまい、震え、痙攣を改善。解熱作用。

59 辛夷(しんい)

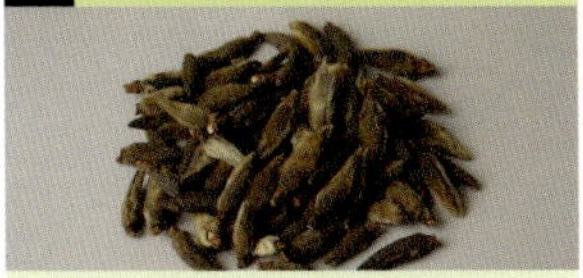

モクレン科コブシなどのつぼみ。風邪によるくしゃみ、鼻水、鼻づまり、頭痛を解消。

60 普耆(しんぎ)

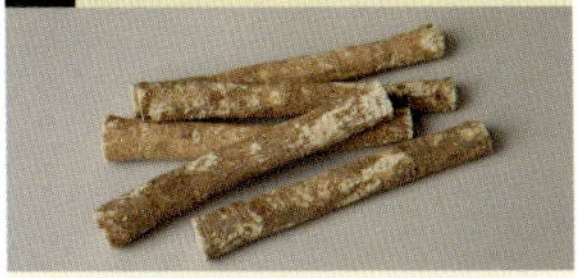

マメ科キバナオウギなどの根。効能は黄耆とほぼ同じ。滋養強壮作用。利尿、止汗に働き、腎炎にも効果的。

61 水蛭(すいてつ)

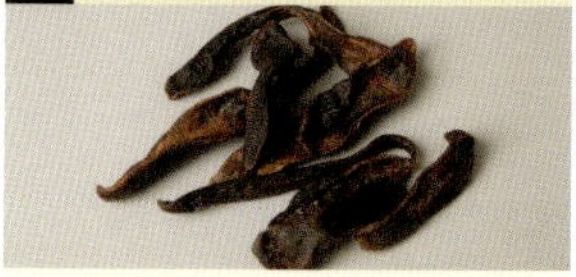

ヒルド科チスイビルなど。駆瘀血作用があり、血液循環や月経不順を改善。利尿作用もある。

62 蠐螬(せいそう)

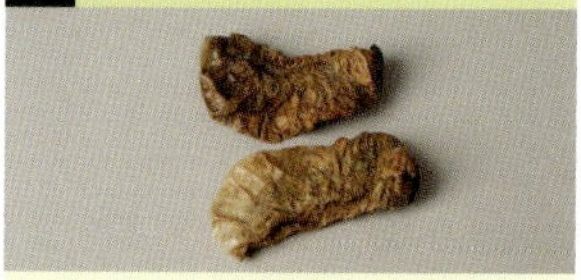

コフキコガネ科チョウセンクロコガネなどの幼虫。打撲や骨折、瘀血による痛みに。

63 石膏(せっこう)

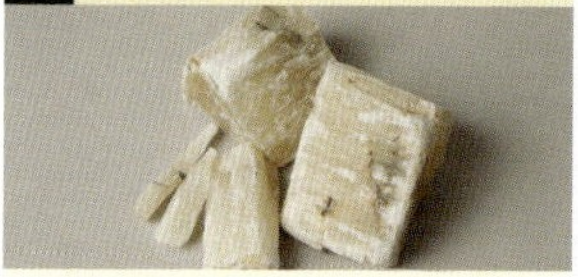

天然の含水硫酸カルシウム。口渇、高熱、喘息を緩和。熱性の皮膚の炎症を鎮める。

64 川芎(せんきゅう)

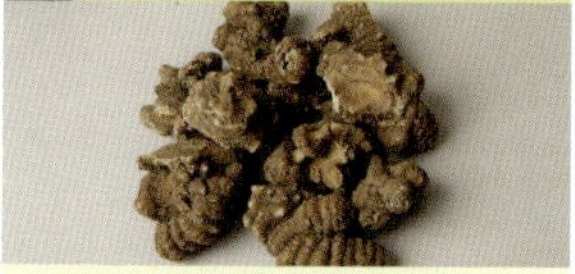

セリ科センキュウの根茎。血流を改善。腹痛、冷え症、月経不順、月経痛に効果的。風邪や瘀血の頭痛に。

65 蝉退(せんたい)

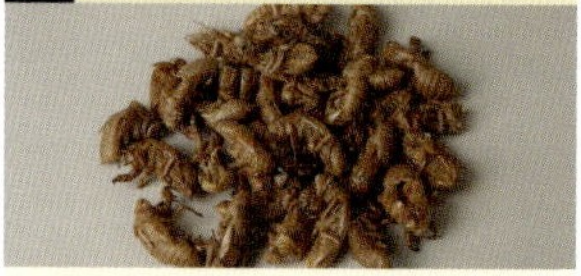

セミ科ミンミンゼミなどの抜け殻。解熱、鎮静作用。咳、風疹のかゆみ、目の充血に。

66 蒼朮(そうじゅつ)

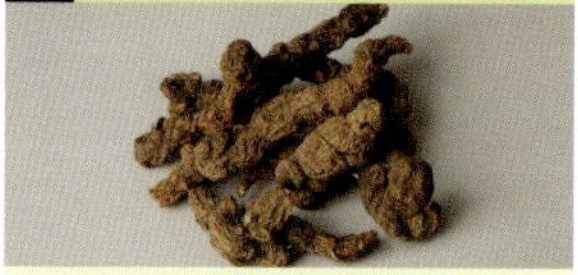

キク科ホソバオケラなどの根茎。関節痛・筋肉痛を治し、食欲不振、嘔吐、下痢、流行性感冒の治癒。

67 桑白皮(そうはくひ)

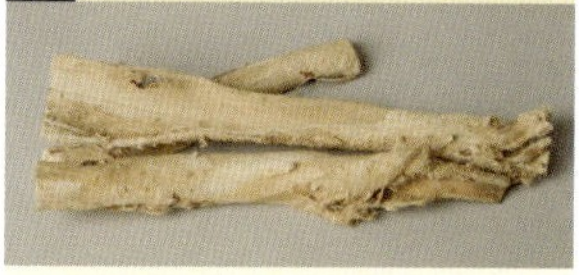

クワ科マグワの根茎。肺の炎症を鎮静化。咳・痰を除く。水分を調節し、水腫を除く。

68 大茴香(だいういきょう)

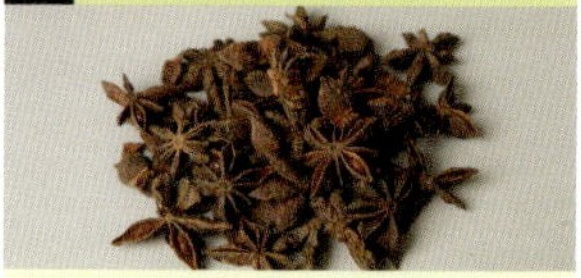

シキミ科シキミの果実。別名スターアニス、八角。健胃・解熱作用。抗インフルエンザ効果も。

69 大黄(だいおう)

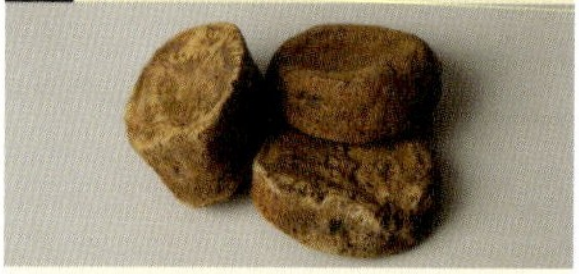

タデ科ダイオウなどの根茎。抗菌・抗ウイルス、瀉下作用による便秘改善、胃腸の炎症を抑制。

70 大棗(たいそう)

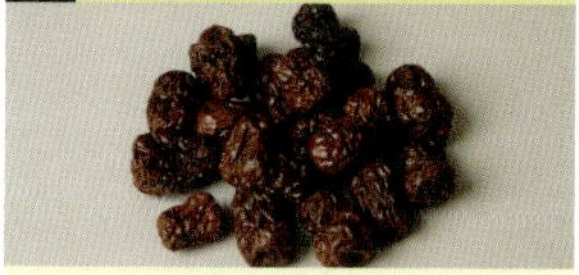

クロウメモドキ科ナツメの果実。胃腸機能を改善、神経症による動悸・不安を除く。

71 大腹皮(たいふくひ)

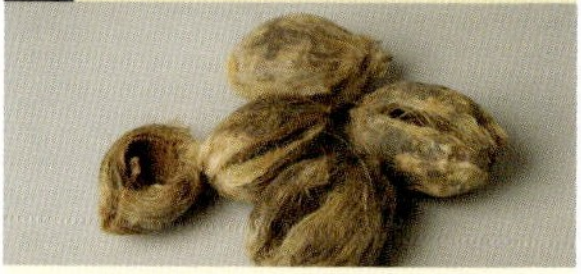

ヤシ科ビンロウなどの果皮。胃腸系を整え、消化を促進。腹部の膨満感を解消。

72 沢瀉(たくしゃ)

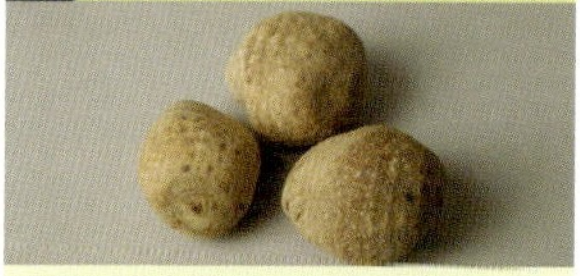

オモダカ科サジオモダカの塊茎。水分代謝を改善し、膀胱炎、浮腫、水腫、頭重感、めまい、耳鳴りを治す。

73 竹茹(ちくじょ)

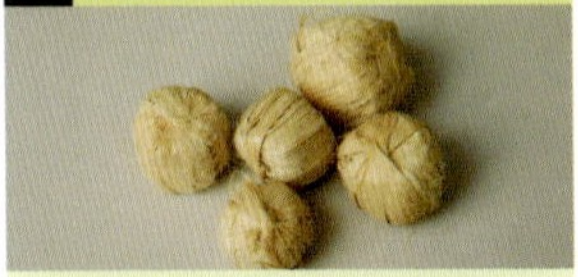

イネ科ハチクなどの棹(茎)の内層。抗菌、制がん作用。咳や痰、嘔吐、不正出血などを除く。

74 竹節人参(ちくせつにんじん)

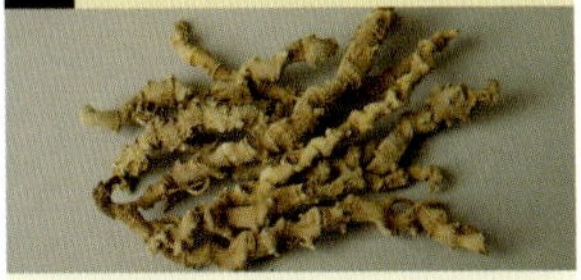

ウコギ科トチバニンジンの根茎。食欲不振を解消。過労・疲労による咳や痰を鎮静化。止血、止痛作用も。

75 知母(ちも)

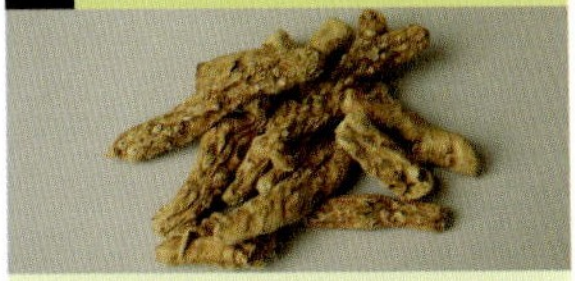

ユリ科ハナスゲの根茎。血糖降下、解熱作用。肺の炎症による咳、口渇を改善。腹部の炎症を鎮める。

76 丁子(ちょうじ)

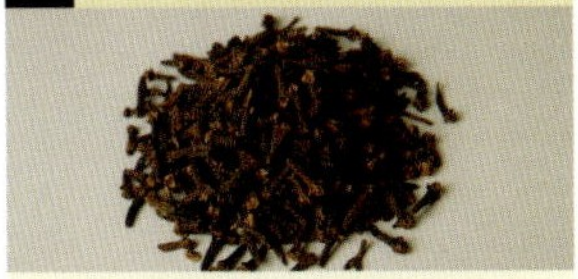

フトモモ科チョウジのつぼみ。胃腸や腎を温め機能を改善。嘔吐、下痢、皮膚疾患を解消。

77 釣藤鈎(ちょうとうこう)

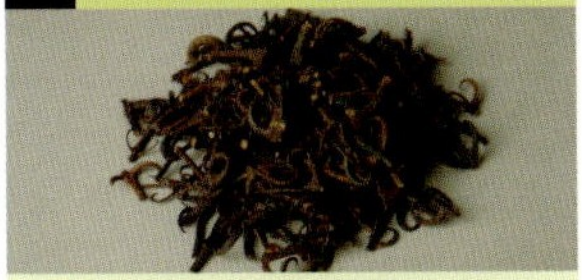

アカネ科カギカズラなどのとげ。高血圧、頭痛、めまい、立ちくらみ、目の充血に効果的。

78 猪苓(ちょれい)

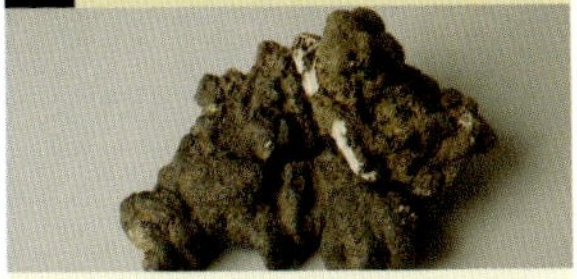

サルノコシカケ科チョレイマイタケの菌核。利尿作用により浮腫、膀胱炎、口渇に効く。

79 陳皮(ちんぴ)

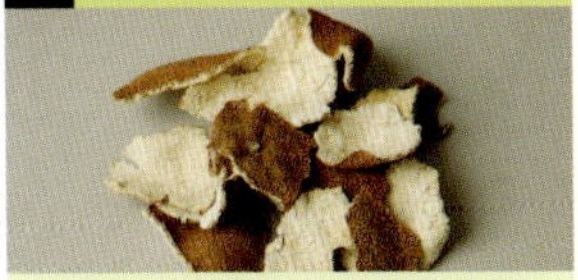

ミカン科ウンシュウミカンなどの果皮。胃腸を整え、食欲不振、膨満感を解消。咳・痰を鎮静化。

80 田七人参(でんしちにんじん)

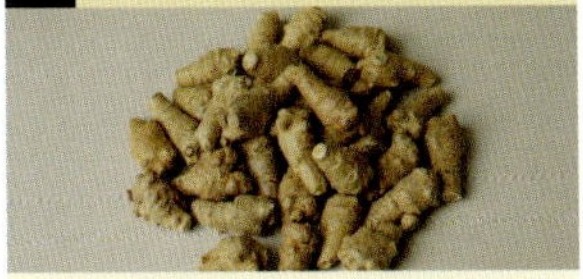

ウコギ科サンシチニンジンの根茎。吐血、不正出血などの止血、リウマチ、神経痛の鎮痛作用。

81 天門冬(てんもんどう)

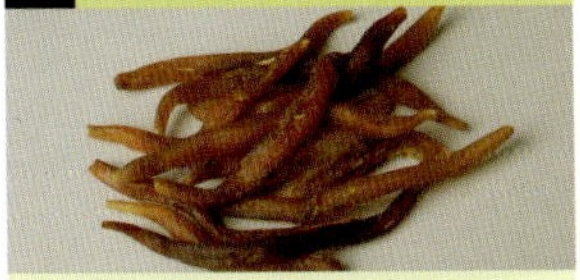

ユリ科クサスギカズラの根。肺の炎症を鎮め、喉の腫れ、咳、口渇を緩和。

82 党参(とうじん)

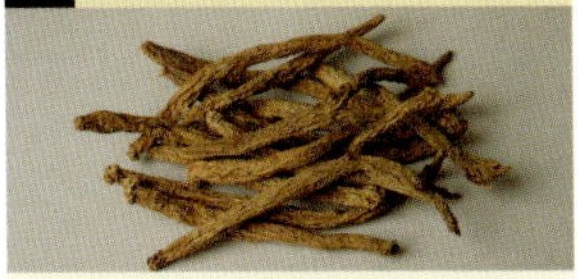

キキョウ科ヒカルツルニンジンの根。胃腸機能を改善。食欲不振、疲労、口渇、下痢に効果的。

83 桃仁(とうにん)

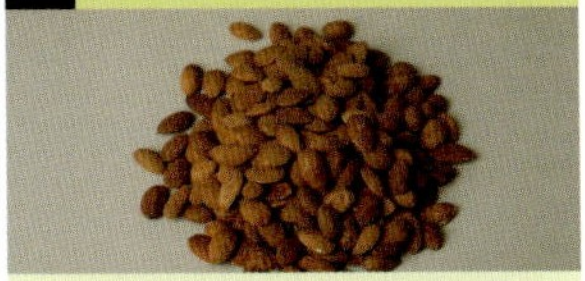

バラ科モモなどの種子。駆瘀血作用により月経痛、月経不順、痔を解消。便秘にも効果。

84 独活(どくかつ)

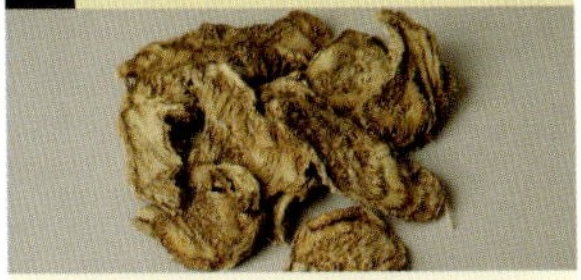

ウコギ科ウドの根茎。体を温め、神経痛、関節痛、風邪を治癒。頭痛、歯痛の鎮痛効果も。

85 杜仲(とちゅう)

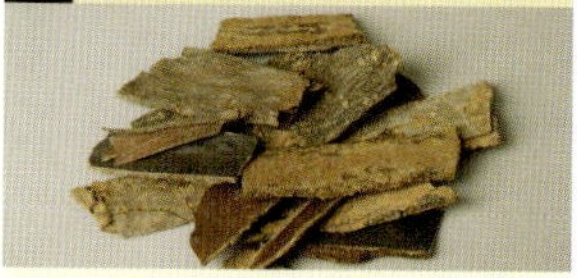

トチュウ科トチュウの樹皮。血圧降下、筋肉強化作用。腎を補い頻尿、性機能障害を治す。

86 南蛮毛(なんばんもう)

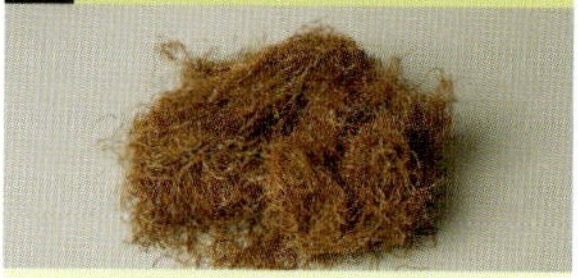

イネ科トウモロコシの雄花の花柱(毛)。利尿、降圧、胆汁分泌促進作用。血糖値を降下。

87 乳香(にゅうこう)

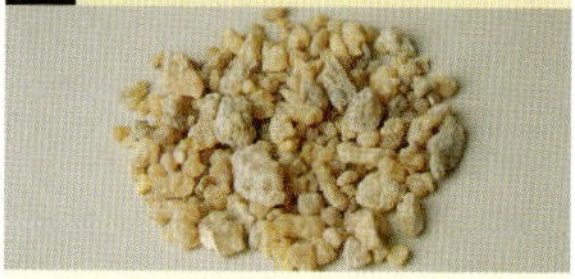

カンラン科ニュウコウジュの幹。瘀血を除き、筋肉・関節の痛みを鎮静化。打撲傷も改善。

88 麦門冬(ばくもんどう)

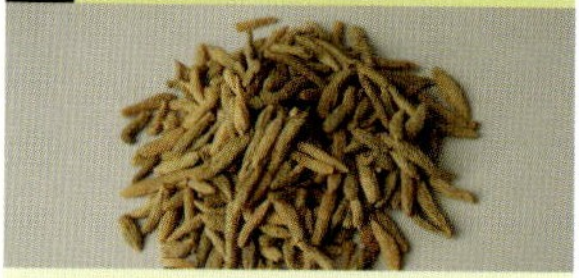

ユリ科ジャノヒゲの根。肺の津液を補い咳・痰を除く。口渇、寝汗、乾燥性便秘を解消。

89 薄荷(はっか)

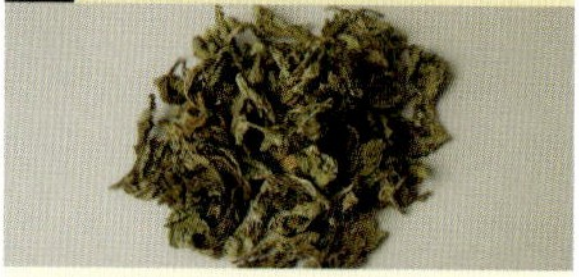

シソ科ハッカの葉や茎。風邪による頭痛、喉の痛みを緩和。口内炎、歯痛の治癒にも。

90 半夏(はんげ)

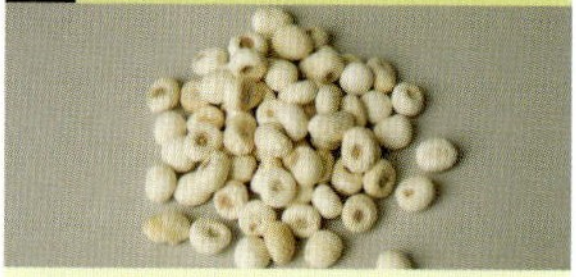

サトイモ科カラスビシャクの塊茎。咳・痰、嘔吐を鎮静化。頭痛、めまい、胃の機能を改善。

91 半枝蓮(はんしれん)

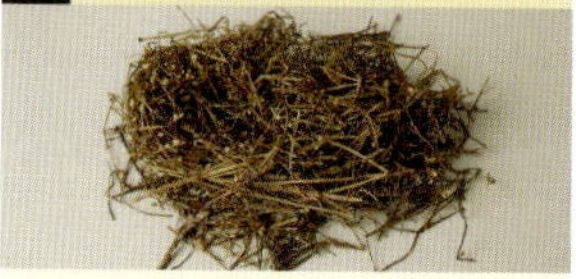

シソ科スクテラリア・バルバータの全草。抗がん作用。解毒、痛み止め、止血にも効果的。

92 板藍根(ばんらんこん)

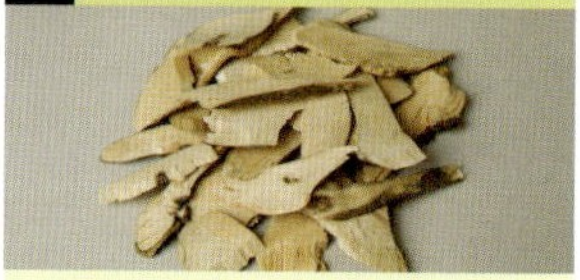

アブラナ科ホソバタイセイの根。インフルエンザを抑制。解熱・解毒作用。肝炎の治療にも。

93 百合(びゃくごう)

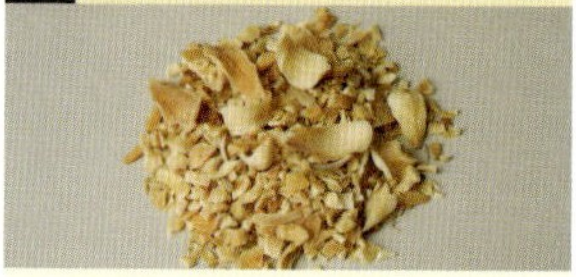

ユリ科オニユリなどの鱗片(ユリ根)。精神安定作用。咳・痰、肺の炎症を鎮める。

94 白朮(びゃくじゅつ)

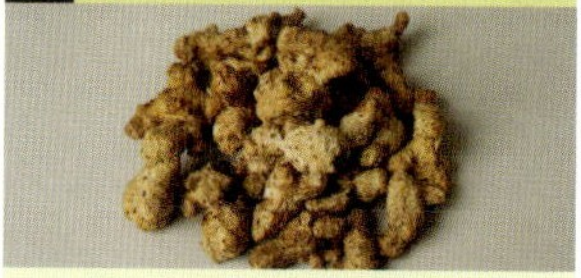

キク科オケラなどの根茎。健胃作用により食欲不振や下痢を治癒。むくみ、腹部膨満を解消。止汗作用もある。

95 白花蛇舌草(びゃっかじゃぜつそう)

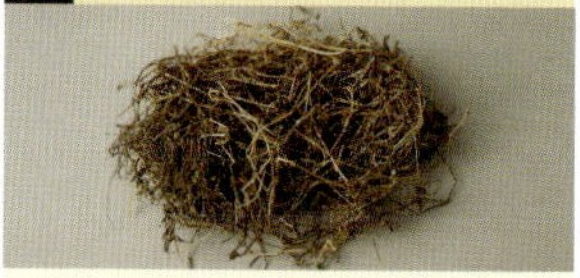

アカネ科フタバムグラの全草。抗がん・抗炎症作用。肝炎、大腸炎、湿疹、吹き出物にも。

96 枇杷葉(びわよう)

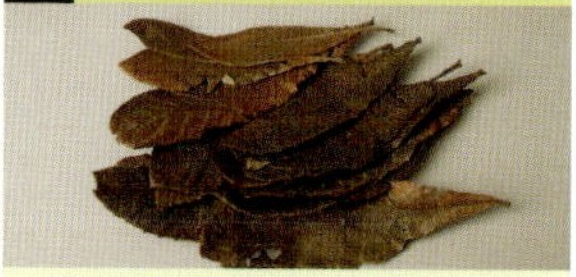

バラ科ビワの葉。肺の炎症を抑え、咳・痰、吐血を止める。胃腸を整え、吐き気を治す。

97 檳榔子(びんろうじ)

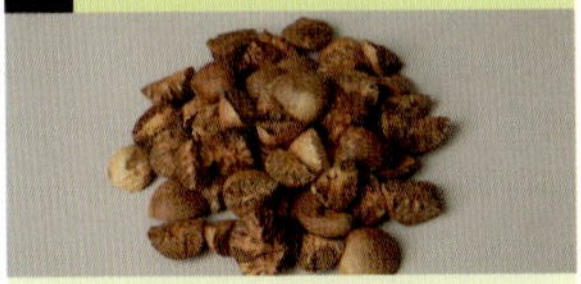

ヤシ科ビンロウの種子。寄生虫を駆除。消化不良、膨満感、下痢、むくみ、脚気を解消する。中枢興奮作用もある。

98 茯苓(ぶくりょう)

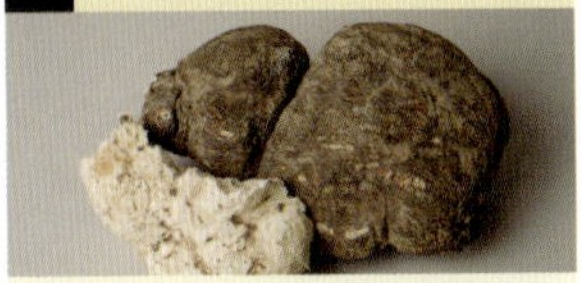

サルノコシカケ科マツホドの菌核。水分代謝を促進し、胃腸を整え、むくみ、下痢を改善。精神安定作用も。

99 附子(ぶし)

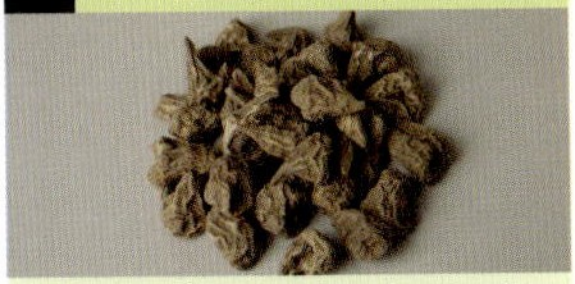

キンポウゲ科ハナトリカブトなどの塊根。体を温めて冷えをとり、激しい痛み、下痢、むくみを解消。

100 防已(ぼうい)

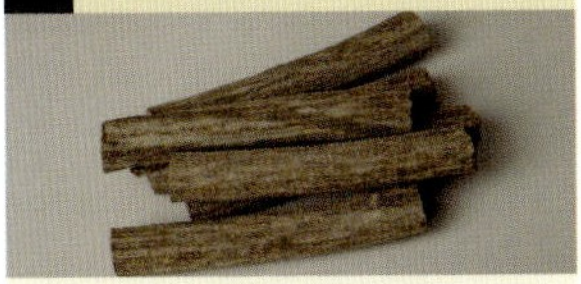

ツヅラフジ科オオツヅラフジなどの根茎。水分代謝を促進。坐骨神経痛、関節炎の鎮痛作用も。

101 芒硝(ぼうしょう)

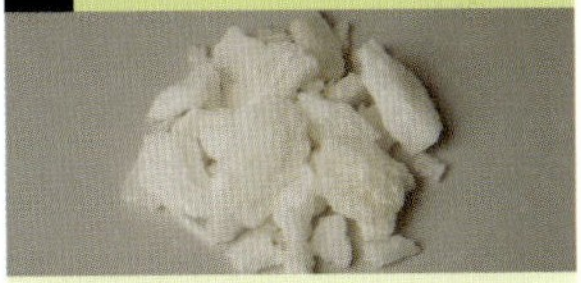

天然の含水硫酸ナトリウム。陽明病の解熱、便秘に。炎症性のできもの、湿疹にも効果的。

102 虻虫(ぼうちゅう)

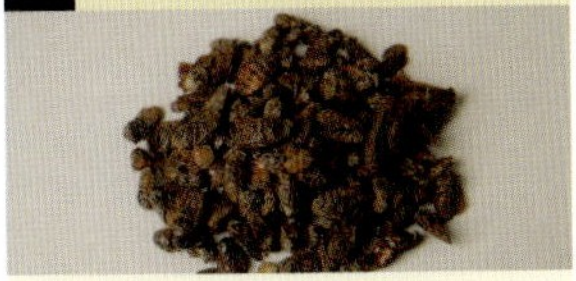

アブ科のウシアブやフタスジアブなどの雌の成虫。血液凝固阻止、溶血作用があり、通経、駆瘀血剤などに。

103 防風(ぼうふう)

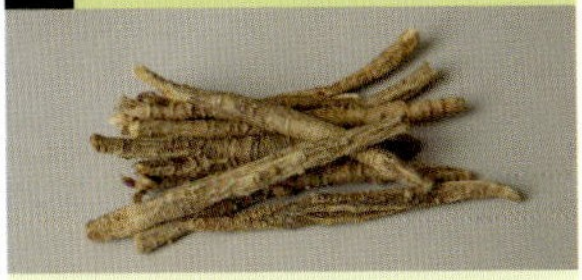

セリ科ボウフウの根や根茎。抗炎症・鎮痛作用。頭痛、めまい、感冒、関節痛などを緩和。

104 牡丹皮(ぼたんぴ)

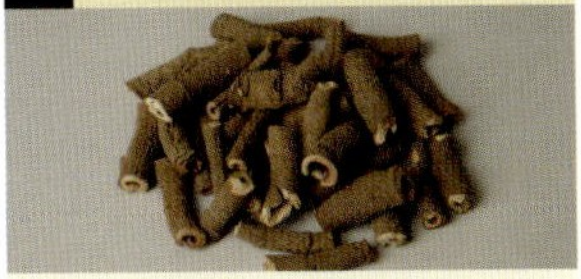

ボタン科ボタンの根皮。瘀血を除き、頭痛、腰痛、月経痛などを解消。血糖値降下、抗菌作用。

105 牡蠣(ぼれい)

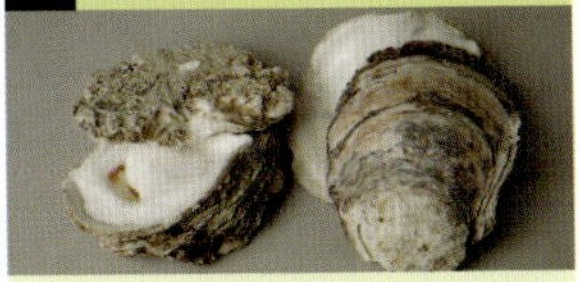

イタボガキ科カキの貝殻。のぼせ、寝汗、不眠、精神不安などを改善。胃潰瘍にも効果。

106 麻黄(まおう)

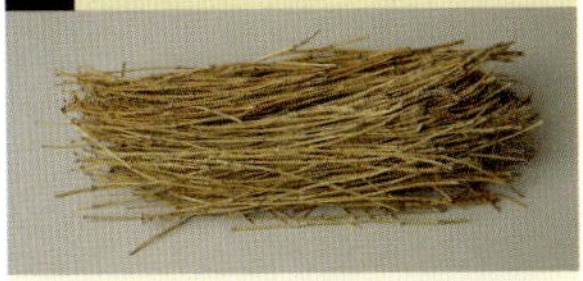

マオウ科シナマオウなどの茎。発汗により発熱、頭痛、悪寒、咳、喘息などを鎮静化。

107 麻黄根(まおうこん)

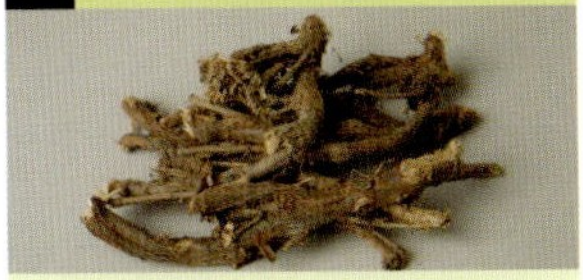

マオウ科キダチマオウなどの根。麻黄の茎とは異なり、汗を止める作用。全身のむくみを改善する。

108 麻子仁(ましにん)

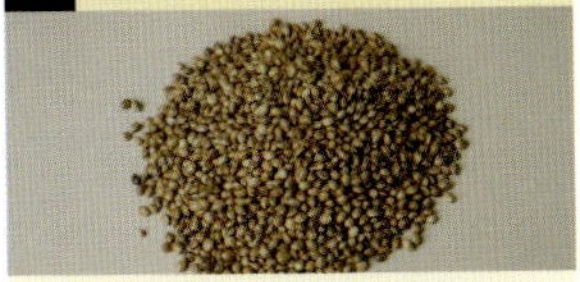

クワ科アサの果実。血糖値の降下作用。腸の津液を補い、乾燥性便秘や月経不順を解消。

109 木通(もくつう)

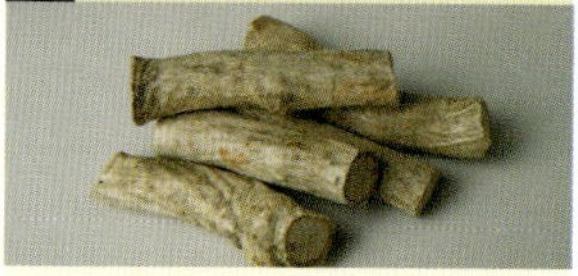

アケビ科アケビなどの茎。ストレス性潰瘍、むくみ、炎症抑制作用。乳汁分泌困難を改善。

110 益母草(やくもそう)

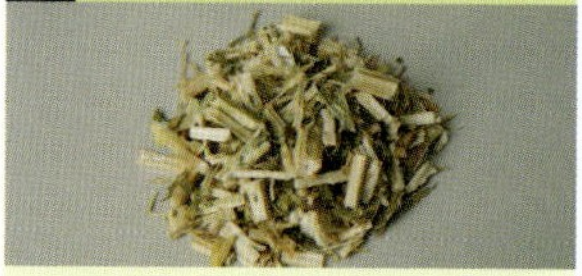

シソ科メハジキなどの花期の地上部。月経不順、不正出血、腹痛、下痢、できものに効果的。子宮筋収縮作用も。

111 薏苡仁(よくいにん)

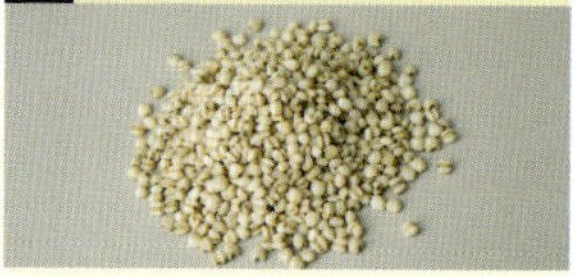

イネ科ハトムギの種子。利尿作用、瘀血の解毒による美肌効果。神経痛、関節痛を緩和。

112 竜眼肉(りゅうがんにく)

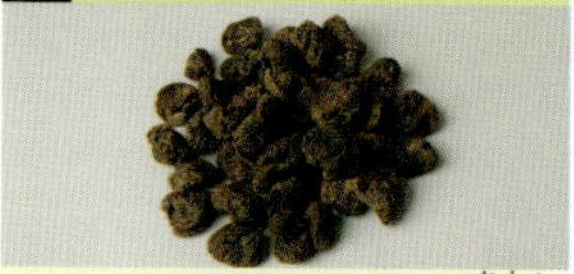

ムクロジ科リュウガンの仮《か》種《しゅ》皮《ひ》。気血を補い、精神不安による動悸や不安・不眠を解消する。

113 竜骨(りゅうこつ)

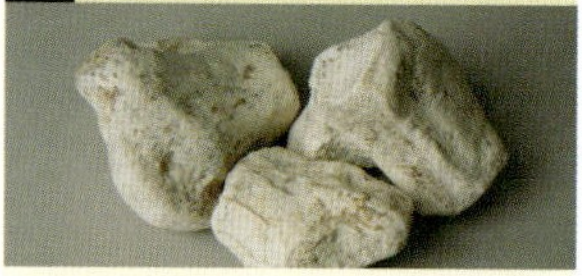

ゾウやサイなど大型ほ乳類の化石化した骨。精神を安定化し、不眠や不安を除く。強壮作用。

114 竜胆(りゅうたん)

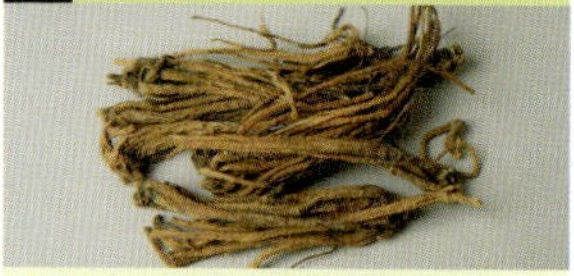

リンドウ科トウリンドウなどの根や根茎。肝、胆、泌尿器、生殖器系の炎症に効果的。

115 良姜(りょうきょう)

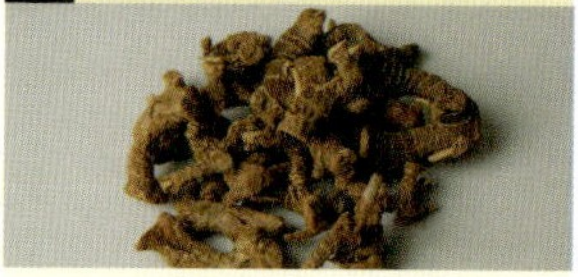

ショウガの根茎。胃腸系を温め、感冒、冷え症、消化機能低下を改善する。

116 霊芝(れいし)

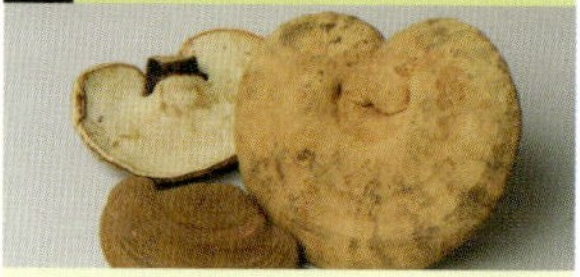

マンネンタケ科のマンネンタケ。免疫力を高め、生活習慣病・高血圧の予防。

117 連翹(れんぎょう)

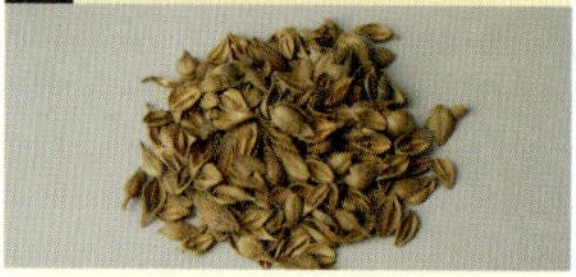

モクセイ科レンギョウの果実。咽頭部の炎症、湿疹に効果を発揮。解熱作用も。

薬食同源と医食同源

身体の不調には、薬を使う前に、まず普段の食事を見直し、「食事療法」を心掛けてみましょう。

身体によいスープが煎じ薬の始まり

古代中国では古くから、食べ物の効能に注目し、中国医学が発達してからも、「薬と食は源が同じ」という考え方から「**薬食同源**《やくしょくどうげん》」（食薬同源）という概念が根づいていました。

実際に漢方薬を煎じ薬として服用する方法は、紀元前16～11世紀ごろ、割烹料理人から大臣になった伊尹《いいん》が、薬をスープにして服用する方法を編み出したのがはじまりとされています。スープは中国語で「湯」と書きます。そのため今でも、漢方薬の名称には「○○湯」と湯の文字が使われ、煎じ薬は**湯液**《とうえき》と呼ばれています。

『黄帝内経《こうていだいけい》』には「空腹を満たすときは食といい、病を治すときは薬という」として、食と薬は、目的によって呼び名だけが異なることが記されています。

◆食養と薬膳

唐の時代（7～10世紀）の名医で後の養生学に大きな影響を与えた孫思邈《そんしばく》の『千金方《せんきんほう》』では、「まず食事療法で治し、だめな場合に薬を用いるべき」との記載があり、食事療法「食治」の重要性と、食事療法の次に薬を用いる、といった試すべき順番が述べられています。東洋医学ではこのように、薬を使う前の食事療法を「**食養**《しょくよう》」とし、食材の性質である五性や五味を考えてとることが重要とされています。

薬効をさらに重視した治療食を「**薬膳**《やくぜん》」と呼びます。薬膳料理には、食材の特性を生かすとともに、体調を整える生薬を入れます。

用語解説 **千金方**：650年頃、孫思邈によって書かれた医学書で、全30巻になる。病理、薬物療法、鍼灸、食事療法などについて書かれている。

食養と薬膳

食養とは薬を使う前の食事療法のこと。食材の性質である「五性」や食物の味自体の効用「五味」を考える。ただし、これら薬性には誤解や拡大解釈されたものもあり注意が必要。

五性	食べ物の身体を温めたり冷やしたりする陰陽の性質を、五行に従い熱(体の冷えを強く温める)、温(体の冷えを温める)、平(温めも冷やしもしない)、涼(体を冷やす)、寒(体を強く冷やす)に分類したもの。
五味	食材の味を五行に基づき、酸(すっぱさ)、苦(にがみ)、甘(あまみ)、辛(からみ)、鹹《かん》(しょっぱさ)に分類したもの。

薬効を重視した治療食はまとめて薬膳といわれるが、次のように４つに分類される。

食用	季節や環境に合わせて、栄養バランスのとれた食事をとること。
食養	老化防止、美容など、病気を予防する目的をもった食事のこと。
食療	不調の改善など、病気の治療を目的とした食事のこと。
薬膳	食療にさらに生薬を加え、病気を治すための食事のこと。

「医食同源」とは

「医食同源」とは？

「医食同源」とは、古代中国医学の「薬食同源」をもとに、日本で生まれた造語です。臨床医である新居裕久氏が、1972年にNHKの料理番組「きょうの料理」で使ったのが最初といわれています。

その後、日本国内で広く使われるようになり、現在では中国でも使われています。

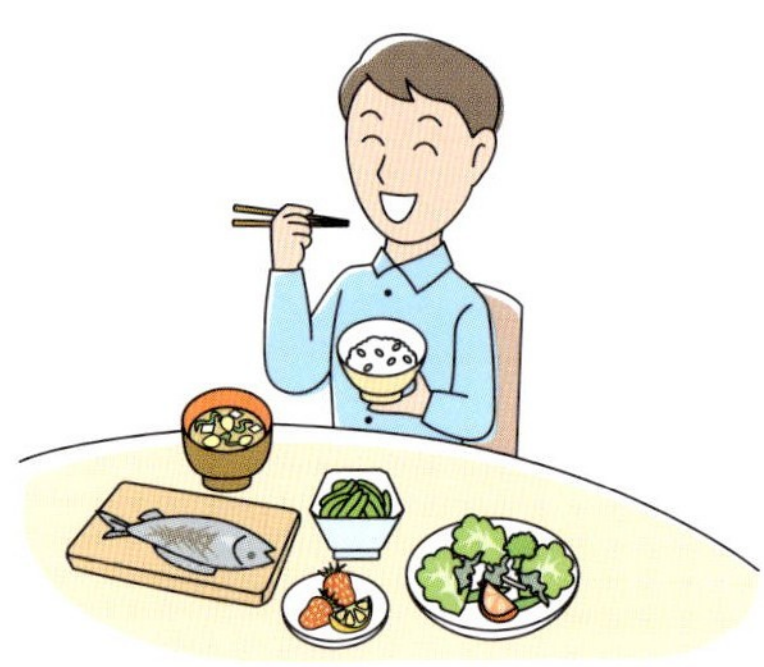

Column

すぐに使えるセルフケア術②
冷えの改善に
経筋ストレッチ

冷え性の改善にオススメなのが、経筋ストレッチ。硬くなった筋肉を伸ばすため、多少痛みを伴うこともあります。膝関節や股関節にも多少負担がかかるので、痛みが強い場合や膝が悪い方、高齢の方は無理に行わないようにしてください。

●四肢末端型の冷えを改善する経筋ストレッチ

大腿部前面外側から足のすね、甲、人差し指から小指を通る足の陽明経筋《ようめいけいきん》(P123)をストレッチさせ、足趾《そくし》の血流を一気に改善させる。

1 イスに座り、右足を左太ももの上にのせる。

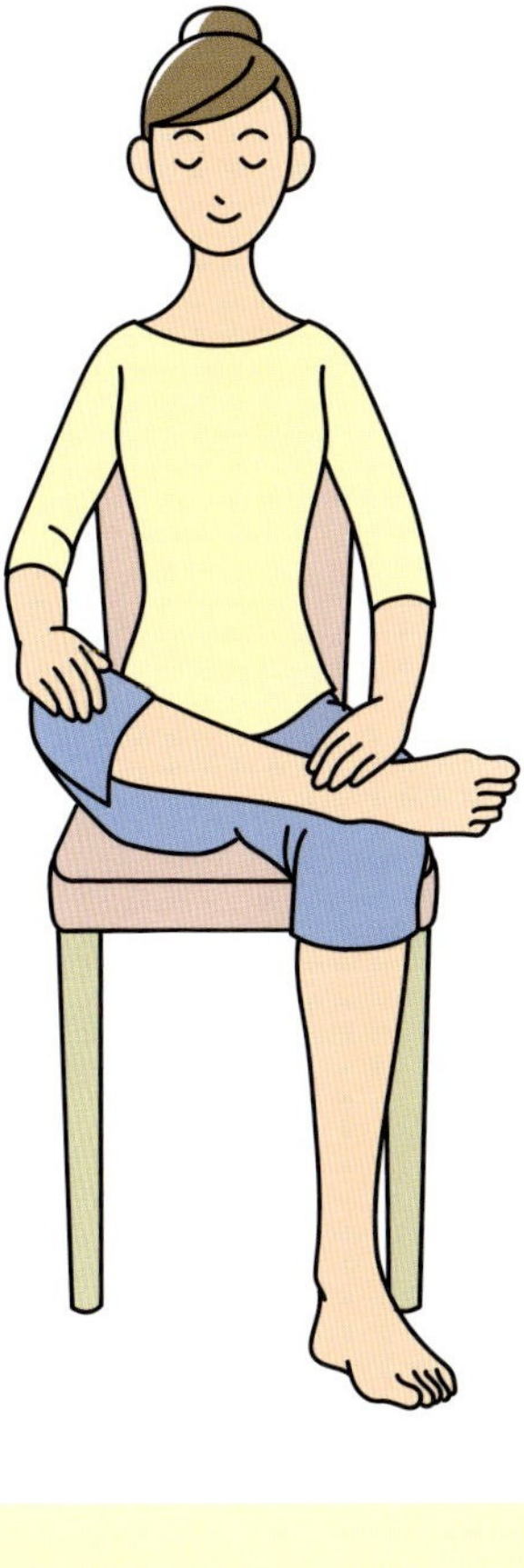

2 右足の甲を左手で持ち、そのまま後ろに引きながら足の甲が伸びるように、足趾を曲げてストレッチする。

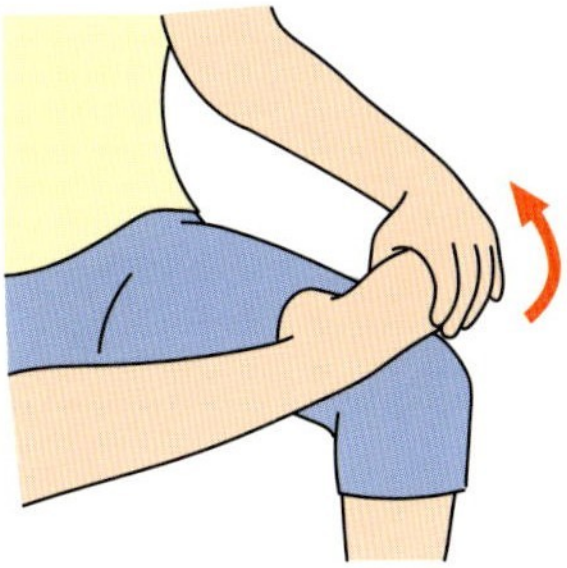

3 5秒キープしたら、手を放して5秒休む。これを5回繰り返し、左足も同様に行う。

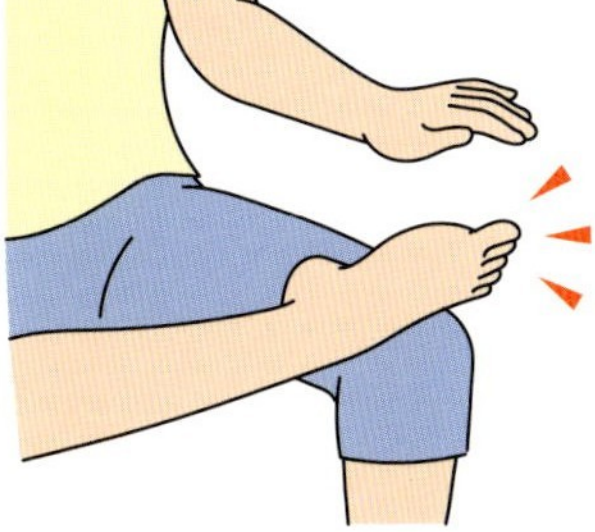

●下半身型の冷えを改善する経筋ストレッチ

腰背部から臀部、股関節、足の大腿部外側を通る足の太陽経筋、陽明経筋、少陽経筋（P122・123）を同時にストレッチさせる。臀部の梨状筋などを伸ばし、坐骨神経の緊張を緩め、脚の血管を拡張させ、血流を改善させる。

1 イスに座り、右足を左太ももの上にのせる。

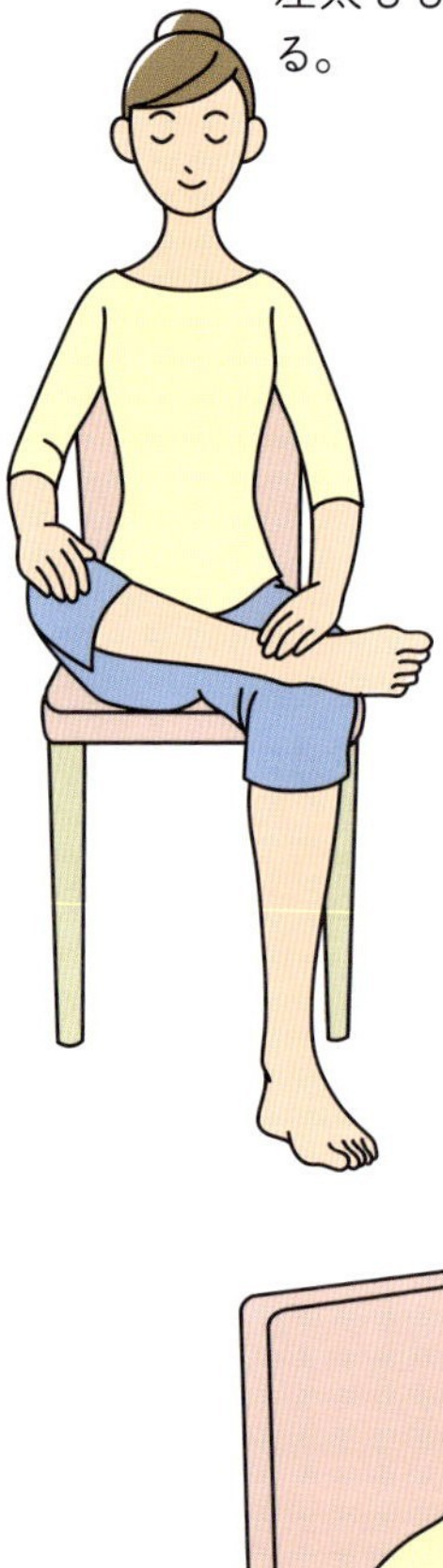

2 右足の甲を左手で持ち、右腕の肘を右膝の上にのせる。

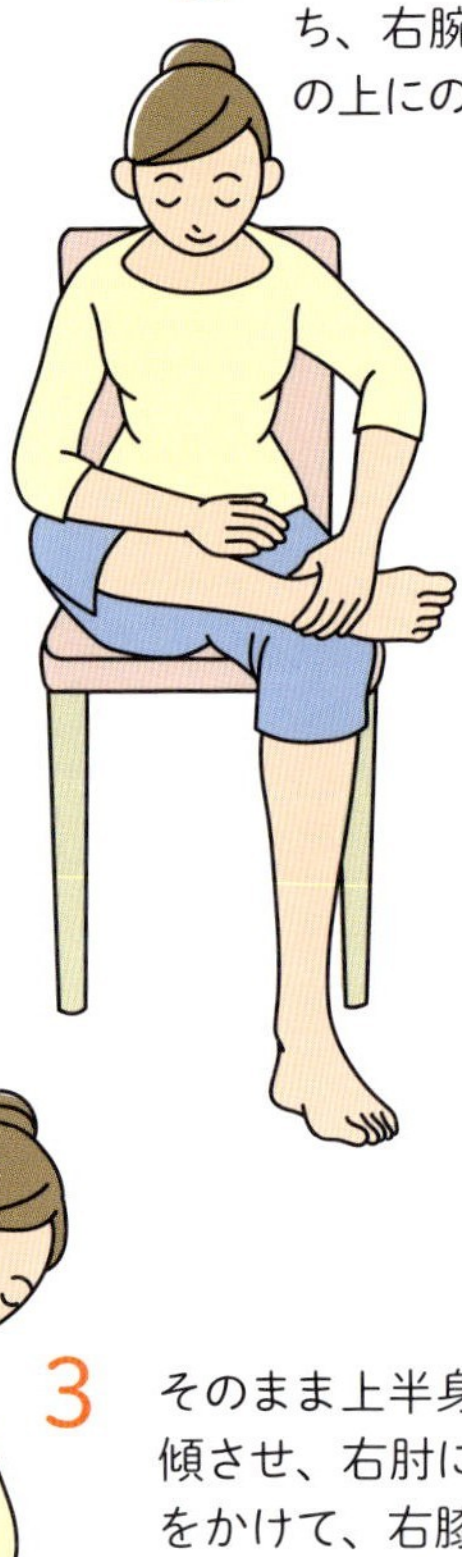

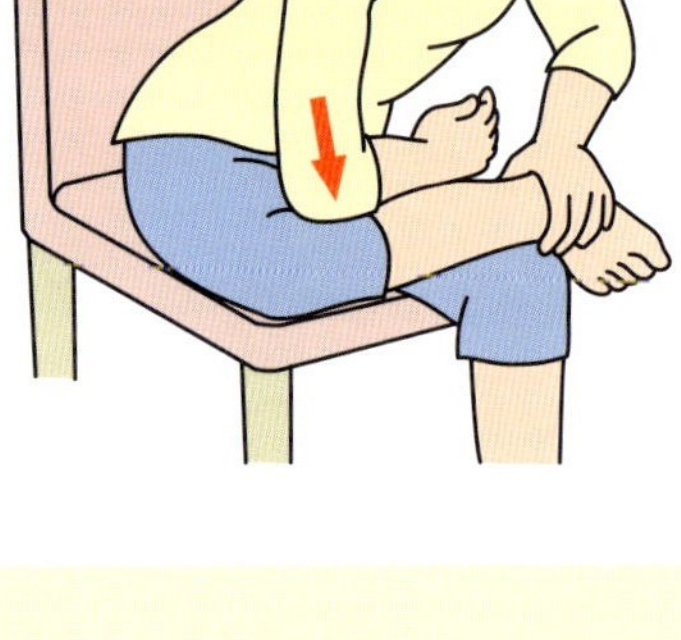

3 そのまま上半身を前傾させ、右肘に体重をかけて、右膝を真下に押し下げながら5秒数える。左右2回ずつ行う。

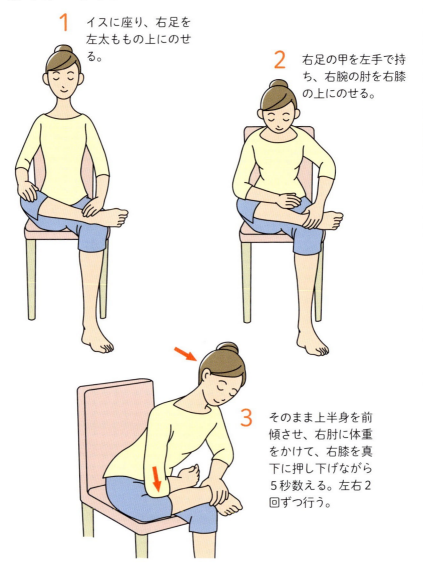

●内臓型の冷えを改善する経筋ストレッチ

大腿部内側と骨盤内を通る足の太陰経筋・厥陰経筋(P122・123)をストレッチさせ、大腿部や下腹部の血流を改善させる。

1 床や畳の上で、少し足を開き、膝立ちをして、つま先を外側に向ける。

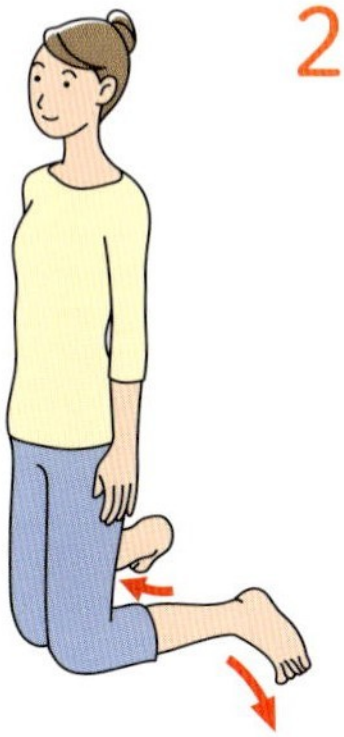

2 そこから正座をするように、関節が痛くならないところまでゆっくりお尻を下ろしていき、10秒キープ。ひざの横に両手をついて、補助をしながら行う。

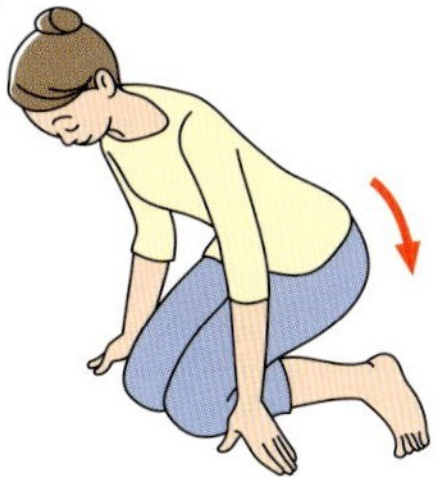

3 同様の動作を無理せず、2〜3回ゆっくり行う。

おすすめのウォーキング法

ウォーキングは、自律神経のバランスをとり、身体にも脳にもよい効果をもたらします。全身・脳の血流を高め、老化予防にも効果的。

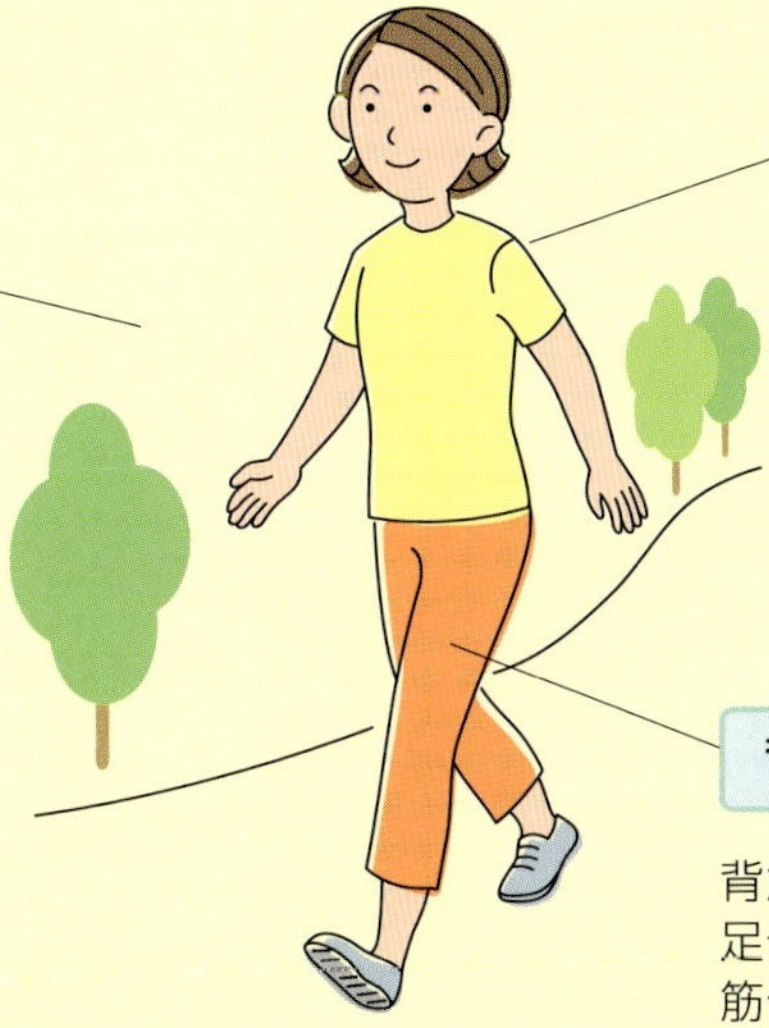

歩くルート

平坦な道だけでなく、階段や坂道など変化のあるルートを選ぶ。下半身の筋力が強化され、上半身は筋肉の緊張が緩和される。

肩・腕

肩と腕の力を抜いて、歩く動きに合わせて両腕の力を抜きぶらぶらと大きく振る。首・肩・背中などのこりを改善し、全身に血液を回らせることができる。

背筋・足

背筋を伸ばして大股で歩く。足や腰の筋肉だけでなく、背筋や腹筋も強化できる。

5章

［症状別］漢方医学治療とは

これまで、東洋医学の基礎や鍼灸、漢方薬などについて解説してきました。第5章では、東洋医学による治療やセルフケアの方法をご紹介します。日々の不調の改善にも役立ちます。

【症状別】ツボ治療と漢方薬治療

日常生活の中で現れる様々な不調に素早く対処できる、ツボ治療と漢方薬治療を紹介します。

ツボへの刺激と漢方薬の併用が効果的

鍼灸や漢方薬は本当に効果があるのか疑われるかもしれませんが、これらは現代医学的にも研究され、その効果が明らかになりつつあり、現代医学にはない治療効果が認められることもあります。日本は現代医学と伝統医学の両医学により、相互補完的医療が行える恵まれた国といえます。

◆日常で使えるケア法

ここでは、日常生活で現れやすい不調を、部位や症状別に、指圧やお灸で改善するツボを解説します（押し方はＰ24・１６５、ツボの位置はＰ１３０〜）。

併せて、それぞれの症状に対応した漢方薬とその使い方も紹介しています。漢方薬の処方を決めるにはある程度の専門的な知識や診断能力が必要ですので、漢方専門医などの指示に従って使用するのが良いでしょう。どれも実際に現代医学でもわからなかった異常を診断し、現代医学で治らない症状や疾患を治したりしてきた臨床経験から確かめてきたツボ治療と漢方薬治療です。併用すると、より効果が期待できます。

なお、漢方薬の処方名の下の、「丸」は丸剤、「散」は散剤であることを示します。「飲」「方」は「湯」と同じで湯液を示します。また、（料《りょう》）とあるのは、もともと生薬《しょうやく》を粉にした散剤《さんざい》や、丸薬《がんやく》にしたものを煎じて用いる場合です。

【例】八味地黄丸（料）、当帰芍薬散（料）。

（煎）とついた処方は、一般用漢方製剤を除き、煎じ薬しかない処方。何もついていない処方は、煎じ薬はもちろん漢方エキス剤として保険で処方可能な漢方薬です。

頭・顔

頭痛

緊張型は、首や後頭部のこりが原因

頭痛には様々なタイプがあります。基礎疾患のない一次性頭痛は3種類あり、日本人の頭痛の約7割が緊張型頭痛、約3割が片頭痛です。群発性はまれで、片頭痛と緊張型頭痛の混合型もあります。二次性頭痛には、感冒や緑内障《りょくないしょう》など別の原因疾患により起こる頭痛があります。

片頭痛の原因は、頭内の血管拡張と三叉《さんさ》神経が関与するとされ、頭がズキズキと脈を打つように痛み、吐き気やおう吐を伴ったり、頭を振ると症状が悪化するのが特徴です。

緊張型は、精神的ストレスや頭頸部の筋緊張による身体的ストレスにより引き起こされます。そのためストレスが減ったり、肩のこりがほぐれたり、入浴などで温まると症状が軽減するのが特徴です。

ツボ治療

顔　顔のツボは、片頭痛の治療に用いる場合が多く、膀胱経の**攅竹**《さんちく》（滑車上《かっしゃじょう》神経と関連）や胆経の**陽白**《ようはく》（眼窩上《がんかじょう》神経と関連）、難治性の前頭部痛には奇穴《きけつ》の**印堂**《いんどう》、側頭部痛には**太陽**《たいよう》、**耳尖**《じせん》などの奇穴を用いる。

頭　前頭部では、督脈《とくみゃく》の**上星**《じょうせい》、側頭部では、胆経の**率谷**《そっこく》（耳介側頭神経と関連）、**懸釐**《けんり》と**懸**《けん》**顱**《ろ》、胃経の**頭維**《ずい》などが片頭痛に有効。膀胱経の**玉枕**《ぎょくちん》（大後頭神経と関連）や胆経の**風池**《ふうち》（小後頭神経と関連）は緊張型頭痛に有効。督脈の**百会**《ひゃくえ》はどちらの頭痛にも有効。

首　胆経の**天柱**《てんちゅう》（大後頭神経と関連）、耳の後ろの**完骨**《かんこつ》（大耳介《だいじかい》神経と関連）が緊張型頭痛に有効。

手　三焦経の**外関**《がいかん》、肺経の**列缺**《れっけつ》、手の外側の**後渓**《こうけい》も有効。

足　胆経の**陽輔**《ようほ》や**足竅陰**《あしきょういん》などが緊張型頭痛に有効。足が冷えて起こる頭痛には、膀胱経の**崑**《こん》**崙**《ろん》や**湧泉**《ゆうせん》、肝経の**太衝**《たいしょう》も有効。奇穴の**旁谷**《ぼうこく》は片頭痛、緊張型頭痛だけでなく眼痛にも即効。

漢方薬治療

呉茱萸湯《ごしゅゆとう》
片頭痛の第一選択薬。発作的に起こる激しい片頭痛に有効。

五苓散《ごれいさん》（料《りょう》）
口が渇き、尿の出が悪く、悪心やおう吐を伴う片頭痛や発熱性の頭痛、気圧の変化で悪化しやすい頭痛に有効。

葛根湯《かっこんとう》
風邪の初期のこり（項背強《こうはいきょう》）や首や肩こりに伴う強い頭痛に有効。胃が丈夫で体力のある緊張性頭痛の代表的処方。

桂枝加葛根湯《けいしかかっこんとう》
胃が弱く、麻黄《まおう》が使えない人の肩こりを伴う緊張性頭痛に有効。

釣藤散《ちょうとうさん》（料《りょう》）
神経症や高血圧で肩がこり、頭痛がする場合に用いる。

半夏白朮天麻湯《はんげびゃくじゅつてんまとう》
胃腸が弱く、低気圧など気候変動の影響で起こる頭痛に効果的。

桂枝人参湯《けいしにんじんとう》
胃腸が弱く冷えのある人の頭痛に用いる。

当帰四逆加呉茱萸生姜湯《とうきしぎゃくかごしゅゆしょうきょうとう》
手足末端の冷えが強く、寒冷により悪化する頭痛に用いる。

五積散《ごしゃくさん》（料《りょう》）
冷房などによる冷えに伴う頭痛に用いる。

川芎茶調散《せんきゅうちゃちょうさん》
体力があり、風邪による寒気や首・肩のこりがある緊張性頭痛、片頭痛ともに使用可。

めまい

目が回るめまいと回らないめまい

めまいには目が回る回転性めまいと、体がふらつく浮遊性めまい、起立時に起こる立ちくらみなど目が回らないめまいがあります。

回転性めまいは、主に平衡感覚を司る耳の内耳《ないじ》の異常で起き、原因は、頭の動きで起きる耳石《じせき》、耳鳴りや難聴を伴うメニエール病、更年期障害、ストレスなど様々です。

非回転性めまいは、脳血圧の低下による起立性調節障害や、肩や頸のこり、動脈硬化などによる椎《つい》骨《こつ》動脈や脳底動脈などの脳血流バランスの崩れなど、主に脳循環の障害により起こります。

ツボ治療

頭　胆経の風池《ふうち》、督脈の**百会**《ひゃくえ》は脳血流を改善させ、三焦経の**耳門**《じもん》、小腸経の**聴宮**《ちょうきゅう》、奇穴の**翳**《えい》**明**《めい》は三半規管の血流を改善させ、めまいに効果あり。

背　膀胱経の**心兪**《しんゆ》は心臓の自律神経に働き、立ちくらみなど起立時の血圧低下も防ぐ。

手　心包経の**内関**《ないかん》は、吐き気を伴うめまいを改善。

足　胆経の**足臨泣**《あしりんきゅう》や**地五会**《ちごえ》は、経脈が耳につながり、内耳性のめまいにも有効。肝経の**太衝**《たいしょう》と**行間**《こうかん》は更年期障害等で起こるめまいに有効。

漢方薬治療

当帰芍薬散《とうきしゃくやくさん》**（料**《りょう》**）**
冷えや貧血にむくみなど水毒を伴う回転性めまいに有効。

加味逍遙散《しょうようさん》**（料**《りょう》**）・女神散**《にょしんさん》**（料**《りょう》**）**
のぼせ、不安、動悸などの更年期障害に伴うめまいに有効。

半夏白朮天麻湯《はんげびゃくじゅつてんまとう》
虚証で胃の動きが弱く、胃下垂、食後に伴うめまい、メニエール病、立ちくらみなどに有効。

苓桂朮甘湯《りょうけいじゅつかんとう》
尿量が減少し、体内水分の偏在（水毒）などによる身体動揺感（ふらつき）や動悸を伴うめまいに有効。

沢瀉湯《たくしゃとう》
急激に起こる回転性めまいに有効。

五苓散《ごれいさん》**（料**《りょう》**）**
口が渇き尿量が少なく、悪心、おう吐、むくみ、頭痛などに伴うめまいに有効。

真武湯《しんぶとう》
老化などで胃腸、腎、心などの機能が低下し、基礎代謝や体力が落ちて起こす非回転性めまいに有効。

目の疲れ・ドライアイ

交感神経の緊張緩和が治療のポイント

目の疲れは、悪化すると、全身倦怠感、肩こり、頭痛、不眠、意欲や集中力の低下などの症状を引き起こします。原因には乱視や老眼などの矯正不良、白内障、緑内障、眼瞼《がんけん》下垂《かすい》のほか、現代では、目の酷使による眼精疲労やドライアイなどが多くなっています。

視界がかすむのは眼球を動かす筋肉（眼輪筋《がんりんきん》）やレンズのピント

を調節する筋肉（毛様体）が疲労し、ものを見る脳（視覚野）の血流が低下するため。ドライアイは、瞳孔《どうこう》の対光反応の低下や、涙腺から涙の分泌量が減少するためです。

これらの症状の多くは目を調節する交感神経の過度な緊張により引き起こされます。

ツボ治療

交感神経の緊張を抑え、眼や脳の血流を増やす効果がある。ただし眼球近くのツボを指圧する場合は、眼球を押さないよう注意。

顔　疲れ目の場合は、膀胱経の**攅竹**《さんちく》と**睛明**《せいめい》、胆経の**瞳子髎**《どうしりょう》や奇穴の**太陽**《たいよう》、胃経の**承泣**《しょうきゅう》などを軽く刺激したり温めたりして、目の周りの血流を上げるのが効果的。

頭首　後頭部、胆経の**風池**《ふうち》、膀胱経の**玉枕**《ぎょくちん》と**天柱**《てんちゅう》、奇穴の**上天柱**《かみてんちゅう》は、いずれも大後頭神経や小後頭神経に関連し、脳に入る交感神経の緊張を緩めるためドライアイや眼精疲労に即効的効果あり。

肩　胆経の**肩井**《けんせい》は、首や肩の緊張を緩め、脳や眼の血流を改善。

足　肝経の**太衝**《たいしょう》や**行間**《こうかん》、奇穴の**旁谷**《ぼうこく》は、目の奥の痛みや眼精疲労、視力障害にも有効。

漢方薬治療

葛根湯《かっこんとう》
肩や首のこりを解消し、眼動脈の血流をよくして眼精疲労やドライアイを改善させる。

桂枝加葛根湯《けいしかかっこんとう》
葛根湯とほぼ同様の効果だが、胃が弱く虚証で麻黄が使えない人にも使用できる。

八味地黄丸《はちみじおうがん》**（料**《りょう》**）**
老化や腎虚によるかすみ目、緑内障や白内障の治療にも有効。

補中益気湯《ほちゅうえっきとう》
目の使い過ぎによる目の倦怠感（眼勢無力）がある場合に使用。

目の痛み・かゆみ

目の炎症を改善させることが重要

目の痛み、かゆみなどの症状の多くは、結膜炎など眼球結膜の充血やうっ血を起こす目の炎症により引き起こされます。

原因として、花粉などのアレルギー、細菌やウイルスの感染、異物の付着などがあります。その他、目の痛みは、緑内障による眼圧上昇、眼球を動かす眼輪筋の緊張、コンタクトレンズなどによる角膜の傷でも起こります。

眼の痛みもかゆみも、ツボ治療や漢方治療で充血やうっ血などを改善させることが可能ですが、軽い症状でも長く続く場合は、眼科で診察を受けましょう。

ツボ治療

顔 眼の周囲では、膀胱経の**睛《せい》明《めい》**と**攅竹《さんちく》**、胃経の**承泣《しょうきゅう》**、胆経の**瞳子髎《どうしりょう》**、三焦経の**絲竹空《しちくくう》**、奇穴の**太陽《たいよう》**、**陽白《ようはく》**、**魚腰《ぎょよう》**などが目のかゆみや痛み、充血などの症状を和らげる主穴。鼻にも症状がある場合には奇穴の**印堂《いんどう》**も有効。

頭 胆経の**目窓《もくそう》**や**風池《ふうち》**、胃経の**頭維《ずい》**、膀胱経の**眉衝《びしょう》**、**五処《ごしょ》**、**承光《しょうこう》**などは、目全体の血流を改善。

手 大腸経の**合谷《ごうこく》**、肺経の**孔最《こうさい》**、三焦経の**陽池《ようち》**は、結膜炎など目の諸症状を改善。

足 胆経の**侠渓《きょうけい》**と**地五会《ちごえ》**、肝経の**行間《こうかん》**も目の諸症状に有効。

漢方薬治療

葛根湯《かっこんとう》
結膜炎や角膜炎による痛みや痒みに用いる。麻黄を含むので注意。

越婢加朮湯《えっぴかじゅつとう》
目や粘膜がただれ、目やになどが多く、炎症の強い結膜炎の痛みや痒みに有効。麦粒腫《ばくりゅうしゅ》（ものもらい）や翼状片《よくじょうへん》にも有効。麻黄を含むので注意。

梔子柏皮湯《ししはくひとう》
充血性の眼疾患や眼瞼の発赤に用いる。

苓桂朮甘湯《りょうけいじゅつかんとう》
炎症の軽い、頭痛、動悸、発汗など自律神経症状を伴う水毒傾向の強い結膜炎に有効。

十味敗毒湯《じゅうみはいどくとう》
細菌性結膜炎などに用いる。菊花と車前子《しゃぜんし》を加えると霰粒腫《さんりゅうしゅ》にも有効。

洗肝明目湯《せんかんめいもくとう》（煎）
目が充血し腫れて痛み、慢性化した目の諸症状に用いる。

鼻水・鼻づまり

鼻粘膜の炎症や充血を抑えるのがポイント

鼻水や鼻づまりは、風邪や、ア

レルギー性鼻炎（花粉症）、蓄膿症などで起こります。鼻水は鼻粘膜の炎症に伴い分泌され、鼻づまりは鼻粘膜が腫れて鼻腔が狭くなったり、粘調な鼻汁が詰まることで起きます。また粘膜が充血すると、鼻血が出ることもあります。

花粉症は、スギやブタクサなどの花粉に対するアレルギー反応で、放出されたヒスタミンなどの物質が、全身に作用して、くしゃみ、鼻水、鼻づまりのほか、結膜炎、喘息《ぜんそく》、発熱なども起こします。蓄膿症は副鼻腔や上顎洞《じょうがくどう》などに膿《うみ》が溜まり、慢性の鼻づまりや頭痛の原因になります。

ツボ治療

顔 大腸経の迎香《げいこう》や奇穴の上迎《じょうげい》香《こう》は鼻粘膜の充血を改善する作用により、症状緩和に即効性がある奇穴の印堂《いんどう》は、鼻づまりと鼻出血に有効。

頭 胆経の風池《ふうち》、膀胱経の眉衝《びしょう》、通天《つうてん》は、鼻炎や風邪からくる頭重の症状を抑え、肩や首のこりも解消する。

漢方薬治療

麻黄を含む処方が多いので使用には注意が必要です。

小青竜湯《しょうせいりゅうとう》
アレルギー性鼻炎や鼻風邪のくしゃみ、鼻水、鼻づまりを抑える。麻黄を含む。

大青竜湯《だいせいりゅうとう》
石膏《せっこう》で裏熱を冷まし、風邪や鼻炎で小青竜湯では治りにくく熱感のある鼻水、鼻づまり、目のかゆみに有効。麻黄を含む。

葛根湯《かっこんとう》・葛根湯加川芎辛夷《かっこんとうかせんきゅうしんい》
急性の鼻水やアレルギー性鼻炎だけでなく、慢性の鼻づまりや蓄膿症にも有効。麻黄を含む。

麻黄附子細辛湯《まおうぶしさいしんとう》
冷えのあるアレルギー性鼻炎に用いる。麻黄を含む。

苓甘姜味辛夏仁湯《りょうかんきょうみしんげにんとう》
体力がなく胃弱のため麻黄が使用できない人の鼻炎治療に用いる。

辛夷清肺湯《しんいせいはいとう》
濃い鼻汁を伴う慢性の鼻づまりや蓄膿症に用いる第一選択薬。

荊芥連翹湯《けいがいれんぎょうとう》
蓄膿症や肥厚性《ひこうせい》鼻炎の鼻づまりに用いる。

加味八脈散《かみはちみゃくさん》（煎）
嗅覚障害を伴う鼻づまりや蓄膿《ちくのう》症《しょう》に有効。

歯痛

歯痛の治療のツボは三叉神経

虫歯の痛みは歯髄の内圧上昇により誘発されますが、歯痛の原因は、虫歯や歯周病など歯に関係する病気ばかりではありません。副鼻腔炎や三叉神経痛、ものを噛むときに使う筋肉による咬筋性《こうきんせい》歯痛、狭心症や心筋梗塞の関連痛、肩こりなどによる筋筋膜性歯痛、ストレスなど歯とは関係ないところの炎症や異常でも発症します。

中には、早期に原因治療が必要な場合もありますので、症状が長引く場合は、それぞれ専門外来で精査し治療する必要があります。

ツボ治療

歯痛や歯肉痛の原因に関わらず、痛みを脳に伝えるのは三叉神経です。鎮痛には三叉神経に影響を与える顎や肩、首などの筋肉の緊張を緩めるため、主に痛みのある部分と同側のツボを用います。

顔 三叉神経第2枝が関係する上顎の歯の痛みは、**四白**《しはく》と、**下関**《げかん》を用い、三叉神経第3枝が関係する下顎の歯の痛みは、**頬車**《きょうしゃ》を用いる。これら3つのツボはどれも胃経に属す。咬筋性歯痛にはさらに胆経の**上関**《じょうかん》と**聴会**《ちょうえ》を加える。

ただし顔面のツボは、刺激が強いと痛みが増強する場合もあるため、最初は手のツボを用いるのが良い。

手 大腸経の**合谷**《ごうこく》は歯痛の第一選択のツボである。同じく大腸経の**曲池**《きょくち》と**手三里**《てさんり》も、強く押すと歯痛に対し、即効的な鎮痛効果が得られる。

背 肩こりなどによる筋筋膜性歯痛には手のツボに加え、胆経の**肩井**《けんせい》を加える。

足 顔面の胃経のツボが三叉神経領域の痛みに対応するため、足にある胃経の**陥谷**《かんこく》や**内庭**《ないてい》も有効。

漢方薬治療

葛根湯《かっこんとう》

歯痛による肩こり症状の悪化を抑えるだけでなく、肩こりが原因で歯の神経（三叉神経）を刺激したために出た歯痛にも有効。歯科的に痛みの原因がはっきりしない歯痛にも効果が期待できる。

立効散《りっこうさん》（料《りょう》）

歯や歯茎の痛みや抜歯後の疼痛の緩和に有効。

涼膈散《りょうかくさん》（料《りょう》）（煎）

歯や歯茎の痛みや炎症による症状を抑えるのに効果的。

上半身

喉の痛み

喉の粘膜の炎症や神経の興奮で起こる痛み

喉の痛みは、風邪など細菌やウイルスの感染症や、声の出し過ぎなどの機械的刺激によるもの、喉頭がん・咽頭がん・甲状腺がんなどの腫瘍、膠原《こうげん》病・逆流性食道炎などの病気に合併するものもあります。

これら痛みの原因は、粘膜が炎症を起こしているか、神経に異常をきたしているためで、痛み以外にも、食べ物が飲み込みにくい、声がかすれる、声が出なくなるなどの症状を伴うこともあります。

ツボ治療

痛みに対する過敏性を鎮め、すぐに痛みを軽減させたり、声を出しやすくさせたりする効果が期待できます。

首胸

胃経の**人迎《じんげい》**、**水突《すいとつ》**は痛み、飲み込みにくさ、声のかすれなどを改善する。任脈の**天突《てんとつ》**と胃経の**気舎《きしゃ》**は喉の痛みの第一選択ツボ。

手

肺経の**少商《しょうしょう》**、**列缺《れっけつ》**、大腸経の**合谷《ごうこく》**や**曲池《きょくち》**は、咽頭炎によるのどの痛みに有効。特に**少商《しょうしょう》**は、強めに刺激すると、急性咽頭炎の痛みや声がれ（嗄声《させい》）に特効的効果があるため、刺絡でも用いられる。

漢方薬治療

桔梗湯《ききょうとう》・桔梗石膏《ききょうせっこう》（湯）

風邪による咽喉頭炎や扁桃線《へんとうせん》炎に伴う喉の痛みに、ほかの薬剤と補助的に用いる。桔梗湯は桔梗と甘草、桔梗石膏は桔梗と石膏の2味からなる。

小柴胡湯加桔梗石膏《しょうさいことうかききょうせっこう》

風邪などで急性期を過ぎても熱や咳《せき》とともに喉の痛みがある場合に有効。

麻黄附子細辛湯《まおうぶしさいしんとう》

虚弱体質の人の風邪による喉の痛みを緩和。麻黄を含むので注意。

参蘇飲《じんそいん》

高齢者や虚弱体質の人の風邪で、

急性期を過ぎても喉の痛みやせきなどが続く場合によい。

柴胡清肝湯《さいこせいかんとう》（柴胡清肝散《さいこせいかんさん》）

慢性のリンパ節腫脹を伴うウイルス性の扁桃腺炎や喉の痛みなどに有効。

甘草湯《かんぞうとう》

甘草の抗炎症作用で、喉の使い過ぎ、喉の痛みに即効性あり。

葛根湯加桔梗石膏《かっこんとうかききょうせっこう》（煎）

風邪の初期や咽頭扁桃炎などで、喉の痛みが強いときに有効。葛根湯エキスと桔梗石膏エキスの併用でもよい。

首の痛み・寝違え

痛みが強いときは遠隔治療が基本

首の痛みは、長時間の前傾姿勢、慢性的な肩こり、身体に合わない枕や低反発枕の使用、クーラーなどによる首の冷えなどにより発症しやすくなります。首が痛くて動かせないという寝違え（突発性頸《とっぱつせいけい》項痛《こうつう》）は、中国語では「落枕《らくちん》」と言いますが、首の筋肉の筋肉痛や過度の緊張による痙攣《けいれん》や拘縮《こうしゅく》が原因で起こります。

さらには交通事故などによる「むち打ち損傷（頸椎捻挫《けいついねんざ》）」による首の可動制限と痛みに対し、通常の治療が無効な場合にも鍼灸や漢方薬治療が有効な場合は多く、役立ちます。

ツボ治療

痛みが強い場合や、頸椎捻挫の急性期は、症状のある首の周囲のツボ刺激は反応を強め、症状を悪化させることがあるため、手や足など首から離れたツボを用います。

手 奇穴の**落枕《らくちん》**は、手背の橈骨《とうこつ》神経と尺骨《しゃっこつ》神経の交通枝上にあり、寝違えの首の痛み、可動域の改善に有効な遠隔治療として第一選択のツボ。そのほか、小腸経の**後渓《こうけい》**や三焦経の**外関《がいかん》**などを補助的に用いる。

足 遠隔治療として、**懸鐘《けんしょう》**など胆経のツボを補助的に用いる。奇穴の**旁谷《ぼうこく》**も即効性がある。

頭 胆経の**風池《ふうち》**を用いる。

首 局所的な首の緊張をとるため、後頸部では膀胱経の**天《てん》柱《ちゅう》**、前頸部では大腸経の**扶突《ふとつ》**と、そこから指2本下にある**天鼎《てんてい》**を用いる。

首・肩こり

心身のリラックスもこり解消に重要

肩こりは、日本では腰痛に次いで多い症状で、女性は男性の約2倍です。緊張状態で筋肉を酷使すると、交感神経の過度な緊張と筋肉の血流低下で、局所の筋肉が硬化し、痛みに敏感（痛覚過敏）になり起こります。そのため神経質で緊張しやすい性格の人は、こりやすく、ストレス、寒冷、高気圧などで悪化します。最近ではパソコンやスマートフォンの長時間使用も一因となっています。

こりの解消には、まずストレッチや体操で筋肉をほぐし、心身をリラックスさせることも大切です。

ツボ治療

頭首

後頭部では頸椎から出る神経が関与する、胆経の**風池**《ふうち》、膀胱経の**天柱**《てんちゅう》や奇穴の**頸百労**《けいひゃくろう》、三焦経の**天牖**《てんよう》などが有効。

肩背

胆経の**肩井**《けんせい》は肩こりの常用穴。三焦経の**天髎**《てんりょう》や小腸経の**曲垣**《きょくえん》と**秉風**《へいふう》、**肩中兪**《けんちゅうゆ》や**肩外兪**《けんがいゆ》、大腸経の**巨骨**《ここつ》、小腸経の**天宗**《てんそう》などは、僧帽筋、肩甲挙筋、半棘筋、菱形筋などに関連する局所の治療に重要なツボ。

手

大腸経の**曲池**《きょくち》は橈骨神経を介して作用する常用穴。

足

胆経の**足臨泣**《あしりんきゅう》や、奇穴の**旁**《ぼう》**谷**《こく》も胆経や陽明経筋を利用した遠隔治療として有効。

漢方薬治療

葛根湯《かっこんとう》

首や肩の、緊張して硬くなった筋肉をほぐし、血流を改善し、痛みを除く。頸椎捻挫にも有効。麻黄を含む。

延年半夏湯《えんねんはんげとう》**（煎）**

左側の肩や背中がこり、首も痛む場合に使用。肋間《ろっかん》神経痛にも有効。

烏薬順気散《うやくじゅんきさん》**（料**《りょう》**）（煎）**

首の筋肉の痛みに用いる。関節の痛みにも有効。

回首散《かいしゅさん》**（煎）**

烏薬順気散に羌活、独活、木瓜を加えた処方で、寝違えや首が回らないときに用いる。

治肩背拘急方《ぢけんぱいこうきゅうほう》**（煎）**

ストレスで首が痛み、回らなくなった場合に用いる。

漢方薬治療

葛根湯《かっこんとう》・独活葛根湯《どっかつかっこんとう》（煎）

体力があり、胃が丈夫な人の首、肩、背中のこりの第一選択薬。麻黄を含むので注意。

桂枝加葛根湯《けいしかかっこんとう》

麻黄を含まないので、体力がなく、胃が弱い人の首、肩のこりに用いられる。

大柴胡湯《だいさいことう》・柴胡桂枝湯《さいこけいしとう》

胸脇苦満《きょうきょうくまん》（P101）のあるこりには、実証なら大柴胡湯、虚実中間証なら柴胡桂枝湯を用いる。

桂枝茯苓丸《けいしぶくりょうがん》（料）・加味逍遙散《かみしょうようさん》（料《りょう》）

子宮内膜症、生理痛、冷え、更年期障害など、瘀血を伴う女性の肩こりに有効。

治肩背拘急方《ぢけんぱいこうきゅうほう》（煎）

ストレスなど精神的緊張が原因で起こる首、肩、背中のこりに即効。

延年半夏湯《えんねんはんげとう》（煎）

左肩や左背中のこり、肋間《ろっかん》神経痛や冷えがある場合に有効。

肩・腕・肘《ひじ》の痛み

刺激するツボは痛みの場所により選択

家事やパソコンでの事務仕事など、日常では肩、腕、肘などを痛めることはよくあります。肩の痛みとともに、腕の挙上動作などができなくなる四十腕や五十肩（肩関節周囲炎）などは、肩の周囲の筋肉が拘縮して起こります。

スポーツでは、ボールを強打したり腕をひねったりしたときなどに生じるゴルフ肘（上腕骨内側上顆炎）やテニス肘（上腕骨外側上顆炎）が知られていますが、最近ではスマートフォンやタブレット端末で痛めるケースも増えています。原因はどれも上腕骨上顆（内側・外側）に炎症が起きるためです。

ツボ治療

傷む場所によって治療に使用するツボを選びます。

肩・上腕

五十肩では腕の挙上《きょじょう》や伸展不良に奇穴の**髃前《ぐうぜん》**、**肩内陵《けんないりょう》**、大腸経の**肩髃《けんぐう》**、**巨骨《ここつ》**、**臂臑《ひじゅ》**、背中側では小腸経の**肩貞《けんてい》**、**臑兪《じゅゆ》**、三焦経の**肩髎《けんりょう》**、**臑会《じゅえ》**などが有効。腕全体の痛みやだるさなどには、小腸経の**天宗《てんそう》**が有効。

肘

肘のだるさには、心包経の**曲沢《きょくたく》**や肺経の**尺沢《しゃくたく》**が有効。ゴルフ肘のような尺骨神経が関わる肘内側（上腕骨内側上顆）の痛みには、心経の**少海**《しょうかい》や、小腸経の**小海**《しょうかい》、テニス肘のような肘の外側（上腕骨外側上顆）の痛みには、大腸経の**曲池**《きょくち》、**肘髎**《ちゅうりょう》、**手五里**《てごり》が有効。

前腕

前腕の痛みは指の酷使に起因する場合が多いため、指を伸ばす総指伸筋に関連した大腸経の**曲池**《きょくち》、**手三里**《てさんり》、**温溜**《おんる》が有効。三焦経の**四瀆**《しとく》や**外関**《がいかん》は、橈骨神経を介して腕の痛みを緩和するのに有効。

漢方薬治療

葛根湯《かっこんとう》

肩と腕の筋肉痛や神経痛の痛みに有効。

二朮湯《にじゅつとう》

五十肩や頸肩腕《けいけんわん》症候群など、肩や肘の関節痛に有効。

桂枝加朮附湯《けいしかじゅつぶとう》**・麻杏苡甘湯**《まきょうよくかんとう》

葛根加朮附湯《かっこんかじゅつぶとう》

肩や肘の神経痛や関節リウマチの痛みに有効。

独活葛根湯《どっかつかっこんとう》**（煎）**

肩・肘・腕の関節痛、筋肉痛、神経痛に有効。

咳《せき》・痰《たん》

身体を守るための咳と痰
悪化する前に早めの対処を

咳は、風邪などの気管支炎、空気の乾燥、アレルギー物質、たばこの煙など、喉や気管が刺激を受けたときに、侵入した異物を排出する反応として起こります。

痰は気道から分泌される粘液で、細菌や異物をからめ取って体外に排出させます。いずれも身体を異物から守る反応ですが、咳は長く続くと体力を消耗し、痰は気道を詰まらせ呼吸困難を引き起こすこともあるため、早めに対処しましょう。

ツボ治療

胸

肺経の**中府**《ちゅうふ》や胃経の**気戸**《きこ》、任脈の**天突**《てんとつ》、**華蓋**《かがい》、**紫宮**《しきゅう》、**玉堂**《ぎょくどう》などは、喉から胸の神経の興奮を和らげ、せきや咳を落ち着かせ呼吸を楽にするのに有効。

背

奇穴の**定喘**《ていぜん》、膀胱経の**大杼**《だいじょ》、**風門**《ふうもん》、**肺兪**《はいゆ》、**膏肓**《こうこう》などは、すべて肺や気管支の自律神経バランスを整え、咳や痰を抑える働きがある。なかでも**風門**は風邪、**定喘**は喘息に特効性がある。

手

肺経の**孔最**《こうさい》、**列缺**《れっけつ》、**少商**《しょうしょう》などは、咳だけでなく急性の咽頭炎の痛みや声がれ（嗄声《させい》）に有効。

漢方薬治療

小青竜湯《しょうせいりゅうとう》
　鼻風邪のときに出る咳と水様の痰や喘息の咳に有効。麻黄を含む。

麦門冬湯《ばくもんどうとう》
　痰が少ない乾いた咳（乾性咳《かんせいがい》嗽《そう》）や咳込みなどに有効。

清肺湯《せいはいとう》
　比較的湿った痰の多い咳で、痰の排出困難な場合などに有効。

竹筎温胆湯《ちくじょうんたんとう》
　風邪が長引き咳や痰が多く眠れない時や、インフルエンザ・百日咳などで咳が強い場合に用いる。

滋陰降火湯《じいんこうかとう》
　発熱や発汗で体液が減り、気道が乾き咳や痰が出る場合に有効。

柴朴湯《さいぼくとう》
　緊張すると出る咳や喘息の咳などに用いる。

柴陥湯《さいかんとう》
　胸痛を伴うような強い咳と痰が詰まる場合に有効。

参蘇飲《じんそいん》・滋陰至宝湯《じいんしほうとう》
　虚証で体力がなく胃腸が弱い人の風邪が長引き、咳や痰が続く場合に用いる。

桂枝加厚朴杏仁湯《けいしかこうぼくきょうにんとう》（煎）
　虚証の感冒や喘息の咳に用いる。

味麦益気湯《みばくえっきとう》（煎）
　補中益気湯《ほちゅうえっきとう》を用いるような体力低下があり、風邪などで咳込む場合に有効。

息切れ・呼吸困難

原因は肺炎や喘息、胸や背中のこりなど

　息切れ、呼吸困難といった症状は、肺で酸素と二酸化炭素の交換がうまく行われないと起こります。
　痰が気道に詰まる肺炎、気道が細くなる喘息、肺胞が壊れる肺気腫、気道がむくみ、胸水により肺が広がらなくなる心不全、酸素を運ぶ赤血球が不足する貧血など原因は様々です。
　こうした病気による息切れや呼吸困難はそれぞれの原因に対する治療が必要です。しかし背中の筋肉がこり胸郭と肺が十分広がらないため、呼吸がスムーズにできなくなることもあります。

ツボ治療

喘息や慢性閉塞性肺疾患（COPD）などの呼吸困難症状にも、鍼灸の効果が医学的に明らかにされています。

背 まず膀胱経の**肺兪**《はいゆ》、**心兪**《しんゆ》、**膏肓**《こうこう》、督脈の**身柱**《しんちゅう》、また喘息や咳に効く奇穴の**定喘**《ていぜん》などのツボを用いる。これにより、交感神経の緊張を緩め、肺や気管支を広げ、肺に取り込む空気量や肺血流量が増え症状が改善される。

胸 上胸部の筋緊張を緩め、胸郭を広げ呼吸を楽にするには、胃経の**気戸**《きこ》や肺経の**中府**《ちゅうふ》、喘息様の胸苦しさを解消するには、任脈の**紫宮**《しきゅう》や**玉堂**《ぎょくどう》を用いる。

手 肺の働きや呼吸状態を改善するには、前腕にある肺経の**孔最**《こうさい》や**列缺**《れっけつ》などを主体にした遠隔治療もよい。

漢方薬治療

五虎湯《ごことう》**・五虎二陳湯**《ごこにちんとう》**（煎）・神秘湯**《しんぴとう》

麻黄の気管支拡張作用を主体とし、喘息発作時に用いて発作を鎮める。五虎二陳湯は五虎湯に二陳湯を加え、胃腸に対する配慮が加えられた処方。

麻杏甘石湯《まきょうかんせきとう》

気管支炎や肺炎の咳、喘息発作などによる呼吸困難に用いる。

柴朴湯《さいぼくとう》

小柴胡湯《しょうさいことう》と半夏厚朴湯《はんげこうぼくとう》の合方で、喘息予防に広く用いられている処方だが、黄芩《おうごん》を含むため注意が必要。

滋陰降火湯《じいんこうかとう》

発熱や発汗で体液が減り、気道が乾き喘息ぎみになる場合に有効。

木防已湯《もくぼういとう》

心不全や胸水による呼吸困難に用いる。

麦味地黄丸《ばくみじおうがん》**（料**《りょう》**）（煎）**

慢性呼吸器疾患、COPDなど初期の呼吸苦に対して用いられる。

動悸・胸の痛み

動悸は自律神経の乱れ、胸痛は背中のこりも関係

長く続く動悸や心臓付近の強い痛みは、不整脈や狭心症・心筋梗塞などが疑われるため、専門医を受診する必要があります。

しかし、動悸は自律神経の乱れ、女性では更年期障害の症状の場合もあり、胸の痛みは、背中のこりからくる肋間神経《ろっかんしんけい》痛の場合もあります。肋間神経痛は、背中の胸椎

から出て肋骨に沿って広がる肋間神経の神経痛で、原因の場所は胸椎から出た肋間神経《ろっかんしんけい》の根元（神経根）。こうした自律神経の調整や肋間神経痛に対する治療には、鍼灸や漢方薬治療が適しています。

ツボ治療

胸脇

動悸や胸痛には任脈の**紫宮**《しきゅう》、**玉堂**《ぎょくどう》、**鳩尾**《きゅうび》や、**気戸**《きこ》、**庫房**《こぼう》、**屋翳**《おくえい》、脇では胆経の**淵腋**《えんえき》、**輒筋**《ちょうきん》、**日月**《じつげつ》、**京門**《けいもん》などを用いる。

背

動悸には、督脈の**身柱**《しんちゅう》や膀胱経の**心兪**《しんゆ》を用い、心臓の交感神経の緊張を抑える。肋間神経痛は、膀胱経の**風門**《ふうもん》・**譩譆**《いき》から**肝兪**《かんゆ》や督脈の**神道**《しんどう》・**膈関**《かくかん》・**至陽**《しよう》を用いる。

手

精神を落ち着かせ動悸を抑えるには心経の**神門**《しんもん》、吐き気に伴う動悸には心包経の**内関**《ないかん》が有効。

漢方薬治療

苓桂朮甘湯《りょうけいじゅつかんとう》

神経症や神経過敏な人の動悸やめまいなどに用いる第一選択薬。

加味逍遙散《かみしょうようさん》**（料）**

虚弱体質で瘀血《おけつ》と気逆《きぎゃく》がある場合や更年期障害に伴う動悸に有効。

柴胡桂枝乾姜湯《さいこけいしかんきょうとう》

神経過敏で疲れやすく腹部動悸がある場合に用いる。

柴陥湯《さいかんとう》

肺炎や胸膜炎による胸痛に有効。

血府逐瘀湯《けっぷちくおとう》**（煎）**

瘀血が関与する狭心症、肋間神経痛、胸痛などに用いる。

延年半夏湯《えんねんはんげとう》**（煎）**

肋間神経痛による胸痛、特に左側の胸痛や肩こりに有効。

瓜呂薤白白酒湯《かろうがいはくはくしゅとう》**（煎）**

肋間神経痛、肺炎、狭心症などの胸背痛に用いる。

背中の痛み

背中の痛みやこりは内臓の働きにも影響

背中の痛みは、背中のこりや筋肉疲労、背骨（胸椎）のゆがみ、内臓からの関連痛などが原因で起こります。

たとえば、肩甲骨の間の痛みは菱形筋《りょうけいきん》という肩甲骨を内側上方に引き上げる筋肉のこりと関係しています。また、背骨のゆがみは、胸椎の椎間孔から出る神経を圧迫して、その神経が関連する筋肉を緊張させたり、痛みを引き起こしたりします。

こうした背中の痛みやこりは、内臓機能にも影響します。逆に、気管支や肺、心臓、胃、肝臓、膵臓などの内臓の異常や病気による関連痛の場合もあるので注意が必要です。

ツボ治療

背

膀胱経上のツボ（兪穴《ゆけつ》）が背部痛に有効。膀胱経の**肺兪**《はいゆ》は、肺や気管支につながる交感神経と関係し、肺や気管支の機能改善、**心兪**《しんゆ》は、心臓につながる交感神経と関係し、動悸や不眠にも有効。背中のこりや痛みと不眠などには、**膈兪**《かくゆ》が有効。膀胱経の**膏肓**《こうこう》は、疲労感の強い背中の痛みや肩甲骨間のこりに効果的。

督脈の**陶道**《とうどう》、**身柱**《しんちゅう》、**神道**《しんどう》、**霊台**《れいだい》、**至陽**《しよう》、奇穴の**巨闕兪**《こけつゆ》などは、背骨のゆがみを矯正し、背部痛だけでなく呼吸苦、不安、パニック症状、不眠などを取り除く。

肩背痛には、三焦経の**天髎**《てんりょう》や、小腸経の**曲垣**《きょくえん》、**秉風**《へいふう》、**肩中兪**《けんちゅうゆ》、**肩外兪**《けんがいゆ》など（肩こりP214）が有効。

漢方薬治療

葛根湯《かっこんとう》

比較的体力があり、胸椎変形による猫背（亀背《きはい》）や背部痛にも有効。麻黄を含むので注意。

八味地黄丸《はちみじおうがん》**（料**《りょう》**）**

中年以降で胸椎や腰椎の変形により背中が痛む場合に有効。

治肩背拘急方《ぢけんぱいこうきゅうほう》**（煎）**

ストレスなどで肩から背中にかけてこり痛むときに有効。

帰耆建中湯《きぎけんちゅうとう》**（煎）**

体力のない高齢者で、胸椎や腰椎の変形により背中が丸くなり痛む場合に有効。

延年半夏湯《えんねんはんげとう》**（煎）**

みぞおちのつかえと左背部に放散する肋間神経痛（痃癖《げんぺき》）に有効。

下半身

腰の痛み

原因不明でも漢方薬治療で痛みを軽減

腰痛は、慢性的な筋肉疲労や筋硬直、ぎっくり腰などの急性の筋けいれん、腰椎椎間板ヘルニア、腰椎圧迫骨折のような骨や神経の異常によって起こりますが、それ以外にも、尿管結石、腎盂炎、便秘、妊娠、腎がんなど様々な病気で引き起こされます。

しかし、検査しても腰部の筋硬直以外、腰痛の明らかな原因がわからない場合を、一般的に腰痛症と呼んでいます。

ツボ治療

腰

膀胱経の**腎兪**《じんゆ》と**志室**《ししつ》が腰痛治療の常用ツボ。仕事で長時間座わるために起こる腰痛には、膀胱経の**三焦兪**《さんしょうゆ》、**大腸兪**《だいちょうゆ》、**関元兪**《かんげんゆ》、奇穴の**腰眼**《ようがん》が有効。殿部痛《でんぶつう》には膀胱経の**胞肓**《ほうこう》や奇穴の**臀中**《でんちゅう》がよい。腰痛の範囲がさらに上にまで及ぶときは背中の痛みで用いるツボを併用する。

手

遠隔治療としては、手背にある奇穴の**腰痛点**《ようつうてん》が有効。

足

膝裏の**委中**《いちゅう》は、腰痛全般の特効ツボ。ぎっくり腰など急性の痛みにも効果的。その他、腎経の**築賓**《ちくひん》、膀胱経の**崑崙**《こんろん》、胆経の**陽陵泉**《ようりょうせん》も有効。

漢方薬治療

八味地黄丸《はちみじおうがん》**（料**《りょう》**）・牛車腎気丸**《ごしゃじんきがん》**（料**《りょう》**）**

臍下不仁《せいかふじん》など腎虚の証がある場合や、糖尿病、腎疾患、高血圧などで腰痛がある場合に用いる。

疎経活血湯《そけいかっけつとう》

筋肉痛や脳梗塞後のまひが原因の腰痛に有効。

芍薬甘草湯《しゃくやくかんぞうとう》**・芍薬甘附子湯**《しゃくやくかんぞうぶしとう》**（煎）**

ぎっくり腰やこむら返りなど、急性のけいれん性の痛みに即効性あり。ただし頓服で用いる。

桂枝加苓朮附湯《けいしかりょうじゅつぶとう》

寒冷や気圧の変化で痛みが増強する慢性の腰痛に有効。

当帰四逆加呉茱萸生姜湯《とうきしぎゃくかごしゅゆしょうきょうとう》

虚証で、手足に冷えがあり、冷えると下腹部痛があるときに。

当帰芍薬散《とうきしゃくやくさん》**（料**《りょう》**）**

虚証で、婦人科疾患や妊娠中・産後に起こる腰痛に有効。

五積散《ごしゃくさん》**（料**《りょう》**）**

足が冷え、冷えのぼせ、便秘などの症状を伴う腰痛に使用。

苓姜朮甘湯《りょうきょうじゅつかんとう》

腰が冷えて痛む場合や坐骨神経痛にも有効。

桂枝茯苓丸《けいしぶくりょうがん》**（料**《りょう》**）・桃核承気湯**《とうかくじょうきとう》

肩こりや月経痛と関連する腰痛に。桂枝茯苓丸は中間証、桃核承気湯は実証で便秘がある場合に用いる。

尻・脚の痛み

血流アップで脚を温め疲れを解消

一般的な脚のだるさは、筋肉の疲労やこり、血流低下、冷え、むくみ、運動不足などによって起こります。なかでも、膝から下は重力により静脈血やリンパ液が滞りやすく、疲れやすい部位です。

坐骨神経痛は尻（臀部《でんぶ》）やもも（大腿部《だいたいぶ》）から下肢に広がる痛みの代表的な疾患です。また、股関節の変形が下肢の痛みの原因になることもあります。さらに腓腹筋《ひふくきん》けいれん、いわゆる「こむら返り」も下肢に痛みを生じます。

ツボ治療

臀

坐骨神経痛の痛みには、梨《り》状筋《じょうきん》に沿う奇穴の**臀中**《でんちゅう》、膀胱経の**胞肓**《ほうこう》、胆経の環跳《かんちょう》を主として膀胱経の**秩辺**《ちっぺん》、**白環兪**《はっかんゆ》、**会陽**《えよう》などを加える。

足

大腿部の痛みには、胆経の**風市**《ふうし》、膀胱経の**殷門**《いんもん》、胃経の**伏兎**《ふくと》が有効。膝から下の痛みには胃経の**足三里**《あしさんり》、膀胱経の**承山**《しょうざん》や腎経の**築賓**《ちくひん》、冷えが伴う場合には、脾経の**三陰交**《さんいんこう》を加える。

坐骨神経痛には、胆経の**風市**《ふうし》、**陽陵泉**《ようりょうせん》、膀胱経の**承扶**《しょうふ》、**殷門**《いんもん》、**承**《しょう》**筋**《きん》、**承山**《しょうざん》など、こむら返りには、膀胱経の**承筋**《しょうきん》や**承山**《しょうざん》、外側は胆経の**陽陵泉**《ようりょうせん》、胃経の**足三里**《あしさんり》、内側は腎経の**築賓**《ちくひん》や脾経の**商丘**《しょうきゅう》が有効。

漢方薬治療

八味地黄丸《はちみじおうがん》**（料**《りょう》**）・牛車腎気丸**《ごしゃじんきがん》**（料**《りょう》**）**
芍甘黄辛附湯《しゃくかんおうしんぶとう》**（煎）**

腰から脚にかけて痛みに用いる第一選択薬。坐骨神経痛やこむら返りの予防にも有効。

疎経活血湯《そけいかっけつとう》

瘀血《おけつ》などが関与する痛みで、股関節痛や足関節痛などを伴う脚の痛みや坐骨神経痛に有効。

芍薬甘草湯・芍薬甘草附子湯《しゃくやくかんぞうぶしとう》**（煎）**

こむら返り（腓腹筋けいれん）の予防と発症時の痛みに有効。甘草が多いため頓服《とんぷく》で用い、連用しない。

九味檳榔湯《くみびんろうとう》

ふくらはぎのだるさや緊張があり、押すと圧痛が強い場合に。

治打撲一方《ちだぼくいっぽう》

打撲による脚の痛みに有効。

独活寄生湯《どっかつきせいとう》（煎）

坐骨神経痛や関節リウマチで腰、膝、脚に痛みや麻痺《まひ》がある場合に。

股関節・膝の痛み

痛みが膝の外側か内側かで治療法を決定

膝の痛みは、膝を支える靭帯《じんたい》や筋肉の障害（外傷性膝靭帯損傷など）、膝関節の変形や膝の軟骨の摩滅（変形性膝関節症など）、膝の関節を包む関節包の炎症（関節リウマチなど）などで起こります。

肥満による過体重やO脚が原因の場合は、膝の内側に、ランニングなどの運動による膝への負担は外側に痛みが出やすくなりますが、加齢の場合は内外ともあります。

股関節や足関節の異常が膝の痛みの原因になることもあります。痛みが強いときは、原因を明らかにするため整形外科の検査が必要となります。

ツボ治療

膝の痛みは、変形性膝関節症などでは膝の内側か内外両側、外傷性では膝の外側が痛むことが多く、治療に用いるツボは痛む場所に応じて決めます。

足

膝の内側が痛む場合には、奇穴の**内膝眼**《ないしつがん》や肝経の**曲泉**《きょくせん》、**膝関**《しつかん》、脾経の**陰陵泉**《いんりょうせん》などが有効。膝の外側の痛みには、胃経の**犢鼻**《とくび》（**外膝眼**《がいしつがん》）や、膝の外側を走る胆経上の**膝陽関**《ひざようかん》、**陽陵泉**《ようりょうせん》、胃経の**足三里**《あしさんり》が有効。

膝上の痛みには、奇穴の**鶴頂**《かくちょう》、脾経の**血海**《けっかい》、胃経の**梁丘**《りょうきゅう》など、膝後方の痛みは後縦靭帯損傷や坐骨神経痛に伴う場合が多く、膀胱経の**委中**《いちゅう》や**委陽**《いよう》、**浮郄**《ふげき》、**合陽**《ごうよう》などが有効。

漢方薬治療

防已黄耆湯《ぼういおうぎとう》

変形性膝関節症など膝関節の痛みに用いる第一選択薬。

疎経活血湯《そけいかっけつとう》

変形性膝関節症、関節リウマチ、外傷性の膝痛とともに、変形性股関節症などの股関節痛にも有効。

牛車腎気丸《ごしゃじんきがん》**（料**《りょう》**）**

牛膝《ごしつ》を含むため、下肢痛や膝が屈伸できずに痛む場合に有効。

桂枝芍薬知母湯《けいししゃくやくちもとう》**・薏苡仁湯**《よくいにんとう》

急性期の関節リウマチによる膝などの関節痛に用いる。麻黄を含むので注意。

大防風湯《だいぼうふうとう》・桂枝加朮附湯《けいしかじゅつぶとう》

慢性期の関節リウマチや神経痛による脚、股関節や膝関節の痛みに有効。

独活寄生湯《どっかつきせいとう》（煎）

坐骨神経痛や関節リウマチ、変形性膝関節症などで起こる膝、脚の痛みに有効。

腹

吐き気・嘔吐《おうと》

原因には末梢性と中枢性がある

食中毒のウイルスや細菌感染などによる胃腸への直接的な刺激や、胃炎や腸閉塞、胃の運動（蠕動《ぜんどう》）低下などにより、食物が胃から排出されないために起こる末梢性《まっしょうせい》の原因と、乗り物酔い、極度な精神的緊張、脳圧亢進《のうあつこうしん》など中枢性の原因があります。

乗り物酔いは、耳の奥の三半規管や小脳の平衡感覚がずれることで発症します。吐き気が少なく嘔吐だけの場合は、脳腫瘍や脳出血による脳圧亢進が疑われるため要注意です。

ツボ治療

腹 任脈の**中脘《ちゅうかん》**と胃経の**不容《ふよう》**は嘔気や嘔吐、胃痛に有効。

胸 急な吐き気や嘔吐、しゃっくりには、任脈の**天突《てんとつ》**が有効。

手 胃が過剰に動いて生ずる吐き気や嘔吐を抑えるには、心包経の**内関《ないかん》**がよく用いられ効果大。つわりや乗り物酔いにもこのツボの指圧や円皮鍼《えんぴしん》が有効。

足 胃の動きが悪くて生ずる吐き気には、胃経の**足三里《あしさんり》**が有効。乗り物酔いの吐き気には、胆経の**足臨泣《あしりんきゅう》**や胃経の**厲兌《れいだ》**がよい。

漢方薬治療

茯苓飲《ぶくりょういん》・二陳湯《にちんとう》

胃下垂や神経性胃炎などで、胃がつかえて嘔気がある場合に用いる。

茯苓飲合半夏厚朴湯《ぶくりょういんごうはんげこうぼくとう》

気分がふさいで、喉の異物感（咽中炙臠《いんちゅうしゃれん》）、嘔気、めまい、動悸などの症状がある場合に用いる。

小半夏加茯苓湯《しょうはんげかぶくりょうとう》

みぞおちに水がたまり、嘔吐する場合に使用する。

五苓散《ごれいさん》（料《りょう》）（五苓湯《いれいとう》）

嘔吐した後に水が欲しくなるよ

うな、熱性の吐き気や嘔吐に有効。

人参湯《にんじんとう》

水は欲しないが、尿量が多い寒性の吐き気や嘔吐に用いる。

呉茱萸湯《ごしゅゆとう》

激しい頭痛を伴う嘔吐や、身体が冷えて吐き気がある場合に用いる。

小柴胡湯《しょうさいことう》

風邪などで、発熱に伴う嘔吐や脇から胸にかけてすっきりしない（胸脇苦満《きょうきょうくまん》）場合に有効。

黄連湯《おうれんとう》

嘔吐に腹痛や下痢を伴う場合。

胃痛・胃もたれ

胃の不調の原因により治療法を判断

胃痛（心窩部痛）は胃酸の出過ぎ、胃粘膜の血流低下などによる、胃の粘膜障害やけいれんで起こります。胃もたれは、胃酸不足による消化不良や胃の運動（蠕動《ぜんどう》）機能低下などで胃内容物が停滞するため起こります。

こうした症状は、消化性潰瘍や胃炎、胃けいれんなどのほか、胃がんや胆石、膵炎《すいえん》、さらに便秘や寄生虫、精神的・身体的ストレスなどが、発症や増悪の原因となります。

症状が長引いたりする場合は、消化器などの専門科で検査が必要です。

ツボ治療

腹

任脈の**中脘《ちゅうかん》**は胃の蠕動を抑え痛みを緩和する。胃下垂や胃もたれには任脈の**気海《きかい》**を用いる。

背

交感神経の緊張を和らげ、胃の血流や動きを調整して胃痛や胃もたれを改善するには、膀胱経の**脾兪《ひゆ》・胃兪《いゆ》・三焦兪《さんしょうゆ》**が有効。

手

空腹時に胃が動き過ぎて痛む場合には、心包経の**内関《ないかん》**が有効。

足

胃の運動機能の低下による食後の胃もたれや胃下垂の胃痛には、胃経の**足三里《あしさんり》**、胃酸過多による空腹時の痛みには、胃経の**梁丘《りょうきゅう》**や脾経の**三陰交《さんいんこう》**が効果的。

漢方薬治療

安中散《あんちゅうさん》（料《りょう》）

胃炎や冷えなどで胃痛や、過酸傾向がある場合に有効。

当帰湯（煎）

虚証で冷えがある人の上腹部痛

や背部の放散痛に有効。

半夏瀉心湯《はんげしゃしんとう》

みぞおちがつかえるような不快感や食欲不振を解消する。

六君子湯《りっくんしとう》

胃内停水や振水音を伴う胃の運動低下による胃もたれの第一選択薬。

平胃散《へいいさん》**（料）**

心窩部がつかえ、腹が鳴り、痛む場合に有効。

人参湯《にんじんとう》

食欲不振で唾液がたまりやすく、冷えると胃が痛むときに用いる。

茯苓飲《ぶくりょういん》

胃にガスと水がたまり、食欲がないときに用いる。

呉茱萸湯《ごしゅゆとう》**・二陳湯**《にちんとう》

冷えや頭痛を伴う胃痛に有効。

便秘

便秘の原因により治療法は異なる

便秘は、1日に1度も排便できなくなった状態をいいます。

大腸の動きが弱い、便が硬くなり腸内を移動しにくい、腹筋が弱く腹圧がかかりにくいなどの原因で起こります。月経前の黄体ホルモンに腸内から水分を引く作用があり、ダイエットのため食物繊維の摂取量が少ない、人目を気にしてトイレを我慢する、なども便秘を助長する原因になります。そのため、便秘は高齢者や女性に起こりやすいのです。

ツボ治療

手 慢性の便秘には、三焦経の**支溝**《しこう》を用いる。

腹 胃経の**天枢**《てんすう》やその下の**大巨**《だいこ》、ならびに脾経の**大横**《だいおう》は、胃腸を刺激して排便のリズムを作る便秘の常用穴。

腰 頑固な便秘には、大腸の血流と働きをよくして排便を促す膀胱経の**大腸兪**《だいちょうゆ》、**膀胱兪**《ぼうこうゆ》、**次**《じ》**髎**《りょう》などを用いる。

足 胃腸の働きを活性化させるには、胃経の**足三里**《あしさんり》が有効。

漢方薬治療

漢方薬治療では、便秘の原因や特徴により用いる漢方薬が異なります。

1. 通常の便秘

一般的な便秘は実熱性便秘で、

生薬の大黄《だいおう》（大腸粘膜を刺激するセンノシドが含まれる）を含む処方が主体となる。

大黄甘草湯《だいおうかんぞうとう》・調胃承気湯《ちょういじょうきとう》

体力がある実熱性便秘の第一選択薬。

大柴胡湯《だいさいことう》

体力があり、腹には胸脇苦満《きょうきょうくまん》、舌には黄苔《おうたい》がある便秘に用いる。

桃核承気湯《とうかくじょうきとう》

女性の習慣性便秘、月経痛や瘀血症状を伴う便秘に効果的。

防風通聖散《ぼうふうつうしょうさん》（料《りょう》）

太鼓腹の実証で便秘するもの（高血圧症など）に用いる。

三黄瀉心湯《さんおうしゃしんとう》

のぼせ、顔面紅潮、精神不安、出血（鼻血、痔ほか）などと便秘がある人に用いる。

茵蔯蒿湯《いんちんこうとう》

上腹部膨満や黄疸と便秘がある場合に用いる。

2. 弛緩性《しかんせい》便秘

腸管が弛緩して蠕動が低下して起こる便秘。

やせ型の人の弛緩性便秘は、少量の大黄でも腹痛や下痢を起こしやすいため大黄を含まない処方を用いるが、肥満型の人の弛緩性便秘では大黄を含む処方を用いることもある。

人参湯《にんじんとう》・六君子湯《りっくんしとう》・補中益気湯《ほちゅうえっきとう》・大建中湯《だいけんちゅうとう》・八味地黄丸《はちみじおうがん》（料《りょう》）

それぞれの証に合わせて処方を決める。

3. けいれん性便秘

大腸がけいれんして腸が狭くなるため起こす便秘で、便秘と下痢が交互で起きることも。けいれんを緩め、腸運動を改善させる芍薬《しゃくやく》を含む処方が主体になる。

桂枝加芍薬大黄湯《けいしかしゃくやくだいおうとう》

腹痛を伴う便秘型の過敏性腸症候群の第一選択薬。

加味逍遙散《かみしょうようさん》（料《りょう》）

女性に多く、便秘と下痢を繰り返すけいれん性便秘を改善する。大黄で腹痛や下痢になる人や、冷えを含む不定愁訴《ふていしゅうそ》にも有効。

葛根湯《かっこんとう》

体力はあるが、旅行などで緊張すると便秘になる場合に有効。

小建中湯《しょうけんちゅうとう》・黄耆建中湯《おうぎけんちゅうとう》

冷えがあり、大黄などを用いると腹痛が強くなる人や小児の便秘に用いる。小児では大黄は用いなくてよいことが多い。

4. 粘液不足性便秘

老化や脱水などにより体液や腸液が欠乏し、兎糞《とふん》状の乾燥便で便秘になったもの。

潤腸湯《じゅんちょうとう》

穏やかな下剤で、老人や虚証で、大黄を用いると腹痛が強くなる人に用いる。少量の大黄を含む。

麻子仁丸《ましにんがん》（料《りょう》）

虚弱者、老人などで、便が硬く、腸運動も低下した便秘の第一選択薬。大黄を含む。

5. 寒冷性便秘

虚証で冷えのあるものに大黄を用いると腹痛が強くなるため、大黄を用いず、芍薬・山梔子《さんしし》・柴胡・山椒・呉茱萸《ごしゅゆ》などの腸管運動調整作用や腸管血流増強作用を利用。

五積散《ごしゃくさん》（料《りょう》）

寒冷により下腹部痛、腰痛などを生じ、消化管運動が停滞し便秘するものに有効。

当帰芍薬散《とうきしゃくやくさん》（料《りょう》）・当帰四逆加呉茱萸生姜湯《とうきしぎゃくかごしゅゆしょうきょうとう》

虚証で手足腹部の冷え強く、冷えで腹が張り、腹痛する、いわゆる「疝《せん》」で便秘するものに用いる。

6. 気鬱性《きうつせい》便秘

ストレスや神経症、うつなど精神的な影響で起こる便秘。

柴胡加竜骨牡蠣湯《さいこかりゅうこつぼれいとう》・大柴胡湯《だいさいことう》

実証の神経症やうつに伴う便秘に用いる。

半夏厚朴湯《はんげこうぼくとう》・四逆散《しぎゃくさん》（料《りょう》）・柴胡《さいこ》桂枝湯《けいしとう》

虚証から中間証の神経症やうつに伴う便秘や、ストレスなどで過緊張となり便秘する場合に有効。

香蘇散《こうそさん》（料《りょう》）

虚証でうつ傾向のある人の便秘に。

乙字湯《おつじとう》・桂枝茯苓丸《けいしぶくりょうがん》

切れ痔やいぼ痔（外痔核）による肛門痛を伴う便秘。

下痢

お腹、腰、足の3ヵ所治療で効果大

下痢には、ウイルスや細菌が原因で起こる感染性下痢、暴飲暴食や冷え、消化不良など胃腸の働きが弱いため起こる機能性下痢、ストレスや神経過敏で起こる過敏性腸症候群の下痢など様々な種類があります。

漢方では、急性の感染性下痢を痢疾《りしつ》、慢性の機能性下痢を泄瀉《せっしゃ》といいます。いずれも、腸の働きの異常により、腸管で便の水分調節ができないことが主な原因となります。

ツボ治療

腹

便秘同様、急性の下痢には、胃経の**天枢**《てんすう》、下腹部の冷えや痛みを伴う下痢には、任脈の**関元**《かんげん》、ゴロゴロという腹鳴や腹痛を伴う下痢には、肝経の**章門**《しょうもん》が有効。

腰

腸が動き過ぎで起こる下痢と腹痛に膀胱経の**小腸兪**《しょうちょうゆ》、**関元兪**《かんげんゆ》や**大腸兪**《だいちょうゆ》が有効。

足

動き過ぎる腸の働きを調節するには、便秘同様、胃経の**足三里**《あしさんり》、腹痛下痢には脾経の**大都**《だいと》が有効。

漢方薬治療

1. 感染性下痢（痢疾《りしつ》）

葛根湯《かっこんとう》**・黄芩湯**《おうごんとう》**・葛根黄芩黄連湯**《かっこんおうごんおうれんとう》**（煎）**

風邪などの初期に発熱や腹痛のある下痢に有効。

五苓散《ごれいさん》**（料**《りょう》**）**

体力があり、風邪などの初期、腹痛・嘔《おう》吐に伴う下痢に。

柴苓湯《さいれいとう》

急性期を過ぎても、下痢症状が残る場合に。

桂枝人参湯《けいしにんじんとう》

虚証で悪寒・発熱。頭痛などを併う下痢に有効。

2. 機能性下痢（泄瀉《せっしゃ》）

四君子湯《しくんしとう》

体力のない虚証の人の下痢に有効。

真武湯《しんぶとう》

虚証で身体が冷え、下痢をして虚脱する場合に有効。

人参湯《にんじんとう》**・附子理中湯**《ぶしりちゅうとう》**（煎）**

虚証で冷えて下痢をする場合に有効。

半夏瀉心湯《はんげしゃしんとう》

体力があり、腸の蠕動が強く、お腹がゴロゴロ鳴る下痢に有効。

胃苓湯《いれいとう》

腹痛を伴う下痢に有効。

啓脾湯《けいひとう》**・参苓白朮散**《じんれいびゃくじゅつさん》

消化不良などで腸の機能が弱くて下痢する場合。

3. 下血を併う炎症性下痢

黄連解毒湯《おうれんげどくとう》

血便が多い急性期の下痢に用いる。

胃風湯《いふうとう》**（煎）**

胃腸虚弱の慢性下痢や血便を伴う比較的軽度の潰瘍性大腸炎などの下痢に有効。

桃花湯《とうかとう》**（煎）・大桃花湯**《だいとうかとう》**（煎）**

潰瘍性大腸炎など慢性的に下血を伴う下痢に有効。

4．神経・精神性下痢

桂枝加芍薬湯《けいしかしゃくやくとう》

切迫する下痢を症状とする下痢型過敏性腸症候群の第一選択薬。

四逆散《しぎゃくさん》

ストレスなど精神的要素が強く、真武湯で改善しない下痢に用いる。

甘草瀉心湯《かんぞうしゃしんとう》**（煎）**

腹中雷鳴、吐物のない吐き気（乾嘔）、不眠、神経衰弱などにともなう下痢に用いる。

腹痛・腹部膨満感

腹痛には、刺痛など体外から加わる刺激で起こる痛み（浅部痛）と、鈍痛のような漠然としたうずきやキリキリ、シクシクといった灼熱的な痛み（真性内臓痛）があります。この内臓痛は、腸管、胆嚢、胆管など管状の内臓では、腸内ガスなどによる急激な消化管壁の拡張や伸展、平滑筋の強い収縮や攣縮（疝痛）、また内臓の伸展（牽引痛）、腸管壁の腫脹、虚血、壁内薬物侵入（胃酸などを含む）などにより引き起こされます。ここでは心窩部痛（P225）以外の腹痛について解説します。

ツボ治療

腹・足

脇腹の痛みには、**居**《きょ》**髎**《りょう》や**衝門**《しょうもん》、下腹の痛みには、**関元**《かんげん》、**中極**《ちゅうきょく》、**三陰交**《さんいんこう》、**足**《あし》**三里**《さんり》、**陰陵泉**《いんりょうせん》、**懸鍾**《けんしょう》などを用いる。

腹部膨満には、**中脘**《ちゅうかん》、**天枢**《てんすう》、**足三**《あしさん》**里**《り》、**三焦兪**《さんしょうゆ》、**大腸兪**《だいちょうゆ》、**気海**《きかい》、**地機**《ちき》、**次髎**《じりょう》、**陰陵泉**《いんりょうせん》、**裏内庭**《うらないてい》を用いる。

漢方薬治療

芍薬甘草湯《しゃくやくかんぞうとう》

一般的な腹痛の第一選択薬。甘草が多く含まれるため頓用で用いる。

黄耆建中湯《おうぎけんちゅうとう》

体力が低下した気虚の腹痛に有効。

当帰四逆加呉茱萸生姜湯《とうきしぎゃくかごしゅゆしょうきょうとう》

冷えで起こる下腹部痛（疝気）に有効。

腸癰湯《ちょうようとう》

虫垂炎や骨盤内感染症による腹痛に用いる。

桂枝加芍薬湯《けいしかしゃくやくとう》

便秘はないが、ガスなどで腹が張り痛む場合に有効。

大建中湯《だいけんちゅうとう》

虚証の冷えで腸運動が低下して起こる腹部膨満に有効。

良枳湯《りょうきとう》
胆石発作や腸内ガスの移動により起こる腹痛に有効。

補中益気湯《ほちゅうえっきとう》
消化管の緊張や運動低下で腸内ガスが排泄されない腹部膨満感に有効。

柴胡疎肝湯《さいこそかんとう》（煎）
左脇の痛みや腸管ガス貯留による胸腹痛に有効。

泌尿器

頻尿・排尿困難

ここでは、夜間頻尿、過活動膀胱、膀胱炎、前立腺肥大、糖尿病などによる頻尿の治療法を紹介します。

ツボ治療

腹
過活動膀胱、膀胱炎、夜間頻尿などには、任脈の**会陰《えいん》**、**曲骨《きょっこつ》**、**中極《ちゅうきょく》**、**関元《かんげん》**、腎経の**横骨《おうこつ》**、胃経の**気衝《きしょう》**などが有効。

臀
膀胱経の**膀胱兪《ぼうこうゆ》**が有効。

足
脾経の**三陰交《さんいんこう》**や**陰陵泉《いんりょうせん》**、腎経の**陰谷《いんこく》**や**太渓《たいけい》**が有効。

漢方薬治療

八味地黄丸《はちみじおうがん》（料）
腎虚で前立腺肥大、糖尿病などによる頻尿や排尿困難に有効。

清心蓮子飲《せいしんれんしいん》
慢性や無菌性の膀胱炎、過活動膀胱、神経的要因による頻尿、夜間頻尿による不眠などに有効。

猪苓湯《ちょれいとう》・猪苓湯合四物湯《ちょれいとうごうしもつとう》
膀胱炎など炎症による頻尿、排尿痛、血尿、排尿困難、残尿感などに有効。

五淋散《ごりんさん》
尿道炎や膀胱炎で炎症強く、排尿困難となる場合に有効。

おねしょ

おねしょ（夜尿症）の原因には、尿量が多い、膀胱の容量が小さい膀胱機能が未発達、精神や睡眠覚醒機能の問題などがあります。

特に、小児では、夜間分泌される抗利尿ホルモン（バゾプレッシン）の分泌が少ないため、夜間尿が多くなる傾向にあります。

ツボ治療

頭
脳の睡眠覚醒機能を調整するには督脈の**百会《ひゃくえ》**が有効。

腹
膀胱機能を調整するためには任脈の**中極**《ちゅうきょく》と**関元**《かんげん》が有効。

腰
泌尿器機能の調整には、膀胱経の**腎兪**《じんゆ》や**膀胱兪**《ぼうこうゆ》が有効。

足
脾経の**陰陵泉**《いんりょうせん》や**三陰交**《さんいんこう》が有効。

漢方薬治療

桂枝加竜骨牡蠣湯《けいしかりゅうこつぼれいとう》

夜尿症の第一選択薬。精神的緊張を和らげ、排尿中枢に働きかけて防ぐ。

葛根湯

早朝夢を見て尿を漏らしてしまうような場合に、夜、少量を服用。

酸棗仁湯《さんそうにんとう》

睡眠中枢機能を改善して、夜尿を起こしにくくする。

全身

疲労感・倦怠感

疲労は休養第一で早めに解消を

疲労感・倦怠感は、激しい運動をしなくても身体がだるい、気力が出ない、食欲がわかないといった症状のことです。放置しておくと、自律神経バランスにも影響するため、疲れを感じたら原因を探して治療し、休養をとることが大切です。

疲労感が続くときは、何か病気が隠れている可能性もあるので病院で診察を受けましょう。漢方薬の使用に当たっては、漢方専門医に相談しましょう。

首
頭の疲れによる疲労感には、膀胱経の**天柱**《てんちゅう》や督脈の**大椎**《だいつい》（第7頸椎棘突起）を用いる。

背胸
背中に重苦しさ、息苦しさ、倦怠感があるときには、膀胱経の**心兪**《しんゆ》や**膏肓**《こうこう》、**意舎**《いしゃ》や側胸部にある脾経の**大包**《だいほう》が有効。

足
胃経の**足三里**《あしさんり》は、体の疲労にも効果的。全身の疲れは、腎経の**湧泉**《ゆうせん》が効果的。

漢方薬治療

十全大補湯《じゅうぜんたいほとう》

気虚と血虚による疲労感、倦怠感に対する代表的な処方。特に貧血や発熱・発汗、病気の治癒が遅延する場合や病後の体力低下などにも有効。

補中益気湯《ほちゅうえっきとう》

気虚による心身の疲労、特に手足の倦怠感、食欲不振、発汗しやすく、目に力なく、口数少ない場合、さらに病後、手術後、感冒後の疲労倦怠などに用いる代表的な処方。

黄耆建中湯《おうぎけんちゅうとう》

疲労倦怠に加え、皮膚潰瘍などの治癒を促進し、寝汗などの発汗異常を改善する。小建中湯《しょうけんちゅうとう》に黄耆を加えた処方。

加味帰脾湯《かみきひとう》

不眠、貧血、微熱、思い悩み、うつ、健忘などに伴う全身倦怠感に有効。全体に熱候を帯びている場合に用いるとよい。

葛根湯《かっこんとう》

起床時にだるくて起き上がれない、いくら寝ても疲れがとれないなど、首肩や全身の筋肉の緊張やこりからくる倦怠感に有効。

風邪・感冒

風邪の初期や中期など段階により対処する

風邪は、ウイルスや細菌に感染することで発症します。初期の段階では、くしゃみ、鼻水、悪寒、喉の痛み、頭痛などの症状が出るため、基本的には身体を休めて温めます。

その後、発熱や倦怠感などに加え、咳や痰などの呼吸器症状、食欲不振、下痢・便秘などの消化器異常の症状が起こります。ツボ治療も漢方薬も、これらの段階と症状によって使い分けます。

喉の痛み（P212）、咳・痰（P216）、鼻水・鼻づまり（P209）などの症状に対するツボ治療、漢方薬治療に関しては、それぞれ専門の項目を参照してください。

ツボ治療

風邪一般では、膀胱経の**風門《ふうもん》**、**肺兪《はいゆ》**、**魄戸《はっこ》**、**膏肓《こうこう》**は、気管支や肺に分布する交感神経調節作用により、風邪や呼吸器疾患全般で咳や痰の症状を和らげるのに有効。特に「**風門**の灸」は昔から風邪の治療に用いられる。

漢方薬治療

1．風邪の初期（太陽病）

基本的に麻黄を含む処方は、胃や心臓に問題がある人、体力のない人、高齢者などでは副作用がでやすいため用いない。

桂枝湯《けいしとう》・桂枝加葛根湯《けいしかかっこんとう》・升麻葛根湯《しょうまかっこんとう》

桂枝湯や升麻葛根湯は体力が衰えた人の風邪や感冒の初期で、筋肉痛や熱、発汗がある場合に用い、首や背中がこる（項背強《こうはいきょう》）場合には、桂枝加葛根湯を用いる。

葛根湯《かっこんとう》・葛根湯加桔梗石膏《かっこんとうかききょうせっこう》（煎）

体力のある人で、風邪や感冒の初期、悪寒や発熱はあるが汗は出ず、頭痛や首・背中がこる（項背強）場合に用いる。喉の痛みが強い場合は桔梗石膏を加えると効果的。麻黄を含む。

麻黄湯《まおうとう》

体力のある人で、感冒、インフルエンザの初期、高熱で発汗はなく、筋肉や関節の痛みがあるときに用いる。小児に多く使われる。麻黄を含む。高齢者には用いない。

麻黄附子細辛湯《まおうぶしさいしんとう》

比較的体力がなく、喉の痛みがある風邪の初期に用いる。麻黄を含むため注意。

香蘇散《こうそさん》（料《りょう》）

胃腸が弱い人や高齢者における風邪や感冒の初期に効果的。

柴葛解肌湯《さいかつげきとう》（煎）

風邪をぶり返し、せきや痰、発熱など風邪中期（少陽病）の症状に悪寒や頸部のこりなど初期の症状が重なった場合に有効。

2．風邪の中期（少陽病・陽明病）

柴胡桂枝湯《さいこけいしとう》

風邪の初期から中期の移行期ですでに発汗があり、せきなどの症状が出始めた場合に用いる。

小柴胡湯《しょうさいことう》

発熱が続き、嘔気やめまい、口が苦く、食欲低下などの症状がある場合に用いる。診察上は、舌の白苔《はくたい》、胸脇苦満《きょうきょうくまん》（胸や脇が苦しい）などの特徴的な所見がある。

竹茹温胆湯《ちくじょうんたんとう》

風邪で咳や痰が多く眠れない場合に用いる。インフルエンザ・百日咳などにも有効。

参蘇飲《じんそいん》

胃腸が弱い人や高齢者の風邪で、せきや痰などの症状が強い場合に用いる。香蘇散をベースにした処方。

五苓散《ごれいさん》（料《りょう》）

風邪における発熱、おう吐、下痢などの症状に用いる。小児のおう吐や下痢を伴う風邪にも有効。

3．風邪の後期

補中益気湯《ほちゅうえっきとう》

風邪で体力の消耗が激しいときに。また、風邪が治まった後も食欲不振、微熱などの症状が続く場合に。

人参養栄湯《にんじんようえいとう》

風邪による体力低下、食欲不振、寝汗、微熱、疲労倦怠、貧血、手足の冷えなどを改善させる。五味《ご み》子《し》が呼吸器症状の改善。

むくみ

局所型と漸進型　異なるむくみの原因

局所のむくみは、静脈血流やリンパの流れが悪くなることが主な原因で、首や肩の極端なこりやむちうちなどでも起こります。

一方、全身型は、疲労や睡眠不足のほかに、心不全、ネフローゼ、腎不全、肝不全など、病気による心臓・腎臓・肝臓の機能の低下によって起こります。また、低たんぱく血症や貧血の栄養障害、水分の過剰摂取、尿や汗による水分の排泄障害でも起こります。

ツボ治療

顔　瞼《まぶた》のむくみには、膀胱経の**睛明《せいめい》**、**攢竹《さんちく》**、胃経の**承泣《しょうきゅう》**を用い、顔のむくみには、胃経の**四《し》白《はく》**、小腸経の**顴髎《けんりょう》**、三焦経の**耳門《じもん》**を結ぶ頬骨のラインに沿って下から上のマッサージが有効。

手　麦粒腫《ばくりゅうしゅ》など目の炎症によるむくみに肺経の**孔最《こうさい》**を用いる。

足　胃経の**陥谷《かんこく》**や、かかとにある奇穴の**踝下《かか》**、腎経の**築賓《ちくひん》**や**太渓《たいけい》**は、腎機能を高め体内腸管や腎臓の機能による体内の水分バランスを整え、全身のむくみを改善する。

漢方薬治療

五苓散《ごれいさん》（料）

口が渇き、尿の出が悪いむくみ全般に有効。

八味地黄丸《はちみじおうがん》（料《りょう》）

高齢者の腎虚によるむくみに有効。

当帰芍薬散《とうきしゃくやくさん》（料《りょう》）

冷えや貧血に伴う水毒体質のむくみに有効。

桂枝茯苓丸《けいしぶくりょうがん》（料《りょう》）

瘀血に伴うむくみや月経時に悪化するむくみに有効。

防已黄耆湯《ぼういおうぎとう》

やや肥満傾向があり、汗かきで常に皮膚が湿っている水毒体質のむくみに有効。

越婢加朮湯《えっぴかじゅつとう》

腎炎、発汗過多、あるいは尿排泄量減少に伴うむくみに有効。

分消湯《ぶんしょうとう》（煎）・実脾飲《じっぴいん》（煎）

硬くて弾力のあるむくみ（実《じつ》腫《しゅ》）や腹水に有効。

変製心気飲《へんせいしんきいん》（煎）

気分が憂うつで倦怠感や不眠がある軽度のむくみ（水鬱）に有効。

導水茯苓湯《どうすいぶくりょうとう》（煎）

ネフローゼなどの腎機能低下、心不全、肝不全による腹水やむくみ、喘息などに有効。

下半身の冷え（下半身型冷え症）

ただ温めるのではなく下半身の血流改善が重要

主に足先から腰までが冷えるのは下半身型の冷えです。同時に顔など上半身がのぼせるのは、いわゆる「冷えのぼせ」で、漢方医学では上熱下寒《じょうねつげかん》（P34）と言います。上半身の副交感神経が体質的に強いと、のぼせが起きやすくなります。更年期の女性のほか、男女とも中年以降に多くなるため、冷え症の中で最も多いタイプです。

冷えの原因は、老化や疲労などにより、腰や臀部の筋肉（梨状筋など）が硬化・拘縮し、腰神経や坐骨神経を圧迫する結果、下肢の血管を調節する交感神経が刺激され血流が低下するためです。ふくらはぎの筋肉の硬化やこりなどにより下肢静脈の血流が停滞することも一因となります。

ツボ治療

腰 腰の筋肉が張ってこっている場合は、膀胱経の**三焦兪《さんしょうゆ》**、**志室《ししつ》**、**腎兪《じんゆ》**、**関元兪《かんげんゆ》**などが有効。

臀 臀部の筋肉（梨状筋など）に圧痛がある場合は、坐骨神経が圧迫されている可能性があるため、梨状筋に沿って並ぶ奇穴の**臀中《でんちゅう》**、膀胱経の**胞肓《ほうこう》**、胆経の**環《かん》跳《ちょう》**を用いて硬化した筋肉を緩めると即、効果が得られる。

足 ふくらはぎの冷えには、腎経の**築賓《ちくひん》**、足先の冷えには、腎経の**湧泉《ゆうせん》**や奇穴の**八風《はちふう》**（足の甲側の5本の趾《あしゆび》の間の付け根に、左右合わせて8ヵ所ある）が有効。足の太陽経筋・陽明経筋・小腸経筋ストレッチ（P200〜）も有効。

漢方薬治療

八味地黄丸《はちみじおうがん》（料《りょう》）・牛車腎気丸《ごしゃじんきがん》（料《りょう》）

中高年で脚が重だるくて冷える場合に効果的。足先にしびれを伴うときには牛車腎気丸を用いる。

疎経活血湯《そけいかっけつとう》

下半身だけでなく、腰や背中など上半身のこりが強く、瘀血《おけつ》により血流が滞っている場合に有効。

五積散《ごしゃくさん》（料《りょう》）

冷房で上熱下冷（冷えのぼせ）の冷えに、腰痛や腹痛などがある場合に有効。

当帰四逆加呉茱萸生姜湯《とうきしぎゃくかごしゅゆしょうきょうとう》

冷房で下肢が冷え、のぼせや腹痛などがある場合にも有効。

桂枝茯苓丸《けいしぶくりょうがん》（料《りょう》）・桃核承気湯《とうかくじょうきとう》

上半身ののぼせが強い場合に有効。便秘傾向がある場合は桃核承気湯を用いる。

独活寄生湯《どっかつきせいとう》（煎）

下半身、特に膝から下やふくらはぎの冷えが強く、しびれを伴うときに有効。

手足の冷え（四肢末端型冷え症）

食事と運動量を増やし体内で熱を作る体質に

「冷え症」とは、客観的な冷えではなく、主観的に冷えが辛いと感じる症状や人のことを言います。

手や足の末端が冷えるのは、四肢末端型冷えです。漢方医学では手足厥寒《しゅそくけつかん》（P35）の冷えパターンを示します。

摂取カロリー不足や運動不足、基礎代謝の低下などで身体が熱を十分に作れないため、体温低下を防ぐ身体の防御反応として交感神経が過剰に働き、末梢の血管が収縮し冷えが起こります。スタイルを気にし、ダイエットをしている10～20代の若い女性に多い冷え症タイプですが、やせ型の中年女性にも見られます。

治療の基本は食事の摂取カロリーを増やすことと運動ですが、鍼灸や漢方薬も役立ちます。

ツボ治療

足

足裏にある腎経の**湧泉《ゆうせん》**は、足先から全身の血行を改善する。腎経の**築賓《ちくひん》**は、足先とともに足全体の血流を改善する。

奇穴の**八風《はちふう》**を刺激すると、足趾の血管が拡張され、足趾先と同時に、足全体の血流も改善。四肢末端型冷え症は、足趾のストレッチ（陽明経筋ストレッチP200）が最も有効。

漢方薬治療

当帰四逆湯《とうきしぎゃくとう》（煎）・当帰四逆加呉茱萸生姜湯《とうきしぎゃくかごしゅゆしょうきょうとう》

四肢末端型冷え症の第一選択薬。手足の末梢の血管を開き、血流を増やすことで、冷えを改善する。指のしもやけやレイノー病にも有効。冷えの症状が長い場合、冷えて頭痛や腹痛を起こす場合は当帰四逆加呉茱萸生姜湯を用いる。

当帰芍薬散《とうきしゃくやくさん》（料《りょう》）・当帰芍薬散加附子《とうきしゃくやくさんかぶし》

体力はあまりないが、比較的冷えは軽度で、排尿回数が少なく、顔や足などにむくみを伴う場合に用いる。

四逆散《しぎゃくさん》（料《りょう》）・茯苓補心湯《ぶくりょうほしんとう》（煎）

玉屏風散《ぎょくへいふうさん》（料《りょう》）（煎）

緊張症の人は、手のひらや足の裏に精神性の発汗が起きやすく、その汗で手足が冷え、四肢末端型と同じ冷えになりやすい。緊張を緩め、汗を止める処方を使用する。

腹の冷え（内臓型冷え症）

交感神経の調節と保温がポイント

身体の表面は温かいのに、身体の中心部が冷えるのは内蔵型（裏寒）の冷えです。漢方医学では、表熱裏寒《ひょうねつりかん》または外熱裏寒《がいねつりかん》（P34）といいます。

30代以降の中高年男女で、体質的に自律神経バランスで副交感神経の働きが強く、交感神経の働きが弱い人や、アレルギー体質の人、過去に腹部手術をして腹腔内に癒着があるような人に多く見られます。交感神経の働きが弱いため、寒くても末梢の血管が収縮せず、体内から外へ熱が逃げ、身体の中心部の温度が低下（裏寒）します。特に消化管が冷えると、腸にガスが溜まりやすく腹部膨満感が出やすくなります。

寒冷に晒されないような衣服対策と体操、ウォーキング、ジョギングなどの運動にて交感神経を鍛えることを心掛けます。

ツボ治療

臀

胆経の維道《いどう》や骨盤内部の血流を高めて内臓を温めるに

は、仙骨にある膀胱経の次髎《じりょう》や下《げ》髎《りょう》が有効。

足
胆経の維道《いどう》や脾経の三陰交《さんいんこう》は骨盤の下にある子宮や卵巣などの内臓の血流を改善するので有効。太陰経筋・厥陰経筋のストレッチ（P202）も効果的。

漢方薬治療

温経湯《うんけいとう》

冷えが軽度の場合や腹部手術の既往がある場合は、漢方薬で温め過ぎると体表の発汗が増え、かえって体温を低下させる場合があるため、骨盤内の血流を増やし、子宮、膀胱、腸管などの冷え（裏寒）を改善させると同時に、体表の発汗、ほてりなどの表熱や煩熱《はんねつ》を除くために温経湯を用いる。

小建中湯《しょうけんちゅうとう》・大建中湯《だいけんちゅうとう》

腸の動きが悪く腸にガスが溜まり、腹部膨満とともに腹が冷え、手足がほてる場合に用いる。

四逆湯《しぎゃくとう》（煎）・通脈四逆湯《つうみゃくしぎゃくとう》（煎）

下腹部内部（内臓）の冷えが強い場合には、乾姜《かんきょう》や附子《ぶし》などの補陽剤を含む四逆湯、通脈四逆湯などを用いて代謝を上げ、裏寒（冷えた内臓）を温める治療を優先。

全身の冷え（全身型冷え症）

低体温が続くと内臓機能や免疫機能が低下

身体の中心部（裏）も表面（表）も冷えている全身型冷え症は、漢方医学では表寒裏寒、中医学では表裏倶寒《ひょうりぐかん》という状態です。低い体温が長く続くと皮膚や内臓など全身に様々な支障をきたすため、注意が必要です。老化、栄養不良、甲状腺機能の低下、病気や衰弱などにより身体の中で熱が作れない場合や、ストレスや不摂生な生活で、体温調節ができないことが原因です。

冷え症がそれほど多くない若年者、高齢者、男性にも見られることがあります。

ツボ治療

背
背中の冷えや寒気は、背中のこりをほぐし、心肺機能を高める膀胱経の膏肓《こうこう》が有効。

足
胃経の足三里《あしさんり》は、胃腸機能を高め、腎経の湧泉《ゆうせん》は腎機能を高めて冷えを改善する。

漢方薬治療

用いる漢方薬は、ほとんどが煎じ薬です。

真武湯《しんぶとう》

比較的冷えが軽い場合、裏寒に対する治療として、附子《ぶし》で代謝と体温を上げるのに有効。

附子湯《ぶしとう》（煎）

体の中心部の冷えを背中に感じる（背微悪寒）場合に用いる。

四逆加人参湯《しぎゃくかにんじんとう》（煎）

悪寒と裏寒による下痢がある場合に有効。エキス剤では、人参湯エキスに加工附子末を加えて代用。

四逆湯《しぎゃくとう》（煎）・当帰四逆湯《とうきしぎゃくとう》（煎）

手足厥冷（P35）の強い冷えには、附子と乾姜《かんきょう》により、代謝を上げ体温を上げる。

通脈四逆湯《つうみゃくしぎゃくとう》（煎）

四逆湯の乾姜を増量した処方で、全身型冷え症で、冷えが強く顔がほてる場合（外熱裏寒）に用いる。

茯苓四逆湯《ぶくりょうしぎゃくとう》（煎）

がんの末期や悪液質となり、体温が低下した人に用いて、全身状態を改善することがある。エキス剤では、真武湯エキスに人参湯エキスを合わせ代用する。

皮膚疾患

ツボ治療

1．一般的な皮膚疾患

基本的に皮膚病変が上半身（臍より上、頭と上肢を含む）にある場合は**曲池《きょくち》**、下半身（臍より下、下肢を含む）にある場合は**足三里《あしさんり》**、全身にある場合は、**曲池《きょくち》**と**足三里《あしさんり》**を用いる。

2．湿疹・蕁麻疹《じんましん》・皮膚掻痒症《ひふそうようしょう》・アトピー性皮膚炎・尋常性座瘡《じんじょうせいざそう》（ニキビ）など、かゆみや炎症を伴う皮膚疾患。

腹 **巨闕《こけつ》**・**期門《きもん》**・**中脘《ちゅうかん》**・**天枢《てんすう》**・**大巨《だいこ》**・**関元《かんげん》**を用いる。

胸 **缺盆《けつぼん》**、**膻中《だんちゅう》**を用いる。

背 **定喘《ていぜん》**・**大椎《だいつい》**・**肩井《けんせい》**・**肺兪《はいゆ》**・**厥陰兪《けついんゆ》**・**心兪《しんゆ》**・**肝兪《かんゆ》**・**三焦《さんしょう》兪《ゆ》**・**腎兪《じんゆ》**・**大腸兪《だいちょうゆ》**・**上髎《じょうりょう》**・**次髎《じりょう》**・**中髎《ちゅうりょう》**・**下髎《げりょう》**を用いる。

手 **曲池《きょくち》**、**陽池《ようち》**・**合谷《ごうこく》**・**神門《しんもん》**を用いる。

足 **血海《けっかい》**、**太渓《たいけい》**・**足三里《あしさんり》**・**陰陵泉《いんりょうせん》**・**三陰交《さんいんこう》**・**湧泉《ゆうせん》**など。帯状泡疹には、脇では**帯脈《たいみゃく》**・下腹部では**五枢《ごすう》**・**維道《いどう》**を加えて用いる。

漢方薬治療

1．蕁麻疹（じんましん）

熱感があり、かゆみが強い初期には葛根湯《かっこんとう》や桂枝麻黄各半湯《けいしまおうかくはんとう》、慢性的で繰り返す場合には柴胡桂枝湯《さいこけいしとう》や十味敗毒湯《じゅうみはいどくとう》、寒冷じんま疹には、桂枝湯《けいしとう》や五苓散《ごれいさん》、難治性の蕁麻疹やコリン性蕁麻疹に茵陳五苓散《いんちんごれいさん》や茵陳蒿湯《いんちんこうとう》、食物アレルギーなどの食事性蕁麻疹に香蘇散《こうそさん》が有効。

2. アトピー性皮膚炎

乳児から大人までの腸管免疫から脾胃を立て直す黄耆建中湯《おうぎけんちゅうとう》、皮膚のバリア機能を修復する十全大補湯《じゅうぜんたいほとう》、炎症を抑え熱性のかゆみをとる黄連解毒湯《おうれんげどくとう》、夏期や温暖時に汗で炎症が悪化し、かゆみが増す場合には消風散《しょうふうさん》や白虎加人参湯《びゃっこかにんじんとう》、頭部の炎症には治頭瘡一方《ぢずそういっぽう》などを用いる。

3. 湿疹

分泌物があり、湿潤して浮腫などがある場合は越婢加朮湯《えっぴかじゅつとう》、発赤しかゆみが強い場合は消風散《しょうふうさん》、分泌物がなく湿潤していない感染を伴うものには十味敗毒湯《じゅうみはいどくとう》、肥満体質で便秘しがちのものには防風通聖散《ぼうふうつうしょうさん》、頭部の慢性湿疹には治頭瘡一方《じずそういっぽう》、酒渣《しゅさ》や酒皶様皮膚炎《しゅさようひふえん》には治《ち》酒査鼻一方《しゅさびいっぽう》（煎）や葛根紅花湯《かっこんこうかとう》（煎）、陰部の湿疹には竜胆瀉肝湯《りゅうたんしゃかんとう》が有効。

4. ニキビ（挫創）

血虚で発赤のない白ニキビに当帰芍薬散《とうきしゃくやくさん》、炎症強く発赤や膿をもつ赤ニキビに清上防風湯《せいじょうぼうふうとう》、瘀血がある紫色の青ニキビに桂枝茯苓丸《けいしぶくりょうがん》、加薏苡仁《かよくいにん》、化膿が強いものには十味敗毒湯《じゅうみはいどくとう》や排膿散及湯《はいのうさんきゅうとう》を用いる。

5. 皮膚掻痒症

炎症のない皮膚のかゆみに白虎加人参湯《びゃっこかにんじんとう》、炎症の強い痒みに梔子柏皮湯《ししはくひとう》や茵陳蒿湯《いんちんこうとう》を用い、老人性掻痒症《そうようしょう》には当帰飲子《とうきいんし》や真武湯《しんぶとう》を用いる。

6. しもやけ

四肢末端の冷えが強い場合に当帰四逆湯《とうきしぎゃくとう》（煎）や当帰四逆加呉茱萸生姜湯《とうきしぎゃくかごしゅゆしょうきょうとう》、冷えが強くなく瘀血を伴う場合に温経湯《うんけいとう》や四物湯《しもつとう》を用いる。

7. おでき（癤）

炎症の軽いものには桂枝加黄耆湯《けいしかおうぎとう》、炎症の強いものには十味敗毒湯《じゅうみはいどくとう》や排膿散及湯《はいのうさんきゅうとう》を用いる。

女性

月経痛・月経不順

我慢できない痛み以外、鎮痛剤使用は控えめに

月経痛（生理痛）は、下腹部や腰痛を伴います。頭痛、吐き気、めまい、精神不安などで、日常生活に支障が出るほど強い場合、月経困難症と呼びます。

月経痛の原因には子宮内膜症、長引く月経不順や無月経の原因には脳下垂体、卵巣、甲状腺などのホルモン異常や体重減少のほか、薬の副作用も考えられるので、まずは婦人科での検査が必要です。

ツボ治療

腰 月経痛と月経不順には膀胱経の**関元兪**《かんげんゆ》や**腎兪**《じんゆ》、**上髎**《じょうりょう》・**次髎**《じりょう》・**中髎**《ちゅうりょう》・**下髎**《げりょう》の**四髎穴**が有効。骨盤内の子宮や卵巣などの血流を改善し月経痛を緩和。

腹 任脈の**関元**《かんげん》、奇穴の**子宮**《しきゅう》、胆経の**維道**《いどう》を用いる。特に**維道**や子宮は子宮内膜症や子宮下垂など子宮の病気に有効。

足 脾経の**三陰交**《さんいんこう》と**血海**《けっかい》や、肝経の**大敦**《だいとん》を用いる。どれも子宮や卵巣に作用し、三陰交を刺激すると子宮や卵巣などの血流が増加する。これらは月経痛、月経不順、子宮内膜症を改善する婦人科系疾患の代表的なツボ。その他、状態に応じ、肝経の**陰廉**《いんれん》・**曲泉**《きょくせん》・**蠡溝**《れいこう》・**太衝**《たいしょう》、脾経の**陰陵泉**《いんりょうせん》、任脈の**気海**《きかい》などを用いる。

漢方薬治療

温経湯《うんけいとう》・**加味逍遥散**《かみしょうようさん》（**料**《りょう》）・**当帰**《とうき》**芍薬散**《しゃくやくさん》（**料**《りょう》）

虚証でのぼせやむくみを伴う月経痛や月経困難症に効果的。

桂枝茯苓丸《けいしぶくりょうがん》（**料**《りょう》）・**温清飲**《うんせいいん》

虚実から中間証の月経時の下腹部の痛み、頭痛、肩こり、めまいほか、月経不順などに有効。痛みの強い場合は安中散《あんちゅうさん》を併用。

桃核承気湯《とうかくじょうきとう》・**通導散**《つうどうさん》（**料**《りょう》）

実証で、便秘を伴う人の月経痛や様々な症状に用いる。

芎帰膠艾湯《きゅうききょうがいとう》

過多月経などで、出血が止まらないときに使用。

五積散《ごしゃくさん》（**料**《りょう》）・**安中散**《あんちゅうさん》（**料**《りょう》）・**芍薬**《しゃくやく》**甘草湯**《かんぞうとう》

月経痛を抑える働きをする。

折衝飲《せっしょういん》（**煎**）・**芎帰調血飲**《きゅうきちょうけついん》（**煎**）

強い月経痛や子宮内膜症に有効。

妊娠・出産・更年期の障害

女性特有の症状にも役立つ場合がある

1. 不妊症

ツボ治療

腹の臍下《せいか》に、一辺が口唇の大きさで三角を描き、その頂点2カ所に灸を行う「中条流子孕み」が有効（P250）。足では、肝経の**陰廉**《いんれん》、**太衝**《たいしょう》・**行間**《こうかん》、脾経の**三陰交**《さんいんこう》・**血海**《けっかい》、腎経の**復溜**《ふくりゅう》などに灸を用い、臀部では、膀胱経の**胞肓**《ほうこう》や**八髎穴**《はちりょうけつ》が有効。

漢方薬治療

当帰芍薬散《とうきしゃくやくさん》（料《りょう》）や温経湯《うんけいとう》などを用いる。

2. つわり

ツボ治療

内関《ないかん》、**足三里**《あしさんり》、**中脘**《ちゅうかん》、**天突**《てんとつ》、**太衝**《たいしょう》、**胃兪**《いゆ》が有効。

漢方薬治療

小半夏加茯苓湯《しょうはんげかぶくりょうとう》や茯苓飲合半夏厚朴湯《ぶくりょういんごうはんげこうぼくとう》を用いる。

3. 産後の体調不良

漢方薬治療

産後の体調不良や貧血に芎帰調血飲《きゅうきちょうけついん》、月経痛や下腹痛に当帰建中湯《とうきけんちゅうとう》が有効。

4. 乳汁不足・乳腺炎

ツボ治療

乳汁分泌不足には、**天宗**《てんそう》、**膻中**《だんちゅう》、**少沢**《しょうたく》、**乳根**《にゅうこん》などを用いる。

漢方薬治療

葛根湯《かっこんとう》や蒲公英湯《ほこうえいとう》が有効。乳腺炎のツボ治療には、**乳根**《にゅうこん》（鍼のみ）、**内関**《ないかん》、**後渓**《こうけい》などを用いる。漢方薬治療では、葛根湯《かっこんとう》が炎症を軽減させ乳汁を排泄するのに有効。

5. 更年期障害

更年期障害は、閉経により、エストロゲンなど女性ホルモンが減少して起こる、自律神経の乱れや精神症状を指す。主にホットフラッシュ（のぼせ）、動悸、めまい、耳鳴り、肩こり、不眠、イライラ、精神不安定などがある。

ツボ治療

婦人科系疾患治療の代表ツボで、ホルモンの分泌を整える脾経の**三陰交**《さんいんこう》と**血海**《けっかい》、のぼせやめまいなどの自律神経症状や、イライラなどの精神症状があるときは、肝経の**太衝**《たいしょう》か**行間**《こうかん》、冷えなどを伴う場合は腎経の**復溜**《ふくりゅう》や**交信**《こうしん》、腰痛やお腹の不調がある場合には、膀胱経の**胞肓**《ほうこう》が有効。

漢方薬治療

加味逍遙散《かみしょうようさん》（料《りょう》）、温経湯《うんけいとう》、四物湯《しもつとう》など症状に合わせて用いる（詳細はそれぞれの症状の項目を参照）。

精神

イライラ・ヒステリー

自律神経が乱れる前にイライラ解消を

イライラは、ストレス、睡眠不足、精神的疲労、空腹などによって起こりますが、女性は、更年期をはじめ、月経に伴うホルモンの変動があるため発症しやすくなります。イライラが続くと、自律神経のバランスが崩れ、頭痛や胃痛、動悸、めまいなど、身体的な不調が現れ、ヒステリー発作やパニック発作を起こすこともあります。

これらの症状は、漢方医学では気逆《きぎゃく》の一症状とされ、原因は、身体的な異常による場合もあります。鍼灸や漢方薬で早めに原因を取り除き、イライラを解消することが大切です。

ツボ治療

手 心包経の**内関**《ないかん》と**労宮**《ろうきゅう》、心経の**神門**《しんもん》は、興奮を抑えて心を静めイライラを和らげる。

胸 動悸や息苦しさを伴うイライラには、任脈の**玉堂**《ぎょくどう》や**膻**《だん》**中**《ちゅう》を刺激する。ストレスが原因のイライラを取り除く。

背 督脈の**身柱**《しんちゅう》・**神道**《しんどう》はイライラやパニック発作を抑える特効ツボ。三焦経の**曲垣**《きょくえん》はヒステリー発作などにも有効。

足 脾経の**三陰交**《さんいんこう》、肝経の**太衝**《たいしょう》や**行間**《こうかん》は月経や更年期障害によるイライラに有効。

漢方薬治療

加味逍遙散《かみしょうようさん》**（料**《りょう》**）**

自律神経バランスが崩れ、身体の上部に熱感と（肝鬱化火《かんうつかか》）、気逆により発症するイライラなどの症状に有効。

甘麦大棗湯《かんばくたいそうとう》

憂うつで悲しみ多い人、更年期症状、イライラ、ヒステリー発作、不眠などに有効。

柴胡加竜骨牡蛎湯《さいこかりゅうこつぼれいとう》

神経質で交感神経が緊張しやすい人のイライラやヒステリーに有効。黄芩《おうごん》を含む。

半夏厚朴湯《はんげこうぼくとう》

喉のつかえ感（咽中炙臠《いんちゅうしゃれん》）があるイライラやヒステリーに有効。

抑肝散《よくかんさん》**・抑肝散加陳皮半夏**《よくかんさんかちんぴはんげ》

怒りの感情を内在化したイライラ、興奮、不眠、認知症の徘徊などの周辺症状に有効。

苓桂甘棗湯《りょうけいかんそうとう》（煎）・奔豚湯《ほんとんとう》（金匱要略）（煎）・奔豚湯（肘後方）（煎）

強いヒステリー発作やイライラなど気逆による症状に有効。

不安・気分の落ち込み

漢方治療でもやもやした気分も前向きに

普段の生活の中には、様々な不安要素や気分が落ち込む原因が潜んでいます。それにとらわれると、自然にうつむきがちになり首や肩の筋肉が強ばり、血流は悪くなり、運動不足になり、様々な不調が現れ、しまいにはうつ状態にもなりかねません。

ツボ治療や漢方薬治療は、頭をすっきりさせて気分を前向きにし、心身を活発にする効果もあります。

ツボ治療

頭 督脈の**百会**《ひゃくえ》や胆経の**風池**《ふうち》は、脳の血流を改善し、脳機能を高め、気持ちを前向きにする。

背 督脈の**大椎**《だいつい》・**陶道**《とうどう》・**身柱**《しんちゅう》は不安や苦悶感などを取り除き、膀胱経の**心兪**《しんゆ》は不安や動悸を抑える。

足 膝、胃経の**足三里**《あしさんり》は、腸管の働きを活発にし、脳腸相関により脳にも働き気力を起こさせる。腎経の**湧泉**《ゆうせん》は、生命エネルギーの湧き出るツボとされ、元気を出す。

漢方薬治療

半夏厚朴湯《はんげこうぼくとう》・柴朴湯《さいぼくとう》

喉のつかえ感（咽中炙臠《いんちゅうしゃれん》）動悸、めまいなどを伴う予期不安や不安神経症に対する第一選択薬。柴朴湯は気管支喘息予防にも用いる。

苓桂朮甘湯《りょうけいじゅつかんとう》

不安とともに動悸やめまいを伴う、自律神経が関与する不安神経症やノイローゼに有効。

桂枝加竜骨牡蛎湯《けいしかりゅうこつぼれいとう》

神経質で驚きやすく、興奮して疲れ神経が衰弱し不安あるものに。

三黄瀉心湯《さんおうしゃしんとう》・加味逍遙散《かみしょうようさん》（料《りょう》）

のぼせや便秘、肩こりなどのある更年期の精神不安や不眠に有効。

帰脾湯《きひとう》（煎）・加味帰脾湯《かみきひとう》

不眠、寝汗、発熱、健忘などの症状を伴う軽症のうつ状態やノイローゼなどに有効。加味帰脾湯は熱感や微熱など熱を帯びる状態に。

四逆散《しぎゃくさん》（料《りょう》）

神経過敏・不眠などを伴う不安神経症やうつ症状に有効。右有意な胸脇苦満、腹直筋の緊張に有効。

柴胡加竜骨牡蛎湯《さいこかりゅうこつぼれいとう》

不安・不眠・緊張を伴ううつ症状や躁うつ病（双極性感情障害）に有効。

釣藤散《ちょうとうさん》（料《りょう》）

高血圧・頭痛を伴う気分の落ち込みに有効。

不眠

不快な刺激を取り除き脳をリラックス

不眠の症状は、寝つきが悪い（入眠障害）、夜中に目が覚める（中途覚醒）、朝早く目が覚めてしまう（早朝覚醒）、熟睡できないなどの睡眠障害のことをいいます。解決するには睡眠を妨げる原因を取り除き、眠りの質を高めることです。

本来、寝るためには、身体の血流を増やし脳の血流を落とす、いわば「頭寒足熱」が必要です。そのため、夜遅くに脳を刺激して興奮させることは控え、寝る前のカフェインを避けるだけでなく、身体のこりや冷えの不快な刺激を取り除くことも重要です。

ツボ治療

頭

督脈の**百会《ひゃくえ》**と奇穴の**四神聡《ししんそう》**は脳の興奮を鎮め、胆経の**風池《ふうち》**は、交感神経の緊張を緩め、脳血流を改善し眠りやすくする。

背中

背中の筋肉のこりや緊張による不眠には、膀胱経の**心兪《しんゆ》**、**膈兪《かくゆ》**、督脈の**身柱《しんちゅう》**、**神道《しんどう》**を刺激すると、こりや緊張が解け、入眠障害と中途覚醒が改善。

手

心包経の**内関《ないかん》**や心経の**神門《しんもん》**は気持ちを落ち着かせ興奮を鎮める。

足

足が冷えて寝つきにくい場合、胃経の**足三里《あしさんり》**や、奇穴の**八風《はちふう》**を刺激し足の血流を増やすと、頭が冷え入眠しやすくなる。踵裏にある奇穴の**失眠《しつみん》**への灸も効果的。

漢方薬治療

温胆湯《うんたんとう》・竹茹温胆湯《ちくじょうんたんとう》

温胆湯はノイローゼや神経の疲れで、夢を多く見て安眠できない場合に、竹茹温胆湯は長引く激しいせきが原因で起こる不眠に有効。

酸棗仁湯《さんそうにんとう》

身体が疲れ弱って眠れない場合に睡眠を調節して不眠を改善。過眠症にも有効。

加味帰脾湯《かみきひとう》・帰脾湯《きひとう》（煎）

思い煩い、気分の落ち込みなどで眠れない場合に有効。うつ病の不眠にも用いる。

柴胡加竜骨牡蠣湯《さいこかりゅうこつぼれいとう》

神経が高ぶり、イライラし、興奮し眠れない場合に有効。

清心蓮子飲《せいしんれんしいん》

頻尿や膀胱炎など泌尿器系の症状に神経過敏、抑うつ、不眠などがある場合に有効。

高枕無憂散《こうちんむゆうさん》（料《りょう》）（煎）

憂うつな気分を落ち着かせ不眠を改善する処方。

集中力の低下・眠気

脳の血の巡りを良くして集中力を増す

集中力の低下や眠気の原因は、一般的には脳や身体の全般的な疲労によるものです。しかし、肩こりなどで首の横から脳に伸びる椎骨動脈の血流が低下し、覚醒中枢などの機能低下が原因になることもあります。食後に眠気や集中力低下があるのは、消化のために血液が胃腸に集中し脳の血流が減るためです。

ツボ治療

首 膀胱経の**天柱《てんちゅう》**は、脳の血の巡りをよくして、集中力を高める。

肩 肩のこりは、脳血流を低下させ、集中力と脳の働きを低下させるため、脳血流を改善する胆経の**肩井《けんせい》**が効果的。

顔 意識がもうろうとする場合には、覚醒作用の高い奇穴の**山根《さんこん》**が有効。

足 気持ちに活力をもたらす腎経の**湧泉《ゆうせん》**は、集中力アップにも効果的。

漢方薬治療

葛根湯《かっこんとう》・独活葛根湯《どっかつかっこんとう》

肩こりによる脳血流の低下で起こる集中力の低下や眠気に有効。

六君子湯《りっくんしとう》・補中益気湯《ほちゅうえっきとう》

柴芍六君子湯《さいしゃくりっくんしとう》（煎じ薬）

脾胃《ひい》（消化器機能）の低下が関与する食後の眠気（食事性低血圧）に有効。

奇穴の位置

奇穴は、十四経脈に属さないツボです。様々な症状に使える便利なツボを紹介します。その他の改善方法については、第５章も参照してください。

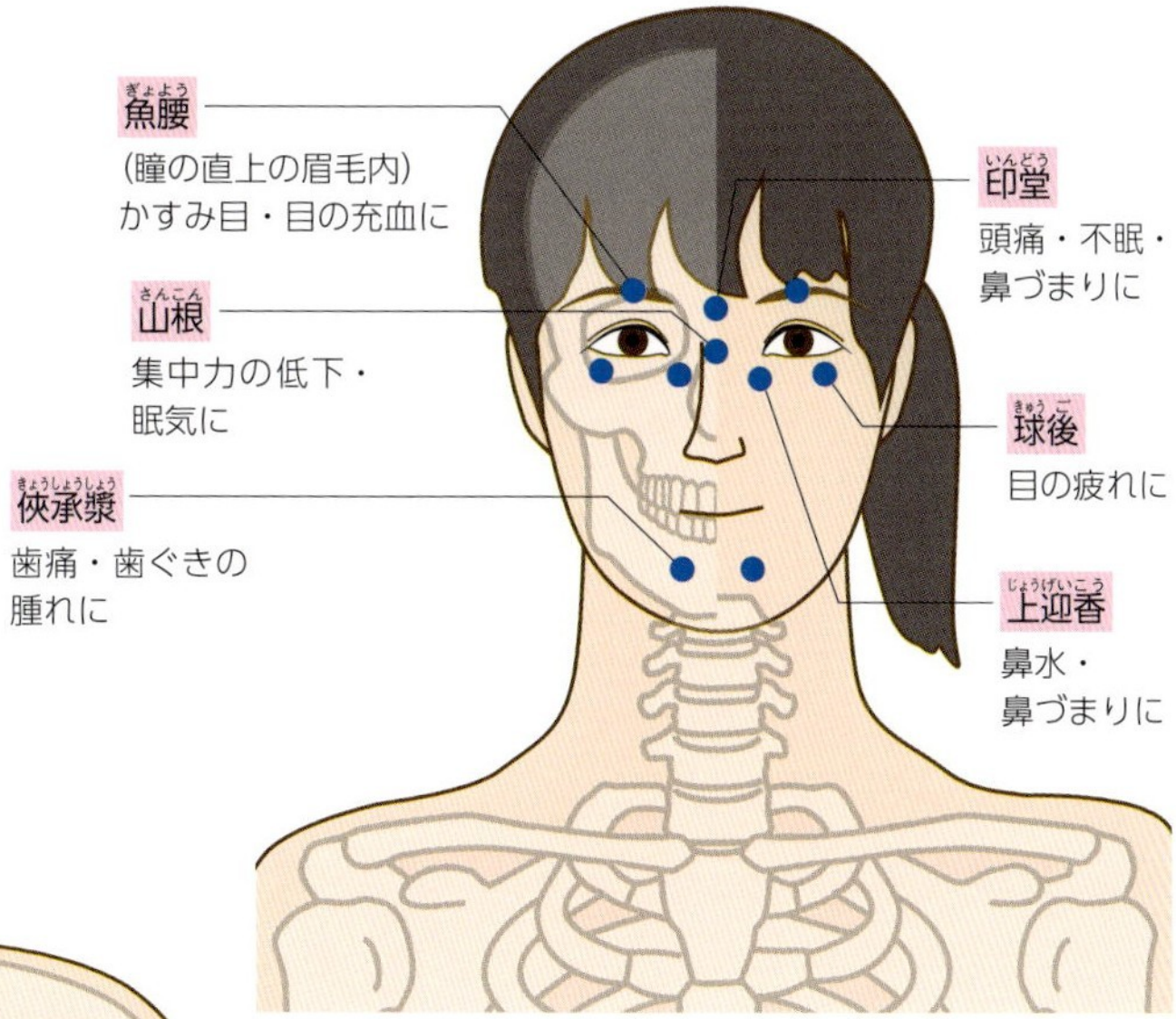

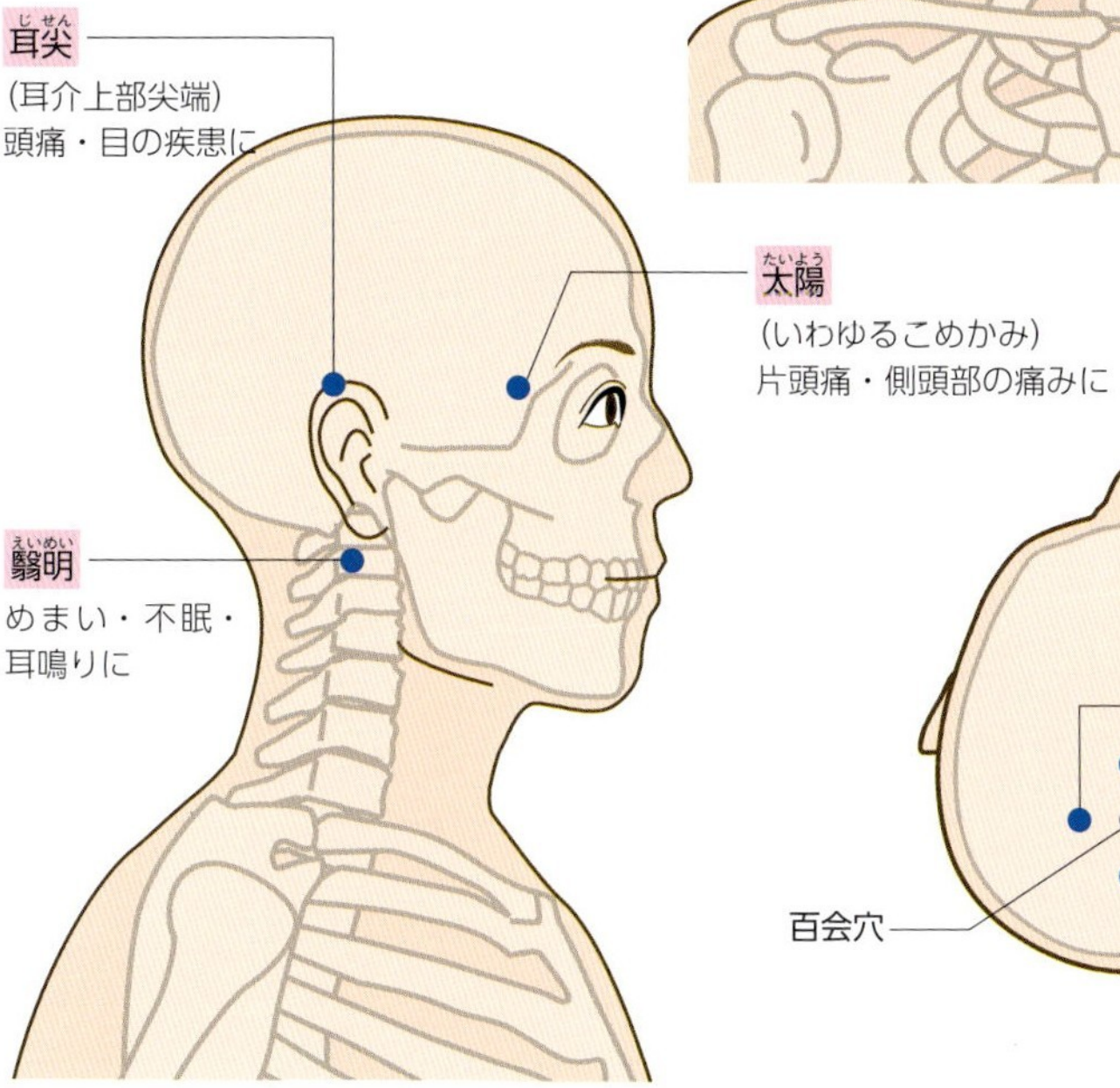

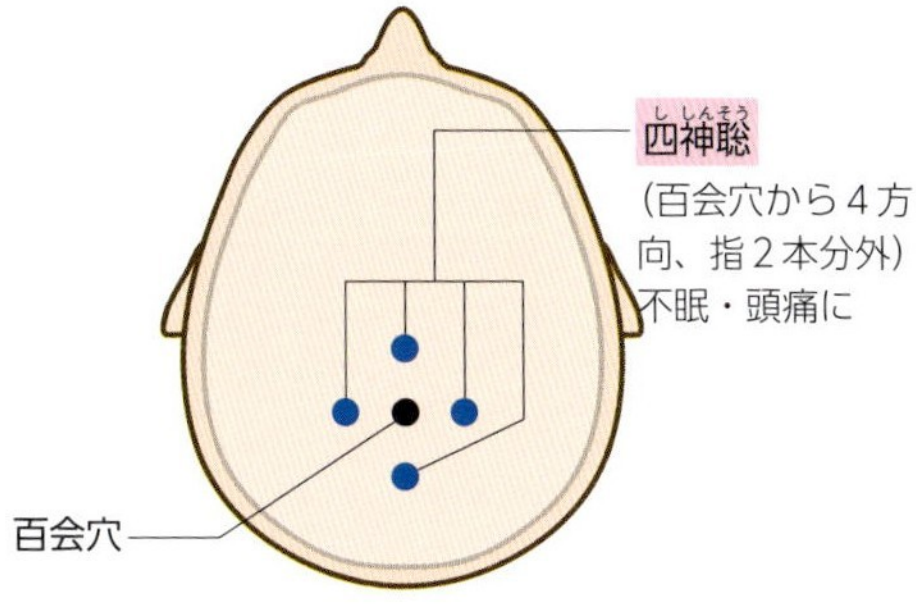

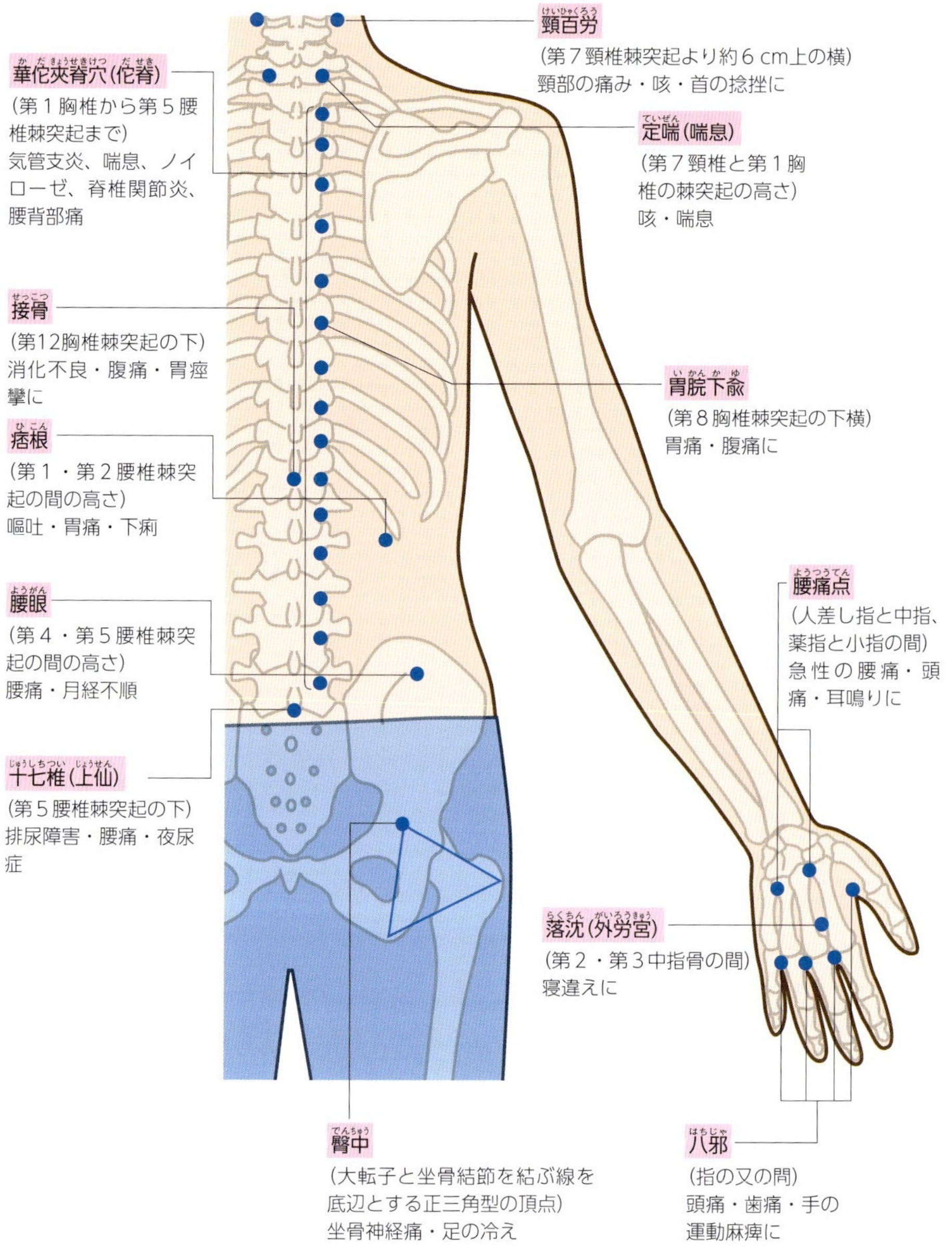
頸百労《けいひゃくろう》
（第７頸椎棘突起より約６cm上の横）
頸部の痛み・咳・首の捻挫に
華佗夾脊穴《かだきょうせきけつ》（佗脊《だせき》）
（第１胸椎から第５腰椎棘突起まで）
気管支炎、喘息、ノイローゼ、脊椎関節炎、腰背部痛
定喘《ていぜん》（喘息）
（第７頸椎と第１胸椎の棘突起の高さ）
咳・喘息
接骨《せっこつ》
（第12胸椎棘突起の下）
消化不良・腹痛・胃痙攣に
胃脘下兪《いかんかゆ》
（第８胸椎棘突起の下横）
胃痛・腹痛に
痞根《ひこん》
（第１・第２腰椎棘突起の間の高さ）
嘔吐・胃痛・下痢
腰眼《ようがん》
（第４・第５腰椎棘突起の間の高さ）
腰痛・月経不順
腰痛点《ようつうてん》
（人差し指と中指、薬指と小指の間）
急性の腰痛・頭痛・耳鳴りに
十七椎《じゅうしちつい》（上仙《じょうせん》）
（第５腰椎棘突起の下）
排尿障害・腰痛・夜尿症
落沈《らくちん》（外労宮《がいろうきゅう》）
（第２・第３中指骨の間）
寝違えに
臀中《でんちゅう》
（大転子と坐骨結節を結ぶ線を底辺とする正三角型の頂点）
坐骨神経痛・足の冷え
八邪《はちじゃ》
（指の叉の間）
頭痛・歯痛・手の運動麻痺に

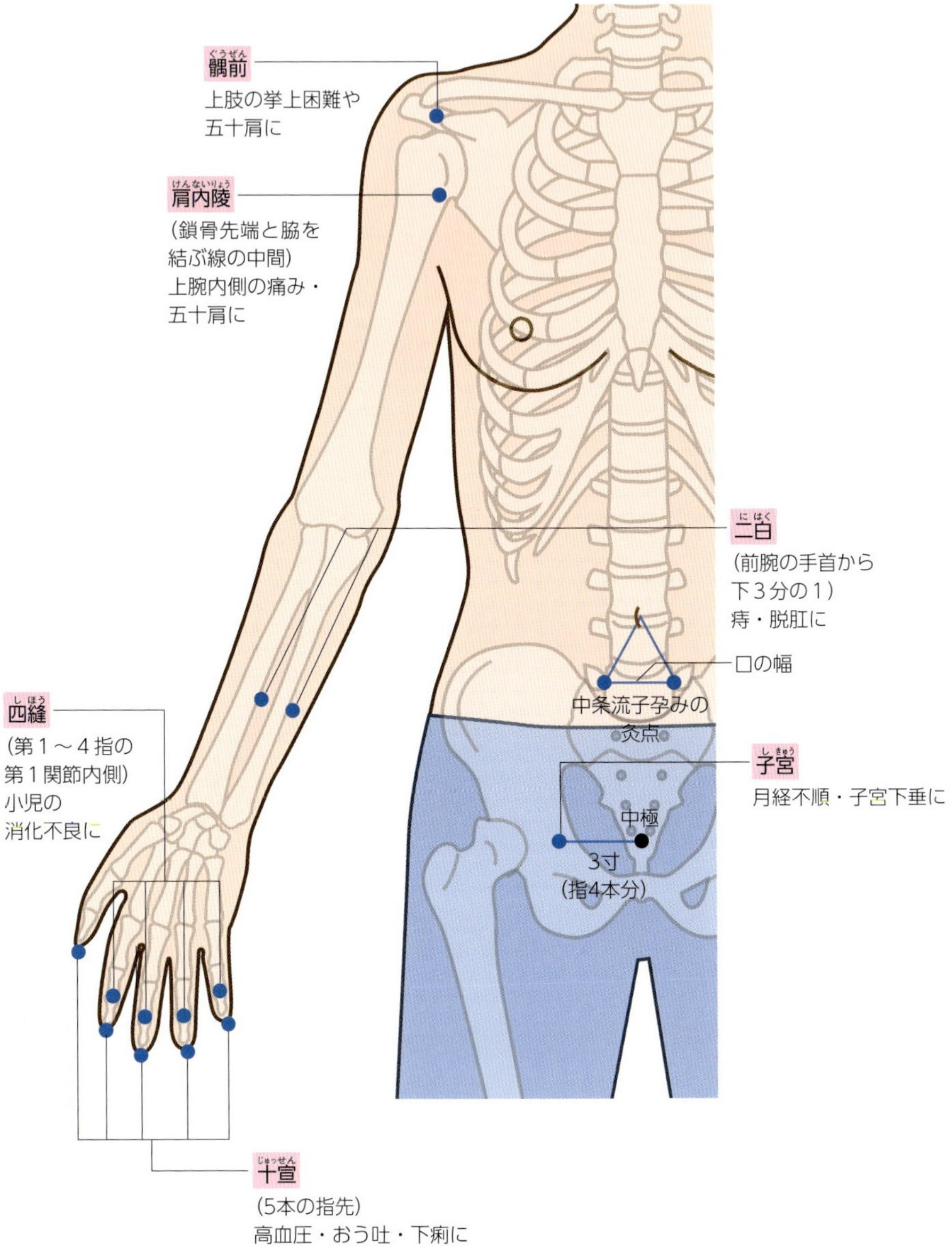
髃前《ぐうぜん》
上肢の挙上困難や
五十肩に
肩内陵《けんないりょう》
（鎖骨先端と脇を
結ぶ線の中間）
上腕内側の痛み・
五十肩に
二白《にはく》
（前腕の手首から
下３分の１）
痔・脱肛に
口の幅
中条流子孕みの
灸点
四縫《しほう》
（第１〜４指の
第１関節内側）
小児の
消化不良に
子宮《しきゅう》
月経不順・子宮下垂に
中極
3寸
（指4本分）
十宣《じゅっせん》
（5本の指先）
高血圧・おう吐・下痢に

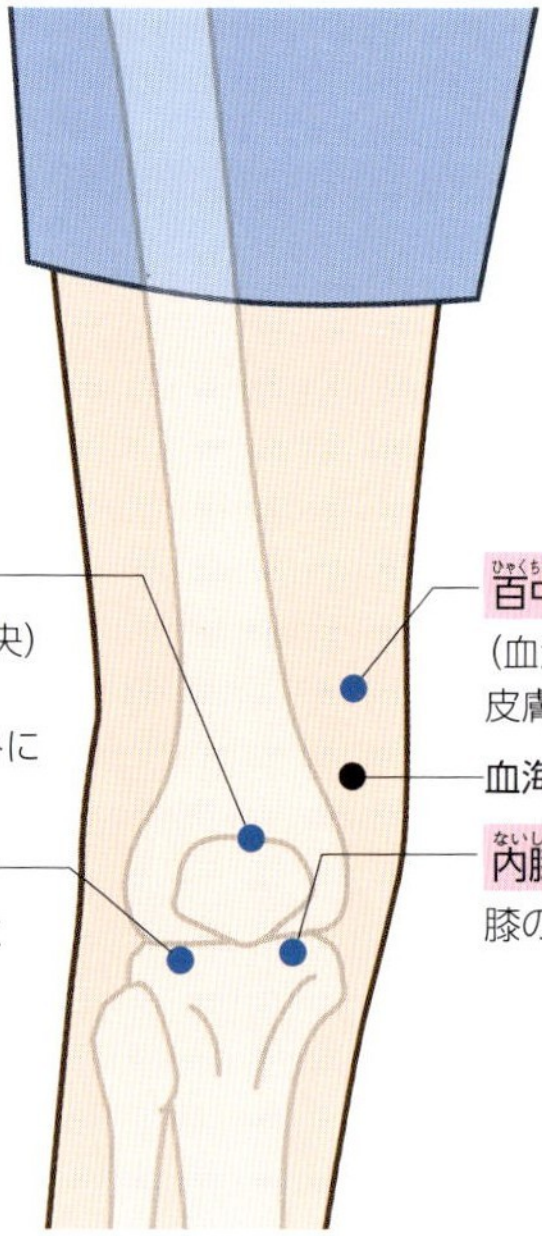
鶴頂《かくちょう》
（膝蓋骨上部中央）
足のまひ・
膝関節炎の痛みに
百中窩《ひゃくちゅうか》
（血海穴の約3cm上）
皮膚や陰嚢の痛み・じんましんに
血海
外膝眼《がいしつがん》（犢鼻《とくび》）
膝外側の痛みに
内膝眼《ないしつがん》
膝の痛みに

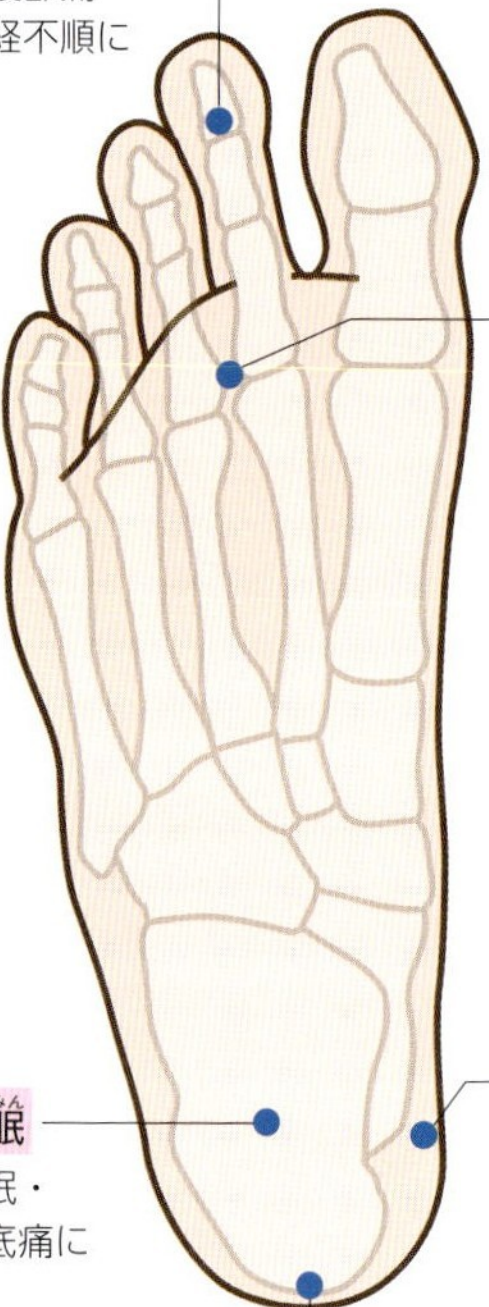
独陰《どくいん》
胸痛・
下腹部痛・
月経不順に
裏内庭《うらないてい》
足の指の痛みや
精神安定に
失眠《しつみん》
不眠・
足底痛に
踝下《かか》
顔や全身の
むくみに
女膝《じょしつ》
（踵後ろの中央）
歯痛・歯肉炎に

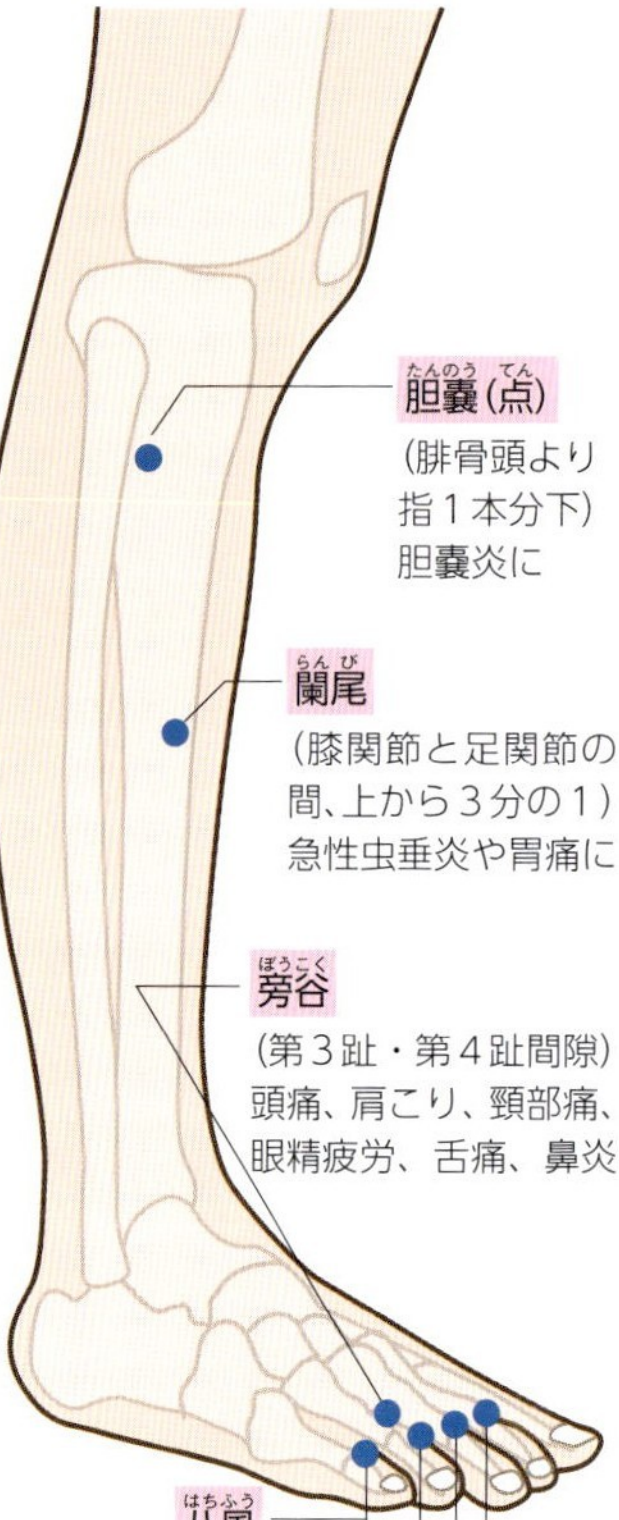
胆嚢《たんのう》（点《てん》）
（腓骨頭より
指1本分下）
胆嚢炎に
闌尾《らんび》
（膝関節と足関節の
間、上から3分の1）
急性虫垂炎や胃痛に
旁谷《ぼうこく》
（第3趾・第4趾間隙）
頭痛、肩こり、頸部痛、
眼精疲労、舌痛、鼻炎
八風《はちふう》
（趾の又の間にあるくぼみ）
足のむくみ・冷えに

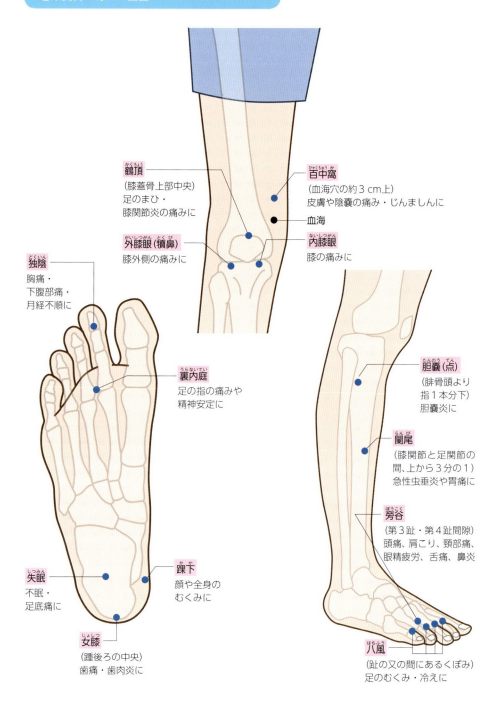

主な漢方薬の構成生薬

あ

安中散《あんちゅうさん》（料）
桂皮・延胡索・牡蠣・茴香・縮砂・良姜・甘草

い

胃風湯《いふうとう》（煎）
当帰・芍薬・川芎・人参・白朮・茯苓・桂皮・粟

胃苓湯《いれいとう》
蒼朮・厚朴・陳皮・猪苓・沢瀉・芍薬・白朮・茯苓・桂枝・大棗・生姜・甘草

茵蔯蒿湯《いんちんこうとう》
茵蔯蒿・山梔子・大黄

茵蔯五苓散《いんちんごれいさん》（料）
沢瀉・茯苓・猪苓・白朮・桂皮・茵蔯蒿

う

烏薬順気散《うやくじゅんきさん》（煎）・烏薬順気湯《うやくじゅんきとう》（煎）
麻黄・陳皮・烏薬・川芎・白彊蚕・枳殻・白芷・桔梗・乾姜・生姜・大棗・甘草

温経湯《うんけいとう》
半夏・麦門冬・当帰・川芎・芍薬・人参・桂皮・阿膠・牡丹皮・生姜・呉茱萸・甘草

温清飲《うんせいいん》
当帰・川芎・地黄・芍薬・山梔子・黄連・黄芩・黄柏

温胆湯《うんたんとう》
半夏・茯苓・生姜・陳皮・竹筎・枳実・黄連・酸棗仁・大棗・甘草

え

越婢加朮湯《えっぴかじゅつとう》
麻黄・石膏・生姜・大棗・蒼朮・甘草

延年半夏湯《えんねんはんげとう》（煎）
半夏・柴胡・別甲・桔梗・檳榔子・人参・生姜・枳実・呉茱萸

お

黄耆建中湯《おうぎけんちゅうとう》
桂皮・生姜・大棗・芍薬・黄耆・（膠飴）・甘草

黄芩湯《おうごんとう》
黄芩・芍薬・大棗・甘草

黄連湯《おうれんとう》
黄連・乾姜・人参・桂皮・大棗・半夏・甘草

黄連解毒湯《おうれんげどくとう》
黄連・黄芩・黄柏・山梔子

乙字湯《おつじとう》
当帰・柴胡・黄芩・升麻・大黄・甘草

か

回首散《かいしゅさん》（煎）
麻黄・陳皮・烏薬・川芎・白彊蚕・枳殻・白芷・桔梗・乾姜・生姜・大棗・羌活・独活・木瓜・甘草

葛根黄連黄芩湯《かっこんおうれんおうごんとう》（煎）
葛根・黄連・黄芩・甘草

葛根湯《かっこんとう》
葛根・麻黄・桂皮・芍薬・大棗・生姜・甘草

葛根加朮附湯《かっこんかじゅつぶとう》
葛根・麻黄・大棗・桂皮・芍薬・生姜・蒼朮・附子・甘草

葛根湯加桔梗石膏《かっこんとうかききょうせっこう》（煎）
葛根・麻黄・桔梗・大棗・桂枝・芍薬・生姜・石膏・甘草

葛根湯加川芎辛夷《かっこんとうかせんきゅうしんい》
葛根・麻黄・大棗・桂皮・芍薬・生姜・川芎・辛夷・甘草

加味帰脾湯《かみきひとう》
黄耆・当帰・人参・白朮・茯苓・酸棗仁・竜眼肉・生姜・木香・遠志・大棗・柴胡・山梔子・（牡丹皮）・甘草

加味逍遙散《かみしょうようさん》（料）
当帰・芍薬・白朮（蒼朮）・茯苓・柴胡・牡丹皮・山梔子・生姜・薄荷・甘草

※赤字は煎じ薬

加味逍遙散合半夏厚朴湯《かみしょうようさんごうはんげこうぼくとう》（煎）
当帰・芍薬・白朮・茯苓・柴胡・牡丹皮・山梔子・生姜・薄荷・半夏・茯苓・厚朴・蘇葉・生姜・甘草

加味八脈散《かみはちみゃくさん》（料）（煎）
猪苓・沢瀉・茯苓・木通・地黄・杏仁各・藁本・山梔子・知母・黄柏

括楼薤白白酒湯《かろうがいはくはくしゅとう》（煎）
薤白・括楼実・白酒

甘草瀉心湯《かんぞうしゃしんとう》（煎）
半夏・黄芩・乾姜・人参・大棗・黄連・甘草

甘草湯《かんぞうとう》
甘草

甘麦大棗湯《かんばくたいそうとう》
甘草・大棗・小麦

き

桔梗湯《ききょうとう》
桔梗・甘草

帰耆建中湯《きぎけんちゅうとう》（煎）
当帰・桂皮・生姜・大棗・芍薬・黄耆・（膠飴）・甘草

桔梗石膏《ききょうせっこう》（桔梗石膏湯《ききょうせっこうとう》）
桔梗・石膏・（甘草）

帰脾湯《きひとう》
黄耆・当帰・人参・白朮（蒼朮）・茯苓・酸棗仁・竜眼肉・生姜・木香・遠志・大棗・甘草

芎帰膠艾湯《きゅうききょうがいとう》
川芎・艾葉・当帰・芍薬・地黄・阿膠・甘草

芎帰調血飲《きゅうきちょうけついん》
当帰・地黄・川芎・白朮・茯苓・陳皮・烏薬・大棗・香附子・牡丹皮・益母草・乾姜・生姜・甘草

玉屏風散《ぎょくへいふうさん》（料）（煎）
黄耆・白朮・防風

く

九味檳榔湯《くみびんろうとう》
檳榔子・厚朴・桂皮・橘皮・蘇葉・大黄・木香・生姜・甘草

け

荊芥連翹湯《けいがいれんぎょうとう》
当帰・芍薬・川芎・地黄・黄連・黄芩・黄柏・山梔子・連翹・荊芥・防風・薄荷・枳殻（実）・白芷・桔梗・柴胡・甘草

桂枝湯《けいしとう》
桂皮・芍薬・大棗・生姜・甘草

桂枝加黄耆湯《けいしかおうぎとう》
桂皮・芍薬・大棗・生姜・黄耆・甘草

桂枝加朮附湯《けいしかじゅつぶとう》
桂皮・芍薬・大棗・生姜・蒼朮・附子・甘草

桂枝加苓朮附湯《けいしかりょうじゅつぶとう》
桂皮・芍薬・大棗・生姜・蒼朮・附子・茯苓・甘草

桂枝加葛根湯《けいしかかっこんとう》
桂皮・芍薬・大棗・生姜・甘草・葛根

桂枝加厚朴杏仁湯《けいしかこうぼくきょうにんとう》
桂皮・芍薬・大棗・生姜・厚朴・杏仁・甘草

桂枝加芍薬湯《けいしかしゃくやくとう》
桂皮・芍薬・大棗・生姜・甘草

桂枝加芍薬大黄湯《けいしかしゃくやくだいおうとう》
桂皮・芍薬・大棗・生姜・大黄・甘草

桂枝芍薬知母湯《けいししゃくやくちもとう》（桂芍知母湯《けいしゃくちもとう》）
桂皮・芍薬・麻黄・生姜・白朮・知母・防風・附子・甘草

桂枝加竜骨牡蛎湯《けいしかりゅうこつぼれいとう》
桂皮・芍薬・大棗・生姜・竜骨・牡蛎・甘草

桂枝麻黄各半湯《けいしまおうかくはんとう》（桂麻各半湯《けいまかくはんとう》）
桂皮・生姜・杏仁・芍薬・麻黄・大棗・甘草

桂枝人参湯《けいしにんじんとう》
桂皮・人参・乾姜・白朮・甘草

桂枝茯苓丸《けいしぶくりょうがん》（料）
桂皮・茯苓・牡丹皮・桃仁・芍薬

桂枝茯苓丸加薏苡仁《けいしぶくりょうがんかよくいにん》
桂皮・茯苓・牡丹皮・桃仁・芍薬・薏苡仁

啓脾湯《けいひとう》
人参・蒼朮・茯苓・蓮肉・山薬・山楂子・陳皮・沢瀉・甘草

血府逐瘀湯《けっぷちくおとう》(煎)
生地黄・桃仁・当帰・紅花・川芎・赤芍・牛膝・柴胡・枳殻・桔梗・甘草

こ

香蘇散《こうそさん》(料)
香附子・蘇葉・陳皮・生姜・甘草

高枕無憂散《こうちんむゆうさん》(料)(煎)
陳皮・半夏・茯苓・枳実・竹茹・麦門冬・竜眼肉・石膏・人参・甘草

五虎湯《ごことう》
麻黄・杏仁・石膏・桑白皮・甘草

五虎二陳湯《ごこにちんとう》(煎)
麻黄・杏仁・石膏・桑白皮・甘草・半夏・茯苓・陳皮

五積散《ごしゃくさん》(料)
蒼朮(白朮)・陳皮・茯苓・半夏・当帰・芍薬・川芎・厚朴・白芷・枳殻(実)・桔梗・乾姜・生姜・桂皮(桂枝)・麻黄・大棗・甘草

牛車腎気丸《ごしゃじんきがん》(料)
地黄・山茱萸・山薬・沢瀉・茯苓・牡丹皮・桂枝・附子・牛膝・車前子

呉茱萸湯《ごしゅゆとう》
呉茱萸・大棗・人参・生姜

五淋散《ごりんさん》
茯苓・当帰・黄芩・芍薬・山梔子・地黄・沢瀉・木通・滑石・車前子・甘草

五苓散《ごれいさん》(料)
沢瀉・猪苓・茯苓・白朮・桂皮

さ

柴葛解肌湯《さいかつげきとう》(煎)
柴胡・葛根・麻黄・桂皮・黄芩・芍薬・半夏・生姜・石膏・甘草

柴陥湯《さいかんとう》
柴胡・半夏・黄芩・大棗・人参・生姜・栝楼仁・黄連・甘草

柴胡加竜骨牡蠣湯《さいこかりゅうこつぼれいとう》
柴胡・半夏・茯苓・桂皮・大棗・人参・竜骨・牡蠣・生姜・大黄・黄芩

柴胡桂枝湯《さいこけいしとう》
柴胡・半夏・桂皮・芍薬・黄芩・人参・大棗・生姜・甘草

柴胡桂枝乾姜湯《さいこけいしかんきょうとう》
柴胡・桂皮・栝楼根・黄芩・牡蠣・乾姜・甘草

柴胡清肝湯《さいこせいかんとう》・柴胡清肝散《さいこせいかんさん》(一貫堂)(料《りょう》)
柴胡・当帰・芍薬・川芎・地黄・黄連・黄芩・黄柏・山梔子・連翹・桔梗・牛蒡子・栝楼根

柴胡疎肝湯《さいこそかんとう》(煎)
柴胡・芍薬・枳実・香附子・川芎・青皮・甘草

柴芍六君子湯《さいしゃくりっくんしとう》
人参・白朮・茯苓・半夏・陳皮・大棗・生姜・柴胡・芍薬・甘草

柴朴湯《さいぼくとう》
柴胡・半夏・生姜・黄芩・大棗・人参・茯苓・厚朴・蘇葉・甘草

柴苓湯《さいれいとう》
柴胡・半夏・生姜・黄芩・大棗・人参・沢瀉・猪苓・茯苓・白朮・桂皮・甘草

三黄瀉心湯《さんおうしゃしんとう》
大黄・黄芩・黄連

三物黄芩湯《さんもつおうごんとう》
黄芩・苦参・地黄

酸棗仁湯《さんそうにんとう》
酸棗仁・知母・川芎・茯苓・甘草

し

滋陰降火湯《じいんこうかとう》
当帰・芍薬・地黄・天門冬・麦門冬・陳皮・白朮・知母・黄柏・甘草

滋陰至宝湯《じいんしほうとう》
当帰・芍薬・白朮・茯苓・陳皮・柴胡・知母・香附子・地骨皮・麦門冬・貝母・薄荷・甘草

四逆加人参湯《しぎゃくかにんじんとう》(煎)
乾姜・附子・人参・甘草

四逆散《しぎゃくさん》(料)
柴胡・芍薬・枳実・甘草

四逆湯《しぎゃくとう》(煎)
乾姜・附子・甘草

四君子湯《しくんしとう》
人参・白朮・茯苓・生姜・大棗・甘草
梔子柏皮湯《ししはくひとう》
山梔子・黄柏・甘草
七物降下湯《しちもつこうかとう》
当帰・芍薬・川芎・地黄・釣藤鈎・黄耆・黄柏
実脾飲《じっぴいん》（煎）
白朮・蒼朮・茯苓・陳皮・厚朴・香附子・猪苓・沢瀉・枳殻・大腹皮・縮砂・木香・生姜・燈心草
四物湯《しもつとう》
当帰・芍薬・川芎・地黄
炙甘草湯《しゃかんぞうとう》
炙甘草・生姜・桂枝・麻子仁・大棗・人参・地黄・麦門冬・阿膠
芍薬甘草湯《しゃくやくかんぞうとう》
芍薬・甘草
芍薬甘草附子湯《しゃくやくかんぞうぶしとう》
芍薬・附子・甘草
十全大補湯《じゅうぜんたいほとう》
人参・黄耆・白朮・茯苓・当帰・芍薬・熟地黄（地黄）・川芎・桂皮・甘草
十味敗毒湯《じゅうみはいどくとう》
柴胡・桜皮・桔梗・川芎・茯苓・独活・防風・生姜・荊芥・甘草
潤腸湯《じゅんちょうとう》
当帰・熟地黄・乾地黄・麻子仁・桃仁・杏仁・枳実・黄芩・厚朴・大黄・甘草
小建中湯《しょうけんちゅうとう》
桂皮・生姜・大棗・芍薬・甘草・膠飴
小柴胡湯《しょうさいことう》
柴胡・半夏・黄芩・大棗・人参・生姜・甘草
小柴胡湯加桔梗石膏《しょうさいことうかききょうせっこう》
柴胡・半夏・黄芩・大棗・人参・桔梗・石膏・甘草
小青竜湯《しょうせいりゅうとう》
麻黄・芍薬・乾姜・桂皮・細辛・五味子・半夏・甘草
小半夏加茯苓湯《しょうはんげかぶくりょうとう》
半夏・生姜・茯苓
消風散《しょうふうさん》**（料）**
当帰・知母・地黄・胡麻・石膏・蝉退・防風・苦参・蒼朮・荊芥・木通・牛蒡子・甘草
升麻葛根湯《しょうまかっこんとう》
葛根・升麻・生姜・芍薬・甘草
四苓湯《しれいとう》（煎）
沢瀉・茯苓・蒼朮・猪苓
辛夷清肺湯《しんいせいはいとう》
辛夷・知母・百合・黄芩・山梔子・麦門冬・石膏・升麻・枇杷葉
参蘇飲《じんそいん》
蘇葉・枳実・桔梗・陳皮・葛根・前胡・半夏・茯苓・人参・大棗・生姜・甘草
神秘湯《しんぴとう》
麻黄・杏仁・厚朴・陳皮・柴胡・蘇葉・甘草
真武湯《しんぶとう》
茯苓・芍薬・白朮・生姜・附子
参苓白朮散《じんれいびゃくじゅつさん》（料）（煎）
人参・山薬・白朮・茯苓・薏苡仁・扁豆・蓮肉・桔梗・縮砂・甘草

せ

清上防風湯《せいじょうぼうふうとう》
荊芥・黄連・薄荷・枳実・山梔子・川芎・黄芩・連翹・白芷・桔梗・防風・甘草
清暑益気湯《せいしょえっきとう》
人参・白朮・麦門冬・当帰・黄耆・陳皮・五味子・黄柏・甘草
清心蓮子飲《せいしんれんしいん》
蓮肉・麦門冬・茯苓・人参・車前子・黄芩・黄耆・地骨皮・甘草
清肺湯《せいはいとう》
黄芩・桔梗・桑白皮・杏仁・山梔子・天門冬・貝母・陳皮・大棗・竹茹・茯苓・当帰・五味子・麦門冬・生姜・甘草
洗肝明目湯《せんかんめいもくとう》（煎）
当帰・川芎・芍薬・地黄・黄芩・山梔子・連翹・防風・決明子・黄連・荊芥・薄荷・羌活・蔓荊子・菊花・桔梗・蒺藜子・石膏・甘草

川芎茶調散《せんきゅうちゃちょうさん》（料）
白芷・羌活・荊芥・防風・薄荷・細茶・川芎・香附子・甘草

そ

疎経活血湯《そけいかっけつとう》
当帰・地黄・川芎・蒼朮・茯苓・桃仁・芍薬・牛膝・威霊仙・防已・羌活・防風・竜胆・生姜・陳皮・白芷・甘草

た

大黄甘草湯《だいおうかんぞうとう》
大黄・甘草

大黄牡丹皮湯《だいおうぼたんぴとう》
大黄・牡丹皮・桃仁・芒硝・冬瓜子

大建中湯《だいけんちゅうとう》
山椒・人参・乾姜・膠飴

大柴胡湯《だいさいことう》
柴胡・半夏・生姜・黄芩・芍薬・大棗・枳実・（大黄）

大柴胡湯去大黄《だいさいことうきょだいおう》
柴胡・半夏・生姜・黄芩・芍薬・大棗・枳実

大青竜湯《だいせいりゅうとう》（煎）
石膏・麻黄・杏仁・桂枝・生姜・大棗・甘草

大承気湯《だいじょうきとう》
厚朴・枳実・芒硝・大黄

大桃花湯《だいとうかとう》（煎）
赤石脂・党参・白朮・当帰・白芍・地骨皮・牡蠣・附子・乾姜・甘草

大防風湯《だいぼうふうとう》
地黄・芍薬・防風・蒼朮・附子・杜仲・羌活・川芎・当帰・牛膝・乾姜・黄耆・人参・大棗・甘草

沢瀉湯《たくしゃとう》（煎）
沢瀉・白朮

ち

竹茹温胆湯《ちくじょうんたんとう》
柴胡・竹茹・茯苓・麦門冬・陳皮・枳実・黄連・半夏・香附子・生姜・桔梗・人参・甘草

治肩背拘急方《ぢけんぱいこうきゅうほう》（煎）
茯苓・青皮・烏薬・香附子・莪朮・甘草

治打撲一方《ぢだぼくいっぽう》
川芎・樸樕（桜皮）・川骨・桂枝・丁子・大黄・甘草

治頭瘡一方《ぢずそういっぽう》
連翹・蒼朮・川芎・防風・忍冬・荊芥・紅花・大黄・甘草

調胃承気湯《ちょういじょうきとう》
大黄、芒硝、甘草

釣藤散《ちょうとうさん》（料）
釣藤鈎・橘皮（陳皮）・半夏・麦門冬・茯苓・人参・防風・菊花・生姜・石膏・甘草

腸癰湯《ちょうようとう》
薏苡仁・冬瓜子・桃仁・牡丹皮

猪苓湯《ちょれいとう》
猪苓・茯苓・滑石・沢瀉・阿膠

猪苓湯合四物湯《ちょれいとうごうしもつとう》
猪苓・茯苓・滑石・沢瀉・阿膠・当帰・芍薬・川芎・地黄

つ

通導散《つうどうさん》（料）
当帰・大黄・芒硝・枳実（枳殻）・厚朴・陳皮・木通・紅花・蘇木・甘草

通脈四逆湯《つうみゃくしぎゃくとう》（煎）
乾姜・附子・甘草

と

桃核承気湯《とうかくじょうきとう》
桃仁・桂皮・大黄・芒硝・甘草

桃花湯《とうかとう》（煎）
粳米・赤石脂・乾姜

当帰飲子《とういんし》
当帰・芍薬・川芎・蒺藜子・防風・地黄・荊芥・黄耆・何首烏・甘草

当帰湯《とうきとう》
当帰・半夏・芍薬・厚朴・桂枝・人参・乾姜・黄耆・山椒・甘草

当帰建中湯《とうきけんちゅうとう》
当帰・桂皮・生姜・大棗・芍薬・（膠飴）・甘草

当帰四逆湯《とうきしぎゃくとう》（煎）
当帰・桂枝・芍薬・木通・大棗・細辛・

甘草

当帰四逆加呉茱萸生姜湯《とうきしぎゃくかごしゅゆしょうきょうとう》
当帰・桂皮・芍薬・木通・細辛・大棗・呉茱萸・生姜・甘草

当帰芍薬散《とうきしゃくやくさん》**（料）**
当帰・川芎・芍薬・茯苓・白朮・沢瀉

当帰芍薬散加附子《とうきしゃくやくさんかぶし》**（料）**
当帰・沢瀉・川芎・附子・芍薬・茯苓・白朮

導水茯苓湯《どうすいぶくりょうとう》**（煎）**
麦門冬・沢瀉・茯苓・白朮・檳榔・木瓜・陳皮・燈心草・桑白皮・蘇葉・大腹皮・縮砂・木香

独活葛根湯《どっかつかっこんとう》**（煎）**
葛根・桂枝・芍薬・麻黄・独活・地黄・大棗・生姜・甘草

独活寄生湯《どっかつきせいとう》**（煎）**
独活・寄生・杜仲・牛膝・細辛・秦艽・茯苓・桂枝・防風・川芎・地黄・人参・当帰・芍薬・甘草

に

二朮湯《にじゅつとう》
白朮・茯苓・陳皮・天南星・香附子・黄芩・威霊仙・羌活・半夏・蒼朮・生姜・甘草

二陳湯《にちんとう》
半夏・茯苓・陳皮・生姜・甘草

女神散《にょしんさん》**（料）**
当帰・川芎・白朮・香附子・桂枝・黄芩・人参・檳榔子・黄連・木香・丁子・大黄・甘草

人参湯《にんじんとう》
人参・白朮・乾姜・甘草

人参養栄湯《にんじんようえいとう》
人参・当帰・芍薬・地黄・白朮・茯苓・桂皮・黄耆・陳皮・遠志・五味子・甘草

は

排膿散及湯《はいのうさんきゅうとう》
桔梗・甘草・大棗・芍薬・生姜・枳実

麦味地黄丸《ばくみじおうがん》**（料）（煎）**
麦門冬・牡丹皮・茯苓・沢瀉各・五味子・熟地黄・山茱萸・山薬各

麦門冬湯《ばくもんどうとう》
麦門冬・半夏・粳米・大棗・人参・甘草

半夏厚朴湯《はんげこうぼくとう》
半夏・茯苓・厚朴・蘇葉・生姜

半夏瀉心湯《はんげしゃしんとう》
半夏・黄芩・乾姜・人参・大棗・黄連・甘草

半夏白朮天麻湯《はんげびゃくじゅつてんまとう》
半夏・白朮・陳皮・茯苓・蒼朮・麦芽・天麻・神麹・黄耆・人参・沢瀉・黄柏・生姜・乾姜

八味地黄丸《はちみじおうがん》**（料）**
地黄・山茱萸・山薬・沢瀉・茯苓・牡丹皮・桂皮・附子

ひ

白虎加人参湯《びゃっこかにんじんとう》
知母・石膏・粳米・人参・甘草

ふ

茯苓飲《ぶくりょういん》
茯苓・白朮・人参・生姜・陳皮・枳実

茯苓飲合半夏厚朴湯《ぶくりょういんごうはんげこうぼくとう》
茯苓・白朮・人参・生姜・陳皮・枳実・半夏・厚朴・蘇葉

茯苓四逆湯《ぶくりょうしぎゃくとう》**（煎）**
茯苓・乾姜・人参・附子・甘草

茯苓補心湯《ぶくりょうほしんとう》**（煎）**
茯苓・地黄・麦門冬・酸棗仁・人参・白朮・当帰・芍薬・陳皮・黄連・烏梅・甘草

附子湯《ぶしとう》**（煎）**
白朮・茯苓・芍薬・人参・附子

附子理中湯《ぶしりちゅうとう》
人参・附子・乾姜・白朮・甘草

分消湯《ぶんしょうとう》**（煎）**
白朮・蒼朮・茯苓・陳皮・厚朴・香附子・猪苓・沢瀉・枳実・大腹皮・縮砂・木香・生姜・燈心草

へ

平胃散《へいいさん》**（料）**
蒼朮・厚朴・陳皮・大棗・生姜・甘草

変製心気飲《へんせいしんきいん》(煎)

茯苓・半夏・木通・桂枝・檳榔・蘇子・土別甲・枳実・桑白皮・呉茱萸・甘草

ほ

補陰湯《ほいんとう》(煎)

当帰・茯苓・芍薬・地黄・陳皮・破胡紙・牛膝・杜仲・人参・茴香・黄柏・知母・甘草

防已黄耆湯《ぼういおうぎとう》

防已・黄耆・蒼朮・生姜・大棗・甘草

防風通聖散《ぼうふうつうしょうさん》(料)

当帰・芍薬・川芎・山梔子・連翹・薄荷葉・生姜・荊芥・防風・麻黄・大黄・芒硝・白朮・桔梗・黄芩・石膏・滑石・甘草

蒲公英湯《ほこうえいとう》(煎)

蒲公英・当帰・香附子・牡丹皮・山薬

補中益気湯《ほちゅうえっきとう》

人参・白朮(蒼朮)・黄耆・当帰・陳皮・大棗・柴胡・生姜・升麻・甘草

奔豚湯《ほんとんとう》(金匱要略)(煎)

川芎・当帰・半夏・黄芩・葛根・芍薬・生姜・李根白皮(桑白皮)・甘草

奔豚湯《ほんとうとう》(肘後方)(煎)

人参・桂皮・呉茱萸・生姜・半夏・甘草

ま

麻黄湯《まおうとう》

麻黄・桂皮・杏仁・甘草

麻黄附子細辛湯《まおうぶしさいしんとう》

麻黄・附子・細辛

麻杏甘石湯《まきょうかんせきとう》

麻黄・杏仁・石膏・甘草

麻杏薏甘湯《まきょうよくかんとう》

麻黄・杏仁・薏苡仁・甘草

麻子仁丸《ましにんがん》(料)

麻子仁・芍薬・枳実・厚朴・大黄・杏仁

み

味麦益気湯《みばくえっきとう》(煎)

黄耆・人参・白朮・当帰・陳皮・生姜・大棗・柴胡・升麻・甘草・五味子・麦門冬

も

木防已湯《もくぼういとう》

防已・石膏・桂枝・人参

よ

薏苡仁湯《よくいにんとう》

麻黄・当帰・蒼朮・薏苡仁・桂枝・芍薬・甘草

抑肝散《よくかんさん》(料)

当帰・釣藤鈎・川芎・蒼朮・茯苓・柴胡・甘草

抑肝散加陳皮半夏《よくかんさんかちんぴはんげ》(料)

当帰・釣藤鈎・川芎・蒼朮・茯苓・柴胡・陳皮・半夏・甘草

り

六君子湯《りっくんしとう》

人参・白朮・茯苓・半夏・陳皮・大棗・生姜・甘草

立効散《りっこうさん》(料)

細辛・升麻・防風・竜胆・甘草

竜胆瀉肝湯《りゅうたんしゃかんとう》

当帰・地黄・木通・黄芩・沢瀉・車前子・竜胆・山梔子・甘草

涼膈散《りょうかくさん》(料)(煎)

連翹・芒硝・桔梗・黄芩・梔子・薄荷・大黄・甘草

苓甘姜味辛夏仁湯《りょうかんきょうみしんげにんとう》

茯苓・半夏・乾姜・杏仁・五味子・細辛・甘草

良枳湯《りょうきとう》(煎)

茯苓・半夏・桂枝・大棗・枳実・良姜・甘草

苓姜朮甘湯《りょうきょうじゅつかんとう》

茯苓・乾姜・白朮・甘草

苓桂甘棗湯《りょうけいかんそうとう》(煎)

茯苓・桂皮・大棗・甘草

苓桂朮甘湯《りょうけいじゅつかんとう》

茯苓・白朮・桂枝・甘草

ろ

六味丸《ろくみがん》(料)

地黄・山茱萸・山薬・沢瀉・茯苓・牡丹皮

ら

落沈（外労宮） （Ex-UE8）	らくちん （がいろうきゅう）	249
絡却（BL8）	らっきゃく	131,132
闌尾（Ex-LE7）	らんび	251
梁丘（ST34）	りょうきゅう	127,139,140,223,225
梁門（ST21）	りょうもん	134
霊墟（KI24）	れいきょ	134
蠡溝（LR5）	れいこう	128,138,242
厲兌（ST45）	れいだ	126,129,139,141,224
霊台（GV10）	れいだい	135,220
霊道（HT4）	れいどう	127,129,136
列缺（LU7）	れっけつ	128,136,205,212,216,218
廉泉（CV23）	れんせん	130,132
労宮（PC8）	ろうきゅう	126,129,136,244
漏谷（SP7）	ろうこく	138
顱息（TE19）	ろそく	131

わ

和髎（TE22）	わりょう	130,132
腕骨（SI4）	わんこつ	127,129,137

瞳子髎（GB1）	どうしりょう	130,132,208,209
陶道（GV13）	とうどう	135,220,245
独陰	どくいん	251
犢鼻（ST35）	とくび	139,140,223,251
督兪（BL16）	とくゆ	135

な

内関（PC6）	ないかん	128,136,207,219,225,243,244,246
内膝眼（Ex-LE4）	ないしつがん	223,251
内庭（ST44）	ないてい	126,129,139,141,211
二白（Ex-UE2）	にはく	250
乳根（ST18）	にゅうこん	134,243
乳中（ST17）	にゅうちゅう	134
然谷（KI2）	ねんこく	126,129,138,141
脳空（GB19）	のうくう	131,132
脳戸（GV17）	のうこ	131,132

は

肺兪（BL13）	はいゆ	128,131,135,147,216,218,220,233,240
八邪（Ex-UE9）	はちじゃ	249
八風（Ex-LE10）	はちふう	236,237,246,251
八髎穴	はちりょうけつ	243
白環兪（BL30）	はっかんゆ	135,140,222
魄戸（BL42）	はっこ	135,233
腹通谷（KI20）	はらつうこく	134
髀関（ST31）	ひかん	134,140
痞根（Ex-B4）	ひこん	249
膝陽関（GB33）	ひざようかん	139,140,223
臂臑（LI14）	ひじゅ	136,215
眉衝（BL3）	びしょう	130,132,209,210
百会（GV20）	ひゃくえ	131,132,205,207,245,246
百中窩（Ex-LE3）	ひゃくちゅうか	251
脾兪（BL20）	ひゆ	135,147,225
飛揚（BL58）	ひよう	128,139
風市（GB31）	ふうし	140,222
風池（GB20）	ふうち	131,132,205,208,209,210,214,245,246
風府（GV16）	ふうふ	131,132
風門（BL12）	ふうもん	131,135,216,219,233
腹哀（SP16）	ふくあい	133,134
伏兎（ST32）	ふくと	140,222
復溜（KI7）	ふくりゅう	127,129,138,243
浮郄（BL38）	ふげき	140,223
府舎（SP13）	ふしゃ	133,134,140
腹結（SP14）	ふっけつ	133,134
扶突（LI18）	ふとつ	130,132,213
浮白（GB10）	ふはく	131,132
附分（BL41）	ふぶん	135
不容（ST19）	ふよう	134,224
跗陽（BL59）	ふよう	128,139
秉風（SI12）	へいふう	131,135,137,214,220
偏歴（LI6）	へんれき	128,137
胞肓（BK53）	ほうこう	135,221,222,236,243
膀胱兪（BL28）	ぼうこうゆ	128,135,140,147,226,231,232
旁谷	ぼうこく	205,251
豊隆（ST40）	ほうりゅう	128,139
僕参（BL61）	ぼくしん	139
歩廊（KI22）	ほろう	134
本神（GB13）	ほんしん	130,132

ま

命門（GV4）	めいもん	135
目窓（GB16）	もくそう	130,132,209

や

湧泉（KI1）	ゆうせん	126,129,141,205,232,236,237,239,245,247
幽門（KI21）	ゆうもん	134
兪府（K127）	ゆふ	134
腰眼（Ex-B7）	ようがん	221,249
陽渓（LI5）	ようけい	127,129,137
陽綱（BL48）	ようこう	135
陽交（GB35）	ようこう	128,139
陽谷（SI5）	ようこく	127,129,137
膺窓（SI16）	ようそう	134
陽池（TE4）	ようち	127,129,137,209
腰痛点（Ex-UE7）	ようつうてん	221,249
陽白（GB14）	ようはく	130,132,205,209
陽輔（GB38）	ようほ	127,129,139,205
腰兪（GV2）	ようゆ	135,140
陽陵泉（GB34）	ようりょうせん	127,129,139,140,222,223
養老（SI6）	ようろう	127,137

石門（CV5）	せきもん	128,134
接骨	せっこつ	249
璇璣（CV21）	せんき	130,134
前谷（SI2）	ぜんこく	126,129,137
前頂（GV21）	ぜんちょう	130,131,132
率谷（GB8）	そっこく	131,132,205
束骨（BL65）	そっこつ	126,129,139,141
素髎（GV25）	そりょう	130,132

た

太乙（ST23）	たいいつ	134
太淵（LU9）	たいえん	126,127,129,136
大横（SP15）	だいおう	133,134,226
大赫（KI12）	だいかく	134,140
太渓（KI13）	たいけい	126,127,129,138,231,235,240
大迎（ST5）	だいげい	130,132
大巨（ST27）	だいこ	134,226,240
大杼（BL11）	だいじょ	129,131,135,216
太衝（LR3）	たいしょう	126,127,129,138 141,205,207,208,242,244
大鍾（KI4）	たいしょう	128,138,139
大腸兪（BL25）	だいちょうゆ	128,135,147,221,226,230,240
大椎（GV14）	だいつい	131,135,232,240,245
大都（SP2）	だいと	129,138,141,229
大敦（LR1）	だいとん	126,129,139,141,242
太白（SP3）	たいはく	126,127,129,138,141
大包（SP21）	だいほう	128,133,134,232
帯脈（GB26）	たいみゃく	133,134,240
太陽（Ex-HN5）	たいよう	205,208,209,248
大陵（PC7）	だいりょう	126,127,129,136
兌端（GV27）	だたん	130,132
膻中（CV17）	だんちゅう	128,129,134,240,243,244
胆嚢	たんのう	251
胆兪（BL19）	たんゆ	128,135,147
地機（SP8）	ちき	127,138
築賓（KI9）	ちくひん	127,138,221,222,235,236,237
地五会（GB42）	ちごえ	139,141,207,209
地倉（ST4）	ちそう	130,132
秩辺（BL54）	ちっぺん	135,222
中脘（CV12）	ちゅうかん	128,129,134,225,230,240
中極（CV3）	ちゅうきょく	128,134,230,231
中渚（TE3）	ちゅうしょ	126,129
中衝（PC9）	ちゅうしょう	126,129,136,137
中条流子孕み	ちゅうじょうりゅうこばらみ	243,250
中枢（GV7）	ちゅうすう	135
中注（KI15）	ちゅうちゅう	134
中庭（CV16）	ちゅうてい	134
中都（LR6）	ちゅうと	127,138
中瀆（GB32）	ちゅうとく	140
中府（LU1）	ちゅうふ	128,136,216,218
中封（LR4）	ちゅうほう	127,129,138,141
中髎（BL29）	ちゅうりょう	135,140,240,242
肘髎	ちゅうりょう	137,216
中膂兪	ちゅうりょゆ	135,140
聴会（GB2）	ちょうえ	130,132,211
聴宮（SI19）	ちょうきゅう	130,132,207
長強（GV1）	ちょうきょう	128,135,140
輒筋（GB23）	ちょうきん	133,134,219
通天（BL7）	つうてん	131,132,210
通里（HT5）	つうり	128,136
定喘（Ex-B1）	ていぜん	216,218,240,249
手五里（LI13）	てごり	136,137,216
手三里（LI10）	てさんり	137,211,216
天渓（SP18）	てんけい	133,134
天衝（GB9）	てんしょう	131,132
天枢（ST25）	てんすう	128,134,226,229,240
天井（TE10）	てんせい	127,129,137
天泉（PC2）	てんせん	136
天窓（SI16）	てんそう	130,131,132
天宗（SI11）	てんそう	135,137,215,243
天池（PC1）	てんち	136
天柱（BL10）	てんちゅう	131,132,205,208,214,232,247
臀中	でんちゅう	222,249
天鼎（LI17）	てんてい	130,213
天突（CV22）	てんとつ	130,132,134,212,216,224
天府（LU3）	てんぷ	136
天牖（TE16）	てんよう	131,132
天容（SI17）	てんよう	130,132
天髎（TE15）	てんりょう	131,135,137,214,220

子宮（Ex-CA1）	しきゅう	250
支溝（TE6）	しこう	127,129,137,226
志室（BL52）	ししつ	135,221,236
四神総（Ex-HN1）	ししんそう	246,248
支正（SI7）	しせい	128,137
耳尖（Ex-HN6）	じせん	205,248
膝関（LR7）	しつかん	138,223
日月（GB24）	じつげつ	128,133,134,219
失眠	しつみん	246,251
絲竹空（TE23）	しちくくう	130,132,209
四瀆（TE9）	しとく	137,216
四白（ST2）	しはく	130,132,211,235
四縫（Ex-UE10）	しほう	250
四満（KI14）	しまん	134
耳門（TE21）	じもん	130,132,207,235
尺沢（LU5）	しゃくたく	127,129,136,215
周栄（SP20）	しゅうえい	133,134
十七椎（Ex-138）	じゅうしちつい	249
臑会（TE13）	じゅえ	137,215
十宣（Ex-UE11）	じゅっせん	250
臑兪（SI10）	じゅゆ	135,137
至陽（GV9）	しよう	135,219,220
正営（GB17）	しょうえい	130
少海（SI18）	しょうかい	129,136,216
小海（HT3）	しょうかい	127,137,216
照海（KI6）	しょうかい	138
上関（GB3）	じょうかん	130,132,211
上脘（CV13）	じょうかん	134
承泣（ST1）	しょうきゅう	130,132,208,209,235
商丘（SP5）	しょうきゅう	127,129,138
商曲（KI17）	しょうきょく	134
承筋（BL56）	しょうきん	138,222
上迎香（Ex-HN8）	じょうげいこう	248
承光（BL6）	しょうこう	130,132,209
条口（ST38）	じょうこう	139
上巨虚（ST37）	じょうこきょ	128,139
承山（BL57）	しょうざん	138,222
承漿（CV24）	しょうしょう	130,132
少商（LU11）	しょうしょう	126,129,136,137,212,216
少衝（HT9）	しょうしょう	126,129,137
上星（GV23）	じょうせい	130,132,205
少沢（SI1）	しょうたく	126,129,137,243
小腸兪（BL27）	しょうちょうゆ	128,135,140,147,229

承扶（BL36）	しょうふ	135,140,222
少府（HT8）	しょうふ	126,129,136
承満（ST20）	しょうまん	134
章門（LR13）	しょうもん	128,129,133,134,229
衝門（SP12）	しょうもん	133,134,140
商陽（LI1）	しょうよう	126,129,137
衝陽（ST42）	しょうよう	127,129,139,141
上髎（BL31）	じょうりょう	135,140,240
承霊（GB18）	しょうれい	130,131,132
消濼（TE12）	しょうれき	137
上廉（LI9）	じょうれん	137
食竇（SP17）	しょくとく	133,134
女膝	じょしつ	251
次髎（BL32）	じりょう	135,140,226,238,240
顖会	しんえ	130,132
人迎（ST9）	じんげい	130,132,212
神闕（CV8）	しんけつ	134
神蔵（KI25）	しんぞう	134
身柱（GV12）	しんちゅう	135,218,219,220,244,245,246
神庭（GV24）	しんてい	130,132
神道（GV11）	しんどう	135,219,220,244,246
神堂（BL44）	しんどう	135
神封（KI23）	しんぽう	134
申脈（BL62）	しんみゃく	139
神門（HT7）	しんもん	126,127,129,136,219,240,244,246
心兪（BL15）	しんゆ	128,135,147,207,218,219,220,232,245,246
腎兪（BL23）	じんゆ	128,135,147,221,232,236,240,242
頭維（ST8）	ずい	130,132,205,209
水溝（GV26）	すいこう	130,132
水泉（KI5）	すいせん	127,138
水道（ST28）	すいどう	134,140
水突（ST10）	すいとつ	130,132,134,212
水分（CV9）	すいぶん	134
睛明（BL1）	せいめい	130,132,208,209,234
青霊（HT2）	せいれい	136
清冷淵（TE11）	せいれいえん	137
石関（KI18）	せきかん	134
脊中（GV6）	せきちゅう	135

極泉（HT1）	きょくせん	136
曲泉（LR8）	きょくせん	127,129,138,140,223,242
曲沢（PC3）	きょくたく	129,136,215
曲池（LI11）	きょくち	127,129,136,137,212,214,216,240
玉枕（BL9）	ぎょくちん	131,132,205,208
玉堂（CV18）	ぎょくどう	134,216,218,219,244
曲鬢（GB7）	きょくびん	130,132
魚際（LU10）	ぎょさい	126,129,136
曲骨（CV2）	きょっこつ	134,231
魚腰（Ex-HN4）	ぎょよう	209,248
居髎（GB29）	きょりょう	133,134,140
帰来（ST29）	きらい	134,140
齦交（GV28）	ぎんこう	132
筋縮（GV8）	きんしゅく	135
金門（BL63）	きんもん	127,139
髃前	ぐうぜん	215,250
経渠（LU8）	けいきょ	127,129,136
迎香（LI20）	げいこう	130,132,210
京骨（BL64）	けいこつ	127,129,139,141
頸百労（Ex-HN15）	けいひゃくろう	249
瘈脈（TE18）	けいみゃく	131
京門（GB25）	けいもん	128,133,135,219
下関（ST7）	げかん	130,132,211
下脘（CV10）	げかん	134
郄門（PC4）	げきもん	127,136,157
下巨虚（ST39）	げこきょ	129,139
厥陰兪（BL14）	けついんゆ	128,135,240
血海（SP10）	けっかい	138,140,223,240,242
缺盆（ST12）	けつぼん	130,132,134,240
下髎（BL34）	げりょう	135,140,238,240
下廉（LI8）	げれん	137
肩外兪（SI14）	けんがいゆ	131,135,137,214,220
肩髃（LI15）	けんぐう	136,137,215
懸鐘（GB39）	けんしょう	129,139,213
懸枢（GV5）	けんすう	135
肩井（GB21）	けんせい	131,133,135,137,208,211,214,240,247
肩中兪（SI15）	けんちゅうゆ	131,135,137,214,220
肩貞（SI9）	けんてい	135,137
肩内陵	けんないりょう	215,250
懸釐（GB6）	けんり	130,132,205
建里（CV11）	けんり	134
顴髎（SI18）	けんりょう	130,132,215,235
肩髎（TE14）	けんりょう	135,137
懸顱（GB5）	けんろ	130,132,205
行間（LR2）	こうかん	126,129,139,141,207,208,209,243,244
後渓（SI3）	こうけい	126,129,137,205,213,243
膏肓（BL43）	こうこう	135,216,218,220,232,233,239
合谷（LI4）	ごうこく	127,128,129,137,157,209,211,212
孔最（LU6）	こうさい	127,136,144,209,216,218,235
交信（KI8）	こうしん	127,138,243
公孫（SP4）	こうそん	128,138,141
光明（GB37）	こうめい	128,139
肓門（BL51）	こうもん	135
肓兪（KI16）	こうゆ	134
合陽（BL55）	ごうよう	138,140,223
巨闕（CV14）	こけつ	128,134,240
巨骨（LI16）	ここつ	132,137,215
五処（BL5）	ごしょ	130,132,209
腰陽関（GV3）	こしようかん	135
五枢（GB27）	ごすう	133,134,140,240
後頂（GV19）	ごちょう	131,132
庫房（ST14）	こぼう	134,219
巨髎（ST3）	こりょう	130
魂門（BL47）	こんもん	135
崑崙（BL60）	こんろん	127,129,139,205,221

さ

三陰交（SP6）	さんいんこう	138,222,225,230,231,239,240,242,244
三間（LI3）	さんかん	126,129,137
山根	さんこん	247,248
三焦兪（BL22）	さんしょうゆ	128,135,221,225,236,240
攅竹（BL2）	さんちく	130,132,205,208,209,235
三陽絡（TE8）	さんようらく	137
至陰（BL67）	しいん	126,129,139,141
二間（L12）	じかん	126,129,137
紫宮（CV19）	しきゅう	134,216,219

頭竅陰（GB11）	あたまきょういん	131,132
頭臨泣（GB15）	あたまりんきゅう	130,132
瘂門（GV15）	あもん	131,132
胃脘下兪（Ex-B3）	いかんかゆ	249
譩譆（BL45）	いき	135,219
彧中（KI26）	いくちゅう	134
意舎（BL49）	いしゃ	135,232
胃倉（BL50）	いそう	135
委中（BL40）	いちゅう	127,128,129,138,140,223
維道（GB28）	いどう	133,134,140,238,240,242
胃兪（BL21）	いゆ	128,135,147,225
委陽（BL39）	いよう	129,140,223
陰郄（HT6）	いんげき	127,136
陰交（CV7）	いんこう	134
陰谷（KI10）	いんこく	127,129,138,140,231
陰市（ST33）	いんし	140
陰都（KI19）	いんと	134
印堂（Ex-HN3）	いんどう	205,248
隠白（SP1）	いんぱく	126,129,138,141
陰包（LR9）	いんぽう	140
殷門（BL37）	いんもん	140,222
陰陵泉（SP9）	いんりょうせん	127,129,138,140,223,230,231,240
陰廉（LR11）	いんれん	134,140,242
裏内庭	うらないてい	251
雲門（LU2）	うんもん	136
翳風（TE17）	えいふう	131
翳明（Ex-HN14）	えいめい	207,248
会陰（CV1）	えいん	134,231
液門（TF2）	えきもん	126,129,137
会宗（TE7）	えそう	127,137
会陽（BL35）	えよう	135,140,222
淵腋（GB22）	えんえき	133,134,219
横骨（KI11）	おうこつ	134,140,231
屋翳（ST15）	おくえい	134,219
温溜（LI7）	おんる	127,137,216

か

外関（TE5）	がいかん	128,137,205,216
外丘（GB36）	がいきゅう	127,139
解渓（ST41）	かいけい	127,129,139,141
外膝眼	がいしつがん	223,251
外陵（ST26）	がいりょう	134
踝下	かか	235,251
華蓋（CV20）	かがい	130,134,216
膈関（BL46）	かくかん	135,219
角孫（TE20）	かくそん	131
鶴頂（Ex-LE2）	かくちょう	223,251
膈兪（BL17）	かくゆ	129,135,220,246
華佗夾脊穴	かだきょうせきけつ	249
滑肉門（ST24）	かつにくもん	134
上天柱	かみてんちゅう	208
禾髎（LI19）	かりょう	130,132
頷厭（GB4）	がんえん	130,132
関元（CV4）	かんげん	128,134,229,230,231,240
関元兪（BL26）	かんげんゆ	135,222,229,236,240
陥谷（ST43）	かんこく	126,129,139,141,211,235
完骨（GB12）	かんこつ	131,132,205
間使（PC5）	かんし	127,129,136
関衝（TE1）	かんしょう	126,129,137
環跳（GB30）	かんちょう	133,135,140,236
関門（ST22）	かんもん	134
肝兪（BL18）	かんゆ	128,135,147,219
気海（CV6）	きかい	134,225,242
気海兪（BL24）	きかいゆ	135
気穴（KI13）	きけつ	134,140
気戸（ST13）	きこ	130,132,134,216,218,219
気舎（ST11）	きしゃ	130,132,134,212
気衝（ST30）	きしょう	134,140,231
期門（LR14）	きもん	128,133,134,240
箕門（SP11）	きもん	140
丘墟（GB40）	きゅうきょ	127,129,139,141
球後（Ex-HN7）	きゅうご	248
鳩尾（CV15）	きゅうび	128,134,219
急脈（LR12）	きゅうみゃく	134,140
強間（GV18）	きょうかん	131,132
胸郷（SP19）	きょうきょう	133,134
侠渓（GB43）	きょうけい	126,129,139,141,209
頬車（ST6）	きょうしゃ	130,132,211
侠承漿	きょうしょうしょう	248
侠白（LU4）	きょうはく	136
曲垣（SI13）	きょくえん	131,135,137,214,220,244
曲差（BL4）	きょくさ	130,132

聞診	ぶんしん	76,104
冒眩	ぼうげん	93
棒灸	ぼうきゅう	159
膀胱	ぼうこう	52
鋒鍼	ほうしん	148
望診	ぼうしん	76,80,104
望聞問切	ぼうぶんもんせつ	76
膨満感	ぼうまんかん	48
ボールツボ押し	ぼーるつぼおし	24
補気剤	ほきざい	66
補血剤	ほけつざい	68
募穴	ぼけつ	128
補剤	ほざい	180
補瀉	ほしゃ	156
発熱	ほつねつ	34,36
晡熱	ほねつ	34,36

ま		
曲直瀬道三	まなせどうざん	16
慢性疾患	まんせいしっかん	18
慢性的なストレス期	まんせいてきなすとれすき	60
未病	みびょう	22
脈経	みゃくきょう	94
脈差診	みゃくさしん	76,142
脈象	みゃくしょう	94
脈状診	みゃくじょうしん	76,142
脈診	みゃくしん	30,76,94,144
民間薬	みんかんやく	176
無痕灸	むこんきゅう	158
免疫疾患	めんえきしっかん	18
瞑眩	めんげん	186
問診	もんしん	76,90,104

や		
薬物灸	やくぶつきゅう	159
有郭乳頭	ゆうかくにゅうとう	83
有痕灸	ゆうこんきゅう	158
兪穴	ゆけつ	126,128
湯本求真	ゆもときゅうしん	17
陽維脈	よういみゃく	109,118
陽蹻脈	ようきょうみゃく	109,119
陽経	ようけい	126
養生	ようじょう	13,21
養生訓	ようじょうくん	21
葉状乳頭	ようじょうにゅうとう	83
陽中の陰	ようちゅうのいん	26
陽明胃経	ようめいいけい	108,112
陽明大腸経	ようめいだいちょうけい	108,111
陽明病	ようめいびょう	34,72,74
ヨーガ	よーが	172
吉益東洞	よしますとうどう	16
吉益南涯	よしますなんがい	65,70

ら		
絡穴	らくけつ	128
絡脈	らくみゃく	108
蘭方	らんぽう	13
裏寒	りかん	32,34
裏寒外熱	りかんがいねつ	34,37
裏急後重	りきゅうこうじゅう	93
痢疾	りしつ	91,93
利水剤	りすいざい	70,180
裏熱	りねつ	34
流注	るちゅう	65,108
霊枢	れいすう	120
老子	ろうし	21
ローラー鍼	ろーらーしん	150
六淫	ろくいん	58
六邪	ろくじゃ	58
六臓六腑	ろくぞうろっぷ	42
六病位	ろくびょうい	72
六部定位脈診	ろくぶじょういみゃくしん	78,94,142

わ		
和解剤	わかいざい	180
和田東郭	わだとうかく	16

経穴（ツボ）

あ		
足竅陰（GB44）	あしきょういん	126,129,139,141,205
足五里（LR10）	あしごり	140
足三里（ST36）	あしさんり	127,128,129,139,140,144,223,224,225,226,230,232,239,243,245,246
足通谷（BL66）	あしつうこく	126,129,139,141
足臨泣（GB41）	あしりんきゅう	126,129,139,141,207,214,224

遅脈	ちみゃく	95,96
中医学	ちゅういがく	14,23
中焦	ちゅうしょう	54
中条流子孕みの灸	ちゅうじょうりゅうこはらみのきゅう	243,251
腸管免疫	ちょうかんめんえき	48
聴診	ちょうしん	88
長鍼	ちょうしん	148
張仲景	ちょうちゅうけい	12
張仲景方	ちょうちゅうけいほう	12
潮熱	ちょうねつ	34,36,72
直接灸	ちょくせつきゅう	158,160
沈脈	ちんみゃく	95,96
通電鍼刺激療法	つうでんはりしげきりょうほう	124
ツボ	つぼ	13,65,76,144,152,162,166
抵抗期	ていこうき	73
鍉鍼	ていしん	148
伝統医学療法	でんとういがくりょうほう	170
東亜医学	とうあいがく	12
導引	どういん	13
湯液	とうえき	13,16,18,76,104
統合医療	とうごういりょう	19
透熱灸	とうねつきゅう	158
東洋医学総合研究所	とうよういがくそうごうけんきゅうじょ	17
独取寸口法	どくしゅすんこうほう	94
督脈	とくみゃく	109,117

な

内因	ないいん	56,60
内外	ないがい	54
内寒外熱	ないかんがいねつ	37
内臓感覚の脳地図	ないぞうかんかくののうちず	152
内熱	ないねつ	36
難経	なんぎょう	76,94,98
軟脈	なんみゃく	97
乳頭	にゅうとう	83
任脈	にんみゃく	109,117
熱	ねつ	32
熱越	ねつえつ	36
熱感	ねっかん	46
熱厥	ねつけつ	35
熱邪	ねつじゃ	58
熱証	ねつしょう	33,88
熱痢	ねつり	93

は

肺	はい	50
梅核気	ばいかくき	93
肺虚	はいきょ	50
背診	はいしん	146
八会穴	はちえけつ	129
発汗剤	はっかんざい	180
八鋼弁証	はっこうべんしょう	14
発表剤	はっぴょうざい	180
鍼	はり	13,148
鍼治療	はりちりょう	124,154
反ショック相	はんしょっくそう	73
煩熱	はんねつ	36
半表半裏	はんひょうはんり	54
脾	ひ	48
ヒートショック・プロテイン	ひーとしょっく・ぷろていん	161
脾虚	ひきょ	48
鈹鍼	ひしん	148
皮内鍼	ひないしん	150
微熱	びねつ	36
非憊期	ひはいき	73
病家須知	びょうかすち	21
表寒	ひょうかん	32
表寒裏熱	ひょうかんりねつ	34,37
表虚	ひょうきょ	54
表熱	ひょうねつ	34,54
表熱裏寒	ひょうねつりかん	34,37
表裏	ひょうり	14,54,78
平野重誠	ひらのしげなり	21
風邪	ふうじゃ	58
深鍼	ふかばり	156
腹証	ふくしょう	100
腹診	ふくしん	98,104
腹直筋攣急	ふくちょくきんれんきゅう	101
腹皮拘急	ふくひこうきゅう	101
腹満	ふくまん	103
腹鳴	ふくめい	88
不寂	ふじゃく	91,93
不内外因	ふないがいいん	56,62

心実	しんじつ	46
心身一如	しんしんいちにょ	20
心身症	しんしんしょう	18
心身二元論	しんしんにげんろん	20
身熱	しんねつ	36,126
神農本草経	しんのうほんぞうきょう	12,176,186
心包	しんぽう	42
じんましん	じんましん	44
随証治療	ずいしょうちりょう	14,78
水滞	すいたい	70
吸玉療法	すいだまりょうほう	170
水毒	すいどく	70
推拿	すいな	162
頭汗	ずかん	36
頭眩	ずげん	93
頭項強	ずこうきょう	93,146
頭痛	ずつう	44
寸	すん	94
寸口	すんこう	94,142
臍下悸	せいかき	103
臍下不仁	せいかふじん	102
正気	せいき	22,30,56,62
正経	せいけい	108
正穴	せいけつ	124
井穴	せいけつ	126
臍上悸	せいじょうき	103
整体	せいたい	170
正中芯	せいちゅうしん	103
臍痛	せいつう	102
清熱剤	せいねつざい	180
臍傍圧痛	せいぼうあっつう	102
西洋医学	せいよういがく	14
世界三大伝統医学	せかいさんだいでんとういがく	12
咳	せき	50,52,88
脊髄分節性ゲート効果	せきずいぶんせつせいげーとこうか	154
舌形	ぜっけい	85
舌質	ぜっしつ	84
泄瀉	せっしゃ	91,93
舌色	ぜっしょく	84
接触鍼	せっしょくしん	150
切診	せっしん	76,104
舌診	ぜっしん	80,82,144
舌苔	ぜったい	80,83,104
舌苔質	ぜったいしつ	87
舌苔色	ぜったいしょく	86
舌背	ぜつはい	83
舌腹	せつふく	83
蠕動不穏	ぜんどうふおん	103
先表後裏の原則	せんぴょうこうりのげんそく	34
相剋関係	そうこくかんけい	38,40
荘子	そうし	21
燥邪	そうじゃ	58
相生関係	そうじょうかんけい	38,40
相補・補完医療	そうほ・ほかんいりょう	18
促脈	そくみゃく	97
孫思邈	そんしばく	21

た

太陰肺経	たいいんはいけい	108,111
太陰脾経	たいいんひけい	108,112
太陰病	たいいんびょう	72,74
大鍼	だいしん	148
体性感覚の脳地図	たいせいかんかくののうちず	152
代替医療	だいたいいりょう	18
大腸	だいちょう	50
第二の脳	だいにののう	20
大宝律令	たいほうりつりょう	16
帯脈	たいみゃく	109,119
太陽小腸経	たいようしょうちょうけい	108,113
太陽病	たいようびょう	34,72,74
太陽膀胱経	たいようぼうこうけい	108,114
高野長英	たかのちょうえい	23
田代三喜	たしろさんき	16
打鍼法	だしんほう	148
打膿灸	だのうきゅう	159
胆	たん	44
痰	たん	50
丹波康頼	たんばやすより	16
治肩背拘急方	ぢけんぱいこうきゅうほう	146

三陵鍼	さんりょうしん	150
指圧	しあつ	124,162,164,168
自汗	じかん	36
糸状乳頭	しじょうにゅうとう	83
茸状乳頭	じじょうにゅうとう	83
四診	ししん	76,78,104,142,184
四総穴	しそうけつ	128
持続的なストレス期	じぞくてきなすとれすき	60
七情	しちじょう	56,60
実	じつ	30,144
湿邪	しつじゃ	58
実証	じっしょう	88
実熱	じつねつ	32
実脈	じつみゃく	95,96
刺入鍼	しにゅうしん	150
下合穴	しもごうけつ	128
邪気	じゃき	22,30,56
尺	しゃく	94
尺中	しゃくちゅう	142
瀉下剤	しゃげざい	180
瀉血療法	しゃけつりょうほう	170
瀉剤	しゃざい	30,180
十五絡穴	じゅうごらくけつ	128
十五絡脈	じゅうごらくみゃく	108,110
十二経筋	じゅうにけいきん	108
十二経別	じゅうにけいべつ	109
十二経脈	じゅうにけいみゃく	108
十二皮部	じゅうにひぶ	109
集毛鍼	しゅうもうしん	150
十四経脈	じゅうよんけいみゃく	108,120
十六郄穴	じゅうろくげきけつ	128
手足汗	しゅそくかん	36
手足厥寒	しゅそくけつかん	35,93
手足厥冷	しゅそくけつれい	35,93
周礼	しゅらい	38,56
証	しょう	78
少陰心経	しょういんしんけい	108,113
少陰腎経	しょういんじんけい	108,114
少陰病	しょういんびょう	72,74
消化不良	しょうかふりょう	44,48
傷寒雑病論	しょうかんざつびょうろん	12,16
傷寒論	しょうかんろん	16,32,72,98

小気	しょうき	88
上行性疼痛抑制機構	じょうこうせいとうつうよくせいきこう	154
焦灼灸	しょうしゃくきゅう	158
上焦	じょうしょう	54
上中下	じょうちゅうげ	54
小腸	しょうちょう	46
小児鍼	しょうにしん	150
上熱下寒	じょうねつげかん	34,37
小腹急結	しょうふくきゅうけつ	102
小腹弦急	しょうふくげんきゅう	103
小腹拘急	しょうふくこうきゅう	103
小腹鞕満	しょうふくこうまん	102
小腹不仁	しょうふくふじん	102
小腹満	しょうふくまん	102
小便自利	しょうべんじり	93
小便難	しょうべんなん	93
小便不利	しょうべんふり	93
衝脈	しょうみゃく	109,119
生薬	しょうやく	176,178
少陽三焦経	しょうようさんしょうけい	108,115
少陽胆経	しょうようたんけい	108,115,116
少陽病	しょうようびょう	72,74
触診	しょくしん	164
暑邪	しょじゃ	58
ショック相	しょっくそう	73
刺絡	しらく	170
自律神経失調症	じりつしんけいしっちょうしょう	18
心	しん	46
腎	じん	52
津液	しんえき	64,70
侵害受容器	しんがいじゅようき	152
心下悸	しんかき	103
心下急	しんかきゅう	100
心下痞	しんかひ	100
心下痞鞕	しんかひこう	100
心下痞満	しんかひまん	100
心下満	しんかまん	100,126
真寒仮熱	しんかんかねつ	34
鍼灸	しんきゅう	13,18,104,168
腎虚	じんきょ	30
鍼経	しんきょう	16
神経伝達物質性疼痛抑制機構	しんけいでんたつぶっしつせいとうつうよくせいきこう	154

気血水	きけつすい	30,64,90
気功	きこう	21,170,172
気剤	きざい	66
気滞	きたい	66
吃逆	きつぎゃく	88,93
灸	きゅう	13,158,160
吸角療法	きゅうかくりょうほう	171
嗅診	きゅうしん	88
九鍼	きゅうしん	148
急性のストレス期	きゅうせいのすとれすき	60
灸頭鍼	きゅうとうしん	159
灸療法	きゅうりょうほう	124
虚	きょ	30,144
胸脇苦満	きょうきょうくまん	101
虚汗	きょかん	36
虚実	きょじつ	14,54,78,90
虚証	きょしょう	88
虚熱	きょねつ	32
虚煩	きょはん	91,93
虚脈	きょみゃく	95,96
筋拘縮	きんこうしゅく	166
筋紡錘	きんぼうすい	166
緊脈	きんみゃく	97
駆瘀血剤	くおけつざい	68,180
口訣	くけつ	78
君臣佐使	くんしんさし	177,178
経筋	けいきん	120
経穴	けいけつ	13,65,76,124,127,144,162
警告反応期	けいこくはんのうき	73
経脈	けいみゃく	108
経絡	けいらく	65,76,152
郄穴	げきけつ	127
下重	げじゅう	93
下焦	げしょう	54
厥	けつ	33
厥陰肝経	けついんかんけい	108,116
厥陰心包経	けついんしんぽうけい	108,115
厥陰病	けついんびょう	72,74
血虚	けっきょ	68
結熱	けつねつ	36
眩暈	げんうん	93
原穴	げんけつ	127
剣状突起	けんじょうとっき	54
皇漢医学	こうかんいがく	17
行気剤	こうきざい	66
降気剤	こうきざい	66
合穴	ごうけつ	127
毫鍼	ごうしん	148
腔腸動物	こうちょうどうぶつ	21
黄帝内経	こうていだいけい	12,22,28,38,56,82,94,120,124,148
黄帝内経霊枢	こうていだいけいれいすう	16
項背強	こうはいきょう	93,146
広汎性侵害抑制	こうはんせいしんがいよくせい	154
口不仁	こうふじん	93
五行	ごぎょう	12,42
五行穴	ごぎょうけつ	126
五行説	ごぎょうせつ	38
五禽戯	ごきんぎ	21
後世方派	ごせいほうは	16,40
五臓	ごぞう	42
五臓五腑	ごぞうごふ	30,78,90
古代インド医学	こだいいんどいがく	12
古代ギリシャ医学	こだいぎりしゃいがく	12
古代中国医学	こだいちゅうごくいがく	12,14,16,28
古方派	こほうは	16,40,65,78
五兪穴	ごゆけつ	126
五要穴	ごようけつ	127

さ

数脈	さくみゃく	95,96
三陰	さんいん	72
三因極一病証方論	さんいんきょくいつびょうしょうほうろん	56
三因方	さんいんぽう	56
三因論	さんいんろん	56
三焦	さんしょう	42
鑱鍼	ざんしん	148
三部九候法	さんぶきゅうこうほう	94
散薬	さんやく	178
三陽	さんよう	72

● 索　引 ●

用語

あ

アーユルヴェーダ	あーゆるゔぇーだ	170,172
浅田宗伯	あさだそうはく	17
浅鍼	あさばり	156
足ツボ	あしつぼ	174
阿是穴	あぜけつ	125
圧診	あっしん	164
あん摩	あんま	13,162,168
胃	い	48
医業類似行為	いぎょうるいじこうい	170
イスラム伝統医学	いすらむでんとういがく	12
一般用漢方製剤	いっぱんようかんぽうせいざい	178
胃内停水	いないていすい	88,101
遺尿	いにょう	93
医療用漢方製剤	いりょうようかんぽうせいざい	178
陰維脈	いんいみゃく	109,118
陰蹻脈	いんきょうみゃく	109,118
陰経	いんけい	126
咽中炙臠	いんちゅうしゃれん	66,93
陰中の陽	いんちゅうのよう	26
陰陽	いんよう	12,14,26,30,78,90
陰陽魚	いんようぎょ	26
陰陽五行論	いんようごぎょうろん	16,40
陰陽大極図	いんようたいきょくず	26
栄穴	えいけつ	126
易経	えききょう	20,26
S状部圧痛	えすじょうぶあっつう	102
噦	えつ	93
圓鍼	えんしん	148
遠道刺	えんどうし	120
円皮鍼	えんぴしん	150
圓利鍼	えんりしん	148
往来寒熱	おうらいかんねつ	36,72
緒方洪庵	おがたこうあん	23
悪寒	おかん	35,72
瘀血	おけつ	68
悪熱	おねつ	36,72
瘀熱	おねつ	36
悪風	おふう	35
温疫の気	おんえきのき	58
温筒灸	おんとうきゅう	159
温度受容器	おんどじゅようき	152

か

外因	がいいん	23,56
外寒裏熱	がいかんりねつ	34,37
艾条灸	がいじょうきゅう	159
貝原益軒	かいばらえきけん	21
回盲部圧痛	かいもうぶあっつう	102
仮寒真熱	かかんしんねつ	34
隔物灸	かくぶつきゅう	159
下行性疼痛抑制機構	かこうせいとうつうよくせいきこう	154
寒	かん	32
肝	かん	44
関	かん	94
感覚受容器	かんかくじゅようき	152
肝気鬱結	かんきうっけつ	66
肝虚	かんきょ	30,44
寒厥	かんけつ	35
肝実	かんじつ	30,44
寒邪	かんじゃ	58
寒証	かんしょう	33,88
関上	かんじょう	142
管鍼法	かんしんほう	150
間接灸	かんせつきゅう	158,161
寒熱	かんねつ	14,54,78,90
漢方	かんぽう	13,104
漢方医学	かんぽういがく	13,14,23
漢方薬	かんぽうやく	16,18,76
緩脈	かんみゃく	97
丸薬	がんやく	178,182
漢洋内景説	かんようないけいせつ	23
気鬱	きうつ	66
機械受容器	きかいじゅようき	152
気逆	きぎゃく	66
気虚	ききょ	66,88
奇経八脈	きけいはちみゃく	108
奇穴	きけつ	125

●参考文献

富士川游著：『日本医学史』形成社（1942年）
貝原益軒著、石川謙編纂：『養生訓・和俗童子訓』岩波書店（1961年）
ヒポクラテス著、小川政恭翻訳：『古い医術について－他八篇』岩波書店（1963年）
長濱善夫著：『東洋医学概説』創元社（1961年）
柳谷素霊著（柳谷清逸校訂増補）：『実地応用　簡明不問診察法』石山針灸医学社（1961年）
『黄帝内経　素問・霊枢』鍼灸医学典籍大系、出版科学総合研究所（1978年）
ハンス・セリエ著：『The stress of life』Mc Graw-Hill（1978年）
郝金凱編、木田洋・小山瑞生・平井栄三郎訳：『針灸奇穴辞典』風林書房（1987年）
神戸中医学研究会編著：『中医臨床のための舌診と脈診』医師薬出版（1989年）
藤平健著、山田光胤監修、日本漢方協会編：『実用漢方処方集』じほう（1992年）
李乃民主編：『中国舌診大全』学苑出版社（1994年）
花輪壽彦著：『漢方診療のレッスン』金原出版（1995年）
小曽戸洋著：『中国医学古典と日本－書誌と伝承－（第２版）』塙書房（1996年）
専維康著、川井正久編訳：『中国医学の歴史（第２版）』東洋学術出版社（1997年）
マイケル・D・ガーション：『The Second Brain』Quill（1999年）
伊藤剛・柿木保明・西原達次編著：舌診と漢方治療、『歯科医師・歯科衛生士のための舌診入門 新しい歯科医療の展開』日本歯科評論（2001年）
花輪壽彦、伊藤剛　他：漢方の診察法、『入門漢方医学』日本東洋医学会学術教育委員会編、南江堂（2002年）
伊藤剛　他（寺澤捷年・花輪壽彦編）：背診と切経のツボ『漢方診療二頁の秘訣』金原出版（2004年）
伊藤剛　他（日本東洋医学会学術教育委員会編）：『学生のための漢方医学テキスト』南江堂（2007年）
王暁明・金原正幸・中澤寛元・森和著：『経穴マップ イラストで学ぶ十四経穴・奇穴・耳穴・頭鍼』医歯薬出版（2004年）
西田皓一著：『図解経筋学－基礎と臨床－』東洋学術出版社（2008年）
篠原昭二著：『誰でもできる経筋治療』医道の日本社（2009年）
WHO西太平洋地域事務局著、第二次日本経穴委員会翻訳『WHO/WPRO標準経穴部位 日本語公式版』医道の日本社（2005年）
伊藤剛著：『Acupuncture　医師のための現代鍼灸医学（理論と診断）』予防医療臨床研究会（2010年）
伊藤剛著：『東西医学の専門医がやさしく教える　即効100ツボ』高橋書店（2012年）
トーマス・W・マイヤース著：『アナトミー・トレイン（第２版）徒手運動療法のための筋筋膜経線』医学書院（2012年）
伊藤剛著：『副交感神経を活かして不調を治す！』PHP研究所（2013年）
小曽戸洋・天野陽介著：『新版 漢方の歴史 中国・日本の伝統医学』（あじあブックス）、大修館書店（2014年）
小曽戸洋著：『鍼灸の歴史 悠久の東洋医学』（あじあブックス）、大修館書店（2015年）
根本幸夫監修：『漢方294処方生薬解説 その基礎から運用まで』じほう（2016年）
伊藤剛：冷え症の漢方薬治療について、日本薬剤師会雑誌、日本薬剤師会（2017年）
伊藤剛：鍼灸医療と自律神経－消化管機能と経穴・経絡－、自律神経（2009年）
伊藤剛：鍼灸医学からみた自律神経機能（特集）学際的視野に学ぶ自律神経学、神経内科（2010年）
伊藤剛：自律神経障害の理解に役立つ東洋医学・鍼灸医学の知識、神経治療学（2010年）
伊藤剛　他：冷え性女性の熱容量と熱放散量－そのタイプ別特徴について－、漢方と最新治療（2014年）
伊藤剛監著：冷えのとらえ方、（特集）「冷え」の東西医学による診断と治療、日本医事新報社（2015年）

伊藤剛（いとう ごう）
1982年浜松医科大学卒業。浜松医科大学第一内科助手を経て、1996年より北里大学東洋医学総合研究所勤務。現在は所長補佐、臨床准教授、漢方鍼灸治療センター副センター長（鍼灸診療部部長・漢方診療部部長）。北里大学医学部・薬学部教員、浜松医科大学の非常勤講師。漢方・消化器病の専門医。日本東洋医学会指導医・代議員、日本自律神経学会評議委員、他。「冷え性」の研究と診療の第一人者。テレビなどのマスコミでも活躍。著書に『図解　いちばんわかる！東洋医学のきほん帳』（学研パブリッシング）、『副交感神経を活かして不調を治す！』（PHP研究所）、『東西医学の専門医がやさしく教える即効１００ツボ』（高橋書店）などがある。

本文デザイン・DTP　有限会社PUSH
カバー・表紙デザイン　株式会社ごぼうデザイン事務所
本文イラスト　神林光二／高橋なおみ
写真撮影　織田信幸
執筆協力　小宮千寿子
編集協力　有限会社ヴュー企画（野秋真紀子）
企画・編集　端香里（朝日新聞出版　生活・文化編集部）

最新版《さいしんばん》　カラダを考《かんが》える東洋医学《とうよういがく》

著者　伊藤剛
発行者　片桐圭子
発行所　朝日新聞出版
〒104-8011　東京都中央区築地5-3-2
お問い合わせ　infojitsuyo@asahi.com
印刷所　TOPPANクロレ株式会社

ISBN 978-4-02-333192-1
定価はカバーに表示してあります。
落丁・乱丁の場合は弊社業務部（電話03-5540-7800）へご連絡ください。送料弊社負担にてお取り替えいたします。